达拉斯鼻修复术

全球大师的杰作

Secondary Rhinoplasty

by the global masters

下卷　全球篇

主　编	**Rod J. Rohrich　Jamil Ahmad**
顾　问	曹谊林　艾玉峰　郭树忠　范　飞
主　审	祁佐良　马继光
主　译	李战强
副主译	曾　高　牛永敢　张　辉　欧阳天祥
	罗延平　梁晓健　杨　力　刘　伟

人民卫生出版社

图书在版编目(CIP)数据

达拉斯鼻修复术：全球大师的杰作/(美)罗德·J. 勒里希
(Rod J. Rohrich)主编；李战强主译. —北京：人民卫生出版社，2017
ISBN 978-7-117-25340-6

Ⅰ.①达… Ⅱ.①罗…②李… Ⅲ.①鼻-整形外科学
Ⅳ.①R765.9

中国版本图书馆 CIP 数据核字(2017)第 248551 号

人卫智网	www.ipmph.com	医学教育、学术、考试、健康，
		购书智慧智能综合服务平台
人卫官网	www.pmph.com	人卫官方资讯发布平台

版权所有，侵权必究！

图字：01-2017-3811

ISBN 978-7-117-25340-6

达拉斯鼻修复术
全球大师的杰作
（上、下卷）

主　　译：李战强
出版发行：人民卫生出版社（中继线 010-59780011）
地　　址：北京市朝阳区潘家园南里 19 号
邮　　编：100021
E - mail：pmph @ pmph. com
购书热线：010-59787592　010-59787584　010-65264830
印　　刷：北京汇林印务有限公司
经　　销：新华书店
开　　本：889×1194　1/16　总印张：88
总 字 数：2850 千字
版　　次：2017 年 11 月第 1 版　2017 年 11 月第 1 版第 1 次印刷
标准书号：ISBN 978-7-117-25340-6/R·25341
定　　价(上、下卷)：980.00 元

打击盗版举报电话：010-59787491　E-mail：WQ @ pmph. com
　（凡属印装质量问题请与本社市场营销中心联系退换）

参 译 人 员

顾问

曹谊林	上海交通大学医学院附属第九人民医院	郭树忠	联合丽格第一医疗美容医院
艾玉峰	美莱医疗美容连锁医院集团	范　飞	中国医学科学院整形外科医院

主审

祁佐良	中国医学科学院整形外科医院	马继光	中国医学科学院整形外科医院

主译

李战强	中国医学科学院整形外科医院

副主译

曾　高	中日友好医院	罗延平	广州美莱医疗美容门诊部
牛永敢	郑东美美医疗美容门诊部	梁晓健	深圳美莱医疗美容医院
张　辉	西安希美得医疗美容门诊部	杨　力	四川华美紫馨医学美容医院
欧阳天祥	上海美莱医疗美容门诊部	刘　伟	郑州美莱医疗美容医院

译者（按汉语拼音排序）

陈　杨	四川华美紫馨医学美容医院	欧阳春	上海美莱医疗美容门诊部
杜奉舟	北京协和医院	秦　晓	四川华美紫馨医学美容医院
甘　承	中国医学科学院整形外科医院	孙维绎	中国医学科学院整形外科医院
谷聪敏	中国医学科学院整形外科医院	单　磊	重庆美莱整形美容医院
顾云鹏	中国医学科学院整形外科医院	田　怡	重庆医科大学附属第二医院
李保锴	上海美莱医疗美容门诊部	王春虎	中国医学科学院整形外科医院
李高峰	广州美容医疗美容门诊部	王　欢	中国医学科学院整形外科医院
李　芯	中国医学科学院整形外科医院	王克明	中国医学科学院整形外科医院
梁雪冰	中国医学科学院整形外科医院	王睿恒	北京悦美好医医疗美容门诊部
梁志为	深圳美莱医疗美容医院	徐　鹏	四川华美紫馨医学美容医院
刘　攀	深圳美莱医疗美容医院	杨晓宁	中国医学科学院整形外科医院
刘彦军	北京圣嘉新医疗美容医院	于　璐	中国医学科学院整形外科医院
龙鹏辉	深圳美莱医疗美容医院	张国强	重庆华美整形美容医院
吕倩雯	中国医学科学院整形外科医院	周　蔚	郑州美莱医疗美容医院

Peter A. Adamson, MD, FRCSC, FACS
Professor and Head, Division of Facial Plastic and Reconstructive Surgery, Department of Otolaryngology–Head and Neck Surgery, University of Toronto, Toronto, Ontario, Canada

Paul N. Afrooz, MD
Aesthetic Surgery Fellow, Dallas Plastic Surgery Institute, Dallas, Texas

Jamil Ahmad, MD, FRCSC
Director of Research and Education, The Plastic Surgery Clinic, Mississauga, Ontario; Assistant Professor, Division of Plastic and Reconstructive Surgery, Department of Surgery, University of Toronto, Toronto, Ontario, Canada

Natalie H. Attenello, MS, MD
Facial Plastic Surgeon, Awaken Aesthetics, Torrance, California

Jay W. Calvert, MD, FACS
Plastic and Reconstructive Surgeon, Private Practice, Beverly Hills, California

Nazim Cerkes, MD
School of Health Science, Istanbul Bilgi University, Istanbul, Turkey

John Jared Christophel, MD, MPH
Associate Professor, Department of Otolaryngology–Head and Neck Surgery, University of Virginia, Charlottesville, Virginia

C. Spencer Cochran, MD
Clinical Assistant Professor, Department of Otolaryngology–Head and Neck Surgery, University of Texas Southwestern Medical Center, Dallas, Texas

Mark B. Constantian, MD, FACS
Visiting Professor, Department of Plastic Surgery, University of Virginia; Adjunct Clinical Professor, Division of Plastic Surgery, University of Wisconsin; Active Staff, Department of Surgery, St. Joseph Hospital, Southern New Hampshire Medical Center, Nashua, New Hampshire

Fadi C. Constantine, MD
Clinical Instructor, Department of Plastic Surgery, University of Texas Southwestern Medical Center, Dallas, Texas

Richard E. Davis, MD, FACS
Voluntary Professor of Facial Plastic and Reconstructive Surgery and Fellowship Director, Department of Otolaryngology–Head and Neck Surgery, The Leonard Miller School of Medicine, Miami, Florida

Christopher Derderian, MD
Assistant Professor of Plastic Surgery, Department of Plastic Surgery, University of Texas Southwestern Medical Center, Dallas, Texas

Hardik K. Doshi, MD
Resident in Otolaryngology, New York Presbyterian Hospital—Columbia University College and Cornell Medical College, New York, New York

Onur O. Erol, MD
Emeritus Professor, Department of Plastic Surgery Hacettepe University Medical School, Ankara, Turkey; Professor of Plastic Surgery, Department of Aesthetic Plastic Surgery, Onep Plastic Surgery Science Institute, Istanbul, Turkey

4

Christopher R. Forrest, MD, MSc, FRCSC, FACS
Chief, Division of Plastic and Reconstructive Surgery, Department of Surgery, The Hospital for Sick Children, University of Toronto, Toronto, Ontario, Canada

Brad M. Gandolfi, MD
Clinical Instructor and Craniofacial Fellow, Division of Plastic and Reconstructive Surgery, UCLA David Geffen School of Medicine, Los Angeles, California

Palmyra J. Geissler, MD
Plastic Surgeon, Private Practice, Rio de Janeiro, Brazil

Ronald P. Gruber, MD
Adjunct Clinical Associate Professor, Department of Plastic and Reconstructive Surgery, Stanford University, Stanford, California; Clinical Associate Professor, Department of Plastic and Reconstructive Surgery, University of California, San Francisco, San Francisco, California

Joseph S. Gruss, MBChB, FRCSC, FRACS (Hon)
Marlys C. Larson Professor and Endowed Chair in Pediatric and Craniofacial Surgery, Department of Plastic and Craniofacial Surgery, Seattle Children's Hospital, Harborview Medical Center, University of Washington School of Medicine, Seattle, Washington

Wolfgang Gubisch, MD, PhD
Professor and Senior Director, Clinic for Facial Plastic Surgery, Marienhospital Stuttgart, Stuttgart, Germany

Bahman Guyuron, MD, FACS
Emeritus Professor, Department of Plastic Surgery, Case Western Reserve University, Cleveland, Ohio

Peter A. Hilger, MD
Professor, Division of Facial Plastic Surgery, Department of Otolaryngology, University of Minnesota, Minneapolis, Minnesota

Stefan O.P. Hofer, MD, PhD, FRCSC
Professor of Surgery, Wharton Chair in Plastic and Reconstructive Surgery, Division of Plastic Surgery, Department of Surgery and Surgical Oncology, University Health Network, Toronto, Ontario, Canada

Yong Ju Jang, MD, PhD
Professor, Department of Otolaryngology, Asan Medical Center, University of Ulsan College of Medicine, Seoul, Korea

Hong Ryul Jin, MD, PhD
Professor and Chair, Department of Otorhinolaryngology–Head and Neck Surgery, Seoul National University Boramae Medical Center, Seoul, Korea

Iman Khodaei, MBChB, FRCSI FRCS(ORL-HNS), Fellow EAFPS
Consultant ENT and Facial Plastic Surgeon, ENT Department, Chesterfield Royal Hospital, Chesterfield, United Kingdom

David W. Kim, MD
Clinical Associate Professor, Department of Otolaryngology–Head and Neck Surgery, University of California San Francisco School of Medicine, San Francisco; Private Practice, San Franciso, California

T. Jonathan Kurkjian, MD
Clinical Instructor, Department of Plastic Surgery, University of Texas Southwestern Medical Center in Dallas, Dallas, Texas

Matthew K. Lee, MD
Staff Surgeon, Department of Surgery, Olive View–UCLA Medical Center, Los Angeles, California

Michael R. Lee, MD
Plastic Surgeon, Private Practice, Wall Center for Plastic Surgery, Shreveport, Louisiana

Myriam Loyo Li, MD
Assistant Professor, Division Facial Plastic and Reconstructive Surgery Department of Otolaryngology–Head and Neck Surgery, Oregon Health and Science University, Portland, Oregon

Ali Manafi, MD
Associate Professor, Department of Plastic Surgery, Iran University of Medical Sciences, Tehran, Iran

Jeffrey R. Marcus, MD, FACS, FAAP
Director, Duke Cleft and Craniofacial Center, Division of Plastic, Maxillofacial and Oral Surgery, Duke Children's Hospital, Durham, North Carolina

Basim Matti, MBChB, FRCS
Consultant Plastic Surgeon, B. Matti Company, Ltd., London, United Kingdom

Frederick J. Menick, MD
Plastic Surgeon, Private Practice, Tucson, Arizona

Fernando Molina, MD
Professor of Plastic Surgery, Postgraduate Division, School of Medicine, Universidad la Salle; Professor of Plastic Surgery, Fernando Ortiz Monasterio Foundation for Craniofacial Anomalies, Hospital Angeles del Pedregal, Mexico City, Mexico

Sam P. Most, MD, FACS
Professor and Chief, Division of Facial Plastic and Reconstructive Surgery, Stanford University School of Medicine, Stanford, California

Mohsen Naraghi, MD
Faculty, Division of Facial Plastic and Reconstructive Surgery, Department of Otorhinolaryngology–Head and Neck Surgery, Tehran University of Medical Science, Tehran, Iran

Reza Nassab, MBChB, FRCS
Consultant Plastic Surgeon, London, United Kingdom

Phuong D. Nguyen, MD
Assistant Professor of Surgery, Department of Plastic and Reconstructive Surgery, Children's Hospital of Philadelphia, Philadelphia, Pennsylvania

Pietro Palma, MD
Clinical Professor, Department of Otorhinolaryngology–Head and Neck Surgery, University of Insubria, Varese, Italy; Private Practice, The Face Clinic, Milan, Italy

Ira D. Papel, MD
Associate Professor, Division of Facial Plastic and Reconstructive Surgery, Department of Otolaryngology–Head and Neck Surgery, The Johns Hopkins University School of Medicine, Baltimore, Maryland

Stephen S. Park, MD
Vice Chairman and Professor, Department of Otolaryngology–Head and Neck Surgery, University of Virginia, Charlottesville, Virginia

Santdeep H. Paun, MBBS, FRCS(ORL-HNS)
Consultant Surgeon, Department of Nasal and Facial Plastic Surgery, St. Bartholomew's Hospital/The Royal London Hospital; Medical Director, Symmetry Clinic, London, United Kingdom

Steven J. Pearlman, MD, FACS
Associate Professor of Clinical Otolaryngology, Department of Otolaryngology–Head and Neck Surgery, Columbia University, New York, New York

Stephen W. Perkins, MD
Clinical Associate Professor, Department of Otolaryngology–Head and Neck Surgery, Indiana University School of Medicine, Indianapolis, Indiana

Ronnie A. Pezeshk, MD
Fellow, Plastic Surgery, University of Texas Southwestern Medical Center, Dallas, Texas

Volney Pitombo, MD
Invited Professor, Department of Plastic Surgery, Federal University of the State of Rio de Janeiro, Rio de Janeiro; Director of Plastic Surgery, Centro—Ciruneia Plastica Botafogo, Rio de Janeiro, Brazil

Ahmadreza Rajaee, MD
Assistant Professor, Department of Otolaryngology International Branch of Shiraz University of Medical Sciences, Shiraz, Iran

Enrico Robotti, MD
Chief of Plastic Surgery, Department of Plastic Surgery Ospedale Papa Giovanni XXIII, Bergamo, Italy

Rod J. Rohrich, MD, FACS
Professor and Founding Chairman, Distinguished Teaching Professor, Department of Plastic Surgery, University of Texas Southwestern Medical Center, Dallas, Texas

Jason Roostaeian, MD
Assistant Clinical Professor, Division of Plastic Surgery, UCLA David Geffen School of Medicine Los Angeles, California

Julian Rowe-Jones, MB, BS, FRCS
Consultant Plastic Surgeon, Department of Otorhinolaryngology–Head and Neck/Facial Plastic Surgery, Royal Surrey Hospital NHS Trust, Surrey; Private Practice, The Nose Clinic, St. Mary's House, Surrey, United Kingdom

Ali Sajjadian, MD
Plastic Surgeon, Department of Plastic Surgery, Hoag Hospital, Newport Beach, California

Scott Shadfar, MD
Private Practice, Meridian Plastic Surgeons, Indianapolis, Indiana

Gaith Shubailat, MD
Chief of Plastic Surgery, Department of Surgery, Amman Surgical Hospital, Amman, Jordan

Kevin H. Small, MD
Assistant Professor, Division of Plastic Surgery, Department of Surgery, New York Presbyterian Hospital/Weill Cornell Medical Center, New York, New York

James M. Smartt, Jr., MD
Assistant Professor, Department of Plastic Surgery, University of Texas Southwestern Medical Center, Dallas, Texas

Darren M. Smith, MD
Craniofacial Surgery Fellow, Department of Plastic Surgery, The Hospital for Sick Children, Toronto, Ontario, Canada

Gordon Soo, MD
Clinical Associate Professor (Hon), Department of Otorhinolaryngology–Head and Neck Surgery, The Chinese University of Hong Kong, Hong Kong; Private Practice, The Entific Centre, Hong Kong, China

Lane D. Squires, MD
Assistant Professor of Clinical Otolaryngology, Department of Otolaryngology–Head and Neck Surgery, University of California Davis Medical Center, Sacramento, California

Jonathan M. Sykes, MD
Professor and Director, Department of Facial Plastic and Reconstructive Surgery, University of California Davis Medical Center, Sacramento, California

Georges N. Tabbal, MD
Aesthetic Fellow, Department of Plastic Surgery—Lenox Hill Hospital; Surgery Fellow, Manhattan Eye, Ear, and Throat Hospital, New York, New York

Nicolas G. Tabbal, MD, FACS
Clinical Associate Professor of Plastic Surgery, Institute of Reconstructive Plastic Surgery, New York University Langone Medical Center, New York, New York

James F. Thornton, MD
Professor, Department of Plastic Surgery, University of Texas Southwestern Medical Center, Dallas, Texas

Dean M. Toriumi, MD, FACS
Professor, Division of Facial Plastic and Reconstructive Surgery, Department of Otolaryngology–Head and Neck Surgery, University of Illinois at Chicago, Chicago, Illinois

Ali Totonchi, MD
Assistant Professor, Department of Surgery, Case Western Reserve University, Cleveland; Physician, Department of Plastic Surgery, MetroHealth Medical Center, Cleveland, Ohio

Gilbert J. Nolst Trenité, MD, PhD
Emeritus Professor, Academic Medical Center, Jan van Goyen Kliniek, Amsterdam, The Netherlands

Jacob G. Unger, MD
Plastic Surgeon, Private Practice, Maxwell Aesthetics, Nashville, Tennessee

Frederick D. Wang, MD, MAS
Resident Physician, Division of Plastic and
Reconstructive Surgery, Department of Surgery,
University of California, San Francisco, San
Francisco, California

Tom D. Wang, MD, FACS
Professor, Division of Facial Plastic and
Reconstructive Surgery, Department of
Otolaryngology–Head and Neck Surgery,
Oregon Health and Science University,
Portland, Oregon

Jeremy P. Warner, MD, FACS
Clinical Assistant Professor, Department of
Plastic and Reconstructive Surgery, University
of Chicago, Chicago, Illinois

Eric J. Wright, MD
Chief Resident, Division of Plastic and
Reconstructive Surgery, Stanford University,
Stanford, California

Deborah Yu, MD
Resident Physician, Department of Plastic and
Maxillofacial Surgery, University of Virginia,
Charlottesville, Virginia

Li Zhanqiang, MD
Associate Professor, Department of Plastic Surgery,
Plastic Surgery Hospital, CAMS, PUMC, Beijing,
China

Preface to Chinese Edition

It has been ten years since the *Dallas Rhinoplasty* (2nd Edition) first introduced into China. Since then, great changes have taken place in this field in the past decade. As a senior author of this textbook, also the organizer and chairman of the famous Dallas Rhinoplasty Symposium, I am very happy to share all these techniques and advances with our great Chinese colleagues.

Secondary rhinoplasty, one of the greatest challenge to all rhinoplasty surgeons, is much more complex than primary rhinoplasty. Physiology, morphology, psychology, even sociology situations are all worse. With accumulated cases, more secondary cases will present to even most experienced surgeons' practices. However, there has been no such book for it.

With great efforts, *the Secondary Rhinoplasty: by the Global Masters* was released in Paris last year. World-renowned experts' experiences and contributions from both Plastic Surgery and Facial Plastic Surgery distinguish it from all other rhinoplasty textbooks. Built upon principles set in the Dallas Rhinoplasty, their creative ideas and innovative techniques allow you as a rhinoplasty surgeon to refine and help you obtain better and more consistent great results in secondary or revision rhinoplasty as a true art with finesse.

Now, the Chinese edition of this textbook is going to be published, thanks in great part to my wonderful student and fellow Dr Li Zhanqiang. His excellent translation has allowed us to bring this wonderful book to you in Chinese. Wisdom and experiences from the whole world can propagate in the most populated country on earth. It is believed that Chinese rhinoplasty surgeons and patients will greatly benefit from this to improve both the safety and and outcomes from this challenging procedure.

We are regret that my best friend, also the founder of the Dallas rhinoplasty, Dr. Jack P. Gunter left us not long ago. Although he cannot see the translation of this work, his faith will be carried on by all followers.

Enjoy the book as much as I and my Co-editor Jamil Ahmad had in putting it together for all my friends and colleagues in China!

Rod J. Rohrich, MD, FACS

达拉斯鼻修复术：全球大师的杰作

Secondary Rhinoplasty *by the global masters*

中 文 版 序

《达拉斯鼻整形术》(第2版)引进中国已经十年。在这十年中,这个领域内出现了巨大的变化。作为这本教科书的原著,也是著名的达拉斯鼻整形研讨会的组织者和主席,我很高兴与我们伟大的中国同事们分享所有这些技术和进步。

鼻修复对所有的鼻整形医生来讲,都算得上是最大的挑战之一。与初次鼻整形比起来,其生理、形态、心理,甚至社会问题都会更糟。随着病例数的增多,即使是最有经验的医生也会出现更多的修复病例。但是在这方面,还缺少一本教科书。

经过不懈努力,这本《达拉斯鼻修复术:全球大师的杰作》去年在巴黎面世了。世界知名的整形美容专家们的工作和经验让这本书与众不同。在达拉斯鼻整形建立的原则基础上,他们的创意和新技术会让鼻整形医生们更上一层楼,获得更好更稳定的鼻整形效果,达到真正的艺术水准。

现在,这本书的中文版即将出版,需要感谢我的得意门生李战强医生。他出色的翻译使我们能用中文把这本精彩的书带给你们。来自全世界的智慧和经验可以在地球上人口最多的国家传播。有理由相信,中国的鼻整形医生和患者们将因此受益,并提升这个复杂手术操作的安全性和效果。

很遗憾,我最好的朋友,也是达拉斯鼻整形的创始人,Jack P. Gunter 医生在不久前离我们而去。虽然他看不到这部作品的翻译出版,但他的信念仍将受到所有追随者的支持。

希望你们能像我和合著者 Jamil Ahmad 一样喜欢这本书,并将其奉献给我在中国的所有朋友和同行们!

Rod J. Rohrich, MD, FACS

达拉斯鼻修复术：全球大师的杰作

Secondary Rhinoplasty *by the global masters*

完成《达拉斯鼻修复术：全球大师的杰作》中文版最后一个章节，合上电脑，我在台灯下点燃了一支烟。青烟缭绕，将我的思绪又拉回美国达拉斯那间小小的公寓。那时的我，"恰同学少年，风华正茂；书生意气，挥斥方遒。"因缘际会，习艺于美国鼻整形大师 Rohrich 和 Gunter 教授门下。时光荏苒，岁月如梭，一晃便是十年。十年来，达拉斯鼻整形的理念与技术，在国内得到快速推广普及，鼻整形也成为国内炙手可热的一个专业领域。

我们这一代人是幸运的。我们之所以能亲身见证、参与并引领这十年间中国鼻整形的巨大变革，首先要感谢我们的祖国。做为一个细分程度极高的专业领域，所有的鼻整形理念发展和技术更新，都离不开中国改革开放数十年，所带来的经济增长和综合国力提高。我们的服务对象提出了更高的健康和审美要求，加上互联网技术的快速发展，信息不对等的现象被逐步消除，我们与世界的距离被迅速拉近，甚至周边邻国也主动参与到国内这一领域的市场竞争当中。在这样的大背景下，产生了变革的需求，先进理念与技术的推广应用成为必然，我们所做的外文著作引进、翻译，乃至技术实践和传播工作，都只是顺应了这个时代潮流而已。

另一方面，新的理念和技术，会带来新的问题。具体到鼻整形这个领域中，就是鼻修复的课题。与初次鼻整形中有规律可循的天然解剖不同，鼻修复要面对的解剖情况会千奇百怪。求美者的心理状况会更为复杂，甚至很多情况下，医患之间已经失去最重要的信任感。所有这些，让鼻修复成为世界上所有整形医生们都可能经历的最艰难的挑战。《达拉斯鼻修复术：全球大师的杰作》一书即在这个背景下应运而生。

在达拉斯鼻整形领军人物 Rod J. Rohrich 教授号召和组织下，全球 70 多名经验丰富的鼻整形专家们，历经两年多的辛勤工作，将各自的经验与技术无私分享，并汇集成册。2016 年 9 月，这本新书在法国巴黎凡尔赛召开的首届国际鼻整形大会上首发。我本人有幸作为中国的代表，在本书中也完成了一个章节。在得到此书后，我立即联系人民卫生出版社，第一时间购买版权。并着手组织中国医学科学院整形外科医院一批英语水平高、专业知识丰富的青年医生和进修医生们进行翻译和审校工作。在翻译了部分章节，审校了全书书稿后，我深深感慨于国际同行们细致与深入的工作。我本人亦从此次书籍翻译过程中汲取了大量的养分，受益颇丰。这部著作既有基础性的指导原则总结，又体现了全球专家的个人经验与特色；既提供了现成的临床套路流程供初学者学习，又有细节闪光点让经验丰富的专家作为参考。这是一部目标明确，特色鲜明的专业书，理应成为每位从事鼻部整形手术的医生必备工具。

这本书与它的姊妹篇《达拉斯鼻整形术：大师的杰作》相比，两者如同一母所生，却又有所不同。这本书遵循了达拉斯鼻整形研讨会一贯秉持的精神——求实、平等和创新，反复强调并严格遵守达拉斯鼻整形中所确立的基本原则。但是,这部著作更专注于鼻修复这个细分领域,并放眼全球,将作者群从美国一地扩展到全世界,"以合作求共赢,以创新促发展",这让其具备了与众不同的气质和内涵,也更符合我们这个世界,乃至全人类的根本利益。

我们生活的这个时代,是一个充满机遇与挑战的时代。我们需要认清事物发生发展的根本规律,顺应潮流,让自己跟上节奏和步伐。同时,面对比前人更困难的挑战,更需要放下一己之私,通过开放的心态,加强交流与合作,为更多的人谋求利益,这是我们这一代人的责任。希望通过此书中文版的翻译引进,一步一个脚印地将这个伟大事业扎实推进。

感谢我的妻子和家人,在我工作期间给与的理解和支持。

感谢中华医学会整形外科学分会历任领导,中国医学科学院整形外科医院各位领导,在我临床工作和学术研究上给予的关心与帮助。

感谢美莱医疗美容集团在普及推广达拉斯鼻整形理念方面做出的贡献。

感谢人民卫生出版社在本书版权引进及出版方面做出的工作和努力。

李战强

2017 年 10 月于北京

　　我认识 Rod Rohrich 已经快 30 年了,他一直是老样子——孜孜不倦,力求卓越,永不懈怠。这就是为什么我们会成为这么铁的老哥们儿。

　　我还记得当年 Rod 刚从休斯敦的贝勒医学院毕业,到密西根大学做整形外科住院医生时的样子,充满求知欲,热心投入,积极主动。那时,我还在密西根大学整形外科 William C. Grabb 和 Reed O. Dingman 医生手下做住院总医师。所以,我们安排他去负责我们所有的重病号,包括住在 ICU 里的严重褥疮患者,我们想考验他,看看他是个什么样的医生。结果他远远超出了我们的预期,他推动了美国乃至国际整形外科和鼻整形领域的进步。他建立了国际一流的整形外科住院医师训练计划,现在是 *Plastic and Reconstructive Surgery* 杂志的主编,在他的带领下,这本杂志在高度和广度上都远超之前。他是一位模范榜样和优秀导师,在鼻整形领域也做了同样的工作。

　　Rod 不仅是一名孜孜不倦的医学工作者,还是一位优秀的学生,他掌握了整形外科的艺术和科学,从一名学生,成长成为一名教育家,直到成为行业领军人物和鼻整形专家。自从我在密西根大学接受整形外科培训以来,我一直梦想着要教会外科大夫们做鼻整形,这是我在 40 年前就深深爱上的一项手术。我作为一个完全合格的面部整形医生,认为在提升鼻整形术后效果中缺少了一个环节,这就是教育。开放式鼻整形手术刚刚起步时,作为一名整形医生,我全情投入。为了填补这一空白,我召集了一流的鼻整形医生,开创了"达拉斯鼻整形研讨会"。现在,这个会议开到第三十四个年头,已经有超过 10 000 名整形医生参会,学习鼻整形这个领域中不断进步的艺术和科学。Rod 从会议初期开始,就为这个研讨会做出了巨大贡献,并主持了多年的会议,使得卓越的传统得以传承。我们编写了《达拉斯鼻整形术:大师的杰作》的前 3 版,已经成为全球鼻整形圣经,以 4 种语言在全球出版发行——英文、中文、西班牙文和葡萄牙文。

　　Rod 又提拔了另一位后起之秀 Jamil Ahmad,他用同样的专注和执著,同样的激情和兴奋,投入这一极具挑战性、令人敬畏和颇有成就感的手术中。我很高兴能看到下一代整形医生们创新方法和技术,不断提升鼻整形的水平。

　　这本新书《达拉斯鼻修复术:全球大师的杰作》,由 Rod 和 Jamil 主编,这本书将鼻修复提升到了另一个层次,其以我们研讨会上所构建的原则作为基础,吸纳了全世界最优秀的鼻整形医生们的经验——每一位作者都分享了他或她在鼻修复方面的观点。这些原则保持不变,但是这些医生们在自己的临床实践中处理这些具有挑战性的案例的实战方式,使这本新书与众不同。而且,这本令人兴奋的著作,融合了世界上最优秀的整形医生们的共同努力——这样的精品荟萃了在鼻修复培训方面能提供的最佳观点。

我真诚地祝贺和赞赏 Rohrich 和 Ahmad，他们在构建这个独一无二、无可替代的教育资源方面作出的巨大努力。

Jack P. Gunter ,MD

耳鼻咽喉与头颈外科、整形外科退休教授

美国德克萨斯大学西南医学中心

　　《达拉斯鼻整形术：大师的杰作》（第 1 版）于 2002 年出版，大部分是总结 Jack P. Gunter 教授主创的达拉斯鼻整形研讨会中授课专家们的知识和概念。到 2014 年第 3 版出版时，则记录了鼻整形术的持续演变过程，囊括了世界上最著名的鼻整形医生们广泛接受和使用的概念和技术。《达拉斯鼻整形术》已成为全球初次鼻整形的首选参考书，全世界有超过 10 000 名外科医生从中学习，不断改善初次鼻整形的安全性和效果。

　　然而，在鼻修复方面，还缺少这样一本教科书。十多年来，我们一直在考虑做这样一本书来填补这个空白。《达拉斯鼻修复术：全球大师的杰作》实现了这一目标，基于初次鼻整形的原则和概念，引入了一些《达拉斯鼻整形术》第 3 版中在鼻修复方面的内容。鼻修复在美容整形外科临床中，是最为艰难的挑战之一。即使对最有经验的整形外科医生来讲，它也会很复杂，让人望而生畏，其与初次鼻整形完全不同——患者期望值，哪些可以实现，哪些不能实现，以及如何以持续稳定的方式来获得一个好的效果等。虽然鼻整形培训资源以及有了很大的扩展和改进，但鼻修复仍然是独特的复杂问题——问题更为严重，解决方案更为棘手。

　　《达拉斯鼻修复术：全球大师的杰作》呈现了世界上 70 多位鼻整形权威的方法和技术，将这个领域内各个国家的领军人物汇聚到一起，首次共同关注这一重要课题。本书汇集了来自世界各地整形外科医生们的集体经验。来自四大洲十多个不同国家的鼻整形医生们，共同为这一资源做出了贡献，为鼻修复提供了全球的观点。

　　我们在《达拉斯鼻修复术：全球大师的杰作》一书中，以鼻修复原则作为开篇：患者是谁，如何管理期望值，如何获得稳定的效果，如何避开导致鼻修复失败的坑。列出了关键话题，包括围术期和手术概念，并针对每个解剖区域列出具体的挑战和解决方法。

　　在鼻修复的原则之后，列出了享誉世界的鼻修复专家们的个人技术和方法。除了鼻修复，还有 6 个章节关注了鼻再造和唇裂鼻畸形的矫治策略。

　　本书通过案例分析来阐释每个章节中提出的概念。全书共有超过 150 个案例，故列出一个基于案例的索引，能让读者选择特定的畸形并学习专家如何处理这个问题。本书还包括了超过 3000 幅医学插画和照片，提供无与伦比的阅读体验。

　　《达拉斯鼻修复术：全球大师的杰作》对个人来讲是挑战，亦是多年的梦想，希望能帮助鼻整形医生们成功完成鼻修复手术。本书能弥补美容整形外科中这一独一无二的复杂且具有挑战性领域中的知识差距。本书必将成为全球鼻修复的权威指导。我们希望您能从本书中学到一些东西，帮助您在人生旅程中成为掌握鼻修复技艺的大师。

Rod J. Rohrich

Jamil Ahmad

致　谢

本书从开始到完成,离不开主编、作者和出版社的团结协作和努力。所有人都应该获得我们诚挚的感谢。

我们首先要感谢 Sue Hodgson 和 CRC 出版社的全体员工,他们在过去的 3 年中,和我们一起完成了本书。他们孜孜不倦的奉献精神和对细节的关注,使我们能够以一种有组织的、优雅的、友好的方式向读者传达我们的思想和想法。

我们非常感谢完成各章节的作者——世界著名的鼻整形专家们——他们愿意花时间来分享他们的知识,而这些知识只有通过多年的艰苦努力才能获得。

我们要感谢达拉斯德克萨斯大学西南医学中心医学整形科的工作人员和学员们的贡献和支持。特别感谢 Patti Aitson,他在很多我们发表的内容中贡献了他在摄影、视频以及图形设计方面的专业知识。我们非常感谢 Diane Sinn(Rohrich 教授的资深助理),其组织和奉献精神,对我们的很多教育事业都至关重要。我们还要感谢 *Plastic and Reconstructive Surgery* 杂志的编辑部主任 Aaron Weinstein。LWW 公司很慷慨地允许我们使用之前发表在杂志中的内容。

最后,我们还欠 Jack P. Gunter 医生一个很大的人情。Gunter 教授一直致力于鼻整形这个复杂手术技术的发展和传播。他是每年一度的达拉斯鼻整形研讨会的主办者,编写了第 1 版《达拉斯鼻整形术:大师的杰作》。

Gunter 教授致力于推动鼻整形艺术和科学的发展,极大地促进了对整形外科中这一具有挑战性的领域的认识。Gunter 教授对鼻整形的贡献,不仅极大地帮助了他的患者,还培养出一代鼻整形医生。事实上,Gunter 教授对这本鼻修复中的内容影响超过任何人,为此,鼻整形医生和他们的患者们将永远感激他。

达拉斯鼻修复术：全球大师的杰作

Secondary Rhinoplasty *by the global masters*

目　录

21

达拉斯鼻修复术：全球大师的杰作

Secondary Rhinoplasty *by the global masters*

本索引提供与正文中案例相同的直观表现,便于查找专家解决方案[5]。以下案例均引自正文。

鼻背

缺陷	案例		
歪鼻	图 6-1	图 33-26	图 63-4
鼻背形态不规则	图 10-2	图 12-20	图 31-6
倒 V 畸形	图 16-14	图 33-28	图 33-29
鹦鹉嘴畸形	图 12-18	图 33-25	图 61-1

鼻背 (续)

缺陷	案例

切除过多

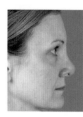 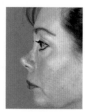 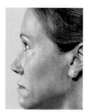

图 12-19   图 22-16   图 39-4

切除不足

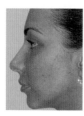 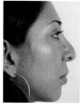 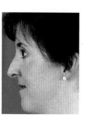

图 21-16   图 51-12   图 52-15

鼻尖

缺陷	案例

不对称

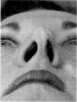 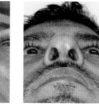 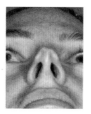

图 15-19   图 15-20   图 61-3

球形鼻尖

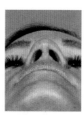 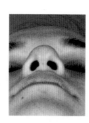 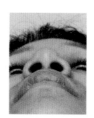

图 15-18   图 30-28   图 58-3

鼻尖夹捏畸形

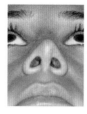 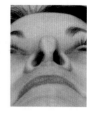 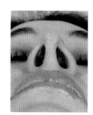

图 33-27   图 54-7   图 62-15

鼻尖（续）

缺陷	案例

过度旋转

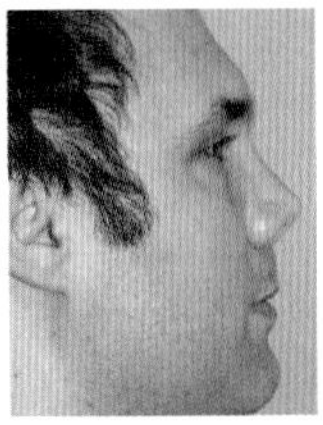

图 33-33 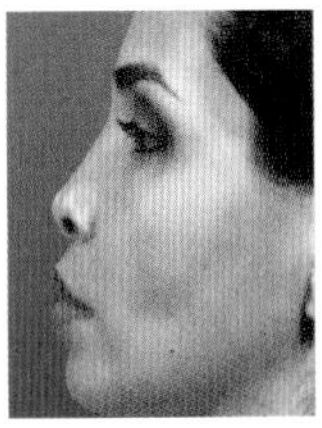　　　图 34-8 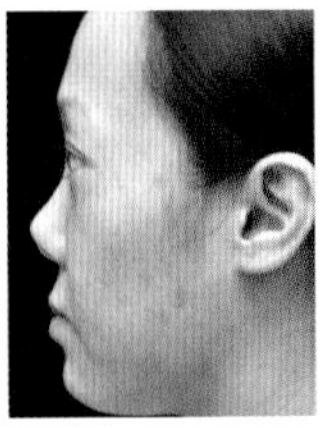　　　图 64-13

旋转不足

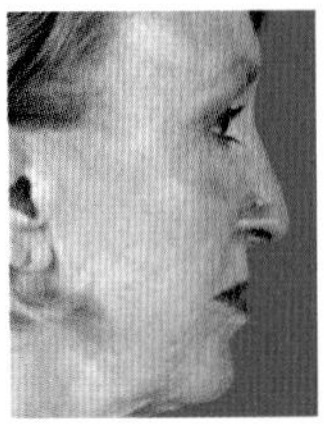

图 14-30 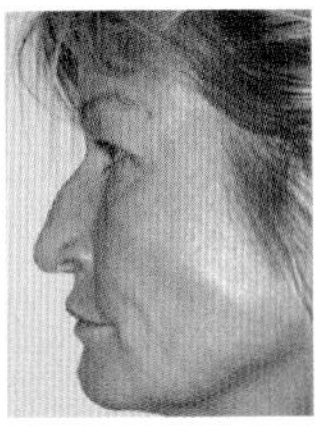　　　图 22-15 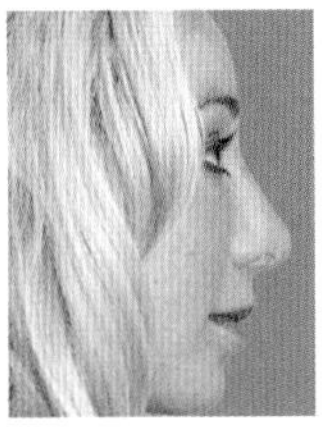　　　图 32-2

过度突出

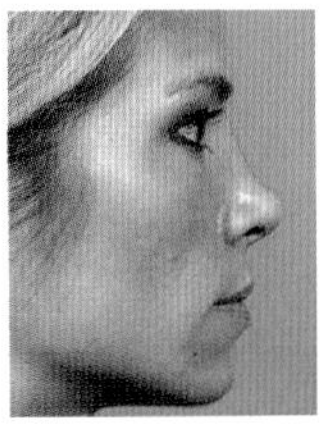

图 14-28 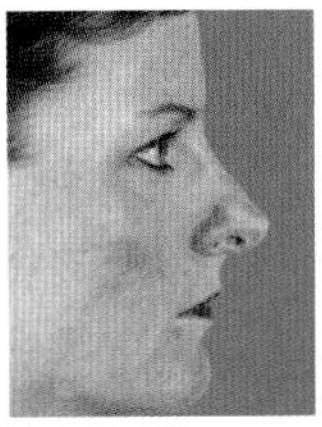　　　图 14-29 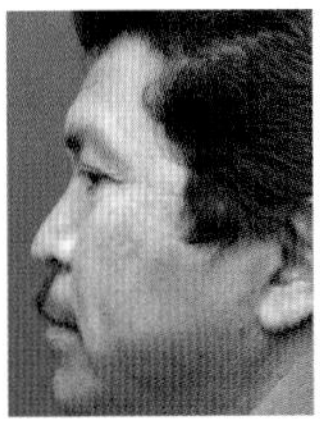　　　图 60-1

突出度不足

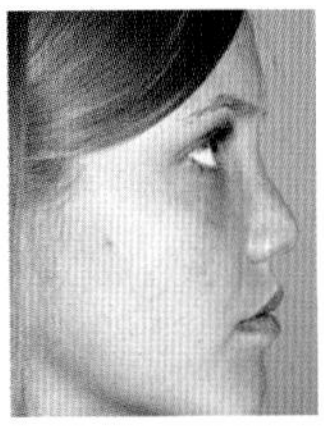

图 36-12 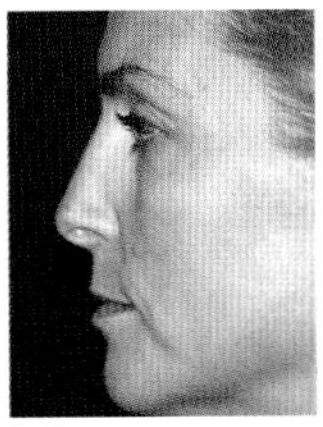　　　图 38-20 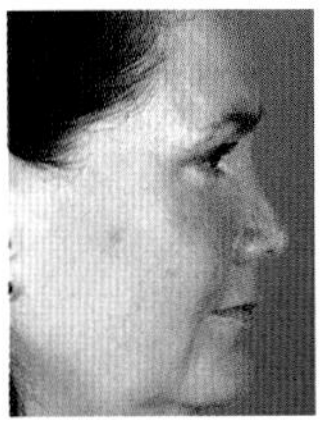　　　图 40-13

鼻小柱

缺陷	案例

不对称

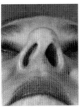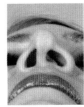

图 18-15　　　图 62-14

鼻小柱(续)

缺陷	案例

鼻小柱悬垂

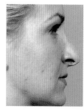 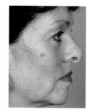

图 11-30   图 40-14

鼻小柱退缩

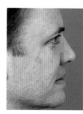 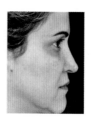

图 16-13   图 56-13

过宽

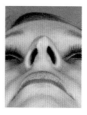 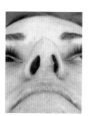

图 18-16   图 52-14

鼻翼

缺陷	案例

鼻翼塌陷

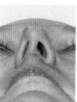 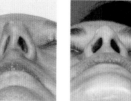 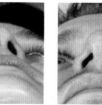 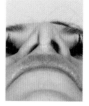

图 21-15   图 30-29   图 62-16   图 62-17

鼻翼退缩

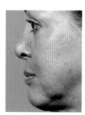 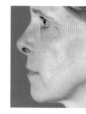 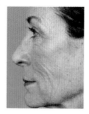 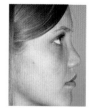

图 17-19   图 17-20   图 20-12   图 36-12

鼻翼基底

缺陷	案例
不对称	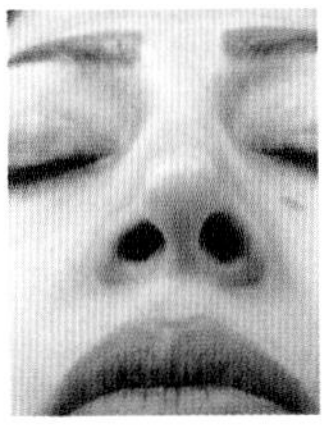 图 45-8 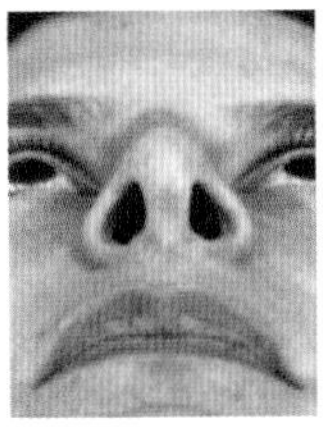　　　　图 56-10
外张	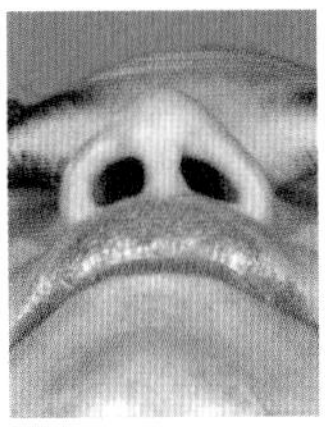 图 19-12 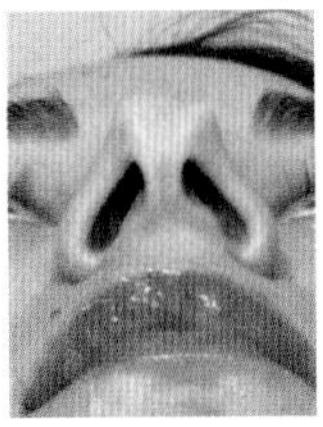　　　　图 54-8
鼻孔过大	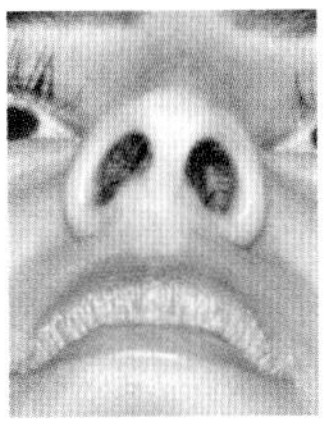 图 46-3 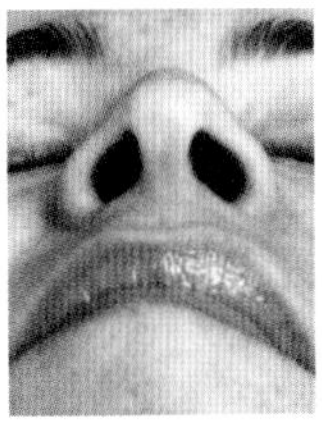　　　　图 56-9

骨拱

缺陷	案例
过宽	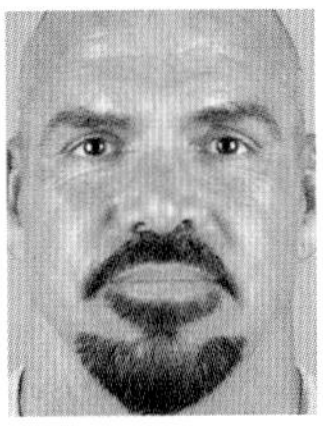 图 13-7 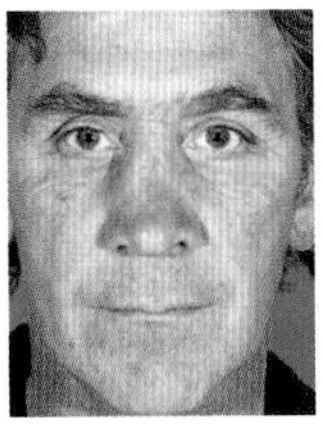　　　图 53-6 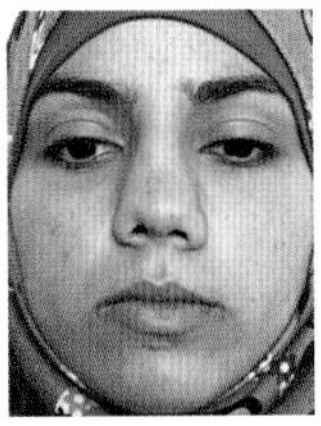　　　图 59-4

特殊情况

缺陷	案例

唇裂鼻畸形

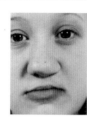 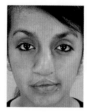 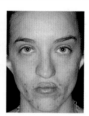

图 24-8　　　　　图 25-4　　　　　图 27-14

鼻再造

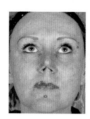 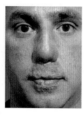 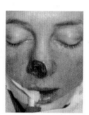

图 26-2　　　　　图 28-13　　　　　图 29-5

Gunter 鼻整形图解说明

G unter 鼻整形图解于 1989 年创立,用图解的方式记录鼻整形的术中操作[1]。其一目了然,医生可以看到并理解应用于每位患者的不同技术。知道确切的操作后,主刀医生可以评估不同外科技术对术后结果的影响和疗效。这些图解也有助于向其他外科医生传授鼻整形中所采取的技术手段。

下面是读图的色块标志:
红色 = 切开和切除部分
黑色 = 缝合和解剖结构的轮廓
绿色 = 自体移植物
蓝色 = 假体
橙色 = 之前的切口或切除部分
粉红色 = 同种异体移植物(经放射线照射的软骨或同种异体真皮)

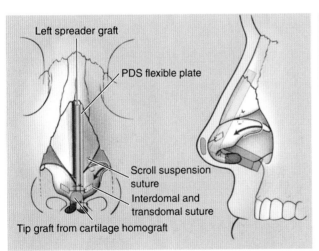

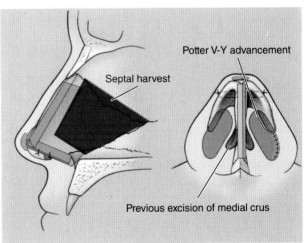

本书中所使用的基础图解是由 Canfield Scientific Inc 公司研发的应用软件做出来的。这些图是通用图,即只有鼻背降低的范围。因此,如果在一章中记录了鼻背降低,它只是告诉读者,进行了这个操作,并不能代表降低的程度大小。同样的,外侧脚头侧边缘切除,也只有一个尺寸。

然而,在一些特殊情况下,图解会进行定制,以阐明作者的技术。

这些图解仅说明作者在文中所描述的内容。比如说,一些临床照片中可能显示驼峰被祛除了,但是在图解中却没有被纳入,因为我们觉得通过术后照片很难解释做了什么,所以仅选择性地强调作者希望阐述的内容。

参考文献

1. Gunter JP. A graphic record of intraoperative maneuvers in rhinoplasty: the missing link for evaluating rhinoplasty results. Plast Reconstr Surg 84:204, 1989.

鼻修复手术策略与细化

Richard E. Davis

要修复已接受过整形且严重变形的鼻子,就算是最有经验的整形医生也会有一些担忧。在鼻修复手术中,会遇到被破坏、缺失或者异位的骨骼结构,以及受损的血供、纤维化或软组织挛缩等,使得这项手术在所有美容外科操作中都最具挑战性。此外,同时存在的功能损伤,以及患者激烈的情绪,会使得原本严峻的治疗环境更加复杂。手术的成功需要移植物的再血管化,以及良好的伤口愈合反应,所以我们会再三强调要谨慎选择患者,细致护理伤口。对手术造成损伤的鼻子进行重塑,很明显这是一项充满困难和压力的挑战,需要准确分析、高超手技,坚定地实施开放式鼻整形。但是因为组织局限性不可预知,愈合过程可能不顺利,哪怕医生很牛,手术做得完美,一颗老鼠屎也会打坏一锅汤。因此,鼻修复可能会令人沮丧,甚至干脆就是白忙活一场。反过来讲,如果能成功修复受损严重的鼻部,可以为患者及医生带来极大的成就感,这种成功才是我们为什么要掌握这项困难,且常常令人烦恼的手术的强烈动机。

鼻修复是一项要求极高的手术,需要天赋、勤奋、激情以及对鼻部手术追求极致的执著,才能成为真正的专家。完美无缺的手术结果极其罕见,但是如果注重细节,善于倾听,尽心尽力并勤奋努力,对于大多数鼻修复病人而言,经验丰富的从业者都可以稳定地实现令人满意的结果。能成功重塑严重变形和功能失调的鼻子,对于外科医生而言是有着极大愉悦的成就,同时对于患者也是影响终生的大事。

患者评价

心理评估

评估患者心理健康程度是所有术前评估中重要的一部分,特别是鼻修复患者[1,2]。鼻修复极复杂,风险很高,恢复期长且反复,获得不完美结果的可能性大。因此,患者心态必须调整良好,愿意合作,动机合适,所以一开始评估患者时就要正确评估其情绪稳定性,应对技能以及后援等。

鼻修复患者的心理状态千奇百怪,和典型的初次鼻整形患者比起来,会迥然不同。初次鼻整形患者会热切期盼,但寻求鼻修复的患者,会对未来消极、怀疑、担忧。这种悲观的态度合情合理,因为鼻修复本来就是为了矫正初次手术期间野蛮操作导致的严重问题。事实上,对于所有接受了严重不规范的初次鼻整形手术的患者,最初心理反应都是一样的—交杂着震惊、愤怒以及怀疑。但是对于自我调节较好,心态稳定的患者而言,最初的反应会迅速转化为接受失败的治疗结果,基本不会有社会心理方面的问题。愤怒会很快消散,而失望与沮丧最终会转化为健康积极地寻求手术修复。

但是,心理脆弱的患者缺乏有效的沟通技能,意外的鼻部畸形的打击会带来强烈的不安全感,自信心的明显丧失。这会带来相当程度的心理压力和功能障碍,有时甚至会导致抑郁、绝望和孤僻。这些心理不稳定的患者会强烈地希望修复,但是她们又会非常担心,害怕再失败一次,甚至可能还不如现在,这都会影响正确的处理。还有一些患者,因为鼻子做了手术导致畸形,害怕别人议论,会促使患者进行不合适的、危险的快速修复,以逃避社会心理压力和尴尬。但很不幸,这些权宜措施极少有效,还会使最后的修复手术更复杂。

不管患者情商如何,有无后援,一次操作不当的鼻整形手术就是意外,这会严重伤害感情,要做鼻修复的医生,就得理解、耐心、同情。一开始患者要的是一个更漂亮的鼻子,但是到最后只得到了一个畸形的鼻子,而且要花上数月的时间来恢复,还得花更多的钱、冒更大的风险来做第二次手术。找到一位能力足够,收费合理,诚实可信的医生来解决这个鼻部畸形,这也是令人痛苦的折磨,会在本就艰难的情况下增加更大的压力和挫败感。不同修复专家提出的治疗意见如果不一样,患者的焦虑与困惑还会更多。在这种窘境下,有谁不会感到沮丧,恐惧和焦虑呢? 因此,一定要选择合适的患者,通过坦诚的咨询有效交流,这个怎么强调都不过分。如果不能耐心倾听,仔细列出合理适当的针对性治疗措施,就不能让患者树立信心,可能会让忧虑多疑(但是也许很好)的适宜手术的患者拒绝治疗。

在整个医患关系中,医生必须跨越手术本身的技巧层面,谨慎评估患者的心理情况,内心动机和美学期望值。有明显精神问题的患者,大多数都是体像障碍或不同人格障碍,会伪装成看上去适宜做手术的患者,但手术干预对于大部分这一类人群是禁忌证[3,4]。哪怕手术治疗合适,如果没能发现患者的心理疾病或不切实际的期望,也会极大地增加医患冲突的风险。对于心理状态调整好的患者,需要采取同样的努力找出患者个性化的美学目标,因为如果医生不能尊重患者的审美,即使手术成功患者也可能不满意。最后,一定要向所有患者告知手术可能的风险和并发症,并签署正规的知情同意书。对于胆小且极度忧虑的患者,想要实现全面周密的知情告知,而又不过分强调潜在并发症,一般都很困难,同时还得必须注意,不能在不经意间把患者吓跑了,耽误其接受合适的治疗。另一方面,在任何情况下,都不能省略对于手术风险的坦率交流。

鼻修复手术毫无疑问是一项高风险的操作,尽管尽量做到体谅患者的情绪状态,恰当的知情同意告知和医学法律文件都是必要的。

鼻部解剖评估

评估患者心理状态的同时,还需要仔细评估鼻部本身美学及物理特征[2,5,6]。很多时候,医生会过度关注美学缺陷但忽视影响手术结果的关键解剖特征。因为美学改善的程度受不同解剖特征限制,特别是想增大过度切除,尺寸偏小的鼻部时,所以在确定手术方案前,需要对内外鼻解剖进行全面仔细的分析。

软组织弹性缺失,鼻部软骨先天薄弱,鼻部皮肤较厚,以及软组织灌注受损等解剖特征,可能限制或阻碍鼻修复手术的成功。血管功能不全对伤口愈合来讲就是灾难,因为良好的组织灌注对于移植物成活和有效的免疫功能必不可少。在手术前确认并尽可能减轻可能威胁或限制滋养血流的因素,包括吸烟、糖尿病或可卡因滥用史等。在所有鼻修复手术中,都需要强大的鼻部血供,特别是对那些预期会有广泛的组织破坏,或鼻部骨骼结构进行大范围容量扩张的情况。试图对抗僵硬无弹性的软组织覆盖,来增加被过度切除,尺寸偏小的鼻部支架,会不可避免带来皮肤张力,从而降低软组织灌注。

灌注进一步降低会导致术后水肿及炎症反应升级。尽管在健康个体中,完全的皮肤坏死极其罕见,但是在瘢痕化挛缩的鼻中,血供不充分会带来级联反应,从感染到移植物缺血吸收,软组织纤维化加重,以及严重的,有时不可逆转的软组织挛缩等。即使当软组织灌注可以支撑移植物存活时,皮肤张力增加还会对骨骼结构施加更多的变形力,因而增加骨骼变形、移位或塌陷的风险,这种情况多见于鼻部结构或软骨较弱的情况。因此在术前评估中,一定要根据预计增加的鼻部体积评估软组织弹性和骨骼强度。术前皮肤灌注较差,如慢性变色、静脉淤血及毛细血管再充盈缓慢等,提示预后不好,特别是计划要积极增加鼻部体积时。同样的,术后严重纤维化或瘢痕挛缩,预示着软组织容易出现瘢痕化,这可能使下一次的鼻部手术效果较差。鼻部皮肤过厚或者过薄也会影响术后伤口愈合和外观改善。其中,皮肤过厚可能是最不佳的因素,因为鼻部皮肤过厚会增加术后肿胀及皮下纤维化[7]。同时应根据现有的美学及功能缺陷评估鼻尖与鼻侧壁的支撑,以及鼻内软骨的硬度。骨骼支撑明显缺失,伴有低鼻和短鼻时,需要大量的自体结构移植材料,并且应在术前设计阶段就要考虑到所需的移植材料量及类型(包括备选来源)等,并将这些写入术前知情同意书中。

鼻功能评价

尽管改善外观是鼻修复最常见的动机,但一次不满意的鼻整形,常会伴有功能损失。因此,开始病人评估时,另一个不可少的步骤就是仔细评估鼻气道功能[2,5,6]。探查内外鼻阀大小是否合适,骨骼支撑和鼻中隔的高度、形状及排列等,全部都是功能和美学评估的基础。除了评估现有的鼻气道是否充分,还要根据设计的美学改变评估气道大小,因为缩小鼻子可能会进一步影响鼻通气。之前就有鼻阀阻塞的患者中,一定不要缩窄鼻下部侧壁,除非可以同时实施有效的补偿措施,反之,内部气道相当大时,可以做一些缩窄。

还要找出其他可能导致鼻气道堵塞的可治疗因素,如过敏性鼻炎、鼻甲肥厚、鞍鼻塌陷、鼻中隔穿孔或鼻息肉等,治疗如果成功,会增强通气功能,并抵消为了美学所做的缩窄造成的损失。最后,不能把撑开移植物看成是治疗鼻气道问题的万灵药。鼻阀功能失调常是多因素造成,因为单是鼻阀顶端夹捏,这根本就不是导致气道阻塞的唯一原因,鼻气道狭窄很少能单纯通过放置撑开移植物得到缓解的。事实上,内鼻阀在"铰链"区(外侧脚的外侧三分之一)的凹形塌陷远具破坏性,因为鼻阀功能失调常是因为外侧脚头侧去除过度激进导致的。在这种经常出现的,过于积极的鼻部手术中,放置撑开移植物所起到的作用微乎其微。对所有鼻修复患者进行恰当的诊断和鼻气道阻塞治疗,都需要全面评估鼻部静态解剖和鼻阀动态功能(图 36-1)。

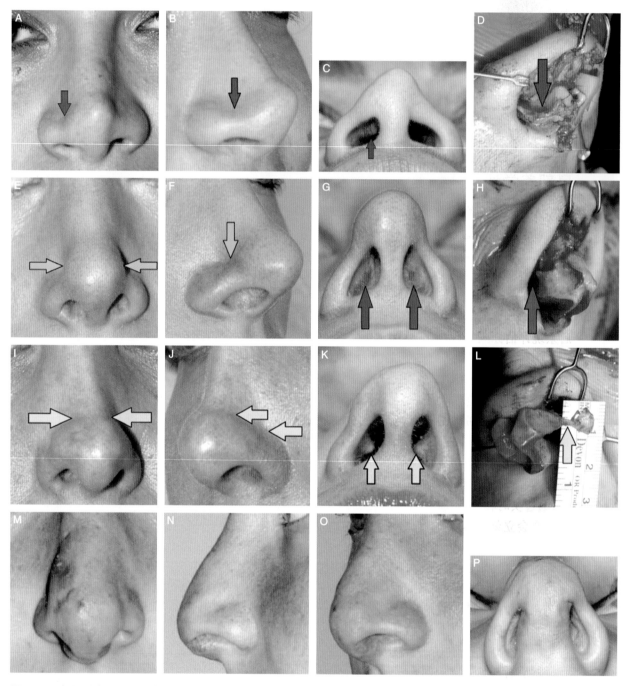

图 36-1 鼻整形术后出现的鼻阀畸形。A~D,过度旋转,突出度不足伴随严重的小叶夹捏。注意右外侧脚严重凹陷,以及相应的气道损失(红色箭头)。E~H,因为铰链区外侧脚过度去除(外侧)导致鼻翼上方夹捏(绿色箭头)。注意残余外侧脚外侧的凹陷,尽管小叶夹捏只是中度(红色箭头),但还是有严重的鼻阀塌陷。I~L,中鼻拱夹捏伴偏曲,外侧脚打折(黄色箭头)伴球形鼻尖持续存在。注意接近铰链区的外侧脚被过度切除后,鼻翼上方出现夹捏(绿色箭头)。M~P,在 24 个月内经历 4 次不成功的鼻部手术后,鼻小柱出现严重的增生性瘢痕。鼻阀几乎全部被堵塞

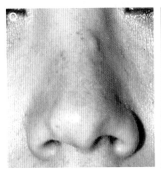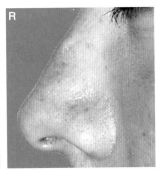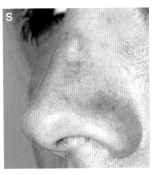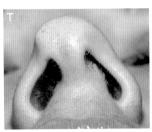

图 36-1（续） Q～T，由于外侧脚和鼻中隔尾侧端被过度切除，导致先天薄弱的鼻尖三脚架结构不稳定而出现扭曲

鼻部美学评估

正确的美学评估，是所有鼻整形手术成功的前提。如果没有清楚认识美学缺陷，不理解骨骼元素如何影响表面形态，几乎不可能能制订一个有效的手术策略，还经常会出现连环错误[2,5,6,8]。尽管不同的鼻子高手间美学分析方法会有差别，但还是有一个全面有效的分析策略，能进行系统的评估。

美学评估从观察和触诊鼻部开始，来阐明骨骼与其外覆软组织之间的复杂关系。然后系统评估标准化鼻部照片，继续分析美学。数码摄影和计算机模拟软件的出现，都极大程度地提高了鼻部美学评估的准确性和便易性[8-10]。对于医患双方来讲，对比现有的鼻部轮廓的数码照片，和计算机模拟产生的理想化的鼻部美学改善，立马就能发现美学上的缺陷。因为患者参与了"设计"过程，所以计算机模拟还反映了个人审美偏好。许多美学参数，比如鼻尖突出度、鼻背高度或鼻部长度等，也可以进行单独的调整，来比较美学效果。排除掉过于复杂的美学改变，行不通的技术，或可能损伤气道方法，鼓励手术成功率最大化，实现直截了当的美学改变。确定方案后，用计算机模拟产生的影像作为具体的手术可实现的（尽管理想化）的治疗目标，反映患者的美学期望。把原始的，未经改动的鼻部照片，通过实时转化成相应的计算机生成的"美图"，这样对于患者和其亲友来讲，推荐的手术改变会立刻变得形象，逐渐让患者树立信心，她们的审美也得到理解。

对于医生来讲，这些影像还可以作为需要进行的美学改变的总结，这样在很久以后，当特定细节被忘记时，还可以用来提醒双方同意的治疗目标。而且，通过比较与真人大小一致的原始照片和相应的计算机模拟照片，可以用于设计和测量所需的鼻尖突出度或鼻长度。这就可以对比鼻部的基础测量与实际手术获得的改变，确认是否达到了合适的改变。

尽管计算机模拟技术是确定理想美学非常有效的工具，但必须注意要警告所有患者：根本不可能达到理想的鼻部轮廓。最终的结果会和计算机模拟的不一样，由于最终的效果受制于伤口恢复的不确定性，哪怕修复手术做得再完美，也会有些因素不受手术医生控制。在医疗文件中一定要明确记录这些警告。

治疗计划

完成全面评估后，医生必须设计出一套有效且规避风险的手术方案，以达到美学和功能目标（框 36-1）。因为绝大多数时候，鼻修复手术是用来治疗被过度切除和缩短的鼻子的，几

框 36-1　鼻修复程序

1. 鼻修复手术前要完全恢复
2. 通过一套全面的外科评估系统筛选患者
   a. 社会心理健康
   b. 外鼻及气道的解剖特征
   c. 鼻部美学特征和畸形
      - 照片评估
      - 计算机模拟
      - 解剖测量
   d. 确定双方都同意的美学和功能治疗目标
3. 制定个性化且风险低的治疗目标
   a. 坦诚地沟通
   b. 知情同意
   c. 有备选的移植材料
4. 优化手术环境
   a. 在控制性低血压下,进行不使用镇静剂的全身麻醉
   b. 患者采用"沙滩椅"体位,以减少出血
   c. 局麻药浸润
   d. 预防性使用止吐药
5. 无创暴露
   a. 广泛脱套
   b. 利用软骨膜下和骨膜下组织层次,减少软组织损伤
   c. 软组织处理和牵拉轻柔,必要时电凝止血
   d. 术野多冲洗,以预防干燥,降低感染风险
6. 解构骨骼组分
   a. 拆解鼻头复合体,松解破坏或移位的骨骼组分
   b. 显露所有的 L 形支撑畸形
7. 采集移植材料
   a. 保留有力的鼻中隔 L 形支撑
   b. 肋软骨切片,浸泡以显示卷曲趋势
8. 根据之前的计算机模拟,重建 L 形支撑及鼻尖三脚架
   a. 优化结构硬度,隐藏结构移植物
   b. 将弯曲的移植物片相对,以抵消变形力
   c. 构建一个平滑、坚硬、居中、且大小合适的 L 形支撑
9. 用盖板移植物细化表面轮廓
   a. 软组织盖板移植物
   b. 整块的软骨盖板移植物
   c. 筋膜包裹的软骨颗粒做盖板移植物
10. 细致的术后护理,预防感染并减轻水肿
    a. 预防心率增快
    b. 持续性抬高头部
    c. 积极地冰敷
    d. "捆绑"式包扎,减轻水肿
    e. 预防恶心
    f. 预防性抗生素
    g. 鼻部局部注射激素
    h. 小剂量注射去炎松治疗顽固性肿胀

乎每一例修复手术都需要使用自体软骨进行结构移植[2,5,6,11-13]。一般情况下,高一点的鼻子(仍在美学上可接受的范围内)在美学上更受欢迎,因为挺拔且轮廓分明的骨骼结构是面部美学的标志[12]。在其他因素相同的情况下,好的鼻背高度和挺拔的鼻尖突出度会让鼻子显得细长,自然优雅,轮廓清晰。高且突出度好的鼻子还有其他优点,即内部气道更宽敞。

相反,过于积极地降低鼻背高度或鼻尖突出度,因为鼻部大小比例不合适,后面再加上骨性轮廓不清,结构支撑的丧失和鼻部宽度明显增加,会产生不美观的协同作用[2,5,6,11]。讽刺的是,很多被过度切除的鼻子一开始时是明显过大,做了手术后,又会变成过小、没型、不好看的鼻子。如果之后不增加鼻长度或鼻尖突出度(再加上其他调整)的话,会很难实现和谐的轮廓,精致优雅和自然的鼻部线条。但是,单纯充填骨骼并不能令人满意。新的增大骨骼框架必须还要具备足够的结构硬度,以抵抗创面愈合的力量导致的形变。只有一个坚固且统一的鼻支架,才能随着时间推移保持形态的稳定,提升美学和结构完整这两个治疗目标应该合二为一。留下手术痕迹的鼻部畸形,如小叶夹捏,鼻翼退缩,鼓包,朝天鼻,八字形鼻翼基底或中鼻拱夹捏(倒 V 畸形)等都是骨骼支撑不足的结果,其中许多会随着时间推移而加重,而且全部会因为伴随的骨骼高度缺失而恶化[2,5,6,11,13]。再加上鼻尖突出度的损失,下外侧软骨(LLCs)的过度切除,导致剩余 LLC 松弛且分成很多段,需要将其拉展,绷紧并重新悬吊来消除侧壁上的凹形塌陷[2,5,6,11,13]。同样的,下沉和塌陷的上外侧软骨(ULCs)也需要提升,向外推并重新悬吊来消除中鼻拱的夹捏。为了成功重新悬吊分段的骨骼单元,首先必须确定理想的鼻背高度和(或)鼻尖突出度,从而创造出一个固定的骨骼悬吊点来优化功能和美学结果[11,13]。尽管增加移植物是重建 L 形支撑的主力,但也必须注意避免由于过度移植,导致体积过大,影响气道。首先通过恢复鼻高度,长度和突出度达到自然范围的上限,然后重新悬吊塌陷的上外侧软骨及下外侧软骨,然后有目的地、明智地使用软骨移植物(必要时),在美学、气道通畅性和结构稳定性之间重新构建微妙的平衡[2,13]。

鼻修复时机

鼻修复手术前最佳的恢复期尚无定论,但一般认为至少需要 12 个月来恢复。但是,许多之前接受过手术的鼻子,在术后 12 个月后仍会有创伤愈合未完成的迹象,如麻木、肿胀、变色或压痛等。之前接受过多次手术的鼻子,完全愈合可能需要更长时间,特别是手术范围大、野蛮操作,或在相对较短的时间内进行多次操作的。对于这些患者,需要一个更充裕的恢复阶段来使淋巴和血管系统完全再生——这是防止血运不足和过度瘢痕增生的关键因素。鼻修复手术时部分已经愈合的组织会增加感染、移植物吸收、鼻孔瘢痕、皮下组织纤维化和软组织挛缩的风险,而且在缺乏正规医疗应急的情况下最好避免过早修复。把择期的修复手术推迟 18~24 个月常能让并发症最小,并优化美学效果。尽管几乎所有鼻修复患者都希望能一期完全修复,但是组织可能无法接受激进的一期再造。移植物材料质量差,瘢痕增生严重且软组织灌注不足,或患者对于术后护理要求依从性差等,均可能导致伤口愈合欠佳,并需要做更多的手术治疗。尽管"修补润色"几乎不需要重复整个手术重建过程,但是术后虚弱的组织如果出现创面感染,可能导致严重的组织损伤,需要做大范围的修复手术,而且只能在经历了很长的恢复阶段之后才能进行。

麻醉注意事项

在所有可供选择的麻醉方式中,全身麻醉是手术与安全的最佳组合,便于达成手术目标。把血压控制在平均动脉压60～65mmHg,让手术视野出血、肿胀和瘀斑最少,从而出现的组织畸形也更少,组织灌注更好。局部4%可卡因溶液加上吸入式麻醉,局部用1%利多卡因加1∶100 000肾上腺素浸润,收缩血管,并通过减少疼痛刺激获得更好的血压控制,更轻的全身麻醉。使用摆脱术后恶心的麻醉步骤及预防性应用止吐药,消除术后呕吐及恶心,从而进一步减轻水肿、瘀斑和后来的淤血。在中线插管时,使用带套管的经口 Rae 管,这样鼻部变形最少,还可以预防误吸,保护下气道,并减少麻醉管对手术视野影响。以本人经验,这样的麻醉方式在绝大多数患者中可以提升舒适度,术后恶心呕吐最少,出血可以忽略不计,并持续减少术后瘀青和水肿,从而加快恢复时间,改善手术效果。

手术脱套以广泛暴露术野

　　进行鼻修复手术时,强烈推荐开放式入路,以广泛暴露视野。无与伦比的诊断正确性是开放式入路的特点,而且许多关键的外科技术如果没有直接的手术通路,是非常困难或不可能完成的[2]。然而,从手术角度上讲,对薄弱且扭曲的骨骼框架进行脱套,是一件费时费力的努力。需特别注意,要在软骨膜下或骨膜下分离平面进行脱套,让不必要的软组织损伤尽可能最小。软骨膜下和骨膜下分离不仅限制了对软组织的操作,降低不必要的皮下纤维化风险,进行性瘢痕挛缩,或偶然的"扣眼"式皮肤款空;它还能保护真皮下血管网,这是鼻部皮瓣及依附其上的移植组织的主要供血方式[2]。坚持使用防止损伤的软组织操作技巧,结合正确的电凝使用和牵拉,使用湿润的海绵或冲洗以防组织干燥,都能够减少软组织炎症,从而加强滋养血管的血流,发挥更好的免疫功能。同样,同样也要重视保护内侧鼻衬里,避免无意间穿透黏膜,从而保留保护性屏障,把支架移植材料与充满细菌的鼻腔分隔开。最后,应极其小心地避免对现存支架进一步造成损伤。尽管一些骨骼组件可能已经缺失,有一些可能已经无药可救,但是还是有很多变形和受损的骨骼组件必须保留,并在手术修复中再次应用。无论再造的挑战性有多大,首先需要轻柔并精确的脱套来广泛暴露视野,注意不要对一个已经脆弱不堪鼻子造成明显的创伤或生理压力。

　　一旦外层骨骼支架充分暴露后,需要尝试弄清支架损伤的详细情况,得出一个更准确的解剖诊断,从而形成最后的手术重建方案,包括如何分配可用的移植材料等。一般而言,应把鼻中隔软骨留来作鼻尖复合体的重建[2,5,11,13]。鼻中隔软骨独特地融合了长轴上坚硬、侧面可弯曲及薄且平的性质,这使得它成为重建鼻尖三脚架的理想材料。把鼻中隔软骨浪费在鼻背撑开移植物上是欠考虑的,特别是肋软骨或耳甲腔软骨同样适用的情况下。重建的技术路线图开始成形的同时,必须也要评估外鼻支架及内部气道的大小,形状和通畅性。最终,上外侧软骨和下外侧软骨都有着双重角色——外面体现鼻部轮廓,内部形成气道支撑——重建策略必须要同时包括这二者的解剖功能。另外,必须在整个重建过程中不断评估外覆皮肤的弹性、灌注以及均匀性,以监测脱套和皮瓣操作的影响。

解构及重建 L 形支撑

　　无损地脱套外鼻支架后,开始解构骨骼。在解构过程中,需谨慎地拆卸软骨支架,以显露鼻中隔 L 形支撑的畸形并促进重建。作为鼻支架的骨性"脊梁",L 形支撑扮演了支撑结构在纵向上的中坚力量角色,而且所有 L 形支撑自身的畸形,或影响 L 形支撑形态、居中或完整性的结构缺陷必须都得到矫正。如果没有消掉所有导致 L 形支撑畸形的异常力量和张力,就追加支撑进行加固,这样能成功的概率微乎其微[2,5,11,14,15]。最终,L 形支撑必须保证位于矢状中线上,要有足够的强度,以抵抗遭受机械负荷时出现的弯曲、打折或其他畸形等。L 形支撑还必须要具备符合美学的大小,在美学范围内越大越好,从而使得气道最大化,并形成一个有魅力、轮廓清晰、自然优雅的鼻子。一个有力、平直,大小合适的 L 形支撑的重要性如何强调都不过分[2,5,11,14,15]。在鼻修复中对 L 形支撑畸形的处理差异很大,从原位的局部调整到整个鼻中隔 L 形支撑的体外重建等[2,5,14-16]。在那些鼻中隔软骨本来就很弱很薄的鼻子中,L 形支撑就算留下 10～15mm 也可能会出现严重的变形,比如弯曲、打折或者扭曲等。采集了鼻中隔移植材料,留下的 L 形支撑过窄时常出现问题,有时宽度只剩几个毫米。在过窄的鼻子中,出现 L 形支撑背侧的畸形时,通过两侧支撑移植物加强及矫正剩余 L 形支撑,会导致严重的气道阻塞或意外的鼻宽度增加。

　　在这种充满挑战的情况下,最好是用自体筛骨或犁骨做成超薄的骨性夹板移植物进行治疗[2,13-16]。首先使用电动微型钻机配合椭圆形或圆柱形钻头,将自体骨性鼻中隔片削薄,打平,做出能够显著增强变形 L 形支撑片段硬度及矫直的,不显眼的结构移植物。然后用 1mm 钻头打出多个孔,便于缝合固定,并能促进健康血管向内生长(图 36-2)。

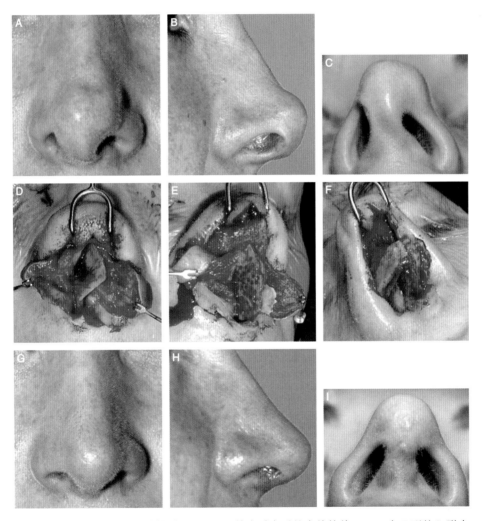

图 36-2　鼻背 L 形支撑的结构增强。A～C,前次手术后的术前外貌。D,一个 Z 型的 L 形支撑畸形,这是因为本来鼻中隔软骨就很软很薄,手术又使其变得不稳定。E,用一个打孔的骨性夹板移植物固定 L 形支撑。F,放置鼻中隔延伸移植物,将鼻尖软骨重新悬吊后的鼻尖复合体。G～I,术后 9 个月,气道功能满意。鼻宽度增加不明显

　　与极窄的鼻子不同,在正常或宽的鼻子中,有许多可行的治疗措施重建 L 形支撑。可以用骨性鼻中隔或鼻中隔软骨较薄的部分做成夹板移植物,或使用鼻中隔尾侧替代移植

物来替代一个严重受损的 L 形支撑尾侧段,以矫正 L 形支撑尾端的弯曲。移植物需尽可能薄,以防出现不美观的鼻小柱增宽。当使用软骨夹板移植物来矫正 L 形支撑的弯曲或屈曲时,移植物(理想状态下)最好设计为反向的弯曲弧度,以抵抗变形力并做出一个平衡的、直且稳定的 L 形支撑构造。耳甲腔是反向弧度撑开移植物的绝佳来源,可用于矫正中鼻拱 L 形支撑弯曲。有时候,L 形支撑本身会有尖锐的成角或严重的打折,这样就算一开始放了移植物,也不容易被矫直。要在放置移植物前就让这种偏斜变得柔和,常需要把折叠处进行劈开、划痕,或断开,以形成能使用移植物进行矫直的可塑形部分。但是,如果不放置移植物,不建议对 L 形支撑进行劈开、划痕或断开,因为弯曲常会复发甚至加重[14-16]。

当需要更宽的中鼻拱时,比如在祛除驼峰后出现夹捏和(或)弯曲的中鼻拱,首选双侧耳甲腔软骨或肋软骨做成撑开移植物,因为它们的宽度、弹性和结构稳定性比较合适。但是,当只需要对中鼻拱上部进行加宽,以消除骨-软骨交界处局部夹捏引起的倒 V 畸形时,最好使用双侧半长的撑开移植物,以防出现意外的鼻尖上区变宽。相反,当需要大量延长鼻长度时,可使用双侧加长型撑开移植物,来加长 L 形支撑背侧,也便于固定鼻小柱支撑移植物或鼻中隔延伸移植物,从而把整个鼻小柱-鼻尖复合体整体向尾侧重新定位(图 36-3)。

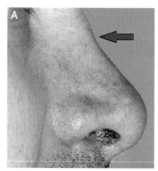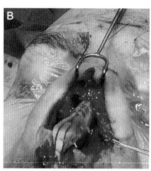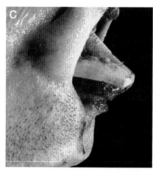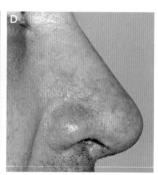

图 36-3　加长型肋软骨撑开移植物,可充填鼻背,反旋鼻尖。A,一个突出度不足且朝天的鼻尖术前观,鼻部皮肤弹性较差,由于鼻背过度切除导致的中鼻拱凹陷(箭头)。B,用双侧加长型(肋软骨)撑开移植物,以增加中鼻拱突出度,并固定鼻中隔延伸移植物。用透明的 PDS 线连续缝合来加强新鼻背。C,用削薄的肋软骨结合鼻翼缘轮廓线移植物,构造最终鼻尖形态。D,术后视图显示中鼻拱高度,鼻尖突出度和鼻长度增加

当中鼻拱中度鞍状塌陷时,可使用双侧全长的撑开移植物来增加 L 形支撑的高度,并在现有轮廓线水平上方缝合移植物以恢复中鼻拱高度(见图 36-3)。当需要向尾侧增加鼻长度,并需要适度加高鼻背时,可以用双侧"全鼻背"撑开移植物,向尾侧延长,同时通过把撑开移植物两端置于现有轮廓线之上的同时加高鼻背(图 36-4)。撑开移植物头侧要延长时,先用一个"横切"(边缘切割)的钻头做出一对顶板开放畸形,然后再用这个钻头加宽和延长这一顶板开放畸形,便于移植物的插入。因为大多数软骨供区不能够提供足够的移植物长度,所以延长型及全鼻背撑开移植物最常取自于肋软骨。先将肋软骨沿长轴切割成长的薄片,沿着其表面边缘切割成斜面,做出一个圆形鼻背轮廓,然后将其浸泡在生理盐水里,在放置移植物前判断其卷曲倾向。当出现卷曲时,使用彼此相反的(凸面向外)弧度来抵消变形的相反作用力,从而作出有抵消力的直片型结构,从而抵抗远期的卷曲。使用定位缝合重新构建上外侧软骨-鼻中隔复合体,来消除倾斜并重建鼻中线时,便可矫正整个鼻部 L 形支撑平面的倾斜。[17]用 4-0 PDS 做连续锁边缝合,进一步加固已经完成的 L 形支撑复合体,并同时加固上外侧软骨的附着(见图 36-3B)。

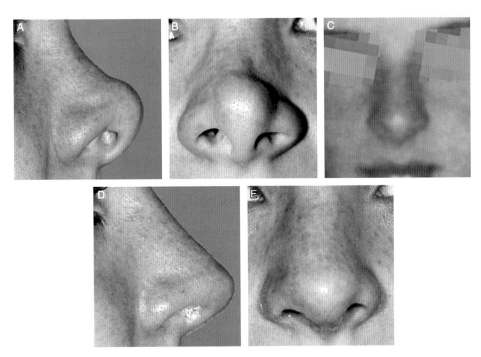

图 36-4　全鼻背撑开移植物,在鼻延长的同时充填整个鼻背。A 和 B,严重的鼻部过度切除,导致鼻背塌陷和明显的鼻尖朝天。C,鼻整形手术前的鼻部轮廓,D 和 E,使用全鼻背撑开移植物,一个鼻中隔延长移植物和铰链式鼻翼缘轮廓线移植物,反旋鼻尖,加高鼻背后的术后视图

　　另一个常见的 L 形支撑畸形的原因,是 L 形支撑从其骨性连接的一端或两端脱位或移位。无论是后天的发育畸形、创伤还是医源性损伤,都必须将 L 形支撑固定在矢状中线上。为了将鼻中隔尾侧端固定在中线上,可以在前鼻棘(ANS)上进行贯穿式钻孔,便于牢固地缝合固定。可以做一个或多个钻孔,便于用 4-0 PDS 多次贯穿缝合(十字形),实现多点稳定,加固 L 形支撑尾侧,以防脱位或旋转复发[2,14-16]。在宽一些的 ANS 上,也可以沿矢状方向开一个槽,来增加移植物稳定性[14]。同样的,也可以在一侧或两侧鼻骨尾端缘打孔,便于将筛骨中央复合体重新附着或重新排列(图 36-5),或将不稳定的鼻骨固定在中线上[14]。

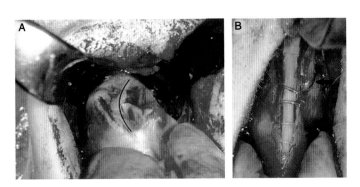

图 36-5　通过打孔,固定鼻骨和筛骨中央复合体。A,L 形支撑背侧(软骨)严重偏曲(黑线)。B,通过在骨面上钻孔,将 L 形支撑缝合悬吊在左侧鼻骨上,来改善软骨性 L 形支撑的居中性。使用染色的 PDS 线做褥式缝合(黑箭头)

　　在被严重地过度切除的鼻背中,会有大范围的容量缺失,单靠增加 L 形支撑常不足以满足容量的需求。虽然一个稳定的 L 形支撑框架仍然是必要的,来作为可靠的结构基础,

但是也需要用自体肋软骨雕刻的鼻背盖板移植物来重塑鼻梁的高度。但是，由于鼻受床和一整块肋软骨移植物之间非常难以实现无缝连接，而且，卷曲的风险还会随着移植物的厚度减少而增加，所以一整块的肋软骨移植物逐渐变得不再流行，而是被颞筋膜包裹的软骨颗粒(DCF)取代，成为流行且有效的替代方法[2,18,19]。通过使用等体积的肋软骨，可以制作出数百个小立方体(1mm³)的微型移植物，并将其用袖套样的自体颞筋膜包裹，这种 DCF 技巧降低甚至避免了很多整块肋软骨材料的弊端。血管通过颞筋膜内丰富的血管网络，快速地向内生长，降低了感染和缺血的风险。数百个微型移植物也能消除卷曲的风险并形成一个可塑形的，与其下方鼻部表面形成几乎没有缝隙的界面，并能用手指进行精确的造型。但是，也是需要将其精确地放置在中线上，并缝合固定以防移植物出现错位。采集颞筋膜很快，相对无痛，并且通过颞部头皮 2cm 的切口，也没有明显的瘢痕。

在鼻修复手术中，骨锥畸形很常见，在需要矫正的畸形中，可能是最有挑战性的。这不像软骨框架结构，能够容易地通过增加移植物及固定缝合进行稳定，骨拱可不轻易被结构移植物或缝线就固定了。然而，随着电动器械的出现，骨拱的操作变得更精确[2,14-16,20]。一个电动微型矢状锯和来复锉，配上切割钻、抛光磨头或微型钻头的电钻，能便于进行精确的骨塑形，无创且精确控制的截骨，并通过骨面钻孔固定，从而显著地提升了骨拱畸形的操作水平。与极大依赖钝性力量的传统骨调整方式不同，电动器械能实现精巧且无创的选择，大大降低了产生意外骨折或不稳定的几率。

用配有精确切割刀片的轻量级电动矢状锯，可以轻松切掉残留的骨性驼峰(图 36-6)[2,20]。对骨性鼻背连续刨削，可以极其精确，几乎不会有意外的骨折、将之前的骨折线分开、或在粉碎情况下去除骨等情况出现。一个拥有如玻璃般光滑表面的形态就此产生，并可对其侧面进行雕刻，来获得一个圆滑且更自然的鼻背形态。电动来复锉，以及梨形或圆柱形切割或打磨钻头，也可以用来对外层骨面形态做进一步的轮廓细化，有时都不用再做外侧截骨[20]。电动锯也可以有效降低鼻根高度，从而降低过高的鼻背或加深钝的鼻额角[20]。配有侧向切割横切钻头的电动微型钻，可以用来做精确的内侧截骨术，从而制定并控制骨性中线，并防止钝力截骨导致的意外骨折[14]。横切钻头还可以用来加宽或加长骨性顶板开放畸形，以更有效地进行骨性缩窄，或实施鼻根横行截骨(术野允许的情况下)以重塑骨性鼻根[14]。

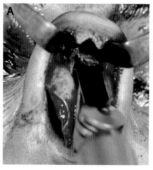 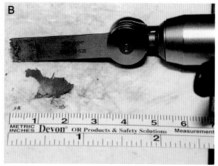

图 36-6　用电动矢状锯切除残留驼峰。A，用电动矢状锯切除剩余骨性盖子。B，在切除的剩余骨性盖子旁，为配有细齿刀片的电动矢状锯

尽管在处理骨性结构时电动器械的作用越来越重要，但是使用锋利的带保护的 4mm 直骨凿进行传统的外侧截骨，或使用锋利的 2mm 骨凿进行经皮"邮票打孔"式外侧截骨

术,这些方式仍在骨性侧壁骨折不全时还是首选。通过修改性的外侧截骨,处理单侧的鼻骨偏斜,或之前无效的外侧截骨,以实现骨侧壁完全且对称的向内骨折。骨折线必须位于鼻面沟内,以最佳角度缩窄骨锥基底,而使用电动器械对骨性鼻背或侧壁进行塑形时,最好在骨性侧壁向内骨折前完成,以防出现不必要的不稳定。骨锥的偏斜经常最好用 Wayne 描述的"整体"法进行校正[21]。在这项技术中,凹陷的鼻骨和偏斜的中央筛骨复合体先同时作为一个整体进行复位,来恢复中轴线。同时用横切钻头作向头侧延长的内侧截骨(在偏斜侧)。然后在该侧用一个强有力的骨凿打开,并敲进额骨的鼻突。将嵌入的骨凿向中线(远离偏斜侧)撬动筛骨中央复合体及相连的(凹陷的)鼻骨,以实现"整体"降低中央复合体和凹陷鼻骨的效果。因为筛骨中央复合体离开而留下的一个较大的顶板开放畸形,通过偏斜侧鼻骨(对侧的)向内骨折来关闭。尽管这项聪明的技术使用机械能来复位骨锥,但是在撬的时候要逐渐用力,这样能有效地逆转机械伤害,造成骨骼不稳定的风险也最小。

鼻尖重建

鼻修复的最大挑战是实现合适的鼻尖复合体形态和稳定性,尤其需要大量增加鼻尖突出度和鼻长度时(鼻尖反旋)。没有稳定的鼻尖支架,要达到预期的美学改变会很困难,恢复后的鼻尖三脚架还会逐渐变形和塌陷。一个稳定且美观的鼻尖复合体,只能通过有力且不易弯曲的 L 形支撑支架,对其进行支持及加固来获得。鼻中隔延伸移植物可能是稳定鼻尖复合体最可靠的办法,特别是在鼻修复手术中,鼻尖突出度和鼻长度超负荷增加时[2,5,11,13,22-24]。将鼻中隔延伸移植物和鼻中隔尾侧端从结构上连为一体,鼻中隔延伸移植物最终会成为面部骨骼的间接延伸,并能够抵御伤口愈合时的强大力量,或紧张的皮肤罩所造成的变形、移位或扭曲。因此,鼻中隔延伸移植物是鼻尖中央支撑的不二选择。此外,可以调整鼻中隔延伸移植物的形状,以精确控制鼻尖突出度,鼻尖旋转度(鼻长度),以及鼻小柱的轮廓[5,13](图 36-7)。只要鼻中隔延伸移植物参数理想,并且固定牢固,其也就成为重新悬吊塌陷、过度切除和分段的下外侧软骨的绝佳固定点[5,13]。尽管鼻中隔延伸移植物在增加鼻长度或鼻尖突出度方面是独一无二的有力工具,但也必须依靠稳定的 L 形支撑。

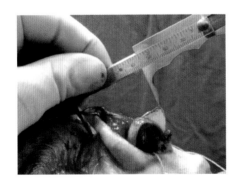

图 36-7 使用模板和 Jameson 卡尺进行设计和精确放置鼻中隔延伸移植物。和基准测量进行比较,加上计算机模拟,估计鼻长度和鼻尖突出度的变化量,来确定鼻中隔延伸移植物的位置(以及鼻尖位置)。首先用模板决定最佳的鼻中隔延伸移植物形态和位置,便于用肋软骨制作鼻中隔延伸移植物

制作鼻中隔延伸移植物的理想材料是鼻中隔软骨。使用一个平坦坚硬的四边形软骨做出合适长宽的移植物,并缝合固定在鼻中隔尾侧端或鼻中隔前角上(图 36-8)。或者,使

用两个弧度相反的耳软骨或肋软骨(或者从鼻中隔软骨上削下来的软骨片),做成一个叠起来的鼻中隔延伸移植物,用 Gubisch-Aiach 夹钳固定,进行缝合,使其平坦稳定,这样当鼻中隔软骨不合适或难以获取时,可提供一个薄、平、硬的结构(图 36-9)。鼻中隔延伸移植物有两种固定方式:多次八字缝合进行端对端固定,和面对面(重叠)褥式缝合(图 36-10)[2,13,22]。后者的自身强度更大,但是会让鼻中隔延伸移植物轻微偏离线,还可能由于移

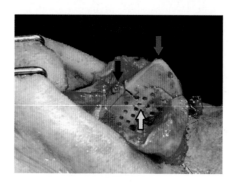

图 36-8 放置鼻中隔延伸移植物。用鼻中隔软骨雕刻的鼻中隔延伸移植物(红色箭头),并通过骨性夹板移植物进行固定(黄色箭头)。注意与鼻中隔尾端做端端对齐(黑色箭头),以及骨性夹板移植物为纵向刚性带来的桥接效应

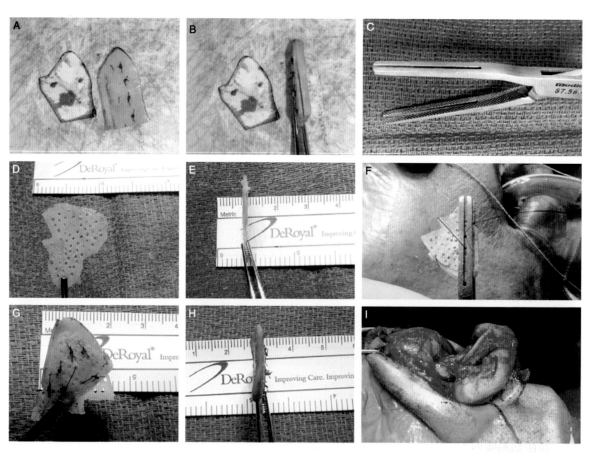

图 36-9 两种形式的薄片鼻中隔延伸移植物。A ~ C,用成对的肋软骨薄片雕刻,分层缝合,按模板塑形,通过 Gubisch-Aiach 夹钳夹平并固定的鼻中隔延伸移植物。最终是一个平且薄的形态。D ~ I,用耳软骨雕刻的一个薄的鼻中隔延伸移植物,并缝合到打孔的筛骨上。D 和 E,重叠前,经过打孔的筛骨夹板移植物。F,用特别定制的 Gubisch-Aiach 夹钳,在缝合耳软骨及筛骨薄片的同时进行压平和加固。G,移植前鼻中隔延伸移植物的最终形态。它又平又薄。I,将鼻中隔延伸移植物缝合固定到鼻中隔尾侧端后

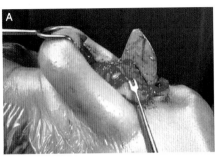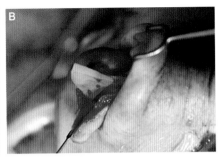

图 36-10　固定鼻中隔延伸移植物的稳定方法。A，使用 8 字缝合端端固定至鼻中隔尾侧端。B，使用褥式缝合，侧侧固定至鼻中隔尾侧端

植物体积过大，导致单侧鼻阀受到影响。但是如果鼻中隔尾侧已经有轻微偏斜时，可以把移植物固定在偏斜对侧，让鼻中隔延伸移植物位于中线上。当缝合到一个有力的鼻中隔 L 形支撑上时，侧方固定常能提供给鼻中隔延伸移植物可靠的稳定性，而且不用通过夹板移植物或加长型撑开移植物进行追加固定。与之相反，端端固定技术可以和现有的鼻中隔尾侧端进行完美的矢状对齐，也不会影响气道，而且端端固定技术需要的移植物材料量也相对较少。但是当遭遇压力，比如很紧的皮肤罩时，常会出现移植物像船舵样的转动，而且有时还需要骨性夹板移植物或加长型撑开移植物进行适当加固[13]。无论何时，最好避免在细长的鼻子上使用双侧加长型撑开移植物，因为可能导致鼻阀障碍的症状。但是，当必须使用加长型撑开移植物时，最好使用弧度相对的薄肋软骨条，以减轻气道阻塞。

一旦建立了稳固的鼻中隔延伸移植物，就可以重新悬吊过度切除的下外侧软骨，以便对鼻下端侧壁进行塑形，打开和支撑塌陷的鼻阀，进一步稳定鼻尖三脚架结构。然而，当大幅度增加鼻尖突出度和鼻长度时，鼻穹隆有可能无法达到鼻中隔延伸移植物的最高点，也是"新鼻尖"。因此，经常需要采用外侧脚窃取技术，向外侧重新定位鼻穹窿（或膝部）几个毫米，并同时重新分布内侧和外侧脚[2,13,25]。向外侧重新定位穹隆膝部能延长内侧脚，使其与新形成的新鼻尖侧面相接。将新穹隆和成对的内侧脚，缝至鼻中隔延伸移植物上，移植物就会进一步加固。同时，重新定位穹隆还可以缩短过长过松的外侧脚，从而收紧并重新悬吊塌陷的鼻下端侧壁。下外侧软骨必须用相等但相对的张力重新悬吊，以防出现不平衡、内部不稳定的鼻尖复合体。但是，如果操作正确，最终的效果是一个强健有力，绷紧且稳定的，符合自然鼻尖力学的鼻尖三角架结构[2,5,11,13]。通过重新悬吊松垂的外侧脚来重建鼻部形态及功能，一般就可避免使用臃肿的鼻翼外侧脚充填移植物，给鼻下端侧壁增加不必要的厚度、重量及不稳定性。

悬吊好调整后的下外侧软骨后，我和我的同事们会进行一项称之为"外侧脚张力调整"（LCT）的步骤，一般需要对残留外侧脚进行细微调整[2,5,11,13]。常需要在新形成的轮廓线上，切除突出的穹隆软骨——我们将这项保留组织的调整命名为"穹隆旁修剪"——来预防鹦鹉嘴畸形，或用于在 LCT 后产生的明显的鼻尖上区转折[2,5,13]。也经常需要进行外侧脚跨越张力缝合，来抚平凸出的残留外侧脚，并外翻其尾侧缘[2,13]。同理，常需要使用铰链式鼻翼缘移植物充填鼻翼沟，以消除鼻小叶夹捏，并固定鼻翼缘，以抵抗瘢痕挛缩松解和释放错位的残留外侧脚后挛缩复发[2,5,13]。在放置鼻中隔延伸移植物之前，也应该通过一个榫槽式后退，来消除过度饱满的鼻唇连接或多余的鼻小柱，以矫正过度生长的鼻中隔尾

侧端或前鼻棘[26]。

软组织调整

完全重建鼻部支架结构后，把皮肤罩重新放回后，表面轮廓的凹凸不平可能会变得明显。这种凹凸不平常是由于皮肤厚度局部不一致造成，这常缘于医源性损伤及其后续的变薄或变厚。在大多数之前曾接受过手术的鼻子中，皮下 SMAS 层会变得纤维化并增厚，特别是在皮肤厚的鼻子上过度切除骨性结构后。但是，当皮肤灌注充分且皮下脂肪之前没有被影响时，只要真皮下血管网保持完好，可以安全地在局部去除瘢痕化的纤维肌性 SMAS 层[2,7,27]。鼻部 SMAS 打薄一般只适用于多余的宽度或突出，深层皮肤罩厚度超过 5mm 的患者。厚度在 3~5mm 也可以做部分 SMAS 层打薄。最常进行皮下 SMAS 切除的部位是中线上的鼻尖上区，然后是鼻尖上区侧壁，鼻尖下小叶，有时是整个中鼻拱。如果需在鼻尖表现点处进行 SMAS 打薄，操作时需保守，以防穿隆或鼻尖轮廓移植物出现不美观的突起。鼻部 SMAS 切除不仅能够改善表面形态，它还能够增加皮瓣的延展性，并让皮肤和深层的骨骼支架贴附得更好。此外，切下的组织可以用作有效的盖板移植物（如鼻根的充填）或填充至其他局部轮廓凹陷处，从而改善整体表面的对称性及形态。小的 SMAS 盖板移植物用皮下 6-0 快吸收肠线进行固定。

术后护理

有时就算骨骼重建完美无缺，仍有可能因为软组织的过度肿胀及炎症，导致一个不太好的最终结果。因为肿胀和炎症会导致血流不足，软组织过度纤维化，瘢痕挛缩，以及免疫功能受损等，因此必须坚持不懈地努力，尽量减轻手术肿胀及炎症。拔管以后立刻进行干预，直到术后肿胀及炎症永久消退。轻柔地加压包扎，伴以头部抬高、卧床休息、冰敷、有效止痛、预防呕吐、控制感染，以及治疗焦虑、高血压或心动过速等，能够减少软组织的损伤和变形[2]。这些支持手段除了缩短恢复期，减轻组织变形及不适外，还能够加强滋养血流，并促进术区的免疫监视。等鼻出血的风险消退后，通常术后 2 周左右时，可让患者在局部使用鼻部类固醇，以加速肿胀及炎症反应的消退。出现难治性的局部炎症，如骨性硬结形成时，可少量使用小剂量曲安奈德注射，来预防意外成骨或过度的软组织纤维化[7]。

案例分析

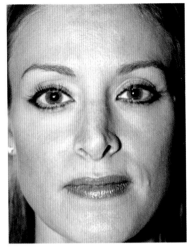 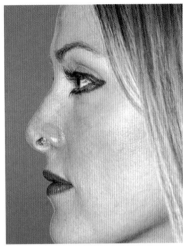 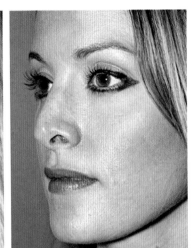

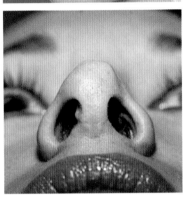

图 36-11

　　这位健康年轻女性希望做鼻修复手术,她有双侧鼻气道阻塞和显著的鼻畸形。据这名患者描述,之前做过三次不成功的美容性鼻整形手术。查体发现 L 形支撑无力,表现为中鼻拱偏斜和塌陷,以及鼻尖支撑不充分,表现为鼻尖过度旋转、突出度不足,鼻小叶夹捏,以及双侧鼻翼缘退缩等。

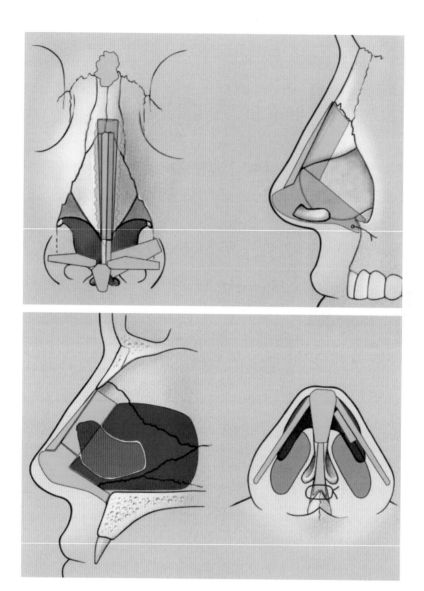

图36-11（续）

　　先从右侧乳房下皱襞采集自体肋软骨，然后小心地对剩余鼻支架进行脱套。残留的外侧脚软骨已经出现严重断裂和扭曲，必须将其移除。同时观察到，背侧的L形支撑几乎全部断开了（因为鼻中隔软骨切得太狠）。首先去掉几乎所有残留（以及偏斜）的四边形软骨，保留剩下的背侧L形支撑，然后用肋软骨做成鼻中隔尾侧端替代移植物，放置到位。移植物下端开槽，便于通过横向钻孔，缝合固定至前鼻棘上。加上一个左侧撑开/夹板移植物，和锥形的鼻背盖板移植物（用残留的中隔软骨做的）进行轮廓加强，以及额外的结构支撑。鼻下端左侧凹陷持续存在，需要放置用肋软骨雕刻的外侧脚替代移植物。放置鼻尖下盾牌移植物，并缝合至鼻中隔替代移植物上，开始重建鼻尖。仔细松解卷轴区的表皮挛缩和粘连，以舒展开受限的内部鼻衬里，然后将剥下的鼻前庭皮肤重新悬吊到鼻中隔替代移植物（最远端）上，以及盾牌移植物的肩部。接下来放置用肋软骨雕刻的双侧鼻翼缘轮廓线移植物，以消除鼻小叶夹捏，并同时为复位的鼻孔缘提供直接的骨性支撑。将肋软骨膜覆盖在鼻背表面，使其平滑，术毕。

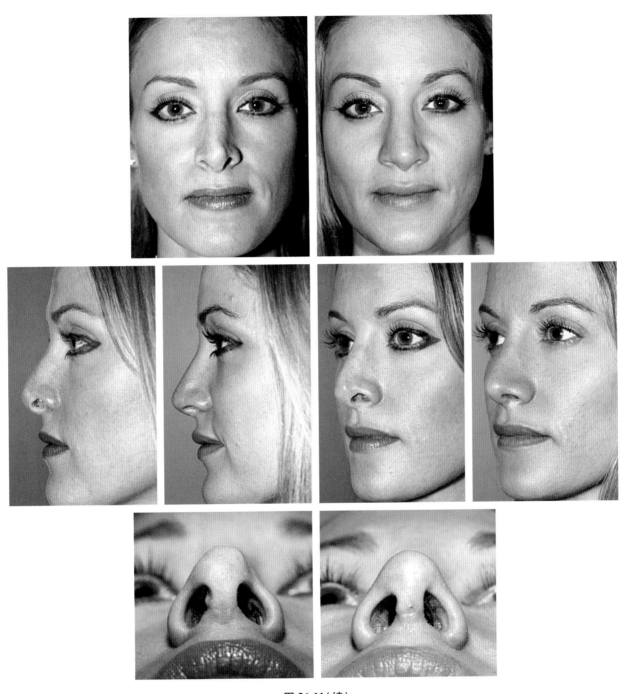

图 36-11（续）

术后 14 个月的随访显示,鼻长度延长满意,鼻尖突出度增加,鼻居中性和对称性均改善,鼻翼退缩得到解决。

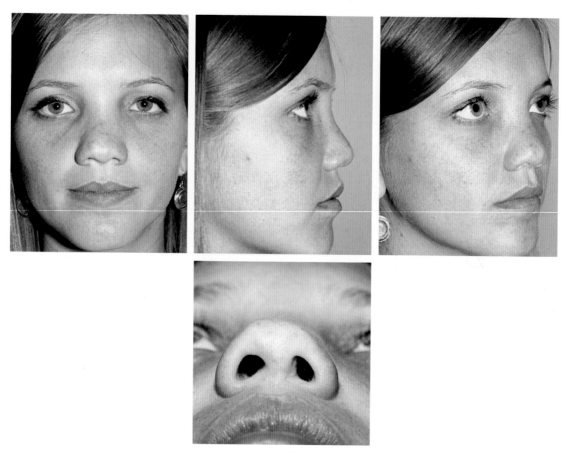

图 36-12

这位健康年轻女性希望做鼻修复手术,她在初次鼻整形术后 3 周时,鼻部受钝器伤,这让情况变得复杂。该患者想要缩窄鼻宽度,并增加鼻背高度和鼻尖突出度。查体显示鼻轴偏斜,鼻拱明显向外展。术中也观察到了严重的骨裂和塌陷。

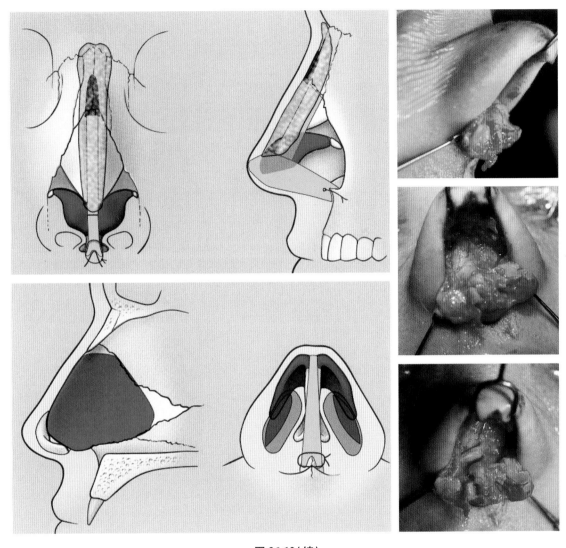

图 36-12(续)

　　先将残留的骨骼支架脱套,然后去除引起气道阻塞的,无法使用的鼻中隔碎片。放置一个下方开槽的,用肋软骨雕刻的鼻中隔延伸移植物(SEG),开始重建新的 L 形支撑。SEG 的开槽被放置在前鼻棘上,并通过穿过骨性结构的钻孔缝合固定。然后将一个整块的肋软骨移植物放置在中鼻拱上,桥接骨锥和 SEG,从而稳定鼻尖复合体。移植物向头侧缝合到中央筛骨复合体和鼻骨上,尾侧缝合在 SEG 上。鼻背肋软骨移植物在尾侧开槽,和鼻中隔延伸移植物扣在一起,对其进行加固,然后缝合固定。为了进一步充填鼻背,用颞筋膜包裹肋软骨颗粒(DCF)作为鼻背盖板移植物,放置在新做出的 L 形支撑上。虽然外侧脚之前已经被切掉,但将鼻前庭皮肤悬吊缝合至 SEG 最突出的点后,相当于重新悬吊了鼻下端的侧壁,也不需要用软骨做侧壁移植了。

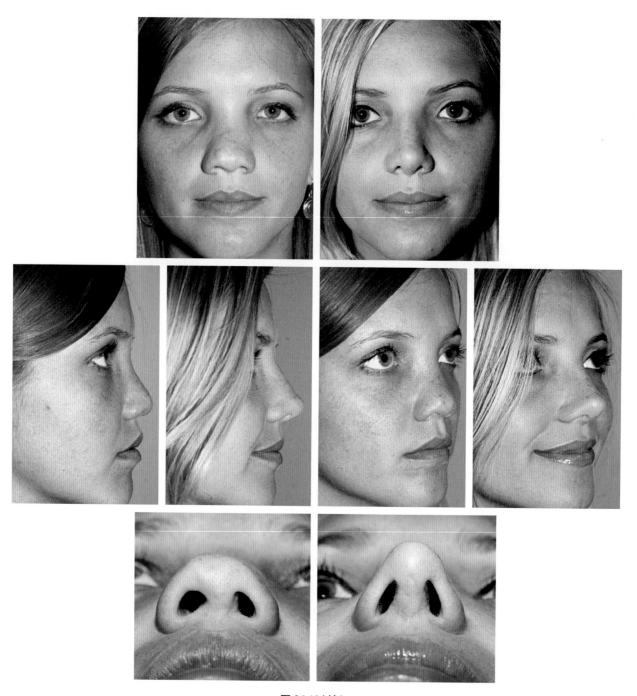

图 36-12(续)

　　术后 2 年随访显示轮廓良好,对称,整体变大。尽管有鼻小柱仍然过宽,且缺乏下侧壁的结构移植物,但是气道功能令人满意。

要　点

□ 需要优化组织血运，让移植物更好存活。

□ 一个切实可行的手术方案必须建立在尊重患者审美的基础上。

□ 术前必须确保患者会遵守围术期的限制，护理及随访。

□ 通过计算机模拟，可以量化出患者希望达到特定美学目标时，需要调整的轮廓量。

□ 医生应通过开放式入路实现术野充分暴露，结合软骨膜下和骨膜下的分离层次，以防损伤软组织。

□ 显露并处理所有的 L 形支撑畸形，包括形状、大小、对齐和结构瑕疵等。使用稳定的缝合以固定所有的移植材料，特别是结构移植物。

□ 可以用稳定性适合的鼻中隔延伸移植物最大化鼻尖中央支撑，且可以重新悬吊外侧脚（外侧脚张力调整）和（或）铰链式鼻翼轮廓移植物，优化鼻外侧壁支撑。

□ 应使用软组织盖板移植物对最终的表面轮廓进行细化。严格的围术期支持护理，会预防或消除肿胀和炎症，以降低并发症，获得更好的效果。

（梁雪冰 译，李战强 校）

参考文献

1. Davis RE, Bublik M. Psychological considerations in the revision rhinoplasty patient. Facial Plast Surg 28:374-379, 2012.

2. Davis RE. Revision rhinoplasty. In Johnson JT, Rosen CA, eds. Bailey's Head and Neck Surgery—Otolaryngology, ed 5. Wolters Kluwer/Lippincott Williams & Wilkins, 2014.

3. Crerand CE, Franklin ME, Sarwer DB. Body dysmorphic disorder and cosmetic surgery. Plast Reconstr Surg 118:167e-180e, 2006.

4. Bjornsson AS, Didie ER, Phillips KA. Body dysmorphic disorder. Dialogues Clin Neurosci 12:221-232, 2010.

5. Davis RE. Revision of the over-resected tip/alar cartilage complex. Facial Plast Surg 28:427-439, 2012.

6. Davis RE, Bublik M. Common technical causes of the failed rhinoplasty. Facial Plast Surg 28:380-389, 2012.

7. Davis RE. The thick-skinned rhinoplasty patient. In Azizzadeh B, Murphy M, Johnson C, et al, eds. Master Techniques in Rhinoplasty. Philadelphia: Elsevier Saunders, 2011.

8. Davis RE. Rhinoplasty and septoplasty. In Snow J, Wackym A, eds. Ballenger's Otorhinolaryngology Head and Neck Surgery, ed 17. Shelton, CT: BC Decker—People's Medical Publishing House, 2009.

9. Mehta U, Mazhar K, Frankel AS. Accuracy of preoperative computer imaging in rhinoplasty. Arch Facial Plast Surg 12:394-398, 2010.

10. Adelson RT, DeFatta RJ, Bassischis BA. Objective assessment of the accuracy of computer-simulated imaging in rhinoplasty. Am J Otolaryngol 29:151-155, 2008.

11. Davis RE. Nasal tip complications. Facial Plast Surg 28:294-302, 2012.

12. Davis RE. Rhinoplasty and concepts of facial beauty. Fac Plast Surg 22:198-203, 2006.

13. Davis RE. Lateral crural tensioning for refinement of the wide and underprojected nasal tip: rethinking the lateral crural steal. Facial Plast Surg Clin North Am 23:23-53, 2015.

14. Gubisch W. Treatment of the scoliotic nose with extracorporeal septoplasty. Facial Plast Surg Clin North Am 23:11-22, 2015.

15. Heppt W, Gubisch W. Septal surgery in rhinoplasty. Facial Plast Surg 27:167-178, 2011.

16. Davis RE, Chu E. Complex nasal fractures in the adult—a changing management philosophy. Facial Plast Surg 31:201-215, 2015.

17. Pontius A, Leach JL. New techniques for management of the crooked nose. Arch Facial Plast

Surg 6:263-266, 2004.

18. Daniel RK. Diced cartilage grafts in rhinoplasty surgery: current techniques and applications. Plast Reconstr Surg 122:1883-1891, 2008.

19. Daniel RK, Calvert JW. Diced cartilage grafts in rhinoplasty surgery. Plast Reconstr Surg 113: 2156-2171, 2004.

20. Davis RE, Raval J. Powered instrumentation for nasal bone reduction: advantages and indications. Arch Facial Plast Surg 5:384-391, 2003.

21. Wayne I. Instructional course 51: "Straightening the crooked nose." Presented at the AAFPRS Fall Meeting, New Orleans, Oct 20, 2013.

22. Toriumi DM. Caudal septal extension graft for correction of the retracted columella. Oper Tech Otolaryngol Head Neck Surg 6:311-318, 1995.

23. Byrd HS, Andochick S, Copit S, et al. Septal extension grafts: a method of controlling tip projection shape. Plast Reconstr Surg 100:999-1010, 1997.

24. Ha RY, Byrd HS. Septal extension grafts revisited: 6-year experience in controlling nasal tip projection and shape. Plast Reconstr Surg 112:1929-1935, 2003.

25. Kridel RW, Konior RJ, Shumrick KA, et al. Advances in nasal tip surgery: the lateral crural steal. Arch Otolaryngol Head Neck Surg 115:1206-1212, 1989.

26. Davis RE. Diagnosis and surgical management of the caudal excess nasal deformity. Arch Facial Plast Surg 7:124-134, 2005.

27. Davis RE, Wayne I. Rhinoplasty and the nasal SMAS augmentation graft: advantages and indications. Arch Facial Plast Surg 6:124-132, 2004.

可注射软骨末和速即纱包裹的软骨末在鼻修复术中的应用

Onur O. Erol

无论是从理念上还是从技术上,鼻修复都是我们对于鼻部手术了解程度的试金石。它检验我们对于功能解剖的理解、想象力和对美学问题的解决,对组织行为的预期,以及对多种手术技巧的掌握。它会检验我们的创造力、想象力、左右大脑、判断力和敬畏感。它检验了我们对患者的同情心。

JH Sheen[1]

畸形

鼻修复术是非常独特的一类手术。在鼻修复术中,解剖关系紊乱,组织瘢痕增生,血供减少。鼻整形术后的畸形可分为轻、中、重度畸形。

轻度畸形

像皮肤凹凸不平、可触摸到的瑕疵,轻微的鼻尖不对称,以及鼻背小鼓包这样的轻度畸形发生率很高,约占到我们鼻修复案例的5%。这些畸形可以单纯通过微粒脂肪注射,或对小凸起轻微打磨来矫正。轻度畸形常常是指鼻背小的凸起,轻微的不对称或偏斜,或轻微的凹陷。它们可能在水肿完全消退后几个月才出现。畸形的矫正常简单迅速,绝大多数病例可在局麻下完成。鼻骨或鼻中隔软骨的突起可以使用一个宽约 3~4mm 的鼻骨锉,通过闭合入路加以磨削、修整,这样可以不用分离直接到达突起部位。应用微粒脂肪移植填充可以掩饰小的凹陷与不规则。更明显一些的凹陷则可以通过鼻背或鼻侧壁皮下隧道注射颗粒软骨来矫正。

中度畸形

鼻修复常与解剖结构紊乱、或前次鼻整形术中切除不足、或过度切除等有关。中度畸形常包括鼻背或鼻侧壁的畸形,以及鼻尖、鼻翼、中鼻拱不对称。鼻背过度切除会导致短鼻、鼻尖突出度不足、鼻头圆钝、内外鼻阀功能改变导致通气障碍等,这些是比较常见的结果。皮下瘢痕组织的形成会直接造成正常组织层次消失；瘢痕挛缩造成的轮廓改变可能出现在几个月甚至几年以后。鼻修复的另一个重要影响因素是皮肤软组织罩之下的瘢痕组织层，正常组织层次缺失。

重度畸形

在严重的鼻整形术后畸形中，至少存在以下明显畸形中的四种，包括鼻残缺、软组织瘢痕过度增生、皮肤挛缩和皮肤损害、严重的软骨变形与缺损、内鼻或外鼻的偏斜、明显的鞍鼻、中鼻拱畸形、倒 V 畸形、鼻翼畸形和鼻翼塌陷、鹦鹉嘴畸形、短鼻或鼻尖畸形等。

术前评估

详细询问病史，仔细检查照片、之前的病历或手术相关表格，这些都是基本工作。有鼻中隔采集史，对手术设计很重要。沿鼻根至鼻尖进行检查，首先评价鼻部皮肤状况，特别是那些做过不止一次手术的患者。健康的、未受损的皮肤是鼻修复成功的关键。其次应评估鼻根、鼻背的位置和突出度，鼻骨和中鼻拱的对称性，鼻尖、鼻翼、鼻翼-鼻小柱关系以及鼻唇角等。用内窥镜检查鼻腔内部，可观察有无中隔畸形、内外鼻阀塌陷、穿孔与粘连等。患者的心理状态也是一项重要问题。当畸形严重，结果不易预期，而患者的期望值又很高时，外科医师应谨慎[1-4]。

术前设计

正确诊断后，要为每位患者的个性化目标制定唯一的手术计划。目标包括矫直鼻背、做出鼻尖表现点以增强面部平衡性、解决鼻中隔偏曲以改善鼻部通气、重建鼻阀完整性、矫正下鼻甲肥大等。

一定要用 105mm 镜头拍摄医用的术前照片。使用计算机成像系统分析患者的照片，这可以帮助确定新的理想鼻型。但是，对于鼻部重度扭曲的患者而言，我们应小心可能达不到 PS 的效果[1-4]。

修复时机

一些术后早期的问题，比如轻微的不对称、鼻头圆钝、表现点不清等，可能在术后几个月的时间内可逐渐消退。在恢复期内，患者需要从医生那里得到支持与安慰。由于皮肤较厚、纤维组织较多造成的鼻头圆钝，可以在术后 6 周采用 50% 稀释的曲安奈德注射（20mg/ml），之后如果需要，可以以 6 个月为间隔期重复注射几次。微小的皮肤不规则可以在术后 6 个月分阶段应用颗粒脂肪注射修复。鼻修复术应在最后一次手术后至少一年再进行。重度畸形的患者可能会迫切希望尽快手术，但是医生应说服这些患者耐心等待[1-4]。

手术技巧：内入路

患者全麻，外鼻和鼻中隔注射 1% 利多卡因+1∶200 000 肾上腺素 8ml，鼻腔内填塞 1/4 英寸盐酸羟甲唑啉（α 受体兴奋剂）浸泡的脱脂棉（每侧三块）。外侧截骨术开始前，向鼻侧壁注射 1cc 加 1∶100 000 肾上腺素的 0.75% 盐酸布比卡因。术前选好移植材料，不管是耳廓软骨还是肋软骨,都要在鼻子切开分离之前采集材料。三次鼻整形的患者或多个移植物周围的术后感染(尤其在材料耗尽的患者中,其供区移植物难以再次采集到)会是灾难性的。移植之前,必须将移植物用盐水冲洗干净,然后浸入抗生素溶液(利福平 SV)中。术前应用一代头孢作为预防。

内入路的切口是最小的,血供保留较好。如有必要,先修剪下外侧软骨。通过内入路暴露骨软骨支架。用 Cottle 剥离子,从鼻中隔前角开始部分剥离鼻中隔黏软骨膜瓣。用 15 号刀片把上外侧软骨与鼻中隔分开。将脂肪垫和瘢痕组织从上外侧软骨的外侧切除。如果需要降低骨性鼻背时,可以用骨锉完成。对于鼻锥偏斜者,磨锉鼻骨时也应当倾斜,谨慎降低稍垂直方向一侧的鼻骨至较低水平,使外侧截骨术后鼻骨更对称。

如有必要,可以使用不对称的撑开移植物,来掩盖一些残留畸形,精确重建鼻背美学线。

在鼻修复患者中,可用自体软骨进行移植重建。软骨的首要来源是鼻中隔软骨。它易于获取、有力,容易雕刻。如果之前的手术已经采集过鼻中隔软骨,或者需要骨软骨支架为软组织提供大量坚强支撑时,可应用肋软骨。

肋软骨的采集比鼻中隔软骨明显需要更多的手术技巧。在特定病例中,可使用经过放射线照射的同种异体肋软骨,也有成功的例子。经过放射线照射的肋软骨易于获取,其类似于自体肋软骨,易于雕刻,有极好的组织相容性,可显著缩短手术时间,避免供区畸形。其对于矫正鼻整形术后的鼻部畸形十分有效。患者对外观的满意度与应用自体软骨的满意度相当。

如果患者的下鼻甲前端肥大,则可以进行线性烧灼和向外骨折将其外推。[5]

制备颗粒软骨移植物

用 11 号刀片将软骨切成 0.5～1mm 大小的颗粒(图 37-1)。为把软骨块粘到一起,取 1ml 患者血液加入软骨团中;在过去的 8 年里,我们还曾经应用过患者血液内的生长因子。

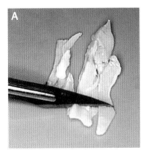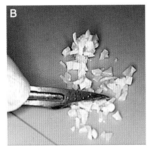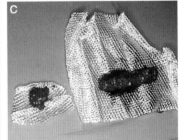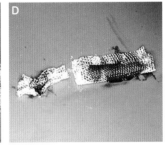

图 37-1   A 和 B,切碎软骨。C 和 D,用 Surgicel 包裹软骨颗粒

然后将这种精细的软骨团包裹在 Surgicel 中,变成圆柱形,并用抗生素湿润(利福霉素)。将移植物放在手指间进行塑形,形成合适的形状后,放在鼻背皮肤下,从鼻尖到鼻侧壁的区域内,要特别注意保证此区域填充正确。鼻背顶板需严密缝合,以防颗粒软骨漏到鼻咽腔里。之前,会用镊子夹住这个移植物,插入鼻背。最近,为保证更好的移植物连续性和完整性,我改进了土耳其软糖镊,使其完全包裹移植物(图 37-2)。它能让移植物平滑插入而不会破裂。可以在鼻背皮肤外,用手指对移植物进行塑形,就像捏橡皮泥那样。

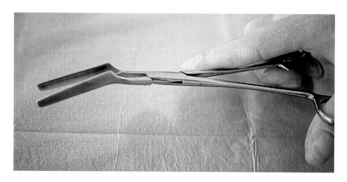

图 37-2 土耳其软糖镊

注射压缩的软骨颗粒

在这个过程中,用一个小漏斗在注射器的顶部放入 0.5mm 的软骨颗粒(图 37-3)。从底部用活塞推挤压缩软骨至注射器顶部。小范围填充,比如鼻小柱、鼻尖和鼻尖鼻侧壁等小的,需要修饰的位置时,我们会用一种细长的 2mm 直径注射器。填充鼻背时,我们会用一种更大的 5mm 直径注射器。先在鼻背上做出腔隙作为隧道,然后将注射器插到腔隙末端(图 37-4 和图 37-5)。边退边打,全力将颗粒软骨均匀地填充进入鼻背预制的腔隙中。这种方法可以使软骨紧密分布。在注射结束时,关闭鼻前庭黏膜,以防软骨漏出。因为软骨颗粒被压缩过,所以它就像一个经过雕刻的块状软骨团,只不过可塑形。医生用手指塑形后,鼻部贴上胶布,用石膏绷带固定 1 周。胶布需要再多贴一周,可以用铝夹板固定。告诉患者不要挤压、按摩患处,只能用铝塑板,一直到术后 1 个月。

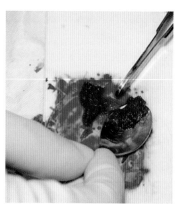
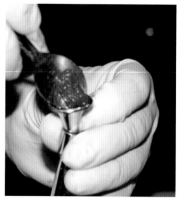

图 37-3 在小漏斗的帮助下,将软骨颗粒填充到注射器里

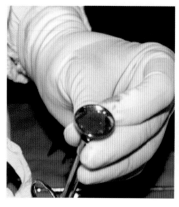
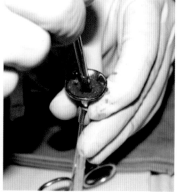

图 37-4 用活塞从底部将软骨颗粒推挤进入注射器顶部

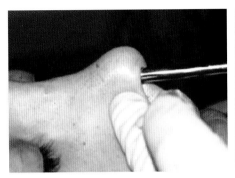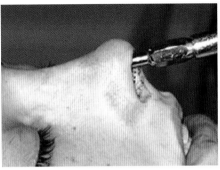

图 37-5　把注射器插到腔隙末端,均匀注射软骨

歪鼻矫正

重度歪鼻几乎都会伴有明显的中隔畸形。矫直鼻中隔是实现良好功能与美学效果的重中之重。手术切除鼻中隔和采集软骨移植物,背侧和尾侧保留至少 8~10mm 的 L 形支撑。可能需要切除掉鼻中隔软骨、上颌骨鼻嵴、犁骨和筛骨垂直板等。对于较大的或 S 型的畸形应进行精确的连续划痕。前鼻棘常会异位,通常位于中线左侧。用 4mm 骨凿将前鼻棘松动,移至鼻小柱基底中线处,将鼻中隔用 4-0 Vicryl 做八字缝合固定在上面。

可以在鼻中隔背侧凹面放置单侧撑开移植物,用 4-0 Vicryl 连续缝合以加强鼻中隔支撑。它还能维持内鼻阀的完整性,且如果放置在单侧时,还可以掩饰一些残留的鼻中隔偏曲[6,7]。

如果骨性鼻锥是偏斜的,则应使用 2mm 骨凿进行驼峰斜切,并精确设计双侧的低到低外侧截骨,将凹面向外推。在过度切除偏曲的鼻中隔软骨背侧,插入 Surgicel 包裹的软骨颗粒(SWDC)进行掩饰后,只要不复发,就可以在所有的患者中获得较直的鼻子。

鼻根问题矫正

鼻根降低并不是一个容易解决的问题;我用了一种非常锋利的弧形骨凿,首先转向对侧(凸面向上),可以让骨凿尖垂直进入骨面。然后转动骨凿,使得凹面向上,继续截骨。用这种方法,可以进行更深的截骨。我也会用到一种鼻根骨锉。如果鼻根凹陷,最好是用 SWDC 或压缩的颗粒软骨注射进行鼻根充填[5,8-13]。

鼻背缺陷

在鼻背上,最常见的畸形是过度切除,切除不足,以及因为卷曲和支架异位造成的不对称。轻微的鼻中隔软骨或骨性突起可以先打磨掉。必须先将所有的瘢痕、凹凸不平和之前放置的移植物取掉,通过一个较小的鼻内切口换成 SWDC。在鼻修复中,我们可以做出一个狭窄的腔隙,用改进的软骨注射器进行压缩颗粒软骨注射,可以取得一个满意的效果。这项技术可以有效地填充和获得一个光滑的鼻背表面。在美学上,软骨颗粒优于整块的移植物,因为它没有卷曲、错位和克氏针外漏的风险。我近几年都是只用颗粒软骨,不用雕刻的肋软骨来填充鼻背[6,9-11,14]。在填充鼻背之前,我会先放置鼻尖移植物,确定鼻尖高度,并以此决定相关的鼻背位置和轮廓[5,9]。

中鼻拱畸形的矫正

中鼻拱畸形也可通过单纯在鼻背上放置 SWDC 来矫正。插入土耳其软糖移植物,可以重建未处理过的鼻穹窿外观。如果能用的话,鼻中隔软骨是鼻背移植物和撑开移植物最好的材料。如果不能用时,我更喜欢用经放射线照射过的肋软骨。

中鼻拱畸形可因上一次手术没做截骨而更显突出。骨拱可通过低到低的外侧截骨来缩窄。因为中鼻拱塌陷和鞍鼻有关,所以首选鼻背移植物,而不是撑开移植物,来矫正鼻背凹陷和中鼻拱塌陷[5,9]。

鼻尖畸形的矫正

较小的畸形,比如轻微的鼻穹隆和外侧脚不对称,可以通过脂肪颗粒分次移植进行矫正。鼻尖重度继发畸形常由下外侧软骨过度和不对称的切除导致,外侧脚和中间脚水平位置更为明显。重建鼻尖的过程常需要小心翼翼地分离鼻尖上区和鼻尖。继发问题可能因为皮肤覆盖的质量较差而加重,比如瘢痕化的皮肤,可能会与深层结构紧密粘连,分离时会十分困难。瘢痕化的软组织必须要切除。在这些病例中,我术前均会注射 1ml 50% 稀释的曲安奈德。鼻小柱支撑移植物会改善三脚架内侧腿的强度,以及鼻翼-鼻小柱关系。为支撑一个较弱的鼻小柱,可沿鼻小柱外侧缘做一 1cm 长的切口,用鼻中隔软骨做成鼻小柱支撑移植物,放置在内侧脚之间,用 4-0 PDS 缝合固定。3/4 的切口用 5-0 薇乔连续缝合关闭,将压缩的软骨颗粒通过剩下的开口注入鼻尖和鼻尖下区;然后将切口完全关闭。脂肪层较厚的皮肤可能对术后支架的贴合性较差;为解决这一问题,我们通过上唇沟做一 0.5cm 横行切口,从鼻小柱基底部到鼻尖,在内侧脚之间用小刀片预备一条隧道。从唇侧隧道开口的位置,先将压缩的颗粒软骨注射到鼻尖、鼻尖下小叶和鼻小柱;然后从唇侧开口插入一块肋软骨鼻小柱撑开移植物到鼻尖,用 4-0 PDS 缝线固定在内侧脚之间。唇沟切口用 4-0 Vicryl 缝合。用颗粒软骨鼻尖移植物可以重建鼻尖突出度和双侧鼻尖轮廓,这种移植物可以通过指尖塑形,以实现所需形状。获得满意的鼻尖突出度后,接下来我们就可以开始填充鼻背。只要有,我就会首选鼻中隔移植物。我常使用 Surgicel 包裹软骨颗粒,或者注射软骨颗粒以填充鼻背或进行鼻尖移植[15-19]。

外鼻阀塌陷的矫正

外鼻阀塌陷包括在轻中度经鼻吸气时鼻孔边缘的塌陷,或鼻翼小叶的塌陷。鼻翼外张常与鼻尖突出度不足有关。必须在鼻尖重建之后矫正。鼻尖夹捏畸形是鼻翼缘塌陷,外侧脚支撑丧失的结果。为矫正这种畸形,我们会在沿鼻翼缘做出的腔隙中放置轮廓线移植物。在前庭内表面,距鼻翼缘几毫米的位置,用小刀片切开并做出一个隧道。插入软骨移植物,并用 5-0 Vicryl 缝合固定在之前剥离的前庭隧道外周边缘。对于较厚的皮肤,最好是选择更有力的软骨,如鼻中隔软骨片或肋软骨条[6,15,19,20]。在要做鼻翼基底楔形切除的患者中,从鼻翼缘切除的边缘起始处打出一条隧道,将软骨移植物通过这条隧道插入(图 37-6 和图 37-7)。

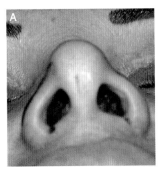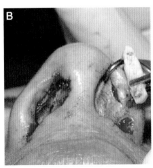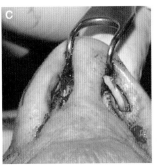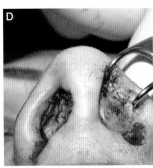

图 37-6　A,鼻翼缘塌陷。B,在前庭内表面距鼻翼缘几毫米的位置切开,做出一个隧道,插入软骨移植物。C,插入软骨移植物。D,用5-0薇乔缝合固定软骨移植物

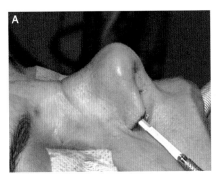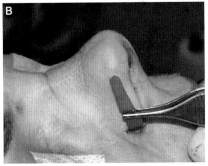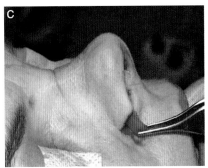

图 37-7　A,在鼻翼基底楔形切除的病例中,用小刀片从鼻翼缘切除的边缘起始处预制一条隧道。B,准备好的软骨移植物。C,将软骨移植物插入鼻翼缘

内鼻阀塌陷的矫正

　　当鼻吸气时,负压形成,上外侧软骨的尾侧端过度向内移,常诊断为内鼻阀塌陷。习惯上而言,撑开移植物多用于内鼻阀塌陷的矫正。如果放置在合适的位置上时,这些移植物将会使上外侧软骨向外侧移动,同时增加中鼻拱宽度。在鼻修复术中,我更喜欢用鼻翼铺板移植物。鼻翼铺板移植物是一种凸形的软骨移植物,放置在外侧壁塌陷最重,或鼻翼上方夹捏的精确腔隙中。恢复期内,挛缩力将会尽力使之向内,进而压迫移植物;因此必须凸面朝外放置,以对抗瘢痕挛缩的力量和吸气的力量。针对这种畸形,最适合的材料是

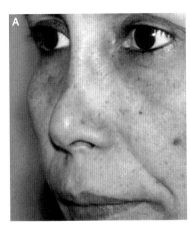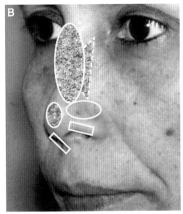

图 37-8　应用软骨移植物的部位。软骨颗粒注射部位以灰色阴影区域显示。透明区域显示鼻翼沟内的鼻翼铺板移植物,鼻翼缘轮廓线移植物,以及鼻小柱支撑移植物

有弧度的鼻中隔软骨或耳甲腔软骨。这些凸形的移植物也会足够牢固，以抵抗在负压吸气条件下鼻外侧壁的塌陷。我会在鼻翼沟内，内鼻阀塌陷处，放置长 10-15mm、宽 4-8mm 的椭圆形鼻翼铺板移植物（图 37-8）。我们建议患者在术后 3 各月内用硅胶鼻塞，以防移植物向鼻黏膜内移[2,15,19,20]。

鞍鼻畸形矫正

鞍鼻畸形常是鼻锥遭受外伤影响的结果。也可由鼻背驼峰过度切除引起，特别是鼻中隔软骨。当鞍鼻畸形由其深层的鼻中隔软骨支架断裂导致时，矫正需采用鼻中隔成形术以重建最初的高度。但是，当鞍鼻畸形是由术后组织缺失造成时，表示我们应采用填充的矫正方法。根据鞍鼻畸形的严重程度，我会首选自体或同种异体肋软骨。内入路足以满足单纯鼻背畸形的治疗；做出一个窄点的腔隙，用压缩的软骨颗粒注射，可以取得不错的效果[5,6,9]。

鹦鹉嘴畸形的矫正

当鼻部结构性支架被去除过多，切除量与其外覆的软组织大小不成比例时，在两者之间就会形成一个死腔。这个组织腔隙常会被瘢痕组织充填，进而形成鼻下三分之一不定形的组织轮廓，以及可能的鹦鹉嘴畸形。

鼻尖上区的丰满，部分是由于纤维化，鼻尖支撑缺乏，以及鼻尖下垂。中度的鼻尖上区软骨过多可做适当修整，同时切除鼻尖上区的纤维组织。对于过度凹陷的鼻根，应用软骨颗粒移植物进行填充。有的患者皮肤较厚，鼻尖上区纤维组织较多时，我会在术前 1~3 天注射 1ml 50% 浓度的（20mg/ml）曲安奈德。如果有必要，这种注射可在术后 6 周重复进行。从膜性鼻中隔插入一个从前鼻棘延伸到中间脚的鼻小柱支撑移植物，以加强鼻尖支撑，并改善鼻唇角。外侧脚支撑移植物对于获得三脚架的效果，改善鼻尖轮廓和突出度也十分有用。

对于皮肤非常厚的患者，我们多采用肋软骨做成鼻小柱支撑移植物，增加鼻尖突出度，鼻尖上区皮肤下的死腔应将真皮和其深层的鼻中隔拉拢进行关闭[2,5,6]。

重度畸形

重度的继发鼻畸形非常有挑战性，就是高手也不敢轻敌。缺损可能不止一处，要在它们之间形成精确的分界线会很困难，甚至根本就不可能。在过去的 25 年，我治疗了 2300 名继发鼻畸形的患者；有 81 名属于重度畸形，并且有像皮肤损伤、短鼻、鞍鼻、歪鼻、鼻翼塌陷、重度不对称和重度偏曲这样的畸形。应对这些畸形的手术方案包括几种技术的不同变化：分次脂肪颗粒移植治疗皮肤[21]；瘢痕皮肤和黏膜的直接扩张；重度不对称的矫正；鼻背、鼻尖、鼻翼缘、鼻翼沟或鼻小柱的软骨移植；鼻背驼峰斜切矫正鼻中隔偏曲；以及适度的外侧截骨以矫正偏斜。对于重度畸形的患者，常必须采集肋软骨进行重建。

脂肪颗粒移植预处理受损皮肤

对于皮肤受损的鼻修复患者，我会在手术区域进行分次的脂肪颗粒注射后再做手术。

对于首次进行注射的患者,我们会采集过量的脂肪冷藏保存,以备后续的注射。为矫正较重的凹凸不平或缺损,每个阶段都需要注射 1~6ml。依据皮肤受损的严重程度,鼻部共需要 3~16 次冷藏的脂肪颗粒移植以备重建手术。对于鼻部皮肤受损而变薄的患者,柔软且易塑形的软骨颗粒移植还有填充和遮掩瑕疵的优点。颞筋膜仅应用于皮肤较脆弱的患者中[21]。

短鼻畸形的矫正

短鼻畸形被认为是鼻整形医师需要面对的最困难的问题之一,特别是外覆组织为瘢痕或粘连、衬里组织短缺时。短鼻可因鼻背、鼻中隔尾侧端和膜性鼻中隔、外侧脚头侧部分、以及上外侧软骨尾侧过度切除引起。

延长的原则是向尾侧伸展可移动的鼻部。这需要较大范围的软组织分离,在黏膜松解切开后进行黏膜外剥离,在深层支架上延长。一个有效的背侧延长型撑开移植物需要充分松弛的黏膜衬里,通过较大范围的黏膜剥离和松解切开可以实现。

即时扩张

对于瘢痕化和皮肤黏膜挛缩的鼻子,可以通过术中鼻背皮肤、鼻小柱、黏膜衬里和鼻翼缘的即时扩张来获得足量的皮肤和松弛的黏膜,为软骨移植预备足够空间。我们使用不同规格的 Foley 导管进行即时扩张,鼻背用 10~12cc,鼻小柱和鼻尖用 6~8cc,鼻翼缘用 3~6cc。首先,在每个部位通过一个小切口预制一个隧道;然后插入导管,用生理盐水扩张,保持 3 分钟后,将水抽掉。2 分钟后再次扩张 3 分钟,并将这个步骤重复 3~4 次。这个方法可以方便地获得必要的组织覆盖,来进行充分的软骨移植[22]。这个方法消除了软骨移植物上的压力,减少了软骨吸收(图 37-9)。

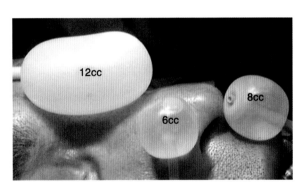

图 37-9　使用 Foley 导管进行即时扩张,鼻背应用 10~12cc,鼻小柱和鼻尖应用 6~8cc,鼻翼缘应用 3~6cc

用于填充和延长的软骨移植

我们需要大量的软骨来矫正塌陷、延长鼻长度和增加鼻小柱突出度。我会首选取自患者自身的肋软骨;但是,如果患者不接受时,也可使用同种异体肋软骨。为增加鼻小柱突出度,移植物应有足够的长度,超出鼻中隔尾侧端几毫米。然后将其缝合在尾侧已经移位的内侧脚上。对于极短的鼻子,取自肋软骨的鼻中隔延伸移植物,可以有效地获得所希望的长度。一个 T 形的鼻中隔延伸移植物可以更精确地延长鼻尖下小叶和鼻小柱(图 37-10)。

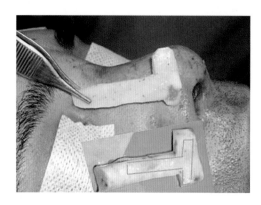

图 37-10 取自肋软骨的 T 形鼻中隔延伸移植物,用来延长鼻尖下小叶和鼻小柱

为防止鼻背软骨远期显形,可在其上方和外侧周边应用 SWDC,作为一种三明治移植物(图 37-11)[23]。最近 15 年,我都只用 SWDC 充填鼻背,不再雕刻肋软骨。在鼻尖区域,首先插入 SWDC,然后将鼻小柱支撑移植物放入鼻小柱内。将颗粒软骨移植物放入鼻尖和鼻小柱,它可能会起到额外的延长效果;填充到鼻尖下小叶会使鼻尖表现点向尾侧移动,从而使长度确实增加。把鼻部保持在延长状态下,进行包扎。将两齿皮钩放置在鼻孔顶端,将鼻向下拉,在鼻基底用针穿过。

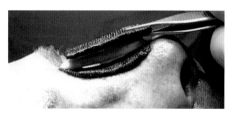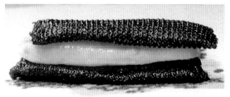

图 37-11 三明治移植物。为防止鼻背肋软骨远期显形,可在其上方和外侧周边应用 SWDC;SWDC 可以作为一种灰浆来稳定雕刻好的肋软骨

切口缝合与外部包扎

最后检查鼻支架,然后将皮肤放回。软骨下切口用 5-0 Vicryl 间断缝合(如果做了压缩颗粒软骨注射时则连续缝合),鼻小柱外侧切口用 5-0 Vicryl 连续缝合关闭。

如果做了鼻中隔或鼻甲手术,则在鼻中隔两侧放置硅胶夹板,用 3-0 尼龙线贯穿缝合固定。不做鼻腔填塞。医师用手指将鼻部塑形后,自鼻根至鼻尖上区用 1/2 英寸(约合 1.27cm)无菌胶带固定,石膏绷带对外侧壁、鼻背塑形,保持 1 周。胶布需要再多贴一周,可以用铝夹板固定。告诉患者不要挤压、按摩患处,只能用铝塑板,一直到术后 1 个月。

调整

我的返修率根据继发畸形类型的不同而不同。轻度畸形的返修率为 0.1%。中度畸形为 3%。重度继发畸形的返修率为 6%。我总结了三条主要的调整手术指征:
1. 鼻背凹凸不平伴隆起
2. 鼻背部分软骨吸收

3. 鼻小柱支撑移植物吸收

　　打磨突起,注射软骨颗粒矫正鼻背凹陷,在鼻小柱内插入一条新的肋软骨做成的鼻小柱支撑移植物以矫正这些畸形。

并发症

　　我几乎没有患者出现感染;就算有也局限在缝线区域,局部用抗生素清洗、抹点抗生素药膏也就好转了。我会采用一代头孢作为术前预防用药,术后继续口服 6 天。意外的水肿静脉注射 250mg 强的松治疗。鼻尖纤维化造成的肿胀,术后 6 周用 50% 浓度的曲安奈德注射,必要时每 6 周重复一次。

预防隆起形成

　　之前我会用镊子夹住鼻背移植物,插入鼻背。如前所述,为更好地保证移植物完整性,我改进了土耳其软糖镊,它可以完全覆盖移植物。它能让移植物平滑插入而不会破裂。因为 3 周内土耳其软糖移植物都可以用手指塑形,所以我们提醒患者术后 1 月内不要加压按摩鼻部。

案例分析

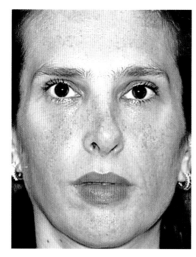
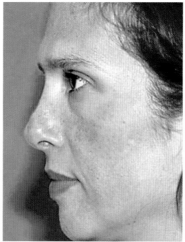
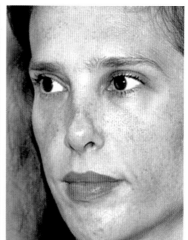
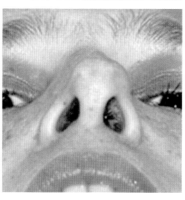

图 37-12

　　患者 40 岁,女性,2 年前行鼻整形术,对美观和功能均不满意,经鼻呼吸费力。鼻背、鼻尖严重偏向左侧,鼻背中段狭窄,鼻尖宽大、不对称,鼻翼缘夹捏。侧面观,鼻小柱外露增加,鼻尖上区丰满,鼻尖下小叶过长。底面观显示右前鼻翼塌陷,伴双侧鼻翼夹捏,鼻小柱偏向左侧,鼻尖、鼻孔不对称。鼻内检查显示鼻中隔完全偏向左侧,双侧鼻甲肥大。

　　通过前庭入路,从鼻尖软骨和鼻背上掀起皮肤,然后修剪下外侧软骨,切除鼻中隔前端 0.5mm,使用 15 号刀片部分掀起黏软骨膜瓣,把上外侧软骨从鼻中隔背侧游离下来。切除瘢痕组织和鼻尖上区过多的软骨,用锉斜行降低鼻背,并行内侧截骨。从鼻中隔上广泛游离黏软骨膜瓣,切除偏斜部分,在剩下的鼻中隔凹面划痕。进行鼻甲的线状烧灼和外推。做低到低外侧截骨,矫正偏斜的鼻骨锥。通过截骨,将位于中线右侧的前鼻棘移到中点,将鼻中隔尾侧端用 4-0 Vicryl 八字缝合固定到前鼻棘上。所有的切口均用 5-0 Vicryl 连续缝合,右侧前庭留 1cm 宽的开口。由于采集到的软骨量不足,我们还用了商品化的同种异体肋软骨,并将其切碎。将其与自体软骨混合,自体软骨在移植材料中仅占 10%。准备两个薄的条状软骨(鼻翼缘厚 0.7mm,鼻小柱支撑移植物厚 2mm)。在鼻前庭内侧表面做一个距鼻翼缘几毫米的切口,用小刀片做出一条隧道。插入鼻翼缘轮廓线移植物,用 5-0 Vicryl 缝合固定到预先剥离好的前庭组织腔隙周围边缘上。为增加鼻尖突出度和塑型,在上唇沟做一 5mm 横行切口,用小刀片在内侧脚之间,自鼻小柱基底上至鼻尖预制一条隧道。从唇侧隧道开口的位置,先用小的注射器(直径 2mm)将压缩的颗粒软骨注射到鼻尖、鼻尖下小叶和鼻小柱,然后从唇侧开口插入一块肋软骨鼻小柱撑开移植物到鼻尖,用 4-0 PDS 固定在内侧脚之间。充填鼻背时,用一较大的软骨注射器(直径 5mm),将压缩颗粒软骨自鼻根开始平滑地填充注射入整个鼻背。连续缝合关闭开口后,用手指塑形鼻背和鼻尖,将鼻背用 1/2 英寸(约合 1.27cm)无菌胶带自鼻根至鼻尖上区域固定。用石膏绷带塑形外侧壁和鼻背,维持 1 周。之后用铝塑板带胶带继续固定 1 周。告诉患者不要挤压、按摩患处,只能用铝塑板,一直到术后 1 个月。

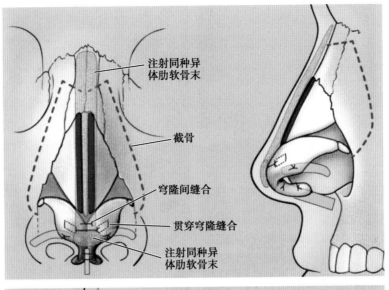

注射同种异体肋软骨末

截骨

穹隆间缝合

贯穿穹隆缝合

注射同种异体肋软骨末

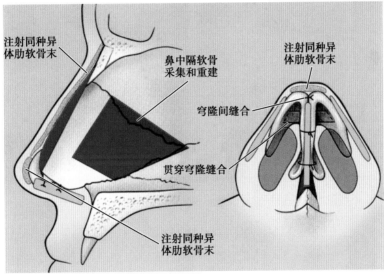

注射同种异体肋软骨末

鼻中隔软骨采集和重建

注射同种异体肋软骨末

穹隆间缝合

贯穿穹隆缝合

注射同种异体肋软骨末

图 37-12(续)

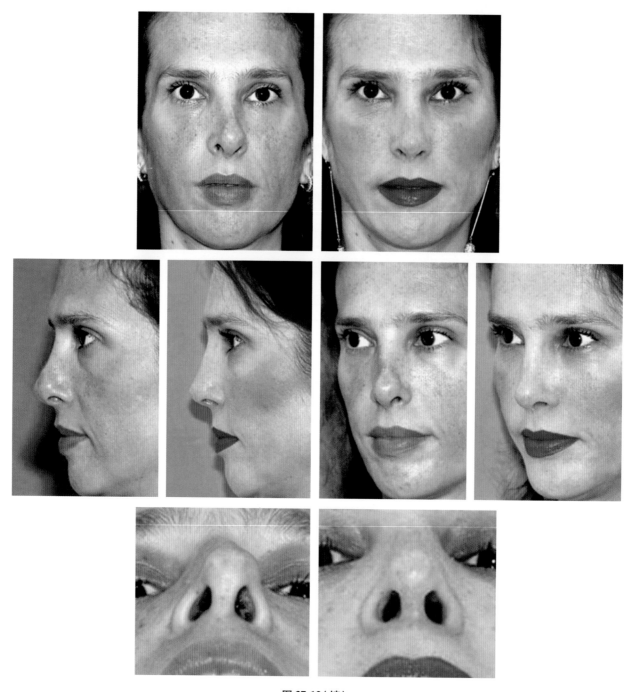

图 37-12（续）

　　术后 30 个月，鼻尖对称、精致、平滑；鼻背笔直，无手术痕迹。鼻部获得一个良好的轮廓，鼻小柱显露增加，鼻尖上转折增加，鼻尖下小叶高度得到纠正。基底面观，右前鼻翼塌陷，双侧鼻翼夹捏、鼻小柱偏斜和鼻尖鼻孔不对称均得到明显矫正。患者受损的呼吸功能也得到改善。

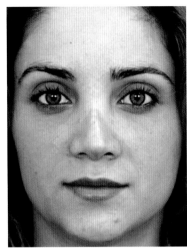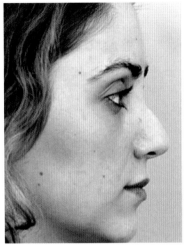

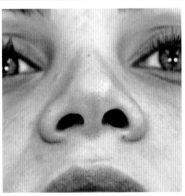

图 37-13

　　患者女性,27 岁,进行过两次鼻整形术,第一次手术在 7 年前,内入路,第二次手术在 1 年前,由另一位医师主刀。她的关注点包括重度鼻畸形和左侧鼻孔导致的呼吸困难。体格检查发现鼻部轻微左偏,明显的倒 V 畸形,鼻翼宽大。主要问题包括鼻根凹陷、鼻小柱过短、鼻翼缘夹捏、鼻翼凹陷、鼻孔横向增大。皮肤退缩。

　　由于我们需要大量软骨进行重建,所以手术开始和后来都采集了肋软骨移植物,为有足够空间移植软骨,我们术中对鼻背皮肤、鼻小柱、黏膜衬里和鼻翼缘进行了即时扩张。在获得了足量皮肤和黏膜松弛度之后,做内入路鼻整形术切口。经前庭入路掀起鼻背和鼻尖上的皮肤。用锉打磨,矫正鼻背的凹凸不平。进行内侧打薄,行内侧截骨。对双侧下鼻甲进行电烧和外推,矫正鼻中隔偏斜。因为在前两次手术中,未行外侧截骨或外侧截骨不足,所以这次我们采用了双侧低到低的外侧截骨。将鼻骨和上外侧软骨内推。所有切口均用 5-0 Vicryl 连续缝合关闭;前庭处留一小的开口。为增加鼻尖突出度和塑型,在上唇沟做一 5mm 横行切口,用小刀片在内侧脚之间,自鼻小柱基底上至鼻尖预制一条隧道。从唇侧隧道开口的位置,用小的注射器(直径 2mm)将压缩的软骨颗粒注射到鼻尖、鼻尖下小叶和鼻小柱。然后插入一个肋软骨鼻小柱支撑移植物,直达鼻尖。将支撑移植物固定在内侧脚间,用 4-0 PDS 缝合固定。唇沟切口用 4-0 Vicryl 缝合关闭。充填鼻背时,用一较大的软骨注射器(直径 5mm),将压缩的软骨颗粒自鼻根开始,平滑地填充注射进整个鼻背,在鼻根处注射量多。在鼻翼外侧末端行楔形切除,并从同一切口用小刀片贯穿鼻翼缘预制一条隧道。然后将 0.7mm 厚的肋软骨鼻翼轮廓移植物插入预制好的隧道中。鼻翼楔形切口用 5-0 Prolene 连续缝合关闭。7 年后患者复诊,鼻背有轻微的凹凸不平。经一 5mm 的前庭切口预制鼻背皮下隧道,将商品化的同种异体肋软骨做成压缩的软骨颗粒移植物,用小型软骨注射器(直径 2mm)推入,以获得一个平滑的表面。

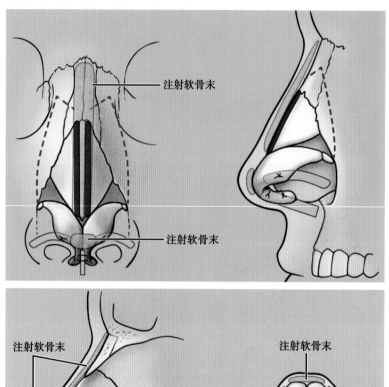

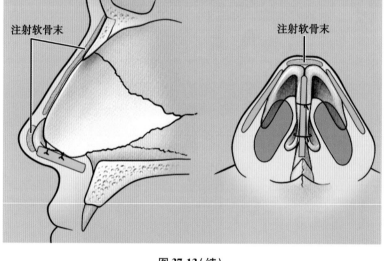

图 37-13（续）

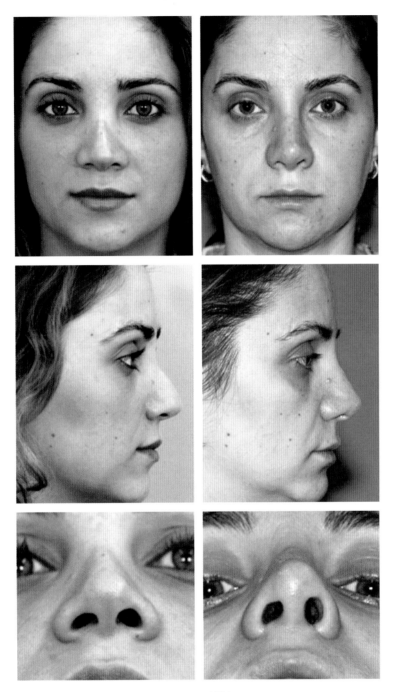

图 37-13(续)

　　鼻修复术后 9 年(修补术后 2 年),鼻背笔直、倒 V 的中鼻拱畸形完全矫正,鼻根塌陷改善、鼻翼缘对称,原先的塌陷得到矫正,获得三脚架的效果。

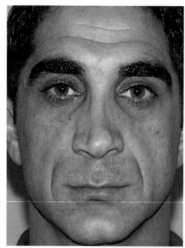
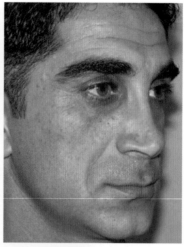
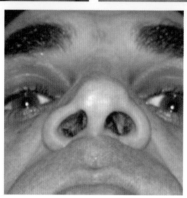

图 37-14

患者男性,33 岁,重度鼻畸形,鼻翼不对称,鼻侧壁塌陷,呼吸困难。8 年前行鼻整形,之后又进行了两次修复;在最近的一次修复术中,同一医师采集并使用了髂骨移植物,但整体的效果仍不成功,他要求进一步改善。鼻背呈 S 形畸形,双侧外侧壁、鼻翼和鼻翼缘塌陷、不对称。鼻尖偏向右侧且不对称。基底面观,鼻翼基底十分宽、鼻孔外张、鼻翼塌陷,伴夹捏外观且不对称。

我们采用内入路,剥离鼻背、鼻尖和鼻侧壁。用打磨的方法平衡鼻背和外侧面,切除鼻尖上的瘢痕。探查鼻中隔尾侧端,松解释放鼻内粘连。烧灼并外推双侧的下鼻甲。对于这例患者,我们采用了经放射线照射的同种异体肋软骨。为修复较深的鼻翼沟,我们用肋软骨做成了很薄的椭圆形鼻翼铺板移植物。在鼻翼沟深面皮下预制腔隙,插入鼻翼铺板移植物。用 5-0 Vicryl 连续缝合关闭切口,留置软骨注射器进入的开口。在上唇沟内做一 5mm 切口,用小刀片沿鼻小柱预制一条隧道。用 2mm 直径小注射器将压缩的软骨颗粒注射入鼻尖和鼻尖下小叶。然后将一较粗的肋软骨鼻小柱支撑移植物插入到压缩的软骨之下,埋置 4-0 PDS 缝合固定。上唇沟内切口用 4-0 Vicryl 缝合关闭。然后在鼻翼外侧缘行楔形切除。用小刀片从这些开口预制双侧鼻翼隧道,在隧道内插入坚硬的 1mm 厚的肋软骨支撑移植物。鼻背和外侧壁的填充采用 5mm 直径软骨注射器,装满肋软骨颗粒后,注射填充鼻背和鼻外侧面,一个注射器填充鼻背,侧壁每侧一个注射器。前庭开口与鼻翼楔形开口连续缝合关闭。在鼻内放置硅胶片,用鼻部绷带和石膏包扎。

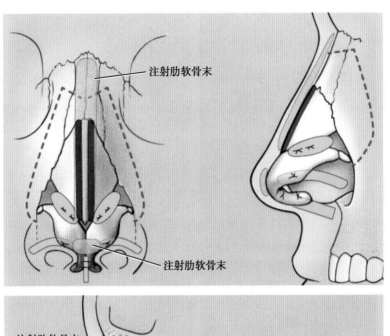

注射肋软骨末

注射肋软骨末

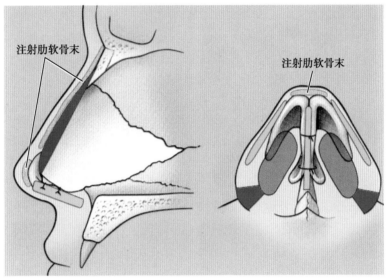

注射肋软骨末

注射肋软骨末

图 37-14（续）

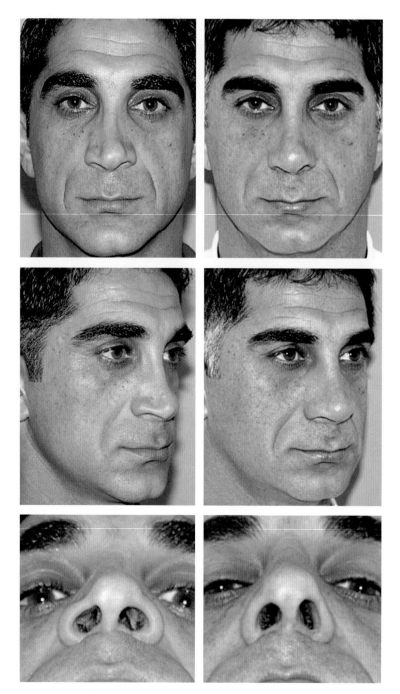

图 37-14（续）

　　术后 6 年,鼻背笔直,侧壁塌陷矫正。鼻翼沟和鼻翼缘凹陷、鼻尖、鼻翼缘塌陷,以及鼻夹捏畸形得到矫正;取得三角架效果。

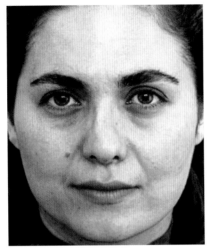
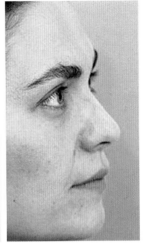
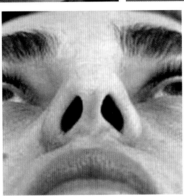

图 37-15

患者女性,32 岁,3 年前通过内入路行鼻整形术,来我处就诊前一年由一位整形外科医师进行了另一次鼻整形术。她对自己的鼻部外观不满意。鼻左侧塌陷严重,且有一偏斜凸向右侧;这一侧更突出。左侧鼻骨弯向对侧。鼻背可见肿块。鼻头肥大且不对称。基底面观,左侧鼻翼缘塌陷。

行内入路鼻整形,从前庭入路,分离鼻尖和鼻背。将之前放置的软骨移植物完全取出。鼻背的凹凸不平用锉打磨后变平滑。行内侧截骨。切除偏斜的鼻中隔软骨。矫正残留的偏斜,烧灼双侧下鼻甲并向外推,行低到低外侧截骨。矫直弯曲的左侧鼻骨。切口用 5-0 Vicryl 关闭,在右侧前庭留置 1cm 开口。在鼻小柱外侧的 1cm 切口处剥离脚间空隙。先通过开口处插入 SWDC,推至鼻尖,将中隔软骨做成的鼻小柱支撑移植物插入脚间,用 4-0 PDS 缝合固定。从右侧前庭内开口处,将 SWDC 置入鼻背上。关闭切口,在鼻内插入硅胶片,3-0 尼龙线缝合固定。用手指对鼻尖和鼻背塑形,鼻部贴胶布后打石膏。随访期间,患者又进行了眉部缝线悬吊和脂肪注射的面部年轻化手术。

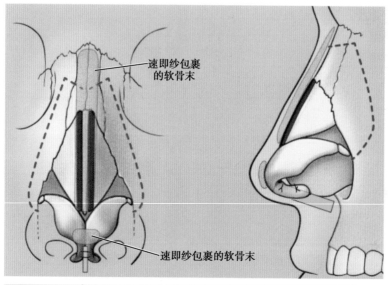

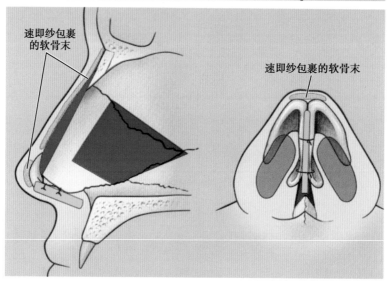

图 37-15(续)

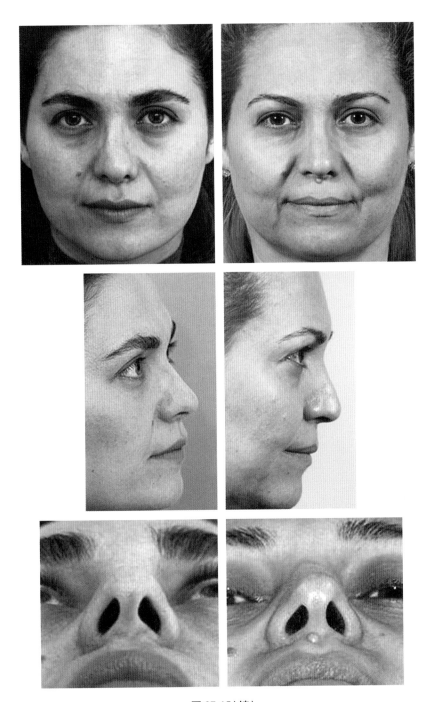

图 37-15(续)

13 年后,患者 50 岁,鼻部畸形得以矫正,且具有一个年轻化的面部外观。

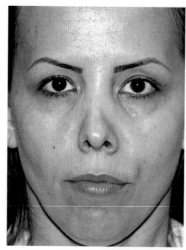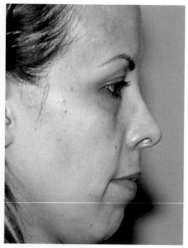

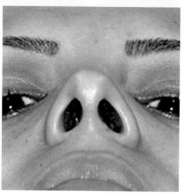

图 37-16

　　患者女性,34 岁,对其鼻畸形和呼吸困难感到不满。她的手术由一位整形外科医生和一位耳鼻喉科医生于 10 年前共同完成。患者表现为短鼻、左侧完全塌陷、鼻背极度狭窄伴明显倒 V 畸形。鼻孔暴露过度,夹捏外观,鼻唇距延长。患者同时伴软组织缺乏和面部轮廓畸形。侧面观,鼻背凹陷。基底面观,显示双侧鼻翼前部塌陷伴双侧鼻翼夹捏,鼻小柱短。

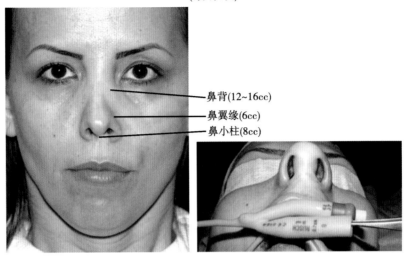

导尿管术中即时扩张
(3分钟5次)

鼻背(12~16cc)
鼻翼缘(6cc)
鼻小柱(8cc)

图 37-16（续）

　　为给软骨移植物留出足够空间,进行鼻背皮肤、左侧壁、鼻小柱、黏膜衬里、鼻翼缘的术中即时扩张。在获得充分的皮肤和黏膜松弛度之后,做内入路鼻整形术切口。本例患者软骨缺损量较大,双侧鼻翼缘和鼻翼沟塌陷,所以我们使用了双耳的软骨移植物和商品化的同种异体肋软骨。在即时扩张期间,同时进行软骨的获取、修整和制备。用同种异体肋软骨制备了鼻小柱支撑移植物和两个用于鼻翼沟的鼻翼铺板移植物。用耳软骨做成鼻翼缘轮廓线移植物修复鼻翼缘。即时扩张后,从前庭入路进行分离。鼻背凹凸不平进行打磨,同做内侧截骨。尽可能矫正鼻内偏斜,烧灼双侧下鼻甲。由于之前进行过手术,所以通过内入路将鼻中隔移位到中央。进行低到低外侧截骨,调整鼻骨间相对位置。在左侧塌陷部分,在鼻中隔和左上外侧软骨之间插入延长的撑开移植物,在一定程度上可以下推鼻小柱尾侧端。插入用耳软骨做成的鼻翼缘轮廓线移植物。插入用耳软骨做成的椭圆形鼻翼铺板移植物,并将其固定在鼻翼沟。5-0 Vicryl 关闭切口,左侧前庭留置一小开口;通过这个开口将压缩的软骨颗粒用 5mm 直径软骨注射器注入鼻背软骨表面和左侧壁下面。连续缝合关闭切口。鼻孔内插入硅胶片,3-0 尼龙缝线固定。手指重塑鼻尖和鼻背。无菌胶带包扎,石膏固定鼻部。

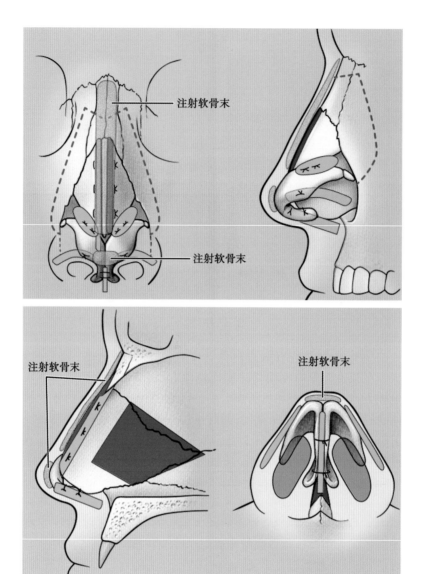

图 37-16(续)

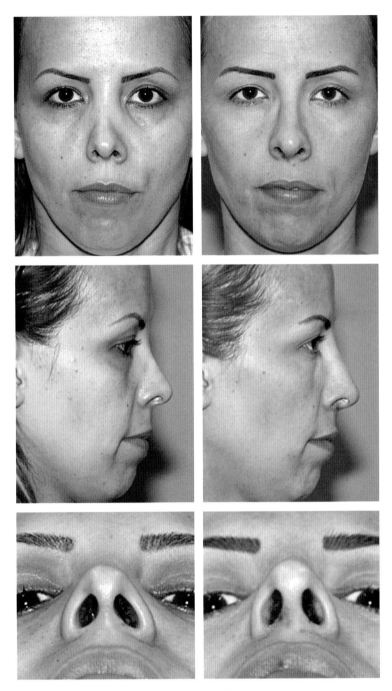

图 37-16(续)

　　术后 1 年,正面观得到矫正,鼻背对称,鼻背凹陷和鼻唇间距得到矫正。鼻尖和鼻翼缘更协调。

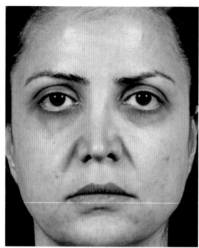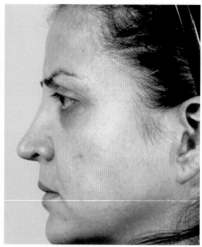
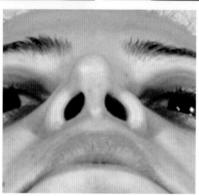

图 37-17

　　患者女性,34 岁,表现为重度鼻畸形和左侧呼吸受限。她之前进行过三次鼻整形术,最后一次是 6 年前。鼻部偏斜伴左侧凹陷,正面观鼻翼明显凹陷,伴明显的夹捏样外观。她有明显的鼻部夹捏畸形和鼻翼缘塌陷。鼻背凹陷。

设计:标出放置软骨移植物的范围(箭头)

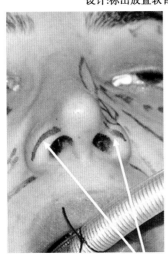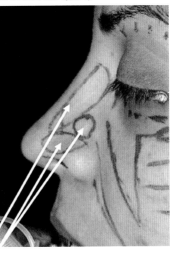

图 37-17(续)

先采取双侧耳软骨。前庭入路分离鼻尖和鼻背。打磨鼻背的不规则处。行内侧截骨。鼻内探查,烧灼与外推双侧下鼻甲。从鼻中隔仅能采集到有限的软骨移植物。行低到低外侧截骨,并行鼻骨内推。用耳软骨制成椭圆形鼻翼铺板移植物,置入在鼻翼沟预制好的腔隙中。除左侧前庭内留置一 5mm 开口外,其余所有切口以 5-0 Vicryl 连续缝合关闭。在双侧前庭内表面做 4mm 横行切口,距鼻翼边缘 2mm,用小刀片做出一条隧道。插入用同种异体肋软骨制成的鼻翼缘轮廓线移植物,用 5-0 Vicryl 缝合固定到预先剥离的前庭组织腔隙外周边缘上。在鼻小柱右侧切开一 1cm 切口,用解剖剪游离上至鼻尖,下至踏板的内侧脚间空隙。用同种异体肋软骨做成鼻小柱支撑移植物置入鼻小柱,4-0 PDS 缝合固定。缝合鼻小柱切口的 3/4,用 2mm 直径的软骨注射器,通过留下的开口向鼻尖和鼻尖下小叶注射压缩软骨颗粒;然后关闭剩下的切口。从左侧前庭开口,将压缩的同种异体肋软骨颗粒自鼻根起,向尾端注射入鼻背,均匀填充到整个鼻背区域,包括左侧鼻凹陷处,之后连续缝合关闭切口。鼻内置入硅胶片,3-0 尼龙线固定。手指塑形鼻背和鼻尖。无菌胶带包扎,石膏固定鼻部。注射脂肪颗粒重塑面部轮廓,缝线悬吊技术提升眉部。

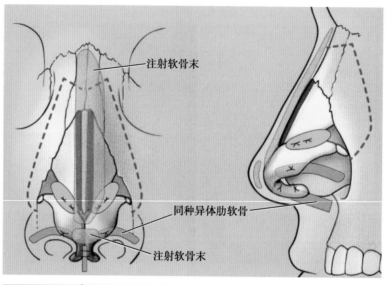

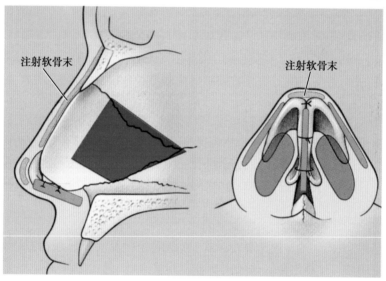

图 37-17(续)

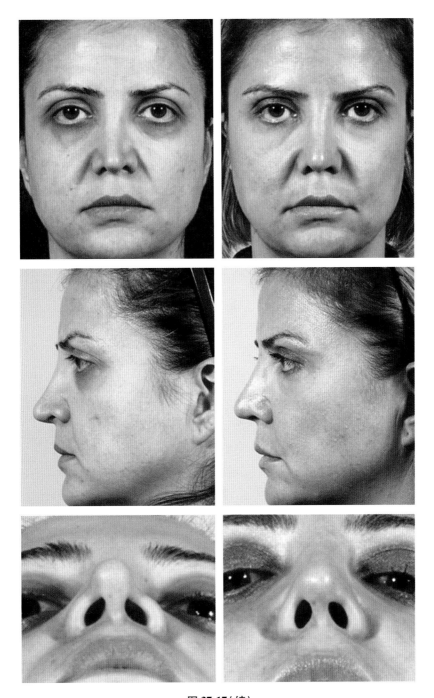

图 37-17(续)

　　术后 36 个月鼻尖对称,精致,平滑;鼻背笔直;外侧壁凹陷矫正。鞍鼻和短鼻得以完全矫正,已获得一个良好的轮廓。基底面观上,鼻翼缘对称,鼻小柱直,鼻孔对称,可见重建的三脚架结构。患者受损的呼吸功能也得到改善。

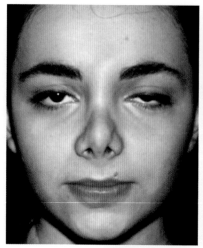
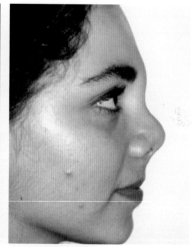
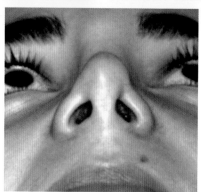

图 37-18

　　患者 19 岁,2 年前行鼻整形术,对继发的重度鼻畸形十分不满。患者鼻背中部凹陷,顶板开放伴倒 V 畸形,鼻尖宽大,鼻翼缘塌陷。侧面观上患者有重度鞍鼻和短鼻畸形,鼻翼基底宽,鼻翼缘夹捏。鼻长度缩短,鼻唇角过大。基底面观可见双侧鼻翼前部塌陷,伴双侧鼻翼夹捏。触诊显示鼻背凹凸不平,伴软组织挛缩和瘢痕化。

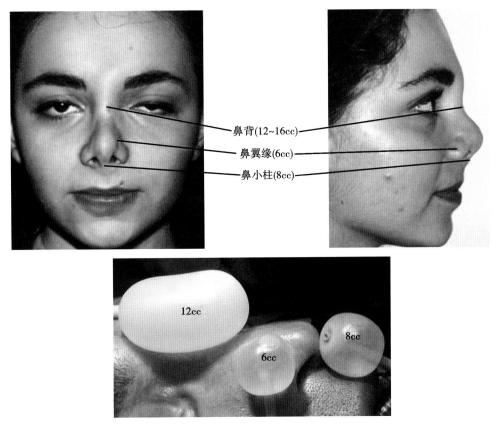

鼻背(12~16cc)

鼻翼缘(6cc)

鼻小柱(8cc)

12cc

6cc

8cc

图 37-18(续)

　　首先,采集肋软骨移植物并制备鼻背移植物,一个 T 形鼻中隔延伸移植物,鼻小柱支撑移植物,鼻翼缘轮廓线移植物,软骨颗粒移植物。为给软骨移植物出足够空间,进行鼻背皮肤、鼻小柱、黏膜衬里、鼻翼缘的术中即时扩张。在获得了足量皮肤和黏膜松弛度之后,做内入路鼻整形术切口。分离软组织、切除瘢痕后,为向尾端延长可移动的鼻部,我们制备并应用肋软骨来源的 T 形鼻中隔延伸移植物,将其置于鼻中隔和上外侧软骨之间并用 U 形 4-0 Vicryl 连续缝合固定。为充填鼻背和延长鼻尖,制备三明治移植物,包括上下层的 SWDC,和雕刻的肋软骨构成中间层。在雕刻的块状软骨下放置颗粒软骨,起到灰浆和提供稳定性的作用。在雕刻的软骨上方和外侧放置颗粒软骨将其环绕,起掩饰作用,以防远期外形显露。对于鼻尖重建而言,首先在鼻尖应用 SWDC;然后在鼻小柱插入结实的鼻小柱支撑移植物。从鼻翼基底切除后的切口边缘插入鼻翼缘轮廓线移植物。把鼻部保持在延长状态下,进行包扎。将两齿皮钩放置在鼻孔顶端,将鼻向下拉,鼻基底做贯穿缝合。

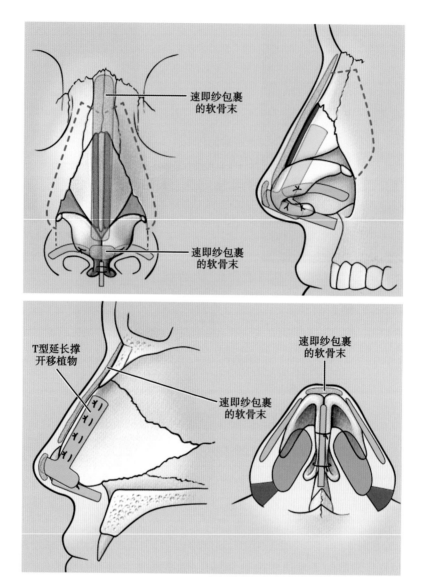

图 37-18(续)

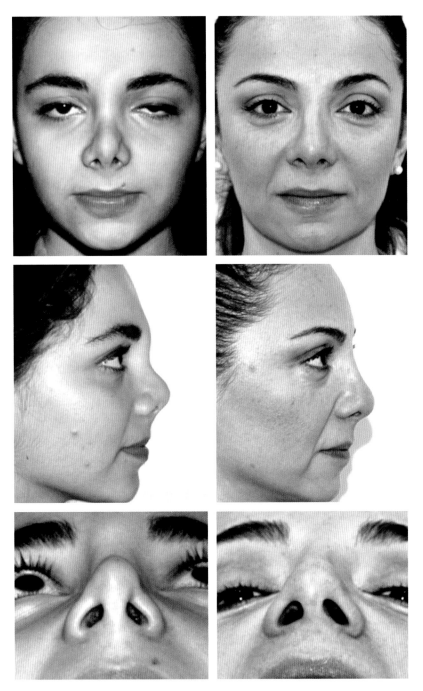

图 37-18（续）

术后 24 年,患者多个重度畸形得到完全矫正。

要　点

- 一些术后早期的问题,比如轻微的不对称、鼻头圆钝、表现点不清等,可在术后几个月的时间内逐渐消退。在恢复期内,患者需要从医生那里得到支持与安慰。
- 鼻修复术是非常独特的一类手术。在鼻修复术中,解剖关系紊乱,组织瘢痕增生,血供减少。鼻整形术后的畸形可分为轻、中、重度畸形。在鼻整形术后重度畸形中,至少有4种明显的畸形。
- 在鼻修复患者中,可用自体软骨进行移植重建。软骨的首要来源是鼻中隔。如果之前的手术已经采集过鼻中隔软骨,或者需要骨软骨支架为软组织提供大量坚强支撑时,可应用肋软骨。肋软骨的采集明显需要更多的手术技巧。特定病例中,可使用经放射线照射的同种异体肋软骨,也有成功的例子。经放射线照射的肋软骨易于获取,其类似于自体肋软骨,易于雕刻,有极好的组织相容性,可显著缩短手术时间,避免供区畸形。其对于矫正鼻整形术后的鼻部畸形十分有效。
- 内入路的切口是最小的,血供保留较好。
- 压缩的软骨颗粒注射可以用于填充和轮廓塑形。用0.5mm大小的软骨颗粒充满注射器顶部,用活塞向注射器顶端压实。小范围填充,比如鼻小柱、鼻尖和鼻尖鼻侧壁等小的、需要修饰的位置时,我们会用一种细长的2mm直径注射器。填充鼻背时,我们会用一种更大的5mm直径注射器。将软骨颗粒全力均匀注射入预制腔隙内的所有范围。这种方法可以使软骨紧密分布。因为软骨颗粒是压缩过的,所以它就像一个经过雕刻的块状软骨团,只不过可以用手指进行塑形。
- 为防止鼻背软骨远期显形,可在其上方和外侧周边应用SWDC,或作为一种三明治移植物。最近15年来,我只用SWDC来做鼻背填充,替代了雕刻肋软骨。
- 对于皮肤受损的鼻修复患者,我会在手术区域进行分次的脂肪颗粒注射后再做手术。对于首次进行注射的患者,我们会采集过量的脂肪冷藏保存,以备后续的注射。为矫正较重的凹凸不平或缺损,每个阶段都需要注射1~6ml。受损皮肤的治疗,根据畸形的严重程度,需要做3~16次脂肪颗粒移植以备重建手术。
- 对于瘢痕化和皮肤黏膜挛缩的鼻子,可以通过术中鼻背皮肤、鼻小柱、黏膜衬里和鼻翼缘的即时扩张来获得足量的皮肤和松弛的黏膜,为软骨移植预备足够空间。皮肤扩张采用不同规格的Foley导管。首先,在每个部位通过一个小切口预制一个隧道;插入导管,用生理盐水扩张,保持3分钟后,将水放掉。2分钟后再次扩张3分钟;这一过程重复3~4次。
- 当鼻吸气时,负压形成,上外侧软骨的尾侧端过度向内移,常诊断为内鼻阀塌陷。习惯上而言,撑开移植物多用于内鼻阀塌陷的矫正。如果放置在合适的位置上时,这些移植物将会使上外侧软骨向外侧移动,同时增加中鼻拱宽度;在鼻修复中,鼻翼铺板移植物更好些。鼻翼铺板移植物是一种凸形的软骨移植物,放置在外侧壁塌陷最重,或鼻翼上方夹捏的精确腔隙中。
- 鼻尖上区的丰满,部分是由于纤维化,鼻尖支撑缺乏,以及鼻尖下垂。有的患者皮肤较厚,鼻尖上区纤维组织较多时,会在术前1~3天注射1ml 50%浓度的(20mg/ml)曲安奈德。如果有必要,这种注射可在术后6周重复进行。

　　本章所示注射器由Micrins公司拥有专利并制造,本产品专利费用均会捐赠给当地腭裂与先天缺陷慈善机构。

(于璐 译,李战强 校)

参考文献

1. Sheen JH. Problems in Secondary Rhinoplasty, ed 2. St Louis: Quality Medical Publishing, 1998.

2. Aiach CG, Kelly MH. Secondary rhinoplasty. In Nahai F, ed. The Art of Aesthetic Surgery, vol 2. St Louis: Quality Medical Publishing, 2005.

3. Gunter JP, Rohrich RJ, Hackney FL. External approach in secondary rhinoplasty. In Gunter JP, Rohrich RJ, Adams WP Jr, et al, eds. Dallas Rhinoplasty: Nasal Surgery by the Masters. St Louis: Quality Medical Publishing, 2002.

4. Rohrich RJ, Sheen JH. Endonasal vs external approach in secondary rhinoplasty. In Gunter JP, Rohrich RJ, Adams WP Jr, et al, eds. Dallas Rhinoplasty: Nasal Surgery by the Masters. St Louis: Quality Medical Publishing, 2002.

5. Erol OO. The Turkish Delight: a pliable graft for rhinoplasty. Plast Reconstr Surg 105:2229-2241; discussion 2242-2243, 2000.

6. Erol OO. Correction of severe secondary nasal deformities, The Nineteenth Annual Meeting of the Rhinoplasty Society, San Francisco, Apr 2014.

7. Rohrich RJ, Gunter JP, Deuber MA, et al. Management of the deviated nose. In Gunter JP, Rohrich RJ, Adams WP Jr, et al, eds. Dallas Rhinoplasty: Nasal Surgery by the Masters. St Louis: Quality Medical Publishing, 2002.

8. Limberg AA Jr. The use of diced cartilage by injection with a needle. 1. Clinical investigations. Plast Reconstr Surg Transplant Bull 28:523-536, 1961.

9. Erol OO. Dorsum augmentation—to dice or not to dice long term results. The Eighteenth Annual Meeting of the Rhinoplasty Society, New York, Apr 2013.

10. Daniel RK. The role of diced cartilage grafts in rhinoplasty. Aesthet Surg J 2:209-213, 2006.

11. Erol OO. Long-term results and refinement of the Turkish Delight technique for primary and secondary rhinoplasty: 25 years of experience. Plast Reconstr Surg 137:423-437, 2016.

12. Erol OO. Injection of compressed diced cartilage via "author's design syringe" in secondary and primary rhinoplasty (new technique). Presented at the ASAPS Meeting, Las Vegas, May 2009.

13. Erol OO. Injection of compressed diced cartilages in correction of primary & secondary rhinoplasty: a new technique. Presented at the ASPS Meeting, New Orleans, Oct 2012.

14. Erol OO, Gundogan H. Diced cartilage grafts in rhinoplasty surgery. Plast Reconstr Surg 116: 1169-1171, 2005.

15. Erol OO. Tip rhinoplasty in broad noses in a Turkish population: Eurasian noses. Plast Reconstr Surg 130:185-197, 2012.

16. Sheen JH. Achieving more nasal tip projection by the use of a small autogenous vomer or septal cartilage graft. A preliminary report. Plast Reconstr Surg 56:35-40, 1975.

17. Peck GC. The onlay graft for nasal tip projection. Plast Reconstr Surg 71:27-39, 1983.

18. Sheen JH. Tip graft: a 20-year retrospective. Plast Reconstr Surg 91:48-63, 1993.

19. Gunter JP, Rohrich RJ, Hackney FL. Correction of the pinched nasal tip with alar spreader grafts. In Gunter JP, Rohrich RJ, Adams WP Jr, et al, eds. Dallas Rhinoplasty: Nasal Surgery by the Masters. St Louis: Quality Medical Publishing, 2002.

20. Watson D, Toriumi DM. Structural grafting in secondary rhinoplasty. In Gunter JP, Rohrich RJ, Adams WP Jr, et al, eds. Dallas Rhinoplasty: Nasal Surgery by the Masters. St Louis: Quality Medical Publishing, 2002.

21. Erol OO. Microfat grafting in nasal surgery. ASJ 34:671-686, 2014.

22. Erol OO. New approach in secondary rhinoplasty for short nose immediate expansion and cartilage graft. Presented at the AAPS Annual Meeting, Philadelphia, May 1993.

23. Velidedeoğlu H, Demir Z, Sahin U, et al. Block and Surgicel-wrapped diced solvent-preserved costal cartilage homograft application for nasal augmentation. Plast Reconstr Surg 115:2081-2093; discussion 2094-2097, 2005.

达拉斯鼻修复术：全球大师的杰作

Secondary Rhinoplasty *by the global masters*

鼻修复的关键技术

Ronald P. Gruber ▪ Frederick D. Wang ▪ Eric J. Wright

鼻修复术充满挑战,需要术者仔细分析,理解患者的关注点,重点解决这些问题,选择成功率高的手术方法,并进行最精确的操作。同时,鼻修复又是非常有价值的手术。每一位因初次手术结果抓狂的患者同时也可能是最心存感激的患者。通过恰当的治疗,正确的判断,再加上一些耐心,外科医生可以帮助他们的患者很大地提升幸福感,因此,鼻修复非常有价值。

适应证和禁忌证

对之前做过手术的患者来说,其手术适应证很明确。其中一个适应证是存在医生认为有能力矫正的美学畸形。同时,患者的精神和身体健康状况也必须要考虑。如果患者的期待比较现实,则更容易获得满意的结果。术前需要特别关注诸如静脉栓塞风险等健康问题,以防术后并发症的产生。

鼻修复患者中出现气道阻塞的很常见。这多是因为前次驼峰去除术中未能保持内鼻阀的完整性,从而引起中鼻拱(内鼻阀)塌陷所致。外鼻阀(鼻翼缘)的损伤是气道阻塞的另一个原因,多由于前次手术进行鼻尖缩窄时未能考虑到外鼻阀需要加强。

真正的禁忌证是外科医生认为不可能达到患者的修复目标。这种禁忌证在患者对外观和功能的主诉中均存在。最重要的一种心理禁忌证是躯体变形障碍(body dysmorphic disorder,BDD),而这种心理障碍常常没被诊断出来。在鼻修复时,外科医生深入了解患者后,更容易发现 BDD。如果患者不仅仅是完美主义者,而且因个人问题抱怨鼻部畸形,并埋怨前次手术医生没有很好地进行矫正,那么 BDD 就很明显了。患者有 BDD 时,常常困扰于其假想的鼻部畸形,并由此影响了正常的心理和生理活动。对那种主诉明显超过其生理畸形的患者,医生应该尤其小心。整天无所事事,有时间关注其主诉的无业或半失业男性鼻修复患者,也要考虑到 BDD 的可能。强调男性鼻整形患者是因为他们常常很难处理。通常认为,男性求美者总体比女性更为激进。

鼻修复手术的一项极为重要的原则是手术目标应该比前次手术小（即手术预期更少）。因为前次手术中可能已经达到了最初的一些目标，所以理论上修复手术的目标会更少。在有限的修复手术中，应该创伤更小，肿胀更轻，瘢痕更少，形态更好，总体效果得到改进。额外增加的必要的调整应该期望值更少，创伤更小，恢复期更短，以及略佳的效果。如果修复手术搞得比初次手术还复杂，则意味着术者已经误入歧途。修复手术中，术者不应去重复初次手术中相同的操作。艾伯特·爱因斯坦说过类似的话："什么是疯狂？疯狂就是重复相同的实验但却期待着不一样的结果。"

但是，如果前次手术是由其他医生完成的，并且需要修复的问题很多，那么修复手术可能需要和第一次手术一样，甚至更大。图38-1中的患者做过好几次手术了，其中很多都跟之前的手术差不多大。这个患者鼻部有很多移植物和多个瘢痕切口。为了让圆钝的鼻尖形态更精致，做了多次尝试。但是，每次努力不仅没有让鼻尖改善，反而让鼻尖更糟糕了。鼻尖皮肤变厚，形态不显，还不如什么手术都不做。这种情况就叫鼻整形术后纤维化综合征[1]。

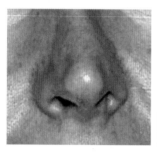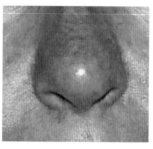

图38-1 鼻整形术后纤维化综合征。该患者由多位医生进行过五次鼻部手术，导致鼻尖不明显，形态不如术前。每次手术愈合后的纤维化都会让皮肤顺应性越来越差。因此，如果可能，后续的手术应尽量小

患者评价

鼻修复患者术前的初步评估要着眼于患者的症状和主诉，而且要特别注意主次。手术时，需再次询问患者最想解决的问题。术者要将主要精力放在这些问题上。虽然患者关注的症状和主诉可能与术者认为的主要美学问题并不一致，但是也应该在这个方向上给患者一些余地。实际上，如果医生认为的"美学问题"对患者完全没有造成困扰，那么这个问题根本不应该去关注。

如果患者的预期无法达成，那么该患者一定不是合适的手术对象。计算机辅助成像和模拟是进行手术决策最好的方法之一。[2]通常在侧面照中很容易操作。医生进行模拟时，不应该向患者展示不可能达到的效果。正面照在显示器上很难进行修改，因为需要用鼠标笔进行较多的绘制工作。但是，这在经过一定的练习后，不仅可行，而且对患者和术者都很有帮助。术者通过在屏幕上进行修改，可以更好地理解患者的诉求。

模拟成像是必不可少的。其相较于普通的面部检查更能让术者明白怎么样看起来才最好。比如，在对患者进行查体时，其鼻骨可能看上去并不需要缩窄。但是，通过模拟鼻骨略缩窄后的图像，可能会发现进行一定程度的缩窄确实可以提升鼻部的整体外观。模

拟成像还能发现一些隐藏的问题,比如颏部缺乏或者唇部短小。同时,成像也可以向患者展示术者的想法以及手术的局限性。发现患者和术者均未注意到的不对称。成像有机会进行模拟手术,极大地提升手术效果和患者满意度。

　　鼻修复患者中,气道阻塞的症状很普遍。重点要注意鼻阀,因其常常在初次手术中被破坏。除了一般的中鼻拱触诊,我们常规使用鼻舒乐(Breathe Right,BR)通气鼻贴对阻塞进行分类(图38-2)[3,4]。BR Ⅰ型表示将鼻贴置于鼻部中三分之一(即内鼻阀处)来改善吸气。BR Ⅱ型表示将鼻贴置于鼻翼缘(即外鼻阀)以改善通气。BR Ⅲ型则是分别在鼻中三分之一和鼻翼缘放置鼻贴帮助改善通气。这些信息均会送到保险公司。如果鼻中三分之一因前次手术植入的撑开移植物而感觉粗大,并且通过鼻贴能很好地改善气道,那么上外侧软骨壁很可能有薄弱(松弛),软骨壁加强(跨越缝合或盖板移植物)能获得很好的效果,而重做撑开移植物不是很好的解决方法。因此,同图像模拟一样,BR 试验可作为一种模拟手术方法。

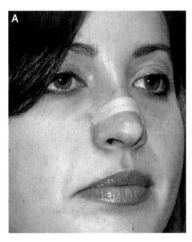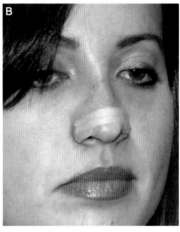

图38-2　A 鼻修复患者中,气道阻塞的症状很普遍。通过 BR 鼻贴很容易进行评估。BR Ⅰ型表示将鼻贴置于鼻部中三分之一来改善吸气。BR Ⅱ型表示将鼻贴置于鼻翼缘以改善通气。BR Ⅲ型则表示通过鼻贴分别改善内外鼻阀后,通气得到改善

手术操作

开放式入路

　　开放式入路最初由 Rethi[7]提出,20 世纪初该方法逐渐消失。直到 19 世纪 70 年代,开放入路才再次出现。在 1983 年 Vogt[9]之前,整形医生都没有使用开放入路,之后,开放入路逐渐流行起来。Gunter 和 Rohrich 是重新恢复开放入路鼻整形真正的先驱。[10]外科医生们花了好些年才发现,术中良好的视野带来的好处远远大于经鼻小柱瘢痕和术后肿胀期可能延长带来的不利[11]。这在鼻修复中更有利,因为在瘢痕组织上操作时,精确的解剖显得更为重要。近年来,一些医生行鼻修复时,开始忽略原有的经鼻小柱瘢痕的位置[12]。

　　开放入路中的软骨下切口多位于距离鼻翼缘约 6mm 的位置(鼻孔后区域)。这样,软骨下切口正好处于一个理想的位置——外侧脚尾侧缘处[13]。该切口避免了处理可能存在的外侧脚旋转不良问题。举例来说,术者可以用鼻翼缘轮廓线移植物填充靠近旋转不良

的外侧脚尾侧的区域,而不用旋转外侧脚。这样术者不需要从外侧脚深面的前庭皮肤上将外侧脚解剖下来,从而避免引起可能的硬结,纤维化以及鼻腔外侧壁增厚。这部分内容已在鼻翼缘轮廓线移植物部分的讨论中详述。

拆解鼻尖

仅由几个切口拆解鼻尖,可保留鼻尖软骨结构的完整性,避免了经广泛瘢痕组织进行解剖和意外损伤任何残留的软骨结构。这包括经单一切口分离穹窿部,并向后方延续切口,且在未经对中间脚的必要暴露下(中间脚常常埋没在瘢痕组织中),保持在中间位置(图38-3)。不用尝试真正地解剖出穹窿部或中间脚。它们常常是扭曲的,一侧覆盖在另一侧上面。实际上一侧穹窿可能是倚靠在另一侧上的。使用到中间的任意形切口,这两部分的结构会比将软骨精细解剖出来保留的更完整。接下来,把两个穹窿-中间脚结构通过缝合并在一起,以此重建其结构的完整性。

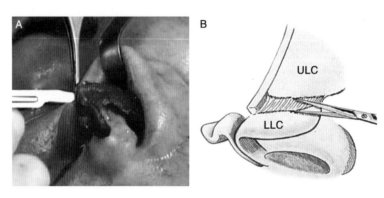

图38-3 A. 打开鼻子后,术者首先拆解鼻尖。这包括分离穹窿和中间脚,可忽略瘢痕组织和软骨的扭曲。B. 试图将软骨解剖开去观察实际的结构常常会使得鼻尖复合体变得松弛。ULC,上外侧软骨,LLC,下外侧软骨

从穹窿间劈开,沿着鼻背进行分离以暴露上外侧软骨。术者可触诊鼻中隔前角,这是开始解剖上外侧软骨和鼻中隔黏膜的关键标志。有经验以后,这种方法可成功保留软骨和黏膜完整性。有必要反复浸润麻药,可将穿孔降到最低。黏膜穿孔后首先使用5-0普通肠线间断缝合修补。如果术者碰到了L形鼻中隔支架(来自前次手术),并且鼻中隔还需要矫直,可以从鼻中隔中央处开始,通过Freer剥离子分离黏膜。如果出现了小的穿孔,那么应该停止分离。

术者将上外侧软骨完全从外侧脚上分离下来后即完成了鼻尖的拆解。首先,将鼻孔处的前庭皮肤浸润以减少穿孔。如果术者在分离时看不见上外侧软骨和外侧脚,可从距离软骨下切口约6mm的位置作切口,此处理论上是外侧脚头侧缘。操作时要小心避免穿透前庭衬里。用剪刀撑开软骨。上外侧软骨和外侧脚间通常能分离出6mm以上的间隙。这些操作可让鼻尖复合体有相当的活动度,以便进行旋转和反旋(调整鼻长度)。

构建解剖框架

我们使用手里的材料和鼻部现有的结构来构建解剖框架。[14]先使用缝合技术。如果缝合不能实现结构的完整,那么可以在鼻部的不同位置使用合适大小(长,宽,高)的移植物。很多鼻修复量不是很大的医生会使用模型[15]。通过临摹模型,医生不需要记住正常鼻部框

架结构的角度,宽度及其他测量数据。就像商业画家,通过临摹,医生即使经验较少,也能获得相当好的效果。

鼻尖缝合整形术

在鼻尖被分开并从上外侧软骨上游离,对穹窿部的情况进行评估后,医生可以通过传统的鼻尖缝合整形技术来重建鼻尖。我们使用的技术(也有别人的,如 Guyuron[20],Daniel[21]等)包括:①贯穿穹窿(或半贯穿穹窿)缝合;②穹窿间缝合;③外侧脚缝合;④鼻中隔-脚缝合。这一系列的缝合技术即使不能获得满意的体积,大小或突出度,至少也能重建鼻尖的完整性(图 38-4)。

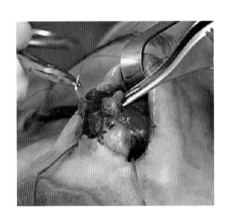

图 38-4　鼻修复中的鼻尖缝合技术与初次鼻整形相同,这些缝合技术能在使用移植物之前尽可能地重建结构完整性和形状

移植物(鼻尖和外侧脚)

要恢复鼻尖复合体的整体性和大小,单靠缝合技术常不可能实现。可能需要使用包含一到三层支持移植物的鼻尖移植物来实现更好的突出度。有时,如果必要可在侧面添加小的附加移植物进行填充。术者应当检查外侧脚以确定外侧脚区域(因有瘢痕,不一定看得见)是否有足够的长度,宽度和强度。宽度应该大约为6mm。该区域应该有一定的结构完整性;否则应该需要添加软骨移植物。移植物可以是外侧脚支撑移植物或者我们更常用的像盖板一样的鼻翼铺板移植物。我们使用鼻翼铺板移植物,因为它不需要游离外侧脚边缘,从而避免了损伤前庭衬里的风险。铺板移植物的设计要根据缺损大小或薄弱区域面积确定。

图 38-5　鼻尖修复中常常需要使用鼻尖移植物,这是因为缝合技术难以重建结构完整性,无法获得足够的突出度或恰当的形态

软组织三角移植物

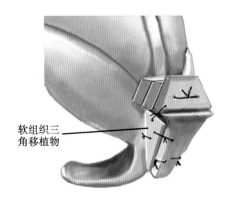

鼻翼缘轮廓线移植物

外侧脚尾侧区域常常是薄弱和不足的。其边缘本身可能就是凹陷甚至退缩的。这种情况下,如果重建外侧脚不奏效时(按前述方法),则需要单独的鼻翼缘轮廓线移植物。Troell[23]、Guyuron[24]和Rohrich[25]等是使用鼻翼缘轮廓线移植物的先驱。借用Daniel的理念,我们相信重建应该要符合解剖[13,26]。

使用软骨下缘切口时,这是最容易操作的,该切口为外侧脚尾侧缘所在处;医生可用鼻翼缘轮廓线移植物填满从外侧脚尾侧到鼻翼缘的整个区域。通常这种移植物是三角形的(图38-6)。这样的移植物免去了要确认外侧脚是否是朝向头侧的麻烦。当整个鼻腔外侧壁都填满了软骨时,朝向已经不重要了。对移植物来说,最重要的是它得够薄。

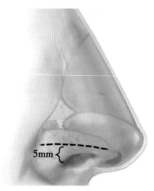
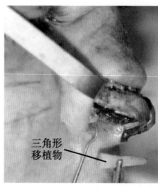
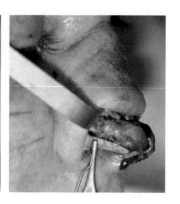

5mm

三角形
移植物

图38-6　鼻翼缘轮廓线移植物应当为解剖形的。移植物应该覆盖外侧脚未覆盖的或者是结构薄弱的区域。移植物要延伸到整个软骨下切口。该切口在鼻孔后距离鼻翼缘6mm的位置,理论上是外侧脚尾侧缘所在的地方。这避免了处理头侧旋转的麻烦。外侧脚的朝向不需要改变

鼻小柱支撑移植物

不靠缝合技术和外侧脚移植物获得额外的鼻尖突出度,那么常常会使用鼻小柱支撑移植物。鼻小柱支撑移植物大小约为4mm×15mm×1mm,它不仅可提供突出度和高度,也能通过支撑双侧内侧脚来改善鼻尖复合体的对称性(图38-7)。

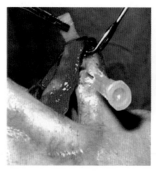
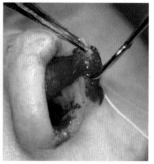

图38-7　鼻小柱支撑移植物在重建鼻尖强度,突出度以及对称性方面常常是必需的

中三分之一

内鼻阀常常由于驼峰去除术中的疏忽而塌陷。即使前次手术中放置了撑开移植物,

鼻侧壁仍然可能薄弱并且吸气时有向内坍塌的趋势。矫正时可能会尝试再增加撑开移植物。但是，重复相同的操作不太可能解决吸气的问题。撑开移植物可能并不能解决上外侧软骨壁本身的薄弱，这才是问题的根源。即使通过撑开移植物形成了牢固的角度，上外侧软骨壁仍然可能坍陷并导致吸气阻塞。处理继发性中鼻拱坍陷的一个极为有效的手段是进行跨越缝合[5,6]。这个概念是由跨越（张开）移植物的先驱引入的[25]。用5-0 Vicryl甚至5-0尼龙线（因其相对来讲是永久性的）从上外侧软骨中间到鼻背中隔（一般为相对固定的结构）处褥式缝合一针。将松弛的上外侧软骨壁缝合到固定结构（鼻中隔）上来重建内鼻阀的完整性。两针褥式缝合分别在鼻两侧（每侧上外侧软骨各一针）（图38-8）。如果支撑仍然不足，可用很薄的一片盖板移植物（可能的话，最好取自鼻中隔）放置在上外侧软骨上作为铺板。

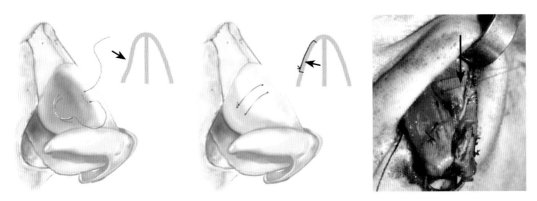

图38-8　撑开移植物一般用于重建中鼻拱。但是，问题并不总在"角度"上，也可能是由于上外侧软骨松弛引起。从上外侧软骨中央到相对坚固的鼻背中隔行跨越缝合是一个可行的解决方案

歪鼻或鼻中隔偏曲

　　鼻部可因为各种各样的原因出现歪曲。如果鼻中隔出现了偏曲，掀起双侧黏软骨膜。如果没有L形支架，可在鼻中隔中央进行切除，做一个出来。如果前次手术中形成了L形支架，显露其水平和垂直部分。这两种情况下，均在鼻中隔水平部的凹面进行划痕。有时鼻中隔垂直部分也是歪曲的，可通过4-0PDS或Vicryl水平褥式缝合矫直。垂直部分要从其附着处游离并重新置于正中，可通过系带缝合将其固定（图38-9）。用4-0Vicryl从上唇系带到鼻中隔软骨尾侧端，缝合两针，然后再回到系带处打结。定位缝合（最初由Guyuron和Belmand使用[28]）有助于确保上外侧软骨位于中线。插入Doyle式夹板，从来不用填塞。

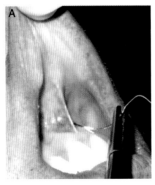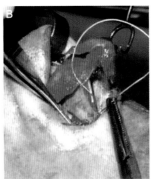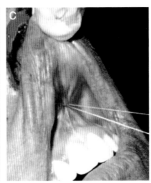

图38-9　如果没有L形支撑，则将扭曲的鼻中隔做成L形支架。对其水平部分进行划痕，把垂直部分从其附着处游离。然后用系带缝合固定于中线上。4-0 Vicryl缝合从A图中的系带开始，到B图鼻中隔软骨尾侧端，在该处挂两针，然后回到C图系带处打结

软骨间移植物

鼻尖复合体和上外侧软骨复合体重建完成后,就要考虑处理二者之间的间隙了。如果鼻需要延长,那么患者就需要鼻中隔延伸移植物和软骨间移植物来填充上外侧软骨和外侧脚间的间隙(图38-10)。移植物应该要非常薄,在上外侧软骨和外侧脚之间行端端缝合。软骨间移植物的尾侧缘要刚好置于外侧脚头侧缘的深度水平。虽然这种方法不是很常用,但鼻修复医生应该要熟悉它[29]。

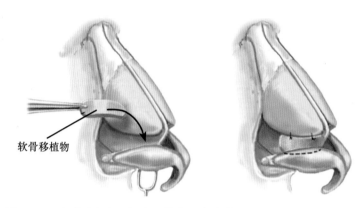

软骨移植物

图 38-10 当需要行鼻延长或反旋鼻尖复合体时,偶尔会需要软骨间移植物。没有该移植物的话,鼻翼缘可能存在退缩的风险。移植物端端放置在上外侧软骨和外侧脚之间。移植物尾侧端放置深度刚好和外侧脚头侧缘一致

鼻翼基底

鼻修复手术中鼻翼基底的问题可能有好几种原因。前次手术中对鼻翼基底的切除常常会留下过宽的鼻翼基底,这种情况在一些种族的鼻子中也会存在。与其切除更多的鼻翼,冒着让鼻翼垂直长度过短或鼻孔狭窄的风险,单纯地减少鼻翼基底的整体宽度可能更好(图38-11)。几位医生都曾介绍过这种方法:鼻翼基底释放,并以永久的鼻翼间缝合将鼻翼内移[30,31]。

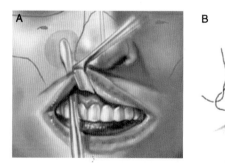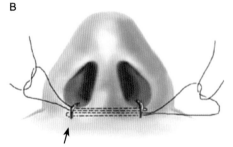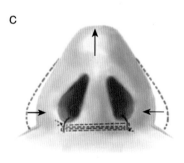

图 38-11 鼻基底宽大是一种常见的继发问题。A,经龈颊沟切口松解鼻翼。B,用2-0尼龙线行鼻翼间缝合。C,鼻翼基底被整体缩窄,从而避免鼻翼基底过度切除后常出现的潜在的鼻翼缘变形和鼻孔狭窄问题

通过龈颊沟切口以Joseph骨膜剥离子行广泛的鼻翼游离。通过沿犁骨嵴水平份将组织强行向内侧释放,医生可以游离和松动鼻翼,直到可以将鼻翼推动到鼻小柱。Joseph剥离子一般可以将骨膜游离从而使鼻翼达到上述的活动度。要将这些组织向内侧推动是不

那么容易的,因为该区域的骨膜非常致密。但是,经过一些努力,医生还是可以让鼻翼松动并有足够的活动度来减少形成宽大鼻翼的趋势。用一个很大的弯针,穿上2-0尼龙线来辅助矫正。从每侧鼻翼上带一块确实的软组织,打结时略矫枉过正。

　　然后,医生将两侧鼻孔轻轻撑开进行试验,确保鼻翼已经被收得足够靠内了。部分病人术后远期复发的现象并不少见。鼻翼释放和内移(鼻基底缩窄)也许并不是鼻修复术中顽固性鼻基底宽大的最终解决方法。但是,这种方法不像鼻翼切除那样需要缝合,因此不会留疤,也不会让鼻翼变形。此外,这种方法相对简单,学习曲线较短。

鼻背手术

　　鼻修复术中的鼻背问题包括鼻背凹凸不平,鼻背发育不良以及鼻背美学线不佳。对鼻背凹凸不平,如果皮肤不薄通常可锉磨矫正,如果皮肤菲薄则可应用软组织移植物(筋膜或真皮)。对筋膜移植物,特别是颞筋膜,有一点要小心的是它们因含有肌成纤维细胞而有收缩的趋势。因此,筋膜移植物如果没有进行5天以上缝合固定,有可能会缩小,且厚度会变成原来的三倍。不论筋膜移植物放置在鼻部哪个位置,都可能发生。真皮移植物常常取自耳部。虽然它们很薄,很难去表皮,但仍可提供不错的软组织充填,以衬垫鼻部皮肤,因而是更好的供区。

　　鼻中隔软骨是进行少量鼻背充填的理想选择;复合移植物(如表面用鼻中隔软骨,夹上耳软骨)适合中度鼻背充填;软骨颗粒加筋膜移植物(diced cartilage and fascia,DCF)最好用于对更大的鼻背充填。这些方法多在初次鼻整形手术中提到。肋软骨专用于做结构。Guyuron,Gunter和Toriumi等人在这些年回顾了这个问题很多次[33-35]。我们开始采用他们的理念,经乳房下皱襞切口取肋软骨。该区域总是能找到软骨。通常可以只采取肋软骨的前面一半或者前三分之二,而不必采下整条肋软骨(图38-12)。这样做有两个考虑:①气胸风险更低,这对门诊手术中心很重要;②由于肋骨后半部分仍完整,患者创伤更小。但是,为了让该手术更加成功,需要将软骨切片。这是由于切片后让软骨两面均形成新鲜的切面,术后卷曲的趋势更小。肋软骨采集应该在手术一开始就进行,切片后的(各种不同的厚度)移植物可置于盐水中观察,看有没有卷曲出现,选取最好的进行移植。这样的软骨可用做很好的水平和垂直支撑移植物(图38-13)。进一步的鼻背充填,Daniel[32]等推荐,必要时可在结构性肋软骨移植物上添加DCF或其他移植物(图38-13B)。鼻背美学线的问题可通过精确地放置鼻背移植物来解决。

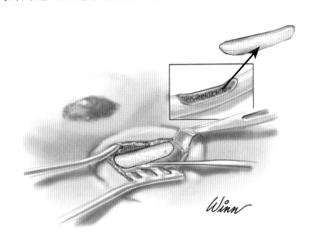

图38-12　肋软骨可做成不同厚度的优质支撑物。可取肋软骨前面一半或三分二,留下后壁。这可降低气胸风险并减少术后疼痛

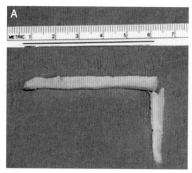
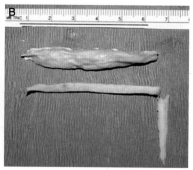

图 38-13　A,肋软骨被切为很多片并观察随着时间过去是否出现卷曲。肋软骨是鼻背和鼻小柱等部位结构单元的理想移植物。B,更软一些的移植物（如碎软骨筋膜移植物）可加在其表面来进一步充填及塑造轮廓

调整

鼻修复后总是有可能进行调整的。我们发现术后返修率与初次鼻整形不一样,可高达 20%。我们认为这么高的返修率源于患者对鼻整形的期望值比以前更高,而术者也更倾向去于挑战极限。

与初次鼻整形一样,鼻修复的指征也会变化,但是变化幅度通常会小一些。大部分需要调整的都是些小问题,比如需要磨削的鼻翼瘢痕,在皮肤菲薄处放置耳真皮移植物,或者对鼻背凹凸不平进行打磨等。其他的指征包括鼻基底过宽或需要小的鼻尖移植物少量增加鼻尖突出度等。气道阻塞也是一个潜在的问题。有时外侧脚后面向前庭卷曲会形成外侧脚打弯,导致气道阻塞。对患者来说,他们不仅能直接看到畸形,而且当手指伸进前庭时也会觉得不舒服。幸运的是,这个问题很容易进行矫正,方法是掀起外侧脚后方复合组织瓣,褥式缝合矫直,然后将该瓣重新放回前庭（图 38-14）。

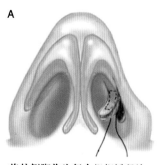
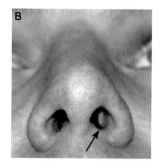

将外侧脚作为复合组织瓣释放

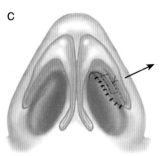
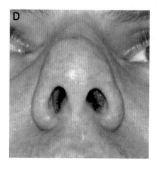

做一到两针水平褥式缝合

图 38-14　A 和 B,外侧脚后面向前庭卷曲可能引起气道阻塞。C 和 D,作 U 形切口(在外侧脚后半部分)形成复合组织瓣。在凸面行褥式缝合,然后将该瓣重新放回前庭位置

　　医生必须要倾听患者的主诉并愿意进行额外的小调整。这样能防止出现不良的医患关系。但是,鼻修复术后也有一些调整的禁忌证。模拟成像可帮助判断修复术后再行修整是否会有获益,同时也能帮助患者更好地理解调整可能达到的效果。但是,如果患者并不喜欢模拟的效果,术者则不应该进行手术。如果术者和患者对成像效果不能达成一致,或者患者的要求没有道理,再或者患者对医生决定不再进一步手术感到不满时,术者应建议患者寻求其他医生的意见。患者最好被转到术者的同事那里,这样患者不需要再交咨询费(出于对转诊医生的礼貌)。理想情况下,那个医生应该会就鼻修复术后能做和该做的调整,给出中肯的建议。有时候,后面这个医生会有值得参考的建议。但更多的时候,前后两个医生的意见是相似的,这很可能会让患者明白所有该做的都已经做了。

预防返修

　　预防进行鼻修复术后返修就跟预防进行鼻修复术一样困难。做出恰当的手术计划并一丝不苟地完成显然是关键所在。有几点需要注意。

　　术后肿胀是一个主要关注点,肿胀会导致硬结和表现点丧失。因此,已成功运用于术中鼻出血的乙酸去氯加压素(desmopressin acetate, DDAVP),可在术区不完全干燥的时候使用[37,38]。术后小心使用夹板,术后使用类固醇等也可以降低肿胀的风险(图 38-15)。这些措施同时还能减轻术后瘀血。

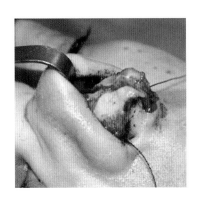

图 38-15　如果术区不干燥,术中可使用 DDAVP(0.1mcg/kg)。如果使用 20 分钟以后仍然不干燥,可以追加。如果这之后 20 分钟仍然不干燥,可以最后再追加一次。如此,总会干的

　　鼻中隔鼻甲骨折术可替代鼻甲切除术,以减少术后出血。鼻中隔鼻甲骨折术不仅将鼻甲向外骨折,而且可在很大程度上使骨性鼻中隔居中(图 38-16)。切除骨性鼻中隔以矫直鼻中隔有穿孔和鼻出血的风险。

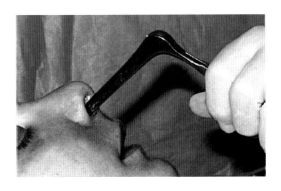

图 38-16　鼻中隔鼻甲骨折术包括在鼻拱深处放置一个大而长的窥鼻器,撑开窥鼻器叶片使鼻甲向外骨折并使骨性鼻中隔居中。很少需要真正进行鼻甲和骨性鼻中隔的切除

　　移植物切片后让其静置一小段时间(可能的话最好大于 30 分钟)会很有帮助。如果

移植物有任何卷曲,通常会在30分钟内就出现。

术者可通过恰当的缝合防止移植物移位。甚至用普通肠线在外面行贯穿缝合,然后过5~6天后再拆掉,也是有用的。拆掉夹板时,医生应该在鼻部贴上胶带,这样可让患者逐渐适应他们的"新"鼻子[40]。这样有助于预防"鼻整形术后不满意综合征"。这是指鼻夹拿掉后患者整天将注意力都集中在鼻部外形上,一旦患者认为鼻子不好看,这种印象会一直嵌入其脑海里。即使鼻部实际外形随着时间逐渐改善,这种不良的印象患者也难以忘记。数月后,鼻部外形恢复正常了,患者可能还觉得其鼻子看起来像刚拿掉鼻夹时候的样子。患者情绪会持续低迷,而且很难让其相信鼻子确实随着时间改善了。

用保守的印模方法(一种鼻矫形术)塑造鼻部组织会让患者获益。弹力胶带对鼻部轻度歪曲,鼻尖上区肿胀,鼻背水肿,或鼻尖增宽等极为有用(图38-17)。甚至鼻塞在开大鼻孔和改善鼻孔对称性方面也是有用的。

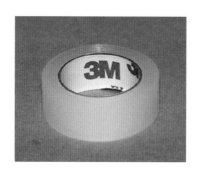

图38-17 鼻矫形包括在术后施加持续的轻微压力来进行鼻部塑形。鼻尖肿胀最常使用弹力胶带,可在晚餐后和临睡前这段时间佩戴。弹力胶带也可用于鼻部轻度偏斜。它可使鼻子保持在一个合适的笔直位置并获得持久的效果。对鼻孔不对称和轻度狭窄,患者可在同样的时间佩戴鼻塞

预防鼻修复术后返修和预防鼻修复基本上都是一样的,其处理问题的方法也遵循相似的原则。但是一般来说,如果修复术后问题又复发了,那么应该采用不同的方法进行矫正。一般不建议再重复之前的操作。最后,如果鼻修复术后的返修不比鼻修复术本身小,那么可能还会引来新的问题,而这些新问题也许并不比你需要处理的问题小。

并发症

幸运的是鼻修复术后很少出现真正的并发症。感染总是一个潜在的问题。为预防一般性的感染,应嘱咐患者术前连续3天晚上洗头。要预防耐甲氧西林金葡菌(MRSA)感染,应嘱患者术前几天在鼻孔外用莫匹罗星。仅在手术开始前使用万古霉素。

若因可疑的术中出血使用了DDAVP,则不会有鼻出血问题。若采用了鼻甲切开而非鼻甲切除,那鼻出血概率会大大降低。最后,不用咬骨钳处理骨性鼻中隔,而是用鼻中隔鼻甲骨折术移动骨性鼻中隔让鼻中隔矫直,也会让出血减少很多。

心理问题始终是一个潜在威胁。术者可能会冒险给情绪状态不理想的患者进行手

术以试图让其满意。但是,这些患者可能有许多潜在的心理问题,这些问题通过术前常规的两次咨询发现不了。小心谨慎并有察觉心理问题的意识是防止遇到相关困难的关键。

皮肤坏死是修复病例中的一个潜在问题(图 38-18)。若在分离前充分浸润并在术中重复(因为局麻药会很快消散),这种风险会大大降低。幸运的是,鼻尖皮肤坏死常常会随时间得到显著改善。医生不应过早地进行处理,因为鼻部良好的愈合能力最终可能会让这些处理变得多余。

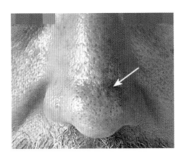

图 38-18　该患者在鼻修复术后出现了一小块组织坏死。大部分伤口在几个月内都恢复得相当好。需要磨削治疗的地方很少。进行瘢痕切除的可能性就更小了

充分浸润还能让鼻中隔穿孔的可能降到最低,而后者是鼻修复术中很重要的潜在风险。但是,通过最大程度的手术暴露(开放入路),拆解鼻部结构(劈开穹窿部,找到鼻中隔前角这个关键的解剖标志),术者通常能够剥离黏软骨膜并暴露中隔软骨。若出现穿孔,必须立即进行修补。如果缺口太大不能修补,术者至少应该在缺损处插入一片软骨。该处上皮组织非常丰富,即便两侧均裸露一般也能够借助移植物支架爬行过来,使得暴露的面积不至于过大。

鼻修复术后一个灾难性的并发症是鼻整形术后纤维化综合征[1]。简单来说就是多次鼻整形手术造成了多重内部瘢痕。每次后续手术的瘢痕会进一步损伤鼻部,导致其纤维化,失去外形,常常形成一个坚韧的瘢痕组织球,再也不能进行类固醇注射或手术治疗。这会很快造成不可逆的处境,所以说一定要遵循每次后续手术的创伤应该更小这一原则。

案例分析

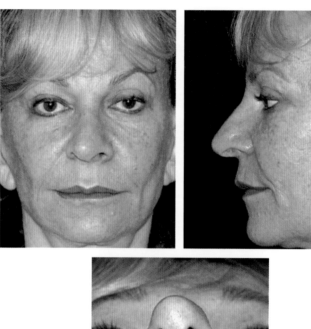

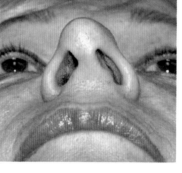

图 38-19

　　这位 57 岁的女性做过鼻部手术。她的主诉包括鼻部过长和歪鼻,气道阻塞以及外形不对称。相关查体发现其鼻部略长并向下旋转;鼻和鼻中隔向右偏;右侧鼻翼缘凹;基底位可见鼻尖不对称;中鼻拱薄弱;BR Ⅰ型(当 BR 鼻贴放置于鼻部中三分之一时,吸气改善);鼻尖表现点不明显。

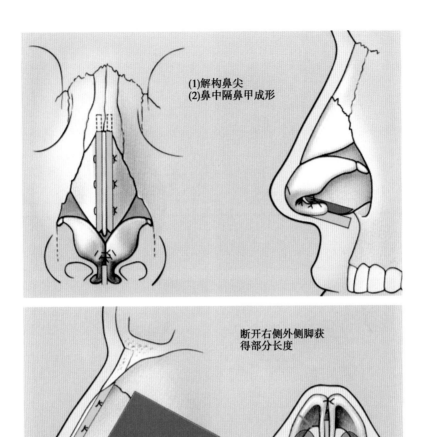

(1)解构鼻尖
(2)鼻中隔鼻甲成形

断开右侧外侧脚获
得部分长度

图 38-19(续)

术中,患者进行了:

1. 开放式入路

2. 鼻尖拆解(分离穹窿部和中间脚,从距离软骨下切口 6mm 处将上外侧软骨从外侧脚上释放)

3. 撑开移植物

4. 鼻尖缝合整形,包括横断右外侧脚使双侧外侧脚的长度对称

5. 鼻小柱支撑移植物

6. 鼻中隔尾侧端缩短

7. 鼻翼基底切除

8. 鼻中隔矫直(划痕,将鼻中隔重置于中线上,钟形缝合,上唇系带缝合)

9. 鼻翼缘移植物

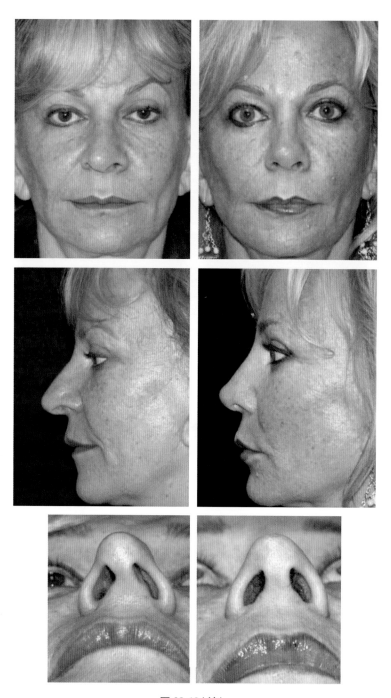

图 38-19（续）

　　该患者术后 14 个月随访可见鼻背美学线笔直,鼻部偏斜改善,侧面轮廓显示鼻尖位置合适,鼻部偏斜矫正在基底位视图中显示更为明显。

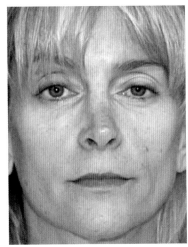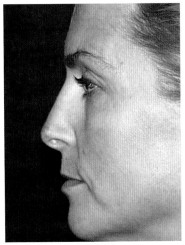
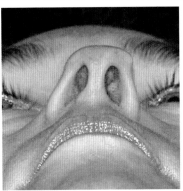

图 38-20

　　这名 43 岁的女性有过鼻整形手术史。她主诉包括左侧气道阻塞,鼻背坡度异常,歪鼻以及不对称等。相关查体发现其有歪鼻,BR Ⅲ型鼻部气道阻塞(BR 鼻贴置于鼻部中三分之一和鼻翼缘处时,吸气改善),鼻尖不对称,鼻背驼峰以及鼻翼缘薄弱。

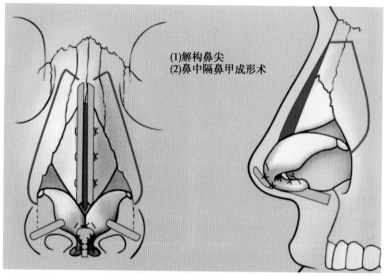

(1)解构鼻尖
(2)鼻中隔鼻甲成形术

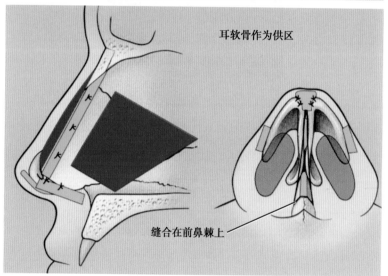

耳软骨作为供区

缝合在前鼻棘上

图 38-20（续）

术中,患者进行了:

1. 开放式入路

2. 鼻尖拆解

3. 鼻中隔整形,通过居中重置和缝合技术行鼻中隔矫直

4. 上唇系带缝合

5. 鼻尖整形

6. 鼻尖移植物

7. 鼻翼缘移植物

8. 撑开移植物

9. 外侧截骨

10. 鼻小柱支撑移植物

11. 鼻中隔软骨和耳软骨作为移植材料

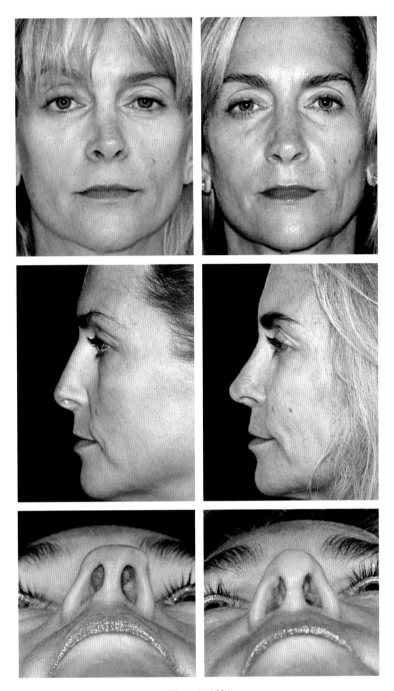

图 38-20(续)

　　该患者术后 17 个月随访显示鼻部偏斜得到矫正,侧面轮廓改善,鼻尖突出度和对称性改善。

要 点

- □ 每次后续鼻整形手术都原则上都应该比前次手术小,以防止进一步纤维化和鼻尖肥厚、外形不明显。
- □ 如果患者对给出的所有成像和模拟结果都不喜欢,那么该患者则不是手术的合适对象。
- □ 术者在试图塑造软骨时可能会破坏其整体性,这可通过锐利的切口拆解鼻尖来避免。鼻尖有活动度以后就能进行重建了。
- □ 外侧脚和鼻翼缘应进行解剖重建。如果术者采用软骨下缘切口(即外侧脚尾侧缘所在处),使用的鼻翼轮廓线移植物外形合适(如三角形),重建会变得非常容易。
- □ 如果撑开移植物不能矫正气道问题,术者应该怀疑上外侧软骨壁松弛并考虑跨越缝合或者薄盖板样的铺板移植物。
- □ 乙酸去氯加压素(desmopressin acetate,DDAVP)对保持术区干燥非常有效,还能让术后瘀血降到最低。
- □ 鼻中隔鼻甲骨折术是预防鼻甲切除术后创伤的安全方法。
- □ 早点将肋软骨切片,然后将其静置观察是否有任何卷曲发生,这样做可预防肋软骨卷曲或将其发生率降到最低。
- □ 术后可使用弹力胶带来改变鼻部愈合过程中的形状,对鼻尖肿胀特别有效;这是一种鼻矫形术。
- □ 躯体变形障碍是最受关注的患者潜在心理问题。寻求鼻整形的无业男性很可能是这种患者。

(杜奉舟 译,李战强 校)

参考文献

1. Gruber RP, Wall SH Jr, Kaufman DL, et al. Secondary rhinoplasty. In Warren RJ, Neligan PC, eds. Plastic Surgery, ed 3. London: Elsevier Saunders, 2013.
2. Gruber RP. Computer imaging and surgical reality in aesthetic rhinoplasty. Plast Reconstr Surg 116:922-923, 2005.
3. Gruber RP, Lin AY, Richards T. Nasal strips for evaluating and classifying valvular nasal obstruction. Aesthetic Plast Surg 35:211-215, 2011.
4. Gruber RP, Lin AY, Richards T. A predictive test and classification for valvular nasal obstruction using nasal strips. Plast Reconstr Surg 126:143-145, 2010.
5. Menger DJ. Lateral crus pull-up: a method for collapse of the external nasal valve. Arch Facial Plast Surg 8:333-337, 2006.
6. Roofe SB, Most SP. Placement of a lateral nasal suspension suture via an external rhinoplasty approach. Arch Facial Plast Surg 9:214-216, 2007.
7. Rethi A. Operation to shorten an excessively long nose. Rev Chir Plast 2:85, 1934.
8. Padovan IF. Combination of extranasal and intranasal approach in surgery of the nasal pyramid and nasal septum (decortication). Can J Otolaryngol 4:522-528, 1975.
9. Vogt T. Tip rhinoplastic operations using a transverse columellar incision. Aesthetic Plast Surg 7:13-19, 1983.
10. Gunter JP, Rohrich RJ. External approach for secondary rhinoplasty. Plast Reconstr Surg 80:161-174, 1987.
11. Friedman GD, Gruber RP. A fresh look at the open rhinoplasty technique. Plast Reconstr Surg 82:973-982, 1988.
12. Unger JG, Roostaeian J, Cheng DH, et al. The open approach in secondary rhinoplasty: choosing

an incision regardless of prior placement. Plast Reconstr Surg 132:780-786, 2013.

13. Gruber RP, Fox P, Peled A, et al. Grafting the alar rim: application as anatomical graft. Plast Reconstr Surg 134:880e-887e, 2014.

14. Gruber RP, Kwon E, Berger A, et al. Supratip-plasty: a completely cartilaginous tip complex to maintain nasal tip width. Aesthetic Surg J 34:34-44, 2014.

15. McMahon D, Lin A, Reddy V, Gruber RP. Rhinoplasty sizers. Aesthetic Plast Surg 36:72-76, 2012.

16. Gruber RP, Friedman GD. Suture algorithm for the broad or bulbous nasal tip. Plast Reconstr Surg 110:1752-1764; discussion 1765-1768, 2002.

17. Gruber RP, Nahai F, Bogdan MA, et al. Changing the convexity and concavity of nasal cartilages and cartilage grafts with horizontal mattress sutures: part II. Clinical results. Plast Reconstr Surg 115:595-606; discussion 607-608, 2005.

18. Gruber RP, Nahai F, Bogdan MA, et al. Changing the convexity and concavity of nasal cartilages and cartilage grafts with horizontal mattress sutures: part I. Experimental results. Plast Reconstr Surg 115:589-594, 2005.

19. Gruber RP. Suture techniques in rhinoplasty by use of the endonasal (closed) approach. Aesthetic Surg J 18:99-103, 1998.

20. Guyuron B, Behmand RA, Ramin A. Nasal tip sutures part II: the interplays. Plast Reconstr Surg 112:1130-1145; discussion 1146-1149, 2003.

21. Daniel RK. Rhinoplasty: a simplified, three-stitch, open tip suture technique. Part II: secondary rhinoplasty. Plast Reconstr Surg 103:1503-1512, 1999.

22. Gruber RP, Grover S. The anatomic tip graft for nasal augmentation. Plast Reconstr Surg 103:1744-1753; discussion 1754-1758, 1999.

23. Troell RJ, Powell NB, Riley RW, et al. Evaluation of a new procedure for nasal alar rim and valve collapse: nasal alar rim reconstruction. Otolaryngol Head Neck Surg 122:204-211, 2000.

24. Guyuron B. Alar rim deformities. Plast Reconstr Surg 107:856-863, 2001.

25. Rohrich RJ, Raniere J Jr, Ha RY. The alar contour graft: correction and prevention of alar rim deformities in rhinoplasty. Plast Reconstr Surg 109:2495-2505; discussion 2506-2508, 2002.

26. Daniel RK, Regnault P. Aesthetic Plastic Surgery. Boston: Little Brown, 1984.

27. Geissler PJ, Roostaeian J, Lee MR, et al. Role of upper lateral cartilage tension spanning suture in restoring the dorsal aesthetic lines in rhinoplasty. Plast Reconstr Surg 133:7e-11e, 2014.

28. Guyuron B, Behmand RA. Caudal nasal deviation. Plast Reconstr Surg 111:2449-2457; discussion 2458-2459, 2003.

29. Gruber RP, Kryger G, Chang D. The intercartilaginous graft for actual and potential alar retraction. Plast Reconstr Surg 121:288e-296e, 2008.

30. Gruber RP, Freeman MB, Hsu C, et al. Nasal base reduction: a treatment algorithm including alar release with medialization. Plastic Reconstr Surg 123:716-725, 2009.

31. Gruber RP. Nasal base reduction: an updated technique. Aesthetic Surg J 22:289-291, 2002.

32. Daniel RK. The role of diced cartilage grafts in rhinoplasty. Aesthetic Surg J 26:209-213, 2006.

33. Guyuron B, Afrooz PN. Correction of cocaine-related nasal defects. Plast Reconstr Surg 121:1015-1023, 2008.

34. Gunter JP, Cochran CS, Marin VP. Dorsal augmentation with autogenous rib cartilage. Semin Plast Surg 22:74-89, 2008.

35. Toriumi DM, Pero CD. Asian rhinoplasty. Clin Plast Surg 37:335-352, 2010.

36. Gruber RP, Melkun ET, Strawn JB. External valve deformity: correction by composite flap elevation and mattress sutures. Aesthetic Plast Surg 35:960-964, 2011.

37. Faber C, Larson K, Amirlak B, et al. Use of desmopressin for unremitting epistaxis following septorhinoplasty and turbinectomy. Plast Reconstr Surg 128:728e-732e, 2011.

38. Gruber RP, Zeidler KR, Berkowitz RL. Desmopressin as a hemostatic agent to provide a dry intraoperative field in rhinoplasty. Plast Reconstr Surg 135:1337-1340, 2015.

39. Abou-Sayed HA, Lesavoy MA, Gruber RP. Enlargement of nasal vault diameter with closed septoturbinotomy. Plast Reconstr Surg 120:753-759, 2007.

40. Belek KA, Gruber RP. The beneficial effects of postrhinoplasty taping: fact or fiction? Aesthetic Surgery J 34:56-60, 2014.

41. Gruber RP, Roberts C, Schooler W, et al. Preventing postsurgical dissatisfaction syndrome after rhinoplasty with propranolol: a pilot study. Plast Reconstr Surg 123:1072-1078, 2009.

达拉斯鼻修复术：全球大师的杰作

Secondary Rhinoplasty *by the global masters*

鼻中隔和鼻尖的修复手术

Wolfgang Gubisch

要 求进行鼻修复术的患者会有各种各样的鼻畸形。鼻中隔和鼻尖是产生畸形最常见的两个部位,也是患者常要求进一步手术修改的部位。设计一个综合方案对鼻修复术的成功至关重要,其中包括正确诊断畸形、确定潜在的结构异常、采用正确的手术操作方式矫正畸形,以及术后长期支撑固定等。本章着重关注鼻中隔和鼻尖这两个常见的畸形区域,并回顾一下修复术后远期效果较好的治疗方案和手术技术。

鼻中隔修复术

虽然鼻中隔是鼻部骨软骨支架的核心部分,但其重要性常被忽视。笔直的鼻中隔对于美学效果来说尤为重要,而鼻的良好功能,还要取决于其他的一些因素。歪鼻矫正的失败率高达30%,主要就是由于鼻中隔不够直。

我院近50%的患者曾在外院接受过鼻整形术,并要求进一步治疗改善。2010年,我们这里75%的鼻修复术患者要求做鼻中隔修复手术,其中25%有严重的鼻中隔畸形,需要行体外鼻中隔重建。这些结果表明在初次鼻整形术和再次鼻修复术中,针对鼻中隔畸形进行充分的手术处理是非常重要的。

患者评价

鼻中隔修复手术的挑战主要是鼻中隔关键结构变薄弱或缺失。术前评估不仅包括对外鼻的详细分析,也包括鼻内的详细检查。彻底详实的评估应该包括面部骨骼的整体对称性,鼻中轴线,鼻小柱轴线,以及鼻孔的对称性。触诊鼻中隔前端来判断鼻中隔尾侧端的强度、鼻中隔与鼻前棘(ANS)的关系、以及鼻前棘的位置。用棉签触诊鼻中隔可以揭示鼻中隔软骨或骨被去除的范围。进行 Cottle 测试,用玻璃探针扩张内鼻阀,观察有无鼻阀缺陷引起的功能障碍。鼻阻力测试,用于评估鼻中隔畸形带来的功能问题。

分析

当评估和治疗鼻中隔畸形时,Guyuron[1]的分类法很有用:

1 组:鼻中隔脱位后倾斜

2 组:局部偏曲,鼻中隔骨刺。

3 组:C 形前后偏曲。

4 组:S 形前后偏曲。

5 组:C 形头尾偏曲。

6 组:S 形头尾偏曲。

根据这种分类,第 3 ~ 6 组均没有直的支架,需要外科干预,进行鼻中隔前端重建。

检查中最重要的问题是"鼻子 L 形支架前端直么?"如果回答"不直",下一个问题:"鼻中隔有移位么? 鼻中隔直么? 有没有 C 形或者 S 形畸形? 哪些结构受到影响,背侧、尾侧鼻中隔还是都受到影响?"这些详细的术前检查,能指导我们针对现有鼻畸形选择合适的手术方式。

手术技术

鼻中隔前端移位

如果鼻中隔前端移位,就必须分析鼻前棘的位置。如果鼻前棘居中,医生可以松动鼻中隔,此时鼻中隔移位的原因往往是因为垂直方向上有多余的鼻中隔软骨,修剪这些多余的软骨,并将其牢牢固定在鼻前棘顶部。我常会在鼻前棘顶端中央凿出一条沟,将鼻中隔插入其中。另外,在旁边钻一个小孔,用不可吸收缝线将鼻中隔尾侧端经骨固定在鼻前棘上。这种方法避免了鼻中隔从中线上滑开,通过我的随访研究发现,在采用这个方法前有接近 10% 的案例会出现这个问题[2]。

如果鼻前棘不在正中线上,最佳治疗方案的选择就不同。如果鼻前棘有一部分在正中线上,用骨凿切除鼻前棘单侧移位部分,去除多余鼻前棘。余下部分位于正中线上,可以打孔经骨固定鼻中隔软骨。

如果鼻前棘整体移位,最有效的固定方式是通过打孔将鼻中隔软骨与鼻前棘侧侧重叠固定,使软骨位于正中线上。如果鼻前棘移位明显,这个方法就不足以把鼻中隔软骨固定在正中线上了。在这些严重的情况下,我用 Lindemann 钻把鼻前棘取下来,放在正中线上,并用成角的四孔微型板和微型螺钉将其固定。通常没有足够的空间将鼻中隔软骨直接固定在移位的鼻前棘上,只能与微型板固定。

鼻中隔尾侧边缘畸形

鼻中隔背侧结构笔直,但尾侧边缘畸形(5、6 组鼻中隔畸形)的患者,可以通过软骨划痕矫正畸形部分。但是,软骨划痕不能保证鼻中隔尾侧端永远都是直的。复发的风险很高。因此,我认为软骨划痕往往需要联合夹板固定。

　　有很多不同的夹板固定方法。我一般喜欢用又直又薄的垂直板。垂直板采集下来后,用圆柱形转头打磨光滑并尽可能多钻一些孔。这样可以轻松地缝合到变形和做过划痕的鼻中隔前端,纤维组织会向内生长,稳定这个结构。或者采用笔直的软骨片作为夹板,但修复患者的鼻中隔软骨往往不足,这样就很难找到合适的移植物。如果软骨量足够,在大多数案例中可以采用鼻中隔延伸移植物,不仅仅可以使畸形的鼻中隔软骨尾侧变直,还可以采用榫槽法来矫正鼻尖。

鼻中隔延伸移植物

　　目前有很多关于鼻中隔延伸移植物的技术。在不对称鼻畸形的修复术中,我常喜欢采用侧侧固定来增加稳定性。用 8 字缝合端端固定可能会更对称,但在鼻修复术中很少使用,因为稳定性太差,不足以对抗瘢痕挛缩的力量。加用延伸撑开移植物可以使固定更牢固,但也会增加软骨轮廓显形的风险。

鼻中隔尾侧端部分切除置换

　　鼻中隔尾侧弯曲可以部分切除后用更直的软骨替代。这类似于"局部交换技术",但不是 Most[3] 描述的改良体外鼻中隔重建术,因为每个体外技术的主要挑战的基础是包括键石区在内的鼻中隔背侧重建。体外鼻中隔重建就意味着要将鼻中隔整体取出,在体外调直后,再植回体内。

双层耳甲腔软骨移植(三明治移植)

　　如果鼻中隔又短又直,已经被重建,没有多余材料可用于鼻中隔延伸移植,双层耳甲腔软骨移植(三明治移植)可以提供足够的鼻尖支撑。这个技术对鼻中隔前端过度切除的患者也有效。双层耳甲软骨移植(三明治移植)完全符合鼻中隔尾侧端的榫槽方式。

　　所有技术都是为了给鼻尖提供更好的支撑,这是鼻整形术要达到很好的美学功能效果所必需的。

背侧结构畸形

　　如果畸形局限于鼻中隔背侧结构(第 3、4 类鼻中隔畸形),可以采用不同的方法。我会采用 3 种不同的技术把背侧结构矫直:
1. 在畸形的软骨凹面划痕,在鼻中隔背侧放入延长型撑开移植物作为夹板
2. 用水平褥式缝合矫直鼻中隔,再用延长型撑开移植物获得额外支撑
3. 采用体外鼻中隔重建矫正严重鼻中隔畸形

　　鼻中隔背侧也可以采用软骨划痕和夹板,特别是用撑开移植作为夹板固定时。如果获取的鼻中隔软骨不能提供足够的移植物材料时,就需要用肋软骨。我常会取第 9、10 肋,将它纵向切成条状,厚约 2.5 ~ 3mm,用软骨砧板(麦迪康公司)雕刻。这样可以制作厚度为 2.5mm、2.0mm、1.5mm 和 1.0mm 的软骨条。根据患者的面部特点,我常采用 1.5mm 和 2.0mm 的厚度来制作撑开移植物。

体外鼻中隔重建

如果鼻中隔畸形严重,我常采用体外鼻中隔重建。这个技术包括取出所有剩下的鼻中隔,如果可能最好是一整块,来重建一个笔直的新鼻中隔。重建后回植入鼻部[4]。在鼻修复术中,鼻中隔前端大部分已经被去除,因此鼻中隔修复重建实际上需要重建牢固的鼻中隔前缘,以及坚实笔直的背侧结构。其目的是塑造一个平整坚硬的 L 形支撑,与鼻骨、上外侧软骨(ULCs)和鼻前棘固定。King 和 Ashley[5]最早提出这个想法,随后在 20 世纪 80 年代,Rees[6]也重新提起这个方法。我用这个技术约有三十多年了,经过多次修改,形成了一套用于矫正严重鼻中隔畸形的安全、有效、可靠的流程[4]。

新鼻中隔重建

我现在只采用开放式入路,这种方法手术视野显露和操作都是最佳的。在鼻中隔重建术中,这种入路能使新鼻中隔能通过较小的经骨钻孔精确固定在上外侧软骨、鼻骨以及鼻前棘上。重塑笔直新鼻中隔的方法取决于鼻中隔畸形程度和余量。

如果鼻中隔尾侧端严重歪斜,就需要将其切除。然后将剩下的鼻中隔旋转 90 度,把之前骨软骨连接处变成新的背侧端,原来的鼻背变成新的尾侧缘。根据之前鼻中隔大小很容易测量出所需要的尺寸。因为骨软骨连接处总会有足够的长度,很适合做背侧的重建。然而,因为其较厚,可以使用圆柱形磨头将其打薄。然后在主要由骨组成的背侧结构处打孔,使之能够固定撑开移植物。在所有体外鼻中隔重建术中我都会使用撑开移植物,特别是在重建内鼻阀和固定新鼻中隔时。或者使用自体组织撑开瓣,但这项技术挑战性更大。

为了避免撑开移植物与骨性区域固定,我会在骨软骨连接前方采集 5mm 鼻中隔软骨。我会以软骨膜为蒂,留下一条软骨作为单侧撑开移植物。其对侧的撑开移植物则从剩余软骨上另取一条。

如果很难获得足够的鼻中隔软骨用于做出直的 L 形支撑,可以将畸形软骨的片段折叠固定到带孔的筛骨垂直板上进行移植。在筛骨上多钻点小孔便于缝合固定,让血管和纤维组织向内生长。或者使用 PDS 板。我喜欢用 0.5mm 的带孔薄片。当使用 PDS 板时,鼻中隔黏膜必须完好无损。在鼻修复案例中,由于解剖难度很大,要考虑到使用 PDS 板失败的风险也会增加。[7]

Gruber[8]等人建议可以用水平褥式缝合拉直这些弯曲的软骨,代替折叠和夹板固定的方法。

在极少数情况下,鼻中隔软骨完全缺失,我会用骨性鼻中隔来重建大小合适的新鼻中隔。做一片纸样厚度的薄骨片,用圆柱形钻头打磨,再钻几个孔便于固定,也能通过纤维组织的长入促进组织血管化和增加稳定性。通过钻孔,也可以经鼻中隔贯穿缝合,再增加鼻中隔稳定性。

当骨或软骨都不能重建稳定、坚固的 L 形支撑时,就需要用双层耳甲软骨或者肋软骨采集移植物来重建新鼻中隔。

用耳软骨做坚固的 L 形支撑移植物时,需要从双侧耳甲腔采集。我们常通过耳后入路,把整个耳甲腔取下来采集耳软骨。用多排连续缝合将双侧耳甲腔软骨背对背缝合。我用改良 Aiach 钳(麦迪康公司)在水平对称的方向上固定两块移植物,用 4-0PDS 短直针缝合。移植物缝合完成后,这个双层扁平的三明治样移植物坚固而笔直,能进一步修剪成 L 形支撑。

如果耳甲腔软骨已经在之前手术中已经被用掉,我会用肋软骨来重建 L 形支撑。从第 9 或者第 10 肋软骨上采集 6～7cm 笔直的软骨片,然后在雕刻板上纵向劈开,制作 2mm 或者 2.5mm 厚的软骨条。

把两条软骨缝合在一起作鼻背横梁。两条软骨要切得长度足够,并把第三条软骨放置在其间固定,作鼻小柱支撑移植物。这个技术可以建立一个笔直坚固的软骨支架,因为采用了层压工艺,软骨不会变弯。

或者使用一种改良的双层肋软骨移植物,将其中一条移植物设计为延长型撑开移植物,另一条尾侧末端固定在鼻小柱支撑移植物后方,防止脱位。该技术可防止鼻尖区域过厚。

在重新植入新鼻中隔之前,需先弄直骨性鼻锥。我首选内侧截骨术,用 Lindemann 钻完成旁正中直线截骨,同时去除可能干扰鼻骨理想定位的骨组织。骨凿不能充分完成此操作。

采用低到低外侧截骨联合内眦水平的横向截骨,松动外侧壁。该截骨术经皮肤入路。用锋利的 3mm 截骨刀插入时,首先要避开骨浅面的血管以防出血。经皮入路可以限制钝性力量的传递,降低多发性骨折的风险,其他方法常会出现这个并发症。截骨线起始点在 Webster 三角下方,沿着鼻面沟上行到内眦水平线终止。我一般都采用连续截骨。接着,沿着内眦水平线切开骨性鼻锥。将松动的骨片移动到理想位置。矫正骨性鼻锥后,就可以重新植入新的鼻中隔。移植物固定是整个过程中最重要的环节,这是关系手术成败的关键。

将新鼻中隔放在两侧上外侧软骨之间,暂时用针固定。部分案例用针经皮固定,能达到更好的固定效果。首先,用两到三针间断水平褥式缝合从一侧上外侧软骨穿过,再依次穿过新鼻中隔和另一侧的上外侧软骨。

重建键石区后,接着重建软骨鼻背。医生用眼睑拉钩暴露鼻骨后,在鼻骨上缘钻个孔。由于盲视下用导管通过鼻骨的钻孔到对侧进行横向固定的操作难度太大,我改变方法,用十字交叉形固定,在 45°方向上插入一个 4-0 弯针通过钻孔尾侧,让它穿过对侧上外侧软骨,这比试图在鼻骨的钻孔中寻找针尖要简单许多。缝针沿着侧壁勾回来,用同样方法在同侧重复一次。两缝线在同侧打结。像这样沿着两侧壁平行缝合能有更好的稳定性。

固定的第三步是鼻前棘。鼻前棘位置的选择对鼻基底面上的对称性尤为重要。用

Lindemann 钻在鼻前棘横向穿孔,经骨固定。另外在前鼻棘上纵向开一条槽,把鼻中隔放入此凹槽内。鼻背的最终高度取决于 L 形支撑的长度。在手术设计时,我常留出富余量,以便于在术中修剪出理想的长度来获得最佳侧面轮廓。通过钻孔与软骨不同部位固定,至少固定 3 次。用这个方法固定后,脱位的风险明显降低。

鼻背凹凸不平

尽管手术细致小心,术后仍可能出现凹凸不平的情况,特别是鼻背。用圆柱形钻可以将不平整的地方打磨平滑。我采用同种异体阔筋膜来掩饰可能出现的不平整,已经超过 16 年。在这段时间内,我没有观察到任何问题,但是要注意,使用之前要在抗生素溶液里浸泡一会。但是,有一些患者会拒绝使用同种异体材料,这种情况下,我首选游离颗粒软骨(FDC)。将多余的软骨捣碎,用植皮刀片制成很细微的颗粒,这样就可以通过结核菌素注射器像推浆糊一样将软骨推出。先缝合经鼻小柱切口后,通过软骨下缘切口将 FDC 注射到鼻背,用手指塑形。过量的软骨可以挤压出来,通过软骨下缘切口吸走,然后缝合关闭该切口。

为了增加稳定性,我会用短克氏针反复穿过鼻中隔进行连续水平褥式缝合。当用 PDS 来做水平褥式缝合时,组织会发生慢性刺激反应,于是我更换成快吸收材料。这种额外的固定会穿过黏膜和软骨,仅用在有鼻中隔软骨或者耳甲腔软骨的地方,因为这两种软骨都保留有软骨膜,可预防感染。如果采用肋软骨重建鼻中隔尾侧端时,我们不会采用这种缝合,因为在这些案例中,我们遇到了移植物的感染。这主要因为肋软骨缺乏软骨膜这个保护层。包扎时,常用两层硅胶片做夹板固定,加上包含丁苄唑啉和庆大霉素溶液的泡沫包扎 2~3 天。

用弹力胶布维持鼻形,用熟石膏塑形并向上延伸到前额,环形绷带固定 2 周。

调整

我通过体外鼻中隔重建矫正复杂的鼻中隔畸形,观察到的术后返修率是 5%~7%。主要原因是鼻背不平整。

为了改善效果,我将回植鼻中隔的固定技术进行了改良。我现在将其固定到上外侧软骨,并在鼻骨上钻孔,采用十字交叉技术或者经皮经骨进行固定(Haack 缝合)。

很多年来,我用同种异体阔筋膜让鼻背更平整。但由于其昂贵的价格和患者不太青睐这种材料,我现在的标准做法是用游离颗粒软骨(FDC)。

并发症

最多见的晚期并发症和用 PDS 缝线作跨鼻中隔褥式缝合有关。这些案例中,PDS 缝合线的吸收时间较长导致患者出现可疑的感染现象。我们应用局部抗生素药膏成功对其进行控制。因为这个并发症,我们现在改用快吸收缝线。

鼻尖修复术

鼻尖手术是鼻整形手术中非常有挑战性的部分。现代鼻整形术的发展也包括鼻尖手术的观念转变,从以前的软骨切除或者横断的破坏性手术到如今的结构软骨保留技术,包括缝合技术和移植技术等。

由于鼻尖成形术的流程中有许多挑战,医生必须做详细的术前分析,根据患者的个体差异,制定可行的鼻尖矫正方案。鼻尖整形术会遇到的问题可以用三角架理论来解释。[9]我主要关注 3 个参数:突出度、旋转度和鼻尖轮廓。在以往鼻整形术后继发的最常见畸形中,这些参数都会收到影响,鹦鹉嘴畸形就是失败鼻整形术后形成的典型改变。这个畸形最常见的原因是失去了鼻尖支撑后鼻尖下垂,导致鼻尖突出度降低,旋转度不够,以及鼻尖轮廓欠佳。当然其他因素也可能导致这个畸形,比如鼻中隔前角切除不足,瘢痕挛缩使鼻尖坍塌,或者瘢痕诱发鼻尖上区组织臃肿;但是,这些因素相对来说没有那么重要。

患者评价

在鼻修复手术中,就算对鼻尖畸形做很详尽的临床分析,也许仍不能分清形成畸形结构的潜在原因。鼻尖的框架——下外侧软骨(LLCs)的结构隐藏在皮肤和瘢痕组织下。前次手术的手术记录对寻找鼻尖畸形形成的原因常没啥帮助。详细询问患者鼻尖畸形是如何发生的以及发生的时间,反而可以得到一些线索。

评价鼻尖畸形由两个步骤组成,观察和触诊。

我通过观察来发现鼻尖、鼻翼和鼻孔的不对称。检查是否存在鼻翼夹捏或者回缩。以及鼻小柱是否存在畸形。侧面观,评估鼻尖和鼻背的关系,来决定是否存在鼻尖下垂或者悬垂,这类畸形常因鼻尖缺乏支撑引起。

鼻中隔前端是鼻尖支撑的主要悬挂结构,用手指触诊膜性鼻中隔来评估其力量。也可以通过用手指向后按压鼻尖来确认。用玻璃探针测试鼻翼硬度,来评价鼻翼坍塌的可能性。我也会用玻璃探针代替 Cottle 试验检查内鼻阀。

鼻尖突出度是指从鼻翼沟到鼻尖的距离。[10]在鼻整形术中不能充分降低鼻尖突出度往往是由于术前分析不到位造成。在这些案例中,最常见的错误是仅仅关注因驼峰引起的鼻背过度突出,然而患者却是包括鼻尖在内的全鼻整体突出度过高。

手术技术

恢复正常解剖

鼻修复手术矫正的基本原理是重建原有的正常解剖。软组织罩在一定程度上会随着深层的软骨结构走,因此对于下外侧软骨和鼻中隔前端被过度切除的患者来说,一个强有力且坚固的重建必不可少,这不仅仅能实现良好的功能恢复而且也能达到很好的美学效果。

鼻尖过度突出

榫槽法

现代鼻整形术的观念强调对软骨结构的保留多于破坏。在鼻尖突出度轻度过高的情况下,我常常用榫槽法下推技术来降低鼻尖[11]。用这个技术,可以改变内侧脚和鼻中隔尾侧缘之间的关系。将内侧脚下推,用5-0可吸收线固定在鼻中隔尾侧缘的新位置上。在一些案例中,可能会切除多余的内侧脚踏板。

当鼻中隔尾侧缘长度不够时,可以采用鼻中隔延伸移植物使其到达内侧脚水平,便于应用榫槽法[12]这个技术效果可靠,但鼻尖会变硬。

或者,鼻中隔尾侧端平行于尾侧边缘切开,保留与上颌骨的连接,下推到期望的位置。用延长型撑开移植物固定,降低鼻中隔尾侧缘的高度。(T. Marten 的个人经验)

重叠技术

我喜欢用重叠技术降低鼻尖突出度,这在下文中称为滑行技术[13,14]。这项技术主要有两种方法:内侧和外侧重叠。为达到降低鼻尖突出度、向头侧旋转以及鼻缩短的目的,可采用外侧重叠技术。这种情况下,重叠方式应该平行于外侧脚纵轴。重叠软骨与纵轴有偏差可能导致反作用,比如鼻延长,反向旋转鼻尖等。相反,内侧重叠主要用于鼻延长。内侧重叠技术用于矫正内侧脚与中间脚之间连接处的弯曲。

鼻尖突出度不足

鼻尖突出度不足需要用相反的方法来矫正。有时通过穹隆间或者穹隆贯穿缝合缩窄穹隆,即可矫正轻度畸形。跨越缝合还可以加强该作用。外侧脚窃取技术可以加强外侧脚,增加鼻尖突出度。

改良的榫槽技术可用于矫正严重畸形。用这个技术将内侧脚向头侧推移,固定在鼻中隔尾侧缘、鼻中隔延伸移植物更或者是稳定的鼻小柱支撑移植物上,如双层耳甲腔软骨移植物。再通过额外的移植物可以进一步增加鼻尖突出度。加长的盾形移植物能增加鼻尖突出度,但会使鼻延长、软骨轮廓明显。[10]可以通过鼻尖盖板移植物达到相似的作用。为了避免软骨显形,我常用额外的软组织移植物覆盖这些软骨,这些软组织多取自鼻穹隆间、同种异体筋膜或者游离颗粒软骨。

鼻尖旋转度

除了鼻尖突出度不足之外,鼻尖旋转度不够导致效果不满意的患者也可能会提出再次进行鼻尖修复术。鼻可能过短或者过长,这取决于鼻尖的旋转方向。下外侧软骨或者鼻中隔尾侧端过度切除后可能导致鼻尖支撑减弱。因此,失去鼻尖支撑可能导致鼻尖下垂或者鹦鹉嘴畸形。相反,瘢痕挛缩会导致鼻尖过度旋转和收缩,可能使鼻尖向上移位。在一些案例中,可能会发现不对称畸形导致单侧退缩。

重新定位下垂的鼻尖,必然需要重建足够的鼻尖支撑。这可以通过运用不同的移植物或者缝合技术实现。其中最有效的技术是榫槽法。当鼻中隔过长时,内侧脚可以直接固定在鼻中隔前缘上。按照Cerkes[15]描述那样将黏膜与鼻中隔缝合。

鼻中隔前端的调直与重建

如果鼻中隔前缘太薄弱或者已经被过度切除,我会使用鼻中隔延伸移植物来加强或者重建鼻中隔前端。这里同样可以运用榫槽法。我常采用侧对侧法固定鼻小柱延伸移植物来维持稳定性,特别是在瘢痕组织严重的修复案例中,强调稳定性比绝对对称更为重要。运用双侧耳甲腔软骨移植物是个可靠的替代方案。将每块耳甲软骨凸面相对缝合在一起,组合成为一个牢固而笔直的移植物,应用于鼻中隔尾侧缘。在这个位置作为鼻中隔延伸移植物固定到鼻中隔,或者作为鼻小柱支撑移植物单独放置。也可以用两个延长型撑开移植物来固定。尽管这个技术可以延长鼻子,但没有恢复鼻翼的正常解剖位置。Gruber等[16]建议要重建缺失的软骨或者间隔软骨。将下外侧软骨与上外侧软骨剥离开后,将鼻前庭皮肤瘢痕切除,经过充分松解,这时鼻翼才能恢复正常解剖位置。下外侧软骨和上外侧软骨之间的缺失可以用间隔软骨移植物填充,并和这两块软骨均固定。

增加鼻尖旋转度

鼻缩短(将鼻尖向头侧旋转)可能比鼻延长简单,需要克服瘢痕组织的挛缩,特别是黏膜挛缩的限制。榫槽法很适合增加鼻尖旋转度。或者也可采用缝合技术。我常用向前或者向后的鼻尖悬吊缝合。鼻尖向前悬吊的更好,效果更精确可靠。把5-0 PDS线固定到鼻中隔背侧,把缝线末端向下拉倒鼻小柱前面,正好在鼻尖下小叶处,这里是大多数情况下最需要向上提的位置。之后,通过放在鼻前庭皮肤和内侧脚之间的套管引导缝合。将鼻部皮肤向后拉开,把鼻尖悬吊到预定位置。系紧缝线,固定悬吊,再将皮瓣重新放回。

鼻尖悬吊缝合是用向后悬吊联合外侧脚跨越缝合。做外侧脚跨越缝合后,再用缝线将整个鼻尖复合体固定到鼻中隔背侧。最后打结固定完成,将鼻部皮瓣重新放回。与鼻尖向前悬吊相比,这种方法减少了对鼻尖悬吊程度的评估机会。

当设计的旋转度较小时,我采用重叠技术。外侧重叠技术往往能增加鼻尖旋转度,而内侧重叠技术能降低鼻尖旋转度。

改善鼻尖轮廓

初次鼻整形术要求最多的是鼻尖轮廓的改进。大多数患者要求鼻尖缩窄,这对于皮肤很厚的患者可能会有些问题。为了达到这个目标,一些医生会去除大部分的下外侧软骨。然而去除软骨不但不会缩窄鼻尖;事实上还会减少鼻尖的支撑,最终导致鼻尖下垂、扁平或者鼻尖变圆。因此,下外侧软骨过度切除后需要的重建技术复杂,取决于切除的量,以及可用的软骨材料性质。在这些情况下,需要充足的自体移植物。鼻中隔软骨是一个供区选择。但是,其软骨量有限,特别是已经做过鼻中隔整形术的患者,大部分的鼻中隔已经被切掉。

如果鼻中隔软骨不能用,重建下外侧软骨的第二个供区选择是肋软骨。尽管其软骨量很充足,但采集移植物比较费力,要求两个组同时进行来缩短手术时间,供区还会导致患者的不适。Toriumi[17]指出一些患者会因为供区皮肤会遗留至少 2~3cm 长的瘢痕而拒绝使用肋软骨。但是,有经验的医生极少出现严重并发症,肋软骨能提供充足有效的软骨量,特别是在鼻修复术中。肋软骨可以分成很多软骨条,在软骨切割板上(麦迪康公司)将肋软骨切割成合适的厚度。

耳软骨是另一个移植材料的选择。其形态决定了耳软骨不能用于重建下外侧软骨,但双层耳甲腔软骨移植物可以用来作鼻小柱支撑移植物或鼻中隔延伸移植物,对鼻尖支撑效果很好。

下外侧软骨的重建

我用五种不同的方法重建下外侧软骨。

弯曲技术

我将鼻中隔软骨条的基底缝合在一起作为鼻小柱支撑移植物,在穹隆区域弯曲软骨转向外侧,在正常解剖位置将其固定到前庭皮肤处。为了使软骨更容易弯曲,我用圆柱形钻头将穹隆区域的软骨打薄。尾侧结构用穹隆间和/或穹隆贯穿缝合塑形,用外侧脚跨越缝合调整形态。也可以用耳软骨,虽很容易弯曲但很难达到两侧对称。

因为切割器和圆柱形钻头能有效地打薄软骨,肋软骨也可以用于弯曲法。和鼻中隔软骨比起来,肋软骨可以制备得更长更宽,能增加支撑结构的稳定性。

划痕技术

当弯曲可能导致穹隆软骨部分断裂时,在软骨需要弯曲的背侧表面划一些裂痕,接着通过缝合来进行鼻尖塑形。

穹隆分离技术

当移植物弹性不足,不能弯曲时可以使用穹隆分离技术;比如钙化的肋软骨在弯曲时可能断裂。这与垂直穹隆分离类似。在这种情况下,穹隆区域通过缝合直接成形。

板条移植物技术

只有在外侧脚被切除,中间脚仍保留的情况下,最好用板条移植物或者外侧脚支撑移植物替代外侧脚,使其向外侧延伸。

劈开移植物技术

如果用于重建的软骨很厚,尾侧端可以用作鼻小柱支撑移植物,头侧段可以垂直劈开,这样可以重建双侧中间脚。于是,只需要短的板条移植物就能替代缺失的外侧脚。

鹦鹉嘴畸形

鹦鹉嘴畸形被看作是鼻整形失败的典型特征之一。基于我团队每年超过 200 例的鼻修复术,我们发现这个畸形最常见的原因是下外侧软骨被过度切除,因鼻中隔前端被削弱或过度切除导致的鼻尖支撑不足。

当患者皮肤较厚,即使重建了合适的尾侧框架结构后,鼻尖上区较厚的瘢痕皮肤不能充分收缩,导致鹦鹉嘴畸形。鹦鹉嘴畸形是框架结构和皮肤罩的大小失衡引起的。只有二者匹配,都达到正常才行:不管是增加框架结构的尺寸,还是缩小皮肤罩。增加支架会导致鼻子更大,这通常是不受欢迎的。在这些情况下,我会做鼻尖上区的皮肤切除。在鼻尖上区的正中线上棱形切除多余的皮肤。用 11 号刀片切除皮肤,伤口边缘尽量对齐,避免缝合时产生张力。表皮不缝合,用 6-0 PDS 反向深层缝合真皮。甚至在皮肤较厚、皮脂腺丰富的患者,伤口愈合还可以。于是,在 34 位患者中,我团队观察到术后出现不可接受的瘢痕只有 4 例(该研究未发表)。但是,这个方法在女性患者中限制较少,因为她们可以通过化妆品来掩饰可见的瘢痕。

调整

从 2013 年到 2014 年,我初次鼻整形术后一年的返修率是 2.1%。其中有 50% 是鼻尖畸形修复。

我的患者 50% 以上都是鼻修复。在 2013 年到 2014 年的 378 例鼻修复术中,不论是初次手术矫正不充分还是之前的手术未处理,有 72% 的患者要求修复鼻尖畸形。

患者最关心的是鼻尖下垂、鼻尖上区丰满或者鹦鹉嘴畸形。修复术第二大常见因素是鼻尖不对称导致的长期球状畸形。

并发症

鼻尖修复常需要部分或者全部重建软骨支架结构。如果采用肋软骨重建,鼻尖会比患者期望的那种小而精致的形态更宽。而且水肿时间也会更久。当长期球状鼻尖与深层软骨支架结构有关时,在术后 1 年通过圆柱形钻头将软骨支架打薄,修复鼻尖。

为预防持续性水肿,我建议患者在术后 3 周拆除辅料后夜间继续包扎 3 个月。为防止鼻尖再次下垂,我用鼻尖悬吊缝合或者榫槽技术,常合用鼻中隔延伸移植物。

最严重的并发症是将厚皮肤削薄或者用缝线预防死腔形成后,导致的鼻尖上区坏死。如果坏死的范围小,患处可以用油纱覆盖;伤口愈合后,可以行磨皮术。皮肤坏死严重时,需伤口清创,行全厚皮片移植。在磨皮术后,皮肤颜色和质地可以与周围的组织接近。

案例分析

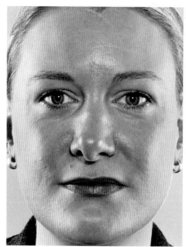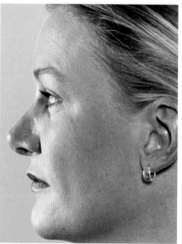

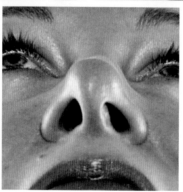

图 39-1

患者,女,35 岁,历经几次失败的鼻整形手术。正面观:歪鼻、倒 V 畸形、鼻小柱歪斜、鼻中隔从鼻前棘上脱位到左侧鼻前庭、鼻孔不对称、双侧鼻翼退缩。侧面观:鼻小柱悬垂、骨性鼻背过度切除、鼻尖过度突出。

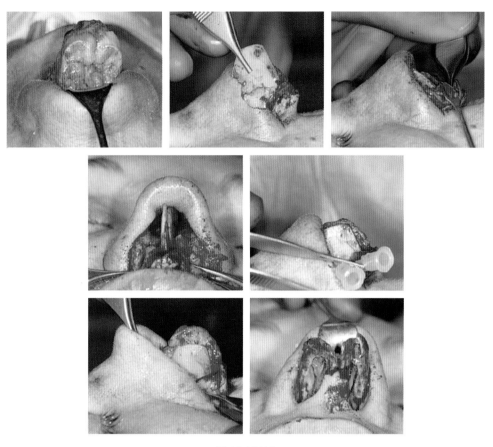

图 39-1(续)

　　采用开放入路行鼻修复。在无力而不稳的鼻中隔尾侧端可见广泛的纤维瘢痕组织覆盖。因此,保留 15mm L 形支撑,从四边形鼻中隔后方采集一片软骨,作为鼻中隔延伸移植物缝合在鼻中隔尾侧。在鼻前棘横向钻孔,将鼻中隔尾侧端基底缝合在鼻前棘的中线上。为矫直鼻背 L 形支撑,在左侧第九肋采集一条 8cm 长肋软骨,沿对角线切成 1.5mm 宽的软骨条,用作延长型撑开移植物。除了调直中鼻拱外,放置延伸撑开移植物可以稳定鼻中隔延伸移植物,消除倒 V 畸形。采用内侧旁正中和经皮低-低外侧截骨以及横向截骨矫正骨锥。鼻尖突出度不足时,可以用外侧脚重叠技术和内侧脚榫槽技术固定在鼻中隔延伸移植物上,消除鼻小柱悬垂。左侧板条状移植物和不对称的鼻翼缘轮廓线移植物,用来矫正鼻尖不对称、塑形和加固鼻翼缘。剩下的软骨细细地切碎,作为盖板移植物以平滑鼻背。

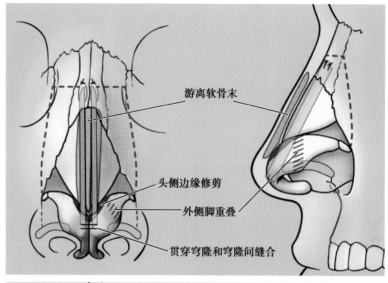

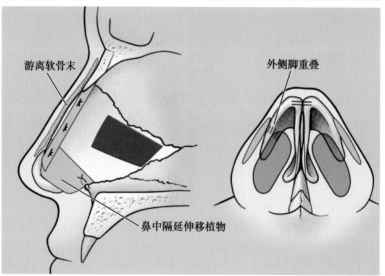

图 39-1(续)

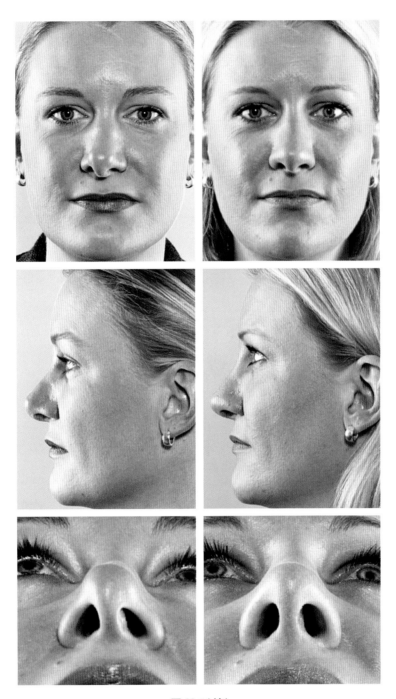

图 39-1(续)

　　患者术后 8 个月。正面观:鼻子直,鼻背美学线平滑。侧面观:鼻背直,鼻小柱悬垂得到矫正。鼻基底面观:鼻小柱直,鼻尖轮廓好,鼻孔对称。

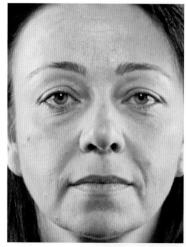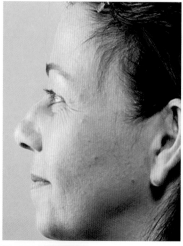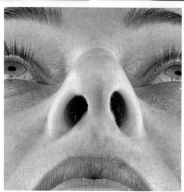

图 39-2

患者,女,42 岁,做过一次鼻整形,调整过一次后,仍然要求做鼻修复。她鼻背偏斜、突出度过高,鼻尖突出度不足,鼻小柱歪斜、鼻中隔前缘向左侧脱位,四边形鼻中隔偏向右侧。另外,鼻尖圆钝、鼻孔不对称。侧面观:鼻尖过圆,鼻背突出度过高,鼻根过低。

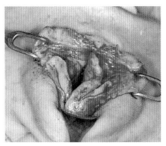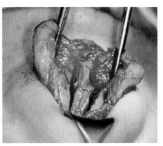

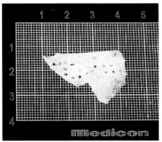

图 39-2（续）

采用开放入路。首先,将鼻中隔背侧降低 2mm,接着用带孔的筛骨薄片将弯曲的鼻中隔软骨进行矫正。采用内侧旁正中和经皮低-低外侧截骨和横向截骨矫正骨锥,用自体撑开瓣加宽内鼻阀、重塑鼻背美学线轮廓。用游离的颗粒软骨充填鼻根、进一步细化鼻背,同时充填了软三角。

从右侧耳甲腔内采集耳软骨制备三明治移植物,并缝合到内侧脚上支撑鼻尖。在固定之前,切除中间脚的畸形部分,矫正鼻孔不对称。剩余部分端端缝合到三明治移植物上。采用外侧脚跨越缝合。然后用盾形移植物增加鼻尖突出度、加强鼻尖支撑。

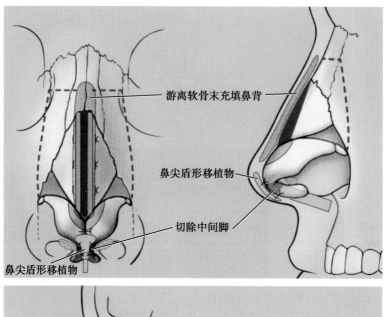

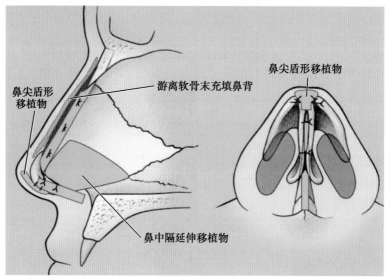

图 39-2 (续)

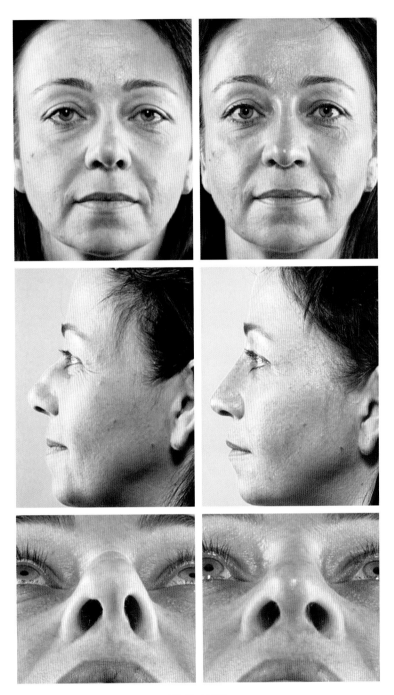

图 39-2（续）

　　患者术后 9 个月。正面观,鼻背直,但因面部不对称,鼻未处于正中线上。鼻背美学线平滑。侧面观:鼻背直、鼻尖形态好。鼻底观:鼻孔对称。

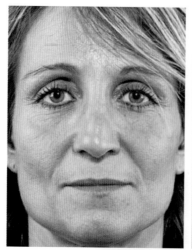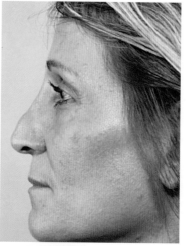
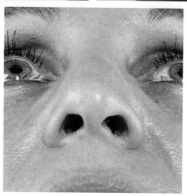

图 39-3

　　患者,女,44 岁,曾在国外行鼻中隔成形术,要求修复。她有严重的鹦鹉嘴畸形,鼻尖不对称、右侧突起,鼻背凹凸不平,鼻尖支撑不足、突出度不足,鼻中隔穿孔。

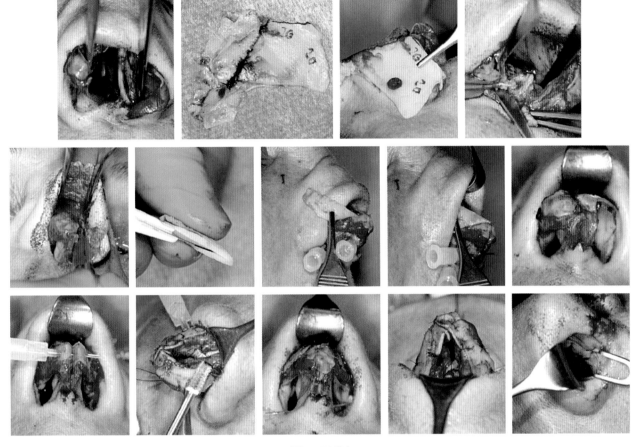

图 39-3（续）

　　术中，发现鼻中隔前端过短、垂直方向过长，导致鼻中隔尾侧偏向左侧，左侧鼻中隔骨刺。因此，手术中取出整个鼻中隔，并将其旋转 90°，将骨软骨连接处形成新的鼻背，原鼻中隔背侧则成为新的尾侧缘。将调整后的鼻中隔重新植入鼻中隔穿孔处，黏膜缝合后，实现了解剖重建。因为骨软骨连接处常常很厚、内鼻阀宽度足够，不需要单独应用撑开移植物。光是把回植的鼻中隔固定到上外侧软骨还不够，因为它们太短了，必须要与鼻骨固定。

　　从右鼻骨背侧开始，尽可能多地在新鼻中隔背侧邻近的鼻骨上钻孔。用一个 4-0 弯针穿过右侧的钻孔，以及骨性鼻背。在对侧的接触点，在左侧鼻骨上最后钻一个孔。用这个方法将新的鼻中隔回植固定到鼻骨上又快又简便。

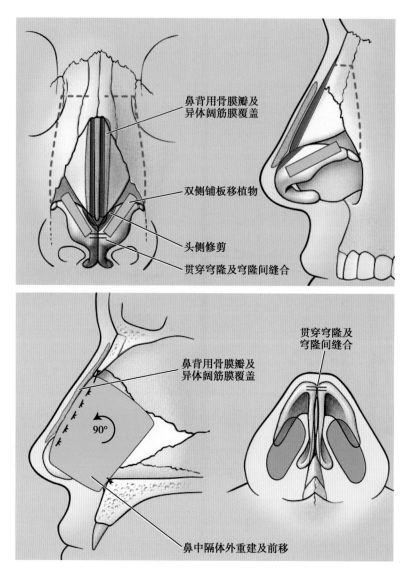

鼻背用骨膜瓣及
异体阔筋膜覆盖

双侧铺板移植物

头侧修剪
贯穿穹隆及穹隆间缝合

鼻背用骨膜瓣及
异体阔筋膜覆盖

贯穿穹隆及
穹隆间缝合

90°

鼻中隔体外重建及前移

图 39-3（续）

　　固定后,鼻中隔尾侧在垂直方向上变短,恰好能够放入鼻前棘处预先凿好的凹槽中。在鼻前棘处水平钻孔以便于与鼻中隔尾侧缝合固定。然后进行双侧旁正中截骨、经皮低-低外侧截骨和横行截骨。在新鼻背浅面,用预先制备好的软骨膜以及同种异体筋膜覆盖掩饰重建的软骨。放置鼻小柱支撑移植物,用贯穿穹隆缝合塑造鼻尖轮廓。将较厚的鼻中隔软骨劈开,作为两侧的板条移植物矫直薄弱的外侧脚,使鼻翼变得较强劲有力。然后进行外侧脚跨越缝合和鼻尖悬吊缝合。最后为防止新结构出现瑕疵,在鼻尖上应用软组织移植物。黏膜下切除鼻甲。

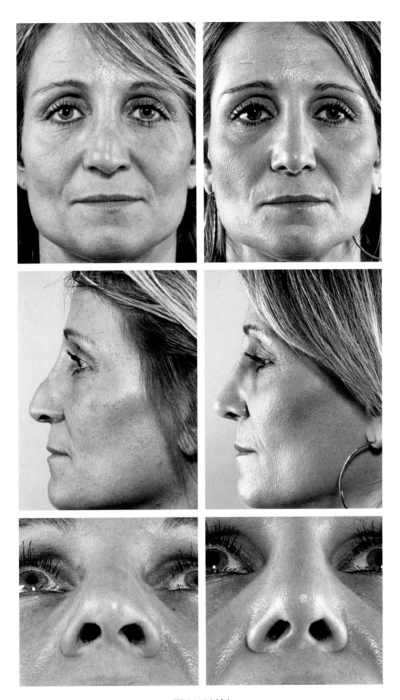

图 39-3(续)

　　患者术后 12 个月。正面观:鼻背直,鼻背美学线平滑,鼻尖对称度好。侧面观:鼻背直,鼻唇角合适。鼻底观:鼻尖轮廓佳,形态对称。

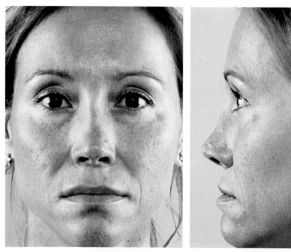

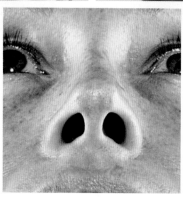

图 39-4

　　患者,女,41 岁,因鼻气道阻塞和外观不满意,要求行鼻修复。查体发现因鼻中隔前端被过度切除形成短鼻畸形,以及中鼻拱塌陷形成的鞍鼻。左侧鼻翼退缩,上颌骨发育不全。

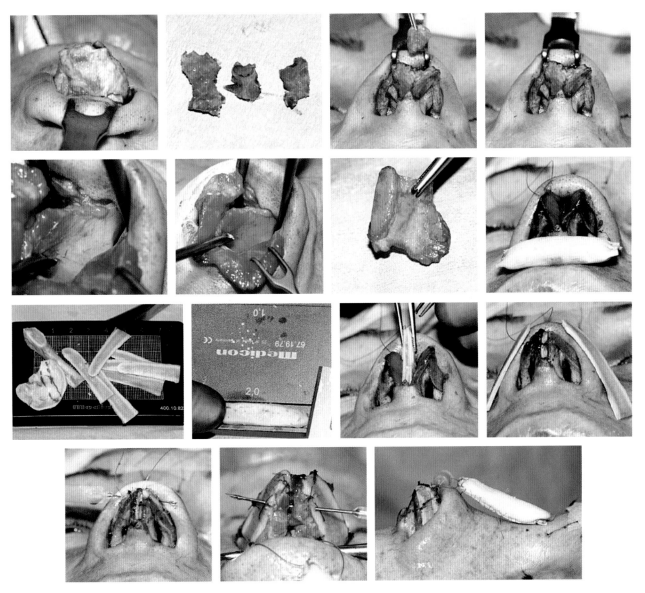

图 39-4(续)

　　开放式入路鼻修复，术中发现双侧外侧脚全部缺失和大部分中间脚缺失。鼻中隔前端残余部分严重偏斜，形成的鼻中隔过高畸形阻塞左侧鼻气道，鼻中隔中段畸形。鼻中隔背侧被过度切除，埋在畸形的上外侧软骨下面，双侧下鼻甲肥大。

　　在黏膜下部分切除肥大的下鼻甲，改善气道通气，切除成角的高位鼻中隔偏曲。但是，已被过度切除的软骨鼻背变得薄弱且不稳定。取右侧耳甲腔软骨和第九肋软骨，用自体肋软骨制备两块 1.5mm 厚的延长型撑开移植物来扩大和加强中鼻拱。取鼻中隔后侧制备鼻中隔延伸移植物稳固延长后的鼻尖。

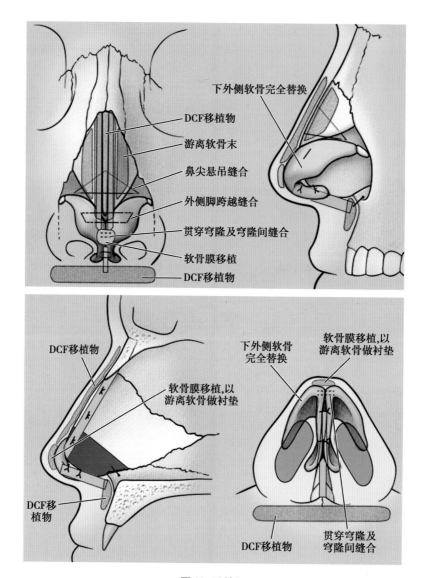

图 39-4（续）

　　用 1mm 薄的肋软骨条制作下外侧软骨替代移植物,并通过贯穿穹隆缝合、外侧脚跨越缝合和鼻尖悬吊缝合塑形。用耳甲腔软骨制作双层鼻小柱支撑移植物,并将内侧脚以榫槽法固定在上面。用两个同种异体阔筋膜包裹的颗粒肋软骨移植物充填切牙骨前和鼻背。接着,用软骨膜覆盖鼻尖支架,将细颗粒软骨注射到皮下轮廓不光滑处加以修饰。

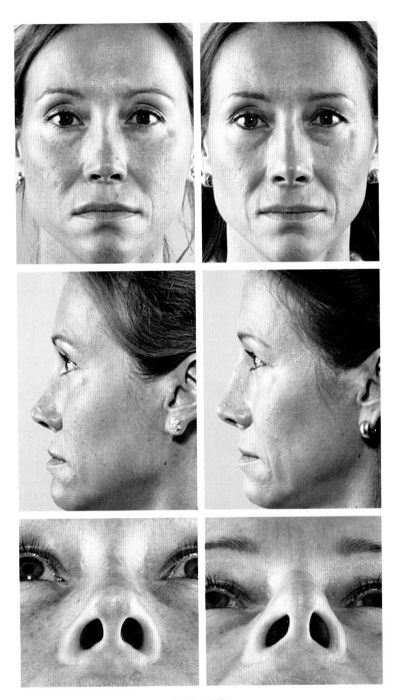

图 39-4(续)

　　患者术后 14 个月。正面观:鼻背宽度与平滑的鼻背美学线一致。侧面观:鼻背直,鼻唇角合适。鼻底观:鼻尖轮廓好,鼻孔形态可。

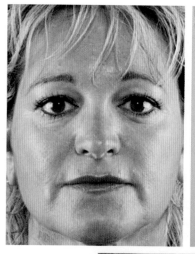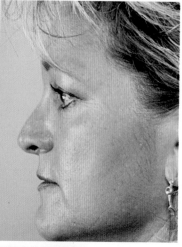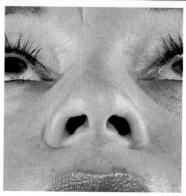

图 39-5

患者,女,45 岁,前次鼻整形术后产生严重鹦鹉嘴畸形。鼻根很低,鼻小柱偏斜,鼻孔不对称。鼻锥过宽,鼻背过高。

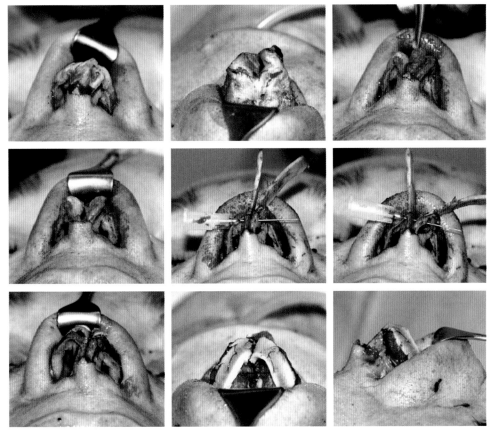

图 39-5（续）

　　开放入路鼻修复，术中发现双侧外侧脚被整体切除，右侧中间脚被部分切除。通过修剪鼻中隔和打磨骨性驼峰降低鼻背之后，进行内侧旁正中截骨和经皮低-低外侧截骨和横向截骨缩窄鼻锥。采集右侧耳甲腔软骨和第九肋软骨。用肋软骨制备双侧撑开移植物。修剪鼻中隔尾侧，放置一块有力的鼻小柱支撑移植物。使用肋软骨薄片制作下外侧软骨替代移植物。通过穹隆间缝合塑造穹隆形态；用外侧脚跨越缝合控制鼻孔外张。用颞筋膜包裹耳甲腔软骨颗粒充填鼻背。

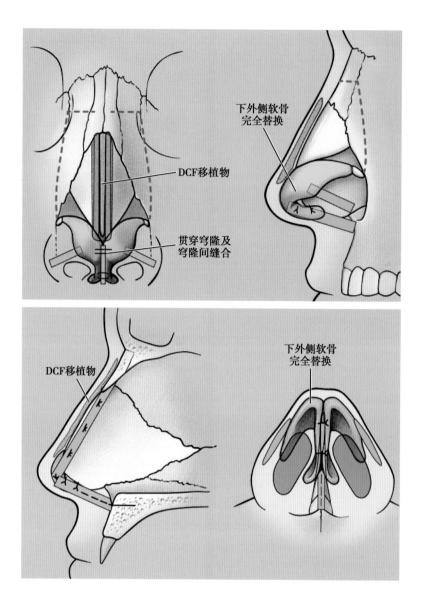

图 39-5（续）

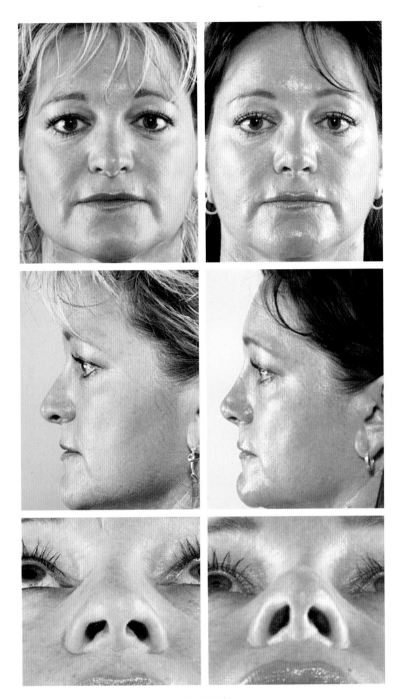

图 39-5(续)

　　患者术后 34 个月。正面观:鼻背直。侧面观:鼻背直,鼻尖位置适中。鼻底观:鼻小柱直,鼻孔对称。

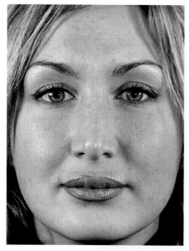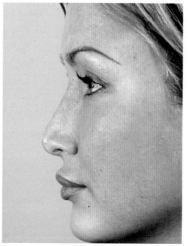

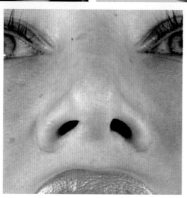

图 39-6

　　患者,女,27 岁,曾行 2 次鼻整形术,鼻尖圆钝、挛缩、形态不佳;鼻孔不对称,用力吸气时外鼻阀塌陷;鼻锥宽大。

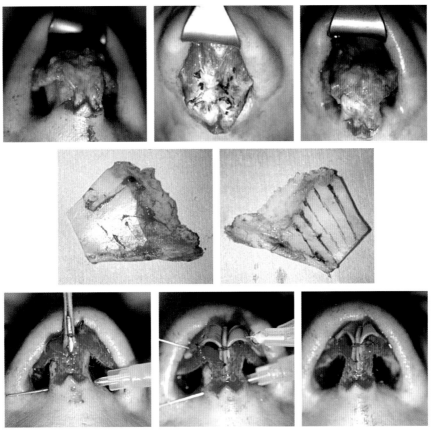

图 39-6（续）

　　开放式入路鼻修复,术中可见下外侧软骨被过度切除。采集一大片鼻中隔软骨,保留 15mm 宽 L 形支撑,将软骨雕刻成 5 条。其中一条用作鼻小柱支撑移植物,两条制作成撑开移植物用于加宽狭窄的内鼻阀,剩余两条用来重建下外侧软骨支架。固定了鼻小柱支撑移植物后,把两条软骨缝合固定在其上方。将其弯曲后重建缺失的穹隆,并将其缝合到残留的外侧脚和前庭皮肤上。用圆柱形钻头将穹隆部分的软骨打薄,便于移植物的弯曲。用外侧脚跨越缝合联合鼻尖悬吊缝合塑造新的支架,并悬吊固定鼻尖位置。用内侧旁正中和经皮低-低外侧截骨加横向截骨缩窄鼻锥后,用同种异体阔筋膜覆盖鼻背移植物。

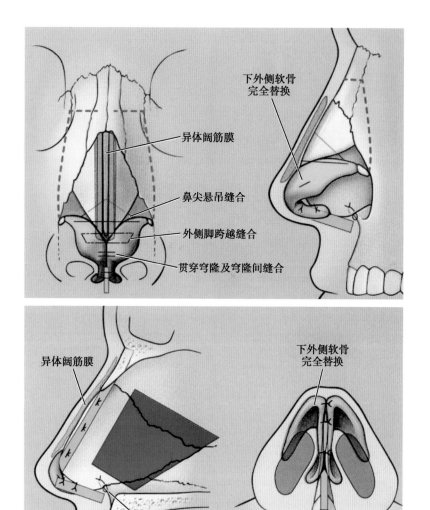

下外侧软骨
完全替换

异体阔筋膜

鼻尖悬吊缝合

外侧脚跨越缝合

贯穿穹隆及穹隆间缝合

异体阔筋膜

下外侧软骨
完全替换

鼻中隔固定在前鼻棘上

图 39-6（续）

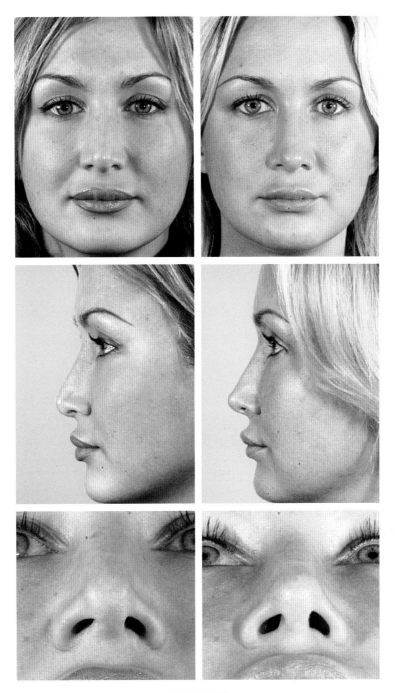

图 39-6(续)

　　患者术后 8 个月。正面观:鼻背直,鼻背美学线光滑。侧面观:鼻背直,鼻尖形态好。鼻底观:鼻孔对称性明显改善。

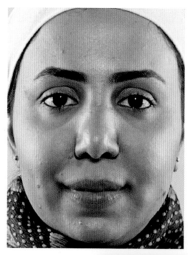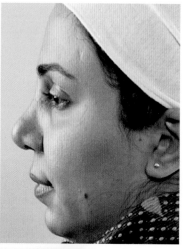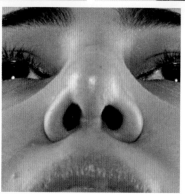

图 39-7

　　患者,女,33 岁,鼻整形术后 12 个月,要求修复,鼻部曾注射多种不明注射物质。目前鼻尖下垂、呈现鹦鹉嘴畸形,鼻背被过度切除,鼻小柱退缩。之前多次鼻整形手术以及填充物注射后引起的脓肿形成使皮肤瘢痕明显。取双侧耳软骨备用。

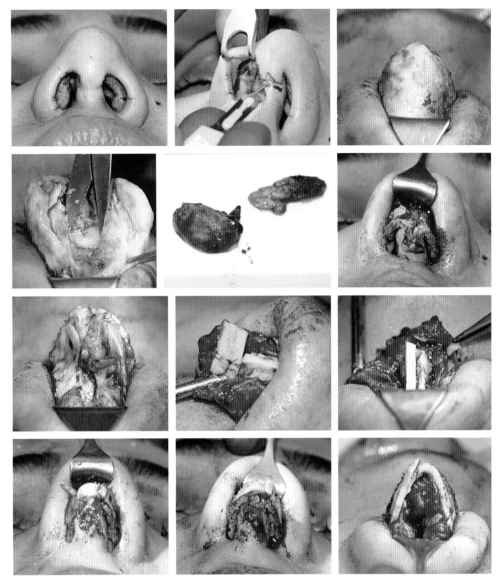

图 39-7(续)

开放式入路鼻修复,切口按照退缩的鼻小柱瘢痕设计。在皮下发现异常组织广泛分布于小碎片状的鼻中隔软骨旁,可能会引起双侧鼻道堵塞,这些组织可能是之前注射形成的。下外侧软骨也被切除。

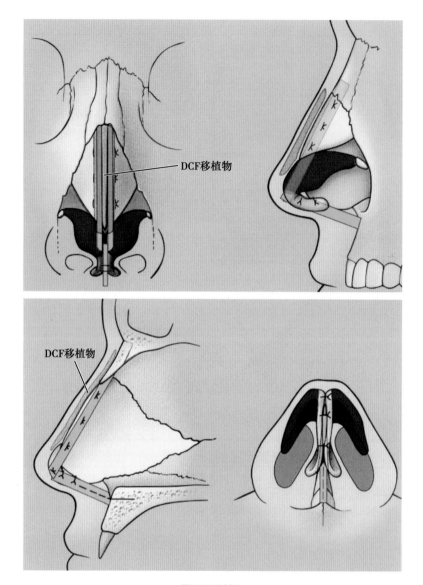

图 39-7（续）

取第九肋软骨备用。用肋软骨制备双层延伸撑开移植物重塑鼻中隔背侧。并将该移植物固定到肋软骨雕刻的鼻小柱支撑移植物上。同样,尾侧支架和外侧脚也用坚实的肋软骨制备,并用圆柱形钻头将软骨打薄,便于软骨弯曲。软骨全部固定后,用颗粒肋软骨-同种异体阔筋膜(DCF)覆盖。把 DCF 移植物按照需要的形态进行塑形,多余的软骨则可以从尾侧端挤出并抽吸走。

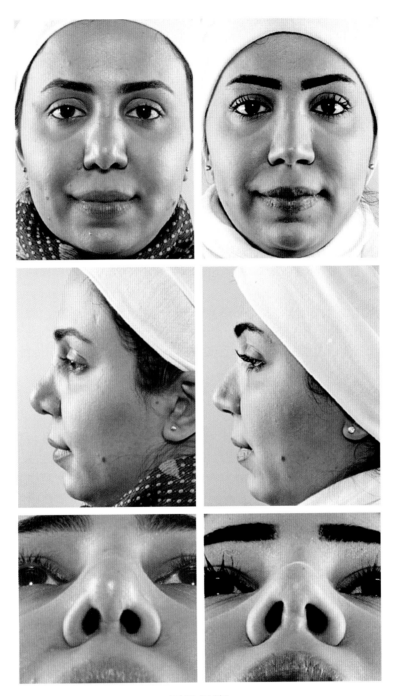

图 39-7（续）

　　患者术后 17 个月。正面观：鼻背直，鼻背美学线光滑，鼻尖形态好。侧面观：鼻背直，鼻唇角、鼻面角适中。之前鼻尖悬垂的形态得到矫正。鼻底观：鼻尖圆钝得到矫正，鼻尖夹捏畸形得到改善。

要　　点

- 尽管鼻中隔笔直是良好的功能和美学效果所必需的,但是矫正歪鼻的失败率高,主要还是因为鼻中隔矫正不足。
- 如果鼻中隔前端没有在正中线上,需要仔细分析哪些结构会受到影响,这决定了术中畸形矫正的方案。
- 体外鼻中隔重建用于修复严重的鼻中隔畸形。包括取出残余的鼻中隔,如果可能的话尽量整块取出。将其重建成一个笔直的L形支撑后,就可以重新放回鼻部。
- 在鼻中隔重建术中,开放式入路能精确固定新的鼻中隔,通过很小的经骨钻孔不仅仅与上外侧软骨,也能和鼻骨及鼻前棘进行固定。
- 即使手术操作细致小心,仍然可能出现鼻背的不规则。这种情况可以通过圆柱形钻头来打磨,采用自体或同种异体阔筋膜或者像面团样的极小颗粒状软骨来进行遮盖。
- 鼻修复术中评价鼻尖的三个常用的参数:突出度、旋转度和轮廓。
- 在初次鼻整术后,鹦鹉嘴畸形是最常见的畸形,也是鼻整形失败的典型特征。这个畸形最常见的原因是失去了鼻尖支撑后鼻尖下垂,导致鼻尖突出度降低,旋转度不够,以及鼻尖轮廓欠佳。
- 鼻尖悬垂的复位理所当然包括重建鼻尖支撑。需要运用不同类型的移植物或者缝合技术。最有效的技术是榫槽技术。
- 下外侧软骨过度切除后需要的重建技术复杂,取决于切除的量,以及可用的软骨材料性质。在这些情况下,需要充足的自体移植物。
- 鼻修复手术矫正的基本原理是重建原有的正常解剖。软组织罩在一定程度上会随着深层的软骨结构走,因此对于下外侧软骨和鼻中隔前端被过度切除的患者来说一个强有力且坚固的重建必不可少,不仅仅能实现良好的功能恢复而且也能达到很好的美学效果。

（田怡 译,李战强 校）

参考文献

1. Guyuron B. Rhinoplasty. Edinburgh: Elsevier, 2012.
2. Gubisch W. The extracorporeal septum plasty: a technique to correct difficult nasal deformities. Plast Reconstr Surg 95:672-682, 1995.
3. Most SP. Anterior septal reconstruction. Arch Facial Plast Surg 8:202-207, 2006.
4. Gubisch W. Treatment of the scoliotic nose with extracorporeal septoplast. Facial Plast Surg Clin N Am 23:11-22, 2015.
5. King ED, Ashley FI. The correction of the internally and externally deviated nose. Plast Reconstr Surg 10:116-120, 1952.
6. Rees TD. Surgical correction of the severely deviated nose by extramucosal excision of the osseo-cartilagenous septum and replacement as a free graft. Plast Reconstr Surg 78:320-330, 1986.
7. Fuchshuber GF. Komplikationen bei der Nasenseptumrekonstruktion mit Polydioxanfolie. Inaugural dissertation at the Medizinischen Fakultät Mannheim of the Ruprecht-Karl Universität, Heidelberg, 2003.
8. Gruber RP, Chang E, Buchanan E. Suture techniques in rhinoplasty. Clin Plast Surg 37:231-243, 2010.
9. Gunter JP, Yung LY. The tripod concept for correcting nasal-tip cartilages. Aesth Surg J 24:257-260, 2004.

10. Daniel RK. Mastering Rhinoplasty. Heidelberg: Springer, 2004.

11. Kridel RW, Scott BA, Foda HM. The tongue-in-groove technique in septorhinoplasty. A 10-year experience. Arch Facial Plast Surg 1:246-256; discussion 257-258, 1999.

12. Davis RE. Revision of the overresected tip/alar cartilage complex. Facial Plast Surg 28:427-439, 2012.

13. Foda HM, Kridel RW. Lateral crural steal and lateral crural overlay: an objective evaluation. Arch Otolaryngol Head Neck Surg 125:1365-1370, 1999.

14. Gubisch W, Eichhorn-Sens J. The sliding technique: a method to treat the overprojected nasal tip. Aesthetic Plast Surg 31:772-778, 2008.

15. Cerkes N. Nasal tip deficiency. Clin Plast Surg 43:135-150, 2016.

16. Gruber RP, Kryger G, Chang D. The intercartilagenous graft for actual and potential alar retraction. Plast Reconstr Surg 122:326, 2008.

17. Toriumi DM. Toriumi's approach. In Rohrich RJ, Adams WP Jr, Ahmad J, et al, eds. Dallas Rhinoplasty: Nasal Surgery by the Masters, ed 3. St Louis: CRC Press, 2014.

达拉斯鼻修复术：全球大师的杰作

Secondary Rhinoplasty *by the global masters*

常见鼻修复缺陷及其合理矫正

Ali Totonchi ■ *Bahman Guyuron*

考虑到影响鼻整形效果的因素之多,手术效果欠佳,返修多也就并不奇怪了。修复手术有可能是为了解决因为初次鼻整形的技术导致的小瑕疵,也有可能是很大的缺陷。在很多方面对鼻修复患者的处理和初次鼻整形患者是完全不一样的,表现在技术上有挑战,设计和操作中精度要求更高等。在整个过程当中,医生的情商也同样重要,可以给予患者所必需的情感支持[1-5]。医生必须清楚地了解患者的关注点,找出问题,并确定相应的解决方案,同时设定现实的目标和期望值。必须全面了解可能出现的问题——哪里有坑?怎么避开?只有了解这些才能够实现手术目标。在本章中,主要讨论初次鼻整形和鼻修复中,在患者评估、手术设计、技术细节以及术后护理方面的差异。

患者评价

和初次鼻整形患者相比,鼻修复患者的问题常更明确。这些患者花了更多的时间来评判她们的鼻子的外观和功能。因为现在是数字时代,网络上有大量的信息,很多患者会在互联网上搜索关于鼻整形方面的信息,有时除了科普文章,甚至还会在咨询前检索专业文献。而且她们也会经常去征求其他整形医生的意见,结果,患者来的时候都已经带着成型的想法,甚至用专业的医学术语对畸形进行了命名。有些人甚至对如何去修复这些畸形,提出了非常具体的技术指导。

一定要注意患者是如何去解释这些不满意,以及她们表达关注点的方式,这些能够帮助我们去了解患者是不是完美主义者,她们的期望值在哪里?这样能够帮助主刀医生更好地确定患者是否会对手术结果满意。例如,一个病人说他或她以前的医生"把鼻子全毁了",但是检查时只发现一些小瑕疵,这种人无论你怎么修复,她也不会满意的。相反,假如有一个患者的鼻子连专业医生都已经看不下去了,她还在帮忙为上一次手术医生做解脱,这样的患者对于术后修复满意的可能性就会比较大。

许多患者寻求初次鼻整形前都没有意识到自己的呼吸问题,所以她们不会主动提供任何关于呼吸问题的信息。仔细观察可以发现,这些患者用口呼吸,鼻腔检查可显示气道阻塞。这些患者不抱怨呼吸的主要原因是她们已经习惯了，没有对比。但是鼻修复患者会普遍意识到自己存在呼吸问题，都认为它和之前的手术有关。这些患者会有一个明确的比较，如果她们的气道稍有不顺，就能感觉得到。导致气道问题的常见情况包括内鼻阀或外鼻阀改变，瘢痕组织形成，下鼻甲和上外侧软骨向内移，或者以上因素联合出现。[6-8]

和初次鼻整形的患者比起来，鼻修复患者对于即将到来的手术会更恐惧，也会更纠结，更没有耐心。因为初次手术中经历了不好的体验，所以她们对于医疗团队会持更为负面的态度。因此，重建信任就是一个艰巨挑战。为了扭转这种逆境，医生必须展示出更多的同情心，并且通过识别和描述不和谐之处，对于这些缺陷产生的原因作出详尽的解释，来重建其信心。

和初次手术的患者比起来，鼻修复患者需要的咨询时间会更长，因为当中有些人会花很大一部分时间，试图找出之前的手术到底是哪个地方出问题了？一定要把患者的注意力拉回到目前的问题上，千万不要去评论上一次的手术和医生。这些修复医生没有根据的评论，可能会唤起或加剧患者对初次手术团队的愤怒。如果能耐心解释鼻整形有多困难、多复杂，在大多数情况下很难达到完美等等，这样还可能会避免潜在的法律纠纷。只是根据患者带有情绪的陈述，就随意发表意见或去贬损之前的医生，这样不公平，也不合适。作为一名医生，一定要了解倾听患者叙述时，弦外之音的作用。要避免所有有意或无意的表情、翻眼、扮鬼脸，或蔑视的手势。如果没有对之前的手术相关的所有事实完全了解之前，就不要去作出任何的专业判断。

应尽一切努力说服患者回到以前的主刀医生那里。这是一种专业的礼貌，对患者的经济上也有好处。但是，患者的利益高于一切。所以，如果患者不愿意再找之前的医生，或者之前的医生的技术水平未知或可疑，理应让一个更有经验的或能力更强的医生来担起这副重担。在这种情况下，应获取以前的手术记录，并通过体检证实。术前必须评估鼻中隔软骨切除和鼻甲切除的大小。

咨询鼻修复和分析整个面部并不冲突，因为其他的面部特征如前额突出或后缩、颏部畸形、颧骨发育不全，上颌骨或下颌骨畸形等，均可能是导致患者不满意的因素。[9]这些五官特征的不协调，如果会对鼻整形术后效果带来影响，也要提醒患者注意并用文字记录下来。但是也没有必要坚持在鼻整形之前，或一起对这些畸形进行矫正。

患者的期望值必须现实，而且没有受到深层心理状态的影响，这样术后无论手术结果如何，患者的满意度都不至于太糟。但是如果畸形比较微小，而又过度担忧的情况必须要引起关注，对这些患者需要进行仔细的评估，以排除体像障碍。让患者在1到10的范围内对鼻畸形进行评分（其中10是一个完美的鼻子），并将其与医生打出的分数进行比较，这样有助于发现那些就算手术效果很好，术后仍然不满意的患者。如果医生和患者之间的分数差到3～4分，在进一步了解患者的关注点和期望值之前，不再建议进一步做手术。

体检与常见问题

在评估所有鼻整形患者时，首先要观察皮肤的厚度，这是重要的第一步。因为皮肤厚，皮脂腺多，可能会是初次鼻整形失败的重要原因，这些患者并不适合做外部的皮肤切口。处理皮肤厚、皮脂腺丰富的患者时，最好在手术前请皮肤科医生会诊，以降低皮脂腺的活性。常会用维 A 酸、异维 A 酸治疗这种情况。然而，手术应推迟 3 至 6 个月，等治疗完成后，以减少手术引起的增生性瘢痕或出血增加。在这些患者身上常很难获得令人满意的鼻尖表现点。在手术之外，还应采取适当措施，以实现更佳的鼻尖表现点。要预防死腔，因为其会被血液充盈，之后被瘢痕或纤维脂肪组织替代，这些都会阻碍鼻尖表现点的形成，并导致鹦鹉嘴畸形。

鼻修复的患者可能鼻背会较薄，这可能是因为初次手术时没有在骨膜下进行剥离，而是在皮下剥离的缘故。在这些患者中，当祛除鼻背驼峰时，一些有价值的软组织也被去除了。在皮肤薄的患者中，很容易看到鼻背的不平整。利用一层软骨膜、筋膜或真皮片，可以充填软组织，克服这个缺陷。用假体充填鼻背是皮肤变薄的另一个原因。这些患者假体表面的皮肤可能会发乌，天冷时加重。可以通过在鼻背皮下增加软组织进行改善。

一些鼻修复患者的鼻部皮肤会有毛细血管扩张，手术后可能还会加重。需要提醒这些患者这个问题，可能必须通过激光或光子治疗这种手术后不良的皮肤外观。初次手术中瘢痕欠佳，可能也会是修复手术中出现愈合问题的指标。

需要从鼻根到鼻最下方对外鼻进行系统检查，以找到所有的瑕疵。常会发现鼻根过浅，而导致从前额到鼻背的过度不良（图 40-1）。鼻根也可能会过深，这是因为初次手术时矫正不足，或对畸形根本未做矫正。鼻根过度切除非常少见，因为大多数没有经验的医生也会很难加深鼻根。

鼻骨的不对称或凹凸不平是患者不满意最常见的理由之一（图 40-2）。在最佳的鼻整形术后，应该有一个阴影从眉毛优美地过渡到鼻尖。在效果欠佳的患者，会看到鼻背美学线的变形，或在它们后方还有另外一条线。这个鼻背上额外多出来的线条，常是因为做外侧截骨时过于靠前的结果（图 40-3）。上外侧软骨也可能出现不对称，这是由于单侧过度切除，或更常见的一种情况下，由于鼻中隔前段偏斜引起（图 40-4）。

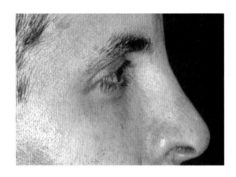

图 40-1　鼻根祛除不足

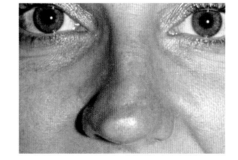

图 40-2　初次鼻整形后鼻骨不对称的患者正面观

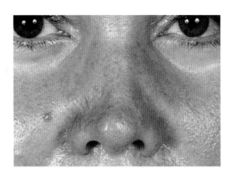

图 40-3 由于外侧截骨过度靠前导致的阶梯畸形

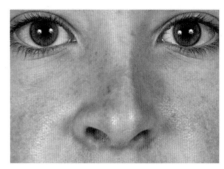

图 40-4 因为鼻中隔前段的偏斜,导致的上外侧软骨不对称外观

中鼻拱过度切除可能导致倒 V 畸形的外观。这是由于上外侧软骨向内侧移位或塌陷引起(图 40-5)。随着对这个问题的认识提高,通过利用撑开移植物,降低了倒 V 畸形的发生率。这种塌陷通常不会出现在术中或术后早期。根据皮肤厚度不等,这个问题可能会在手术后几个月到几年内显现出来。

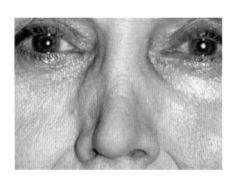

图 40-5 倒 V 畸形

鼻尖畸形可能从轻微的瑕疵如穹隆不对称等,到整体不协调和完全变形[11]。鼻尖突出度不足需要修复的另一种常见问题。不成比例的鼻尖宽度也是一个常见的问题。鼻翼缘悬垂或鼻翼缘退缩也是一种失衡现象,需要做鼻修复。

鼻翼基底宽度不成比例也会导致不满意。鼻尖上区畸形(图 40-6)会因为鼻背切除不足或过度切除,中鼻拱过度切除,鼻尖突出度不足(假性畸形),或这些因素的综合作用导致。[12]如前所述,在鼻中隔尾侧端切除可能导致死腔形成,蓄积血液和体液后,促进瘢痕形成和纤维化,并最终鼻尖上区形成丰满表现。

鼻唇角偏钝(鼻过度缩短)是在 20 世纪 70 年代和 80 年代早期进行鼻整形的标志,而今天则是鼻尖旋转度欠佳更普遍,这是因为大家都偏保守了,为了防止出现过钝的鼻唇角。鼻小柱悬垂(图 40-7)可能是鼻小柱支撑移植物摆放不到位,或鼻中隔尾侧端突出的

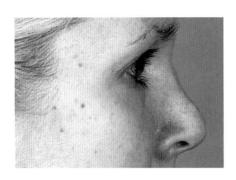

图 40-6　鼻尖上区畸形

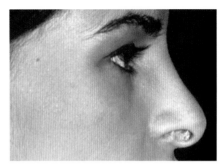

图 40-7　鼻小柱悬垂

结果。理想情况下,在侧视图中可见到约4mm的鼻小柱。鼻小柱外露过多则不美观,需要进行矫正。与之相反,鼻小柱退缩可能是因为鼻中隔尾侧端过度切除,或鼻中隔尾侧端过短的结果。

穹隆、鼻孔和鼻尖下小叶的不对称,需要从基底视图进行评价。在这个视图上,还能观察鼻孔形状和整体的鼻尖和鼻小柱偏斜情况。

在深呼吸时评价鼻阀。因为中鼻拱的过度切除,鼻阀塌陷在上个世纪八十年代非常常见。虽然到今天已经比较少了,但是偶尔也会见到。

鼻内检查可以发现鼻中隔的偏斜、中隔穿孔、鼻甲肥大、粘连以及息肉等,这些在患者评估中都是非常重要的。

因为矫正鼻修复畸形所需要的精度要求更高,所以应该使用和真人一样大小的数码照片进行评估,这个过程比初次鼻整形更为重要[13]。这个方法还能确保外科医生和患者之间的目标保持一致。

原理和方法

一般来讲,应该等到初次手术完成一年后再进行鼻修复。但是在个别情况下,患者的畸形和焦虑严重,可能需要早期干预。在这种情况下,瘢痕组织和肿胀可能会影响最终效果,即使手术结果刚开始看似完美,但随着肿胀消退,缺陷可能就会显现,将来还需要做进一步的修改。让患者多次面诊和讨论是比较明智的做法,这可以让医生和患者在修复手术之前,加深相互了解。这样还可以进一步延长上次手术的愈合时间。

按常规进行手术的术前谈话签字,全麻谈话以及手术并发症的交代等。一定要向患者交代,手术是不可预测的,有可能会失败,可能不能达到目标——并记录在案。一定要向患者解释清楚,由于瘢痕的存在,可用的软骨移植物量少,皮肤收缩,以及毛细血管扩张等,都会带来手术的限制。可能需要从肋软骨或耳采集软骨移植物,手术前要根据医生和患者的偏好,确定备用的移植物来源。还要交代其他的并发症,比如鼻气道问题及瘢痕形成等。

做好准备的患者应该清楚地了解手术,以及它的局限性。如果患者期望值不切实际,要求完美,对于之前的医生贬低诽谤,或让医生不舒服的患者,都不适合做鼻修复。

调整

矫正因为初次手术造成的畸形可能需要小、中、大的调整。小的调整,比如放置鼻尖移植物或鼻背移植物,可以在局麻下完成,可以做镇静也可以不做。而大的调整最好在全麻下进行,原因有三个。首先,瘢痕组织可能使局麻药难以扩散,无法预测。其次,因为有瘢痕组织存在,在鼻和鼻中隔之间进行分离时会更困难,需要医生的注意力更集中,而患者更放松。最后,为了气道保护和预防深度镇静时的血液误吸,需要考虑在全麻的喉罩气道或气管插管下进行大的调整。

切口

做小调整时,可以通过内入路来放置鼻尖或鼻背移植物。但是对于大的调整而言,最好是做经鼻小柱的阶梯切口[14,15]。开放式入路能够更好的观察畸形,有机会能更好地分析之前手术失败的原因,并进行矫正。如果原来的手术是通过开放式入路做的,可以再重新做一个开放式切口。不管怎么样,即使原来的手术是通过内入路做的,也可以使用开放式入路。

手术成功的关键是要能够发现不完美之处,尽量充分暴露,不管做什么样的手术技术都是如此。大多数的畸形在做外观检查的时候都能很容易地发现。但是在体检时不可能完全描绘出结构的缺陷,特别是鼻尖部位;因此医生要做好准备,在术中可能会有一些意外的发现并要准备好进行处理。

麻醉诱导成功后,用含4%的可卡因或苯肾上腺素的纱布填塞鼻腔。用含1:200 000肾上腺素的利多卡因按顺序进行浸润,如果手术方案中包括鼻甲切除,在鼻子局麻前就对鼻甲进行注射。几分钟后,等最初的血管收缩起效后,再注射一次含1:100 000肾上腺素的利多卡因和罗哌卡因混合液,进一步收缩血管。第一次注射后的血管收缩,会降低第二次注射带来的全身效应。

在鼻小柱上做一个阶梯或倒V形切口,从鼻尖到鼻背进行细致的解剖,把软组织从鼻支架上分离下来。

调整鼻根

可以用带保护罩的磨头,去除切除不足,或过浅的鼻根上多余的骨质。[16]如果使用得当,这个工具会非常安全有效。

充分分离鼻背和鼻根软组织后,把带保护罩的磨头放到鼻根部位(图40-8)。打开开关后,用从一侧到一侧的方式降低鼻根。如果鼻背驼峰过大,可以先将其去除,这样便于在皮肤腔隙和鼻根骨质之间插入这个器械。偶尔会有软组织干扰磨头的运动,但不影响使用。重复明智地使用这个工具,达到预期效果。但是这个工具非常强大,使用时如果过于积极,可能导致骨去除量过多。

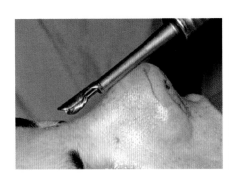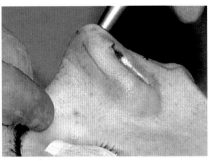

图40-8　用于降低骨性鼻根,带保护罩的磨头

去除残留的鼻背驼峰

可以用锉来去除残留的鼻背驼峰。如前所述,一定要在用锉之前,将软组织从骨上完全剥离下来,以防软组织变薄。对骨进行打磨可能会出现鼻背变宽的外观,甚至顶板开放畸形,需要做矫正性的截骨。如果需要做鼻中隔成形术,这时要通过背侧的开放入路完成。如果不需要作鼻背驼峰的降低,或鼻背驼峰祛除时没有形成顶板开放,可以用一个L形的黏软骨膜切口完成鼻中隔成形。有一些医生推荐用骨凿去除鼻背驼峰,但这并不可取,因为这样会导致鼻背出现不规则。

截骨术

可以通过前庭衬里的小切口或经皮进行外侧低到低截骨。如果选择后者时,骨膜下剥离可能不能像初次鼻整形那么容易,因为粘连的范围较大。另一方面,如果是在初次截骨同一部位进行截骨时,二次截骨术往往会更容易,因为截骨部位的骨沉积不会和原始的骨强度一样。

二次截骨有时要更靠后,因为导致修复的截骨往往太靠前,需要在后方再次截骨矫正。如果患者的骨性鼻背过宽,或这个部位的鼻骨过厚,可能会影响鼻骨向内移动时,可以做一个内侧双截骨,以去除一个楔形的骨片。第一截骨线在鼻骨内侧,中线略偏外的位置,朝向上内侧。第二条截骨线紧靠鼻中隔外侧,朝向上外侧。这两条截骨线在鼻根点相接,将楔形的骨取掉。

完成低到低和内侧截骨后,在鼻根点部位做经皮的前后截骨(鼻开始分开的位置),将鼻骨整个进行复位。

鼻骨外侧小的凹陷可以使用软骨移植物,甚至脂肪移植物进行遮盖,前提是气道没有因为鼻骨向内的移位而显著变窄,上外侧软骨和内鼻阀仍然保持通畅。如果患者有呼吸困难,可能必须通过鼻骨向外骨折和放置撑开移植物以矫正内鼻阀,这可以将上外侧软骨重新定位,并改善气道。

矫正鼻背缺陷

软骨移植物可以用于矫正因过度切除或不对称切除所致的鼻背缺陷。鼻中隔软骨是一种很好的充填鼻背的软骨来源。即使有做过鼻中隔成形术的病史,也不能排除探查或使用鼻中隔的方案。如果能用,需要制备鼻中隔软骨,将其轻轻压碎,边缘做出斜面,以预防鼻背中线出现粗糙外观或阶梯感(图40-9)。需要充分剥离软组织,以免出现力量压迫,导致随后的移植物破碎或错位。放置到位后,用5-0 PDS缝线将软骨固定到鼻背上,以防止移位。耳软骨是第二选择,通常用于轻微畸形。对于严重畸形和重建,肋软骨移植物是更好的选择。

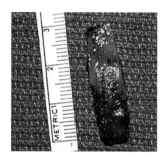

图 40-9　为鼻背充填准备的鼻中隔软骨

采集耳软骨移植物

采集耳软骨时,用含1:100 000肾上腺素的利多卡因,27G针头浸润耳前面和后面。用25G针头浸泡亚甲蓝,从前表面标记软骨切口位置。在耳后做切口。朝向软骨分离,在软骨移植物内侧面保留软骨膜。外侧在软骨膜下进行分离,然后根据亚甲蓝的标记切开软骨。冲洗创面,用5-0普通肠线穿过外侧耳甲窝的上半部分,再穿过乳突筋膜,从耳甲窝的下半部分穿出,并夹住,留出足够长度进行打包。然后用5-0肠线连续锁边缝合关闭耳后切口。把打湿的棉球放入耳甲窝,将5-0普通肠线覆盖其上,保证其位置能消除死腔。

采集肋软骨移植物

采集肋软骨移植物时,女性患者采用乳房下皱襞切口,而男性患者则采用胸壁前切口。用含1:100 000肾上腺素的局麻药注射切口部位后切开。向深部分离,将胸大肌纤维分开,不要切断,直到第五或第六肋。此时找到肋软骨和骨接合处,将软骨膜从软骨环形向内掀开,直到能采集5~6cm软骨为止。对鼻子皮肤薄的患者,将软骨膜外侧部分采集下来作为移植物。将生理盐水倒入腔内,做Valsalva操作验证胸膜的完整性。如果认为有必要才放置引流,伤口用3-0 Monocryl、5-0 Monocryl和5-0普通肠线逐层缝合。应用封闭式防水敷料。

如果用肋软骨进行移植时,先将移植物放在盐水浸泡过的海绵中10~15分钟。如果有卷曲的倾向出现时,用5-0或4-0 PDS缝线从凸面开始,沿着长轴穿过移植物全层2~3次,然后在凸面打结,松紧度要将卷曲的移植物矫直,并能抵抗所有额外的卷曲。

矫正倒 V 畸形和内鼻阀塌陷

常必须通过把上外侧软骨重新定位，以恢复内鼻阀的功能。上外侧软骨塌陷会干扰鼻功能，并形成一个不良形状称为倒 V 畸形。不严重的畸形可采用撑开移植物纠正，而更严重的畸形可能需要使用八字移植物[17]。

为插入撑开移植物，需要将粘膜软骨膜和上外侧软骨从鼻中隔上分离下来。将撑开移植物放置在鼻中隔两侧，上端在鼻骨和上外侧软骨连接处，下端到上外侧软骨的下方。移植物约 3mm 宽，12～15mm 长，厚度则根据畸形和内鼻阀塌陷的程度决定（图 40-10）。如果移植物太薄，不能达到目的时，可以放置两层。用 5-0 Vicryl 做至少两个贯穿褥式缝合，将移植物固定到位。在放置支撑或恢复过程当中，这个步骤对于预防软骨的异位非常重要。软骨固定到位后，拉拢上外侧软骨，并缝合到撑开移植物和鼻中隔上。放置撑开移植物在形成更好的鼻背线条方面，比改善鼻阀功能起到的作用更大。

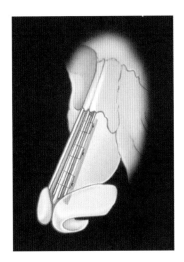

图 40-10　双侧放置撑开移植物

当上外侧软骨太弱或太短时，通过撑开移植物不能实现充分的内鼻阀功能改善和达到预期审美目标时，使用八字移植物。这个移植物从上外侧软骨的后方延伸到对侧，跨越整个前鼻中隔。移植物的弹力能够让内鼻阀保持持久的通畅。首选开放式入路放置八字移植物。把双侧上外侧软骨内侧面的软骨膜分开，形成一个放置移植物的腔隙。首选耳软骨。把移植物用 5-0 PDS 缝合到前鼻中隔上。如果在使用八字移植物之前，鼻背的突出度尚可，需要进行鼻背降低以适应软骨的厚度。然后把上外侧软骨紧紧地缝到移植物上。

矫正鼻尖上区畸形

鼻尖上区畸形，可能是因为鼻中隔前角的背侧鼻中隔切除不充分，或过度切除导致。如果是切除不充分，比较容易处理，只需要在鼻尖上区去除更多的背侧鼻中隔即可。为此，分离上外侧软骨，将其从背侧鼻中隔上分离下来。内鼻阀处的黏软骨膜必须保持完整，以防上外侧软骨塌陷。去除初次鼻整形留下的较硬的背侧鼻中隔。这种硬度会阻止鼻尖上区鼻中隔切除后皮肤的再贴合。这些较硬的鼻尖上区组织会在背侧鼻中隔和下外侧软骨上方形成一个帐篷一样的形状，导致死腔，然后出现鼻尖上区畸形的复发。鼻尖上区缝合会把鼻尖上区的软组织拉到鼻中隔上，并消除死腔。

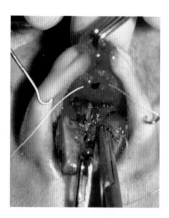

图 40-11 鼻尖上区缝合技术

如上所述,鼻尖上区的鼻中隔过度切除也会导致鼻尖上区畸形。在这种情况下,过度切除导致的死腔会充满血凝块,随着时间的推移,被纤维脂肪组织机化。要矫正这种畸形,需要切除瘢痕组织,鼻中隔上应用软骨移植物,并做鼻尖上区缝合。但是,降低鼻背也会降低鼻尖突出度,在美学设计上需要考虑到这个最终的变化。一个鼻尖移植物能实现更令人满意的鼻尖突出度和合适的鼻尖上区转折。

鼻尖细化

鼻修复中常见的鼻尖畸形原因多种多样,包括突出度过大,突出度不足,过宽或过窄,或不对称等。鼻尖宽度过宽,可以通过缝合技术解决。如果是穹隆的弧度过宽,推荐贯穿穹隆缝合(鼻尖表现缝合)。如果穹隆的形状比较理想,但是距离离得过远,最好是选择穹隆间缝合。常见情况下,穹隆和上外侧软骨之间的连续性已经被打断,缝合技术就算能做,也会更难。此外,软骨会更硬。这些因素的存在,都会导致不可预知的反应和不对称。因此和初次鼻整形不一样,一定要在术中试一下,以获得最佳的效果。在这些情况下,做穹隆下移植物可以控制穹隆间的距离,而鼻尖移植物可以重建比较好的鼻尖形状[18]。

鼻尖突出度不足可以通过缝合技术、鼻小柱支撑移植物、放置鼻尖移植物,或联合使用这些手段进行改善。如果缺得不多,穹隆过宽,做贯穿穹隆缝合也能实现一箭双雕的效果。可以同时缩窄穹隆,增加突出度。如果鼻尖突出度不足是鼻小柱过短的结果,此时鼻小柱支撑移植物是合适的选择。另一方面,如果鼻尖突出度不足是由过短的小叶引起的,可以用一个鼻尖移植物矫正这个问题(图 40-12)。如果突出度过大时,可以利用三脚架的概念,根据鼻长度和突出度选择切除踏板和外侧脚,如果穹隆过宽或有扭曲时,可选择穹隆切除。

放置外侧脚支撑移植物

外侧脚支撑移植物能矫正下外侧软骨塌陷[19]。把外侧脚支撑移植物置于现有的外侧脚下表面,从梨状孔延伸到同侧穹隆。

矫正鼻小柱悬垂

可通过从鼻中隔尾侧端切除软骨和等量的膜性中隔衬里矫正鼻小柱悬垂。如果切除

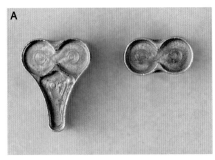
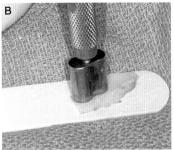
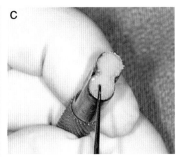
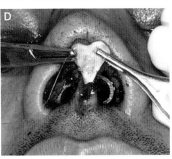
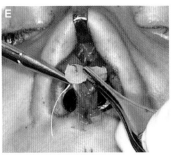

图 40-12 A,鼻尖盖板和盾形移植物模具。B,模具用于制备移植物。C,用皮钩起出移植物。D 和 E,用 6-0 Monocryl 固定鼻尖和盾形移植物

的三角形软骨片底边在前,会导致鼻尖向头侧旋转。如果鼻突出度不足,而患者表现为鼻小柱悬垂时,可以将踏板和内侧脚覆盖在鼻中隔尾侧端上,缝合固定。

放置鼻小柱支撑移植物

当鼻尖突出度不足是由于鼻小柱不足导致,不是小叶不足导致时,用鼻小柱支撑移植物进行增加。在内侧脚之间放置一个 20mm 长,3mm 宽的移植物,坐落在前鼻棘上,通过内侧脚-鼻小柱支撑缝合对称固定。这个移植物会增加鼻尖突出度,并使鼻尖向头侧旋转,鼻小柱尾侧突出。

短鼻矫正

对于小叶缺乏导致鼻尖突出度不足的患者,首选鼻尖盖板或盾形移植物。为矫正短鼻,进行鼻延长时,可以在鼻中隔尾侧端放置鼻中隔延伸移植物,或在内侧脚到鼻中隔间放置鼻小柱支撑移植物,将鼻小柱向尾侧推。这个移植物也可以把鼻翼缘向前推,只要内侧脚和外侧脚在穹隆处的连续性完整,而且头侧的瘢痕组织已经被松解。如果鼻翼缘处于最佳位置时,小叶盖板和鼻小柱移植物也可以推出鼻小柱,对鼻翼缘没有影响。这些技术只用于小的调整。在严重短鼻情况下,必须采用榫槽技术来延长鼻子[21,22]。在鼻中隔两侧放两条长的撑开移植物,超出鼻中隔尾侧端的部分,和所需要的鼻长度相匹配。在中间放置一个鼻小柱支撑移植物,其向前的宽度要刚好到达内侧脚尾侧边缘的理想位置。鼻小柱支撑移植物也可以向前延伸超过鼻背水平,和内侧脚匹配。

内侧脚踏板外张

内侧脚踏板不对称或过宽可以通过半贯穿切口进行矫正。在鼻突出度不足和内侧脚踏板过宽的情况下,拉拢踏板就能同时矫正这两个问题。在鼻过短的情况下,切除内侧脚

踏板,将剩下的内侧脚拉拢,会使鼻尖向尾侧旋转。

矫正鼻翼缘退缩

轻度鼻翼缘退缩可以放置鼻翼缘轮廓线移植物进行矫正[23]。这个移植物可以用鼻中隔、耳或肋软骨制成,宽3mm,厚度不超过1mm,长15~17mm。从软骨下切口开始,沿着鼻翼缘分离一个腔隙,然后置入[24]。

如果鼻翼缘退缩严重,可以设计一个 V-Y 推进皮瓣,向尾侧推进前庭衬里。推进三角形皮瓣后,边缘用5-0 镀铬肠线缝合,然后放两个硅胶片支撑,一个在皮肤表面,另一个在前庭面。这个支撑用5-0 尼龙贯穿缝合固定,打结要松,以防坏死。如果患者有鼻翼缘的塌陷和退缩,也可以用外侧脚支撑移植物把鼻翼缘向尾侧推。

鼻翼基底异常

在鼻修复案例中,鼻翼基底的不对称和过宽非常常见。可以根据需要,从鼻槛、外侧鼻翼基底,或两者联合去除组织来缩窄鼻翼基底。不能破坏从鼻翼基底到鼻槛的自然过渡,因为瘢痕可能会明显。切口位置正确时,鼻翼基底瘢痕通常比较隐蔽。

鼻孔过短

可以通过放置鼻翼缘轮廓线移植物和鼻小柱支撑移植物,并将内侧脚踏板拉拢,来增加鼻孔的长度。

夹板和填塞

如果进行了鼻中隔成形术,采用 Doyle 支架,用5-0 Prolene 固定到鼻中隔上。如果没做截骨,包扎用胶布就够了。如果做了截骨,需要联合使用胶布和夹板。

案例分析

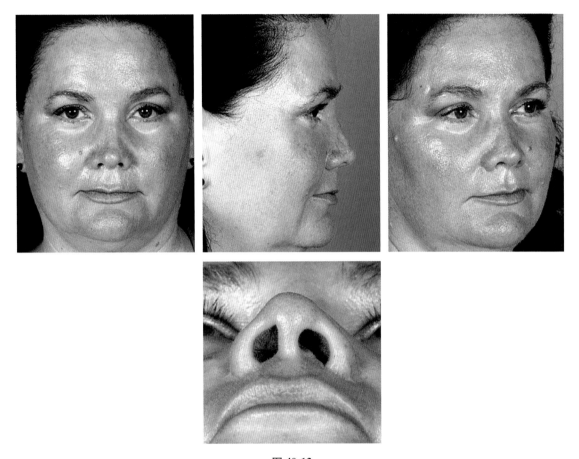

图 40-13

这名 46 岁的女性 5 年前做了鼻整形术。检查发现,她的皮肤薄,鼻背偏斜,凹凸不平,鼻尖偏斜,鼻背缺损,踏板不对称。

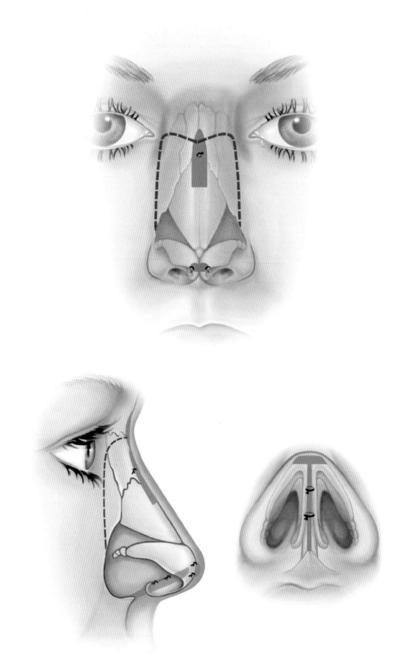

图 40-13(续)

通过开放式入路进行鼻修复,做了截骨、鼻背移植物、鼻小柱支撑移植物、鼻尖移植物和内侧脚拉拢缝合。

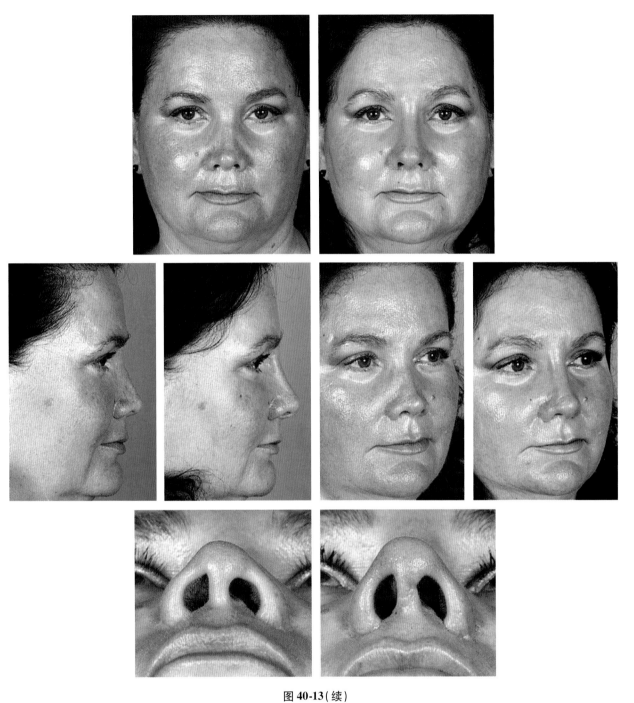

图 40-13（续）

术后鼻背美学线平滑对称，鼻尖形状和旋转度得到改善。

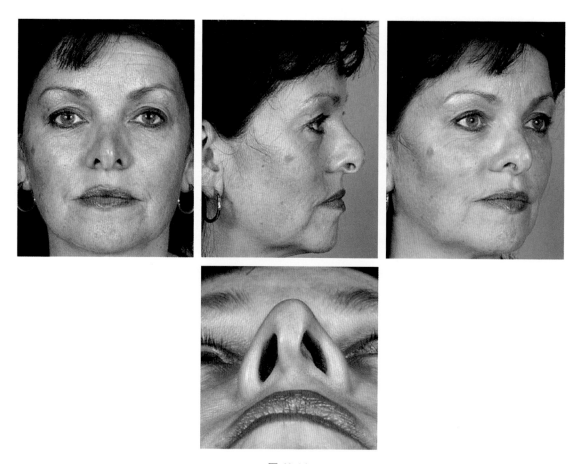

图 40-14

　　这名 48 岁的女性在 1984 年做过鼻整形术。她有倒 V 畸形、鼻尖不对称、鼻翼基底过宽、鼻背缺陷、鼻小柱悬垂、鼻翼退缩和小叶缺损。

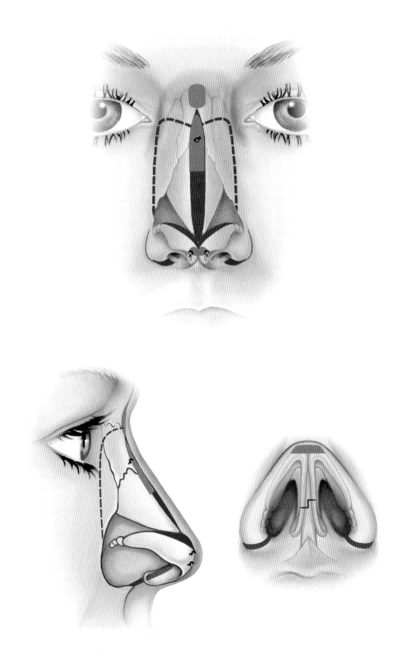

图 40-14（续）

通过开放式入路,去除了鼻背驼峰,头侧放置鼻中隔软骨移植物,下外侧软骨头侧缘少量修剪,放置盾形移植物,缩窄了鼻翼基底。

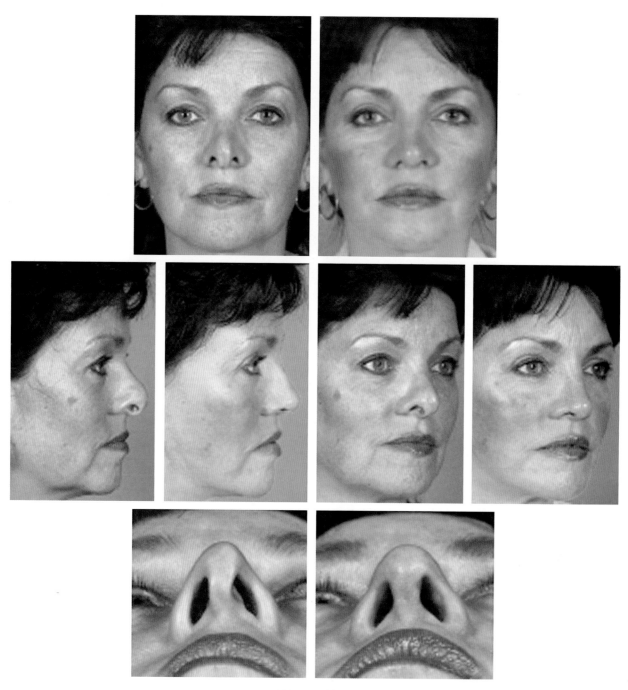

图 40-14(续)

术后她的鼻背高度增加,鼻背美学线改善。矫正鼻翼退缩后,鼻尖形状改善。

要　点

- 对鼻修复患者的处理和初次鼻整形患者是完全不一样的,表现在:技术上有挑战,设计和操作中精度要求更高等。
- 矫正初次手术后的畸形能分为小、中、大三种调整。
- 手术成功的关键是要能够发现不完美之处,尽量充分暴露,不管做什么样的手术技术都是如此。
- 可以用锉来去除残留的鼻背驼峰。一定要在用锉之前,将软组织从骨上完全剥离下来,以防软组织变薄。
- 可以通过前庭衬里的小切口或经皮进行外侧低到低截骨。
- 软骨移植物可以用于矫正因过度切除或不对称切除所致的鼻背缺陷。
- 常须上外侧软骨重新定位,以恢复内鼻阀的功能。
- 鼻背显露后,去除多余的鼻中隔或瘢痕组织后,能更容易地处理鼻尖上区畸形。
- 鼻修复中常见的鼻尖畸形原因多种多样,包括突出度过大、突出度不足、过宽或过窄,或不对称等。
- 鼻翼缘畸形通常可以通过鼻翼缘轮廓线移植物、外侧脚支撑移植物、穹隆下移植物和(或)V-Y推进皮瓣等进行矫正。

(谷聪敏 译,李战强 校)

参考文献

1. Juri J, Juri C. Secondary rhinoplasty. Ann Plast Surg 18:366-376, 1987.
2. Millard DR. Secondary corrective rhinoplasty. Plat Reconstr Surg 44:545-557, 1969.
3. Peck GC. Secondary rhinoplasty. Clin Plast Surg 1529-1541, 1988.
4. Sheen JH. Secondary rhinoplasty. Plast Reconstr Surg 56:137-145, 1975.
5. Szalay L. Early secondary corrections after septorhinoplasty. Aesthetic Plast Surg 20:429-432, 1996.
6. Constantian M. The incompetent external nasal valve: pathophysiology and treatment in primary and secondary rhinoplasty. Plast Reconstr Surg 93:919-931, 1994.
7. Constantian M, Clardy RB. The relative importance of septal and nasal valvular surgery in correcting airway obstruction in primary and secondary rhinoplasty. Plast Reconstr Surg 98:38-54, 1996.
8. Guyuron B. Nasal osteotomy and narrowing of the airway. Presented at the Annual Meeting of the American Society of Plastic and Reconstructive Surgeons, San Francisco, Sept 1997.
9. Guyuron B. Genioplasty. Boston: Brown & Co, 1992.
10. Guyuron B, Michelow B, Willis L. Practical classification of chin deformities. Aesth Plast Surg 19:257-264, 1995.
11. Nicolle F. Secondary rhinoplasty of the nasal tip and columella. Scan J Plast Reconstr Surg 105:1140-1151, 2000.
12. Guyuron B, DeLuca L, Lash R. Supratip deformity: a closer look. Plast Reconstr Surg 105:1140-1151, 2000.
13. Guyuron B. Precision rhinoplasty. Part I. The role of life-size photographs and soft-tissue cephalometric analysis. Plast Reconstr Surg 81:489-499, 1988.
14. Daniel R. Secondary rhinoplasty following open rhinoplasty. Plast Reconstr Surg 96:1539-1546, 1995.
15. Gunter JP, Rohrich R. Excisional approach for secondary rhinoplasty. Plast Reconstr Surg 80:161-174, 1987.
16. Guyuron B. Guarded burr for deepening of nasofrontal junction. Plast Reconstr Surg 84:513-

516, 1989.

17. Guyuron B, Englebardt CL. The alar splay graft. Presented at the Annual Meeting of the American Society of Aesthetic Plastic Surgeons, New York, May 1997.

18. Guyuron B, Poggi JT, Michelow BJ. The subdomal graft. Plast Reconstr Surg 113:1037-1040, 2004.

19. Gunter JP, Friedman RM. Lateral crural strut graft: technique and clinical applications in rhinoplasty. Plast Reconstr Surg 99:943-952, 1997.

20. Fred GB. The nasal tip in rhinoplasty: use of invaginating technique to prevent secondary drooping. Ann Otolaryngol 59:215-223, 1950.

21. Ponsky D, Harvey DJ, Khan SW, Guyuron B. Nose elongation: a review and description of the septal extension tongue-and-groove technique. Aesthet Surg J 30:335-346, 2010.

22. Guyuron B, Varghai A. Lengthening the nose with a tongue-and-groove technique. Plast Reconstr Surg 111:1533-1540, 2003.

23. Guyuron B, Bigdeli Y, Sajjadian A. Dynamics of the alar rim graft. Plast Reconstr Surg 135:981-986, 2015.

24. Guyuron B. Alar rim deformities. Plast Reconstr Surg 107:856-863, 2001.

41

使用开放式和闭合式入路的分步鼻修复方法

Peter A. Hilger

绝大多数对面部整形手术感兴趣有经验的医生都会认同：鼻整形是最具挑战性的美容手术。大多数情况下，想做鼻整形的患者都希望想要一个更小的、轮廓分明的鼻子，同时通气还要好。这种要求本身就是一个艰巨的挑战。加上有可塑性的鼻支架很容易受到愈合期收缩力影响，微小的解剖变异都会对美学和功能影响巨大，这些情况就是潜在的修复手术的背景。许多医生报道的初次鼻整形术后返修率在5%～15%，这是因为他们和患者努力要达到较为完美的效果。

鼻修复比初次鼻整形更具挑战性，原因很多。为了达到缩小鼻子的目的，大多数初次鼻整形手术都会降低部分鼻支架，增加了在面对收缩力时不稳定的可能性。在结构完整性已经受到损伤的情况下，重新建立一个稳定的鼻支架是一项挑战。另外，在初次手术后不可避免地会形成瘢痕组织，这也会阻碍我们获得想要的效果。瘢痕化的软组织罩的可延展性更差，常会有明显的血管化和增生性改变，这些在美学上都是不理想的。

鼻支架降低还可能导致鼻通气受限。恢复鼻功能常需要使用重建适当鼻气道的结构移植物，很有可能会导致鼻支架扩大和患者的不满意，他们往往还希望要一个更小的鼻子。

获得合适的移植材料，既要有所需的形状，还要结构完整，这始终是一个需要克服的障碍。此外，许多患者，尤其是那些寻求做第三次鼻整形的人，其最理想的移植材料，如鼻中隔软骨，往往已经被取光了。鼻修复的医生必须有敏锐的艺术感觉，丰富的经验，以构建成功的鼻修复手术所需的稳定性和自然轮廓的结构移植物。缺乏艺术天赋的年轻医生应该避免做修复手术。

患者的情绪健康，这也是一个必须纳入所有治疗计划的重要考量因素。患者已经被之前的经历所伤害，而术者必须有时间，天赋和感同身受的能力，以便发现患者在前一次手术后的关注点、目标和情绪恢复的状态。

这一章中,很重要的一部分是我是如何对待想做鼻修复手术患者的理念,而不是对技术操作进行详细讨论,后者在现有文献中已经讲得很清楚了。我为了处理特定问题,而改进了某些技术,我会提供手术细节,并通过病例分析阐明。

鼻整形手术成功的要点

君子不立于危墙之下

初次鼻整形评估时,就可以识别出某些容易产生不良效果的特点[1]。了解这些特点可以让医生根据患者个体的特征,对初次操作进行调整,并因此降低修复的风险:

- 厚皮肤
- 薄皮肤
- 鼻骨过短
- 鼻子扭曲/偏斜
- 下外侧软骨头侧的位置
- 内侧脚过短
- 外侧脚打折

虽然大多数技术关注于骨和软骨支架的改善,皮肤软组织罩也对最终效果起着举足轻重的作用。必须让希望做鼻缩小,但是皮肤又厚的患者清楚了解,支架的缩小不等于软组织就能无限缩小,更别提什么鼻尖表现点明显。实际上患者应该知道过度积极地切除结构,会导致虽然更小但没有形态的鼻尖,仍然会比他们幻想的程度更大,气道也会有受损的潜在可能,特别是内鼻阀或外鼻阀的塌陷。我的经验中,这些患者常会从在鼻子上做加法中受益,而不是做减法。牢固的结构移植物,例如帽状移植物或其他非解剖结构,这些移植物牢牢地压迫厚的软组织,可能会带来一个更满意的外观。既想要轮廓清晰的鼻尖,又想要合适的气道,可能需要医生和患者接受对整个鼻子体积缩小程度上的让步[2]。这一概念在处理鼻修复患者时也同样重要。

相反,薄皮肤虽然经常被认为是更理想的特征,但也需要特别考虑到评估情况、患者教育的程度和手术执行能力。随着时间延长,愈合时的"挛缩"效应可能会产生明显的鼓包和其他不自然的轮廓。我常规会在结构和软组织之间使用掩饰移植物——通常是压碎的软骨——以预防这些问题。

我所在的地区,大多数患者都是希望做鼻缩小,手术需要切除鼻背的骨软骨突起。术前必须评估鼻骨长度。鼻骨过短时,需要调整手术方法。软组织挛缩会导致中鼻拱塌陷,结果出现内鼻阀阻塞和倒 V 畸形。鼻背缩窄时我常规使用 Skoog 描述的鼻中隔撑开移植物或其改良版[3]。当鼻中隔与上外侧软骨融合处会变宽,而驼峰降低后留下的鼻中隔背侧会更窄,这使得软组织挛缩引起由上外侧软骨不稳定,导致鼻背变形。这可能会导致气道受损,中鼻拱的夹捏畸形和倒 V 畸形。同样的,寻求鼻背缩窄和更窄的鼻子,而骨性基底窄的患者如果做了外侧截骨向内骨折的话,也会有气道受损的风险。他们也可能会出现外观变形,同时骨性基底和鼻翼基底的和谐比例也会丧失。

鼻偏斜或扭曲是远期最大的挑战之一。在畸形累及软骨穹隆的时候更是如此。矫直弯曲的软骨往往需要划痕、瘢痕松解、或者其他形式的软骨操作,这会削弱其内在力量。

在为歪鼻或扭曲的鼻子进行初次鼻整形手术时,我一般会松解畸形结构,并将其矫直,除了使用一系列截骨技术外,还会使用不同类型的夹板移植物,包括鼻中隔撑开移植物、铺板移植物、鼻小柱支撑移植物和掩饰移植物,其中的某些移植物会在稍后进行描述。尽管往往做了这些巨大努力,如果仔细分析效果,某些复发还是很常见。这一问题需要开诚布公的术前讨论,配合其他补充的处理,让医生和患者都做好准备。

下外侧软骨,通常是努力焦点,力求做到精致的令人满意的效果,在制定初次鼻整形计划时需要特别考虑,以便将可能需要修复的无意识操作降低到最少。我在自己的初次分析时会特别强调这几项先天的构造。第一,外侧脚头侧位置异常,这是外观不满意的主要危险因素。这些患者常会有因鼻尖上区软骨过大造成的球形鼻尖,并且会被鼻翼缘和鼻翼-鼻尖交界处的凹陷加重。鼻缩小手术会削弱外侧脚,导致挛缩、外鼻阀塌陷、鼓包和其他鼻尖改变等。稳定的结果需要使用特殊技术,如鼻翼软骨位置的调整、鼻翼边缘移植物、鼻小柱支撑移植物和(或)板状移植物。第二,内侧脚短的患者鼻尖支撑常偏弱,而很多手术方法会进一步削弱支撑。鼻小柱支撑移植物,鼻中隔延伸移植物,加长型撑开移植物、内侧脚和鼻中隔尾侧端的榫槽缝合操作是我用来减少不良效果的一些方法。最后,外侧脚打折是一个容易被忽视的挑战。像下外侧软骨位置异常一样,这些患者在鼻翼沟处的鼻翼软骨中段有下陷或凹陷,这些凹陷会突出整个鼻尖。细化鼻尖的过程会很容易引起前庭的进一步狭窄,并伴有这一区域的严重夹捏畸形,这不会好看,还会伴有静态或动态的外鼻阀塌陷。这些患者可以从板状移植物或鼻小柱支撑移植物中获益。

鼻整形的最终效果,是在一个生物系统中随时间表现出来的变化结果。因此,完全靠手术控制是不可能的。一些患者,无论是要求初次手术还是修复手术,可以明白并接受这些现实。我之后会详细阐述我在这一点上的处理方法,但是简而言之,如果合理的教育努力不能解决这一令人沮丧的问题,就应该避免手术。为了这一目的,我会安排45～60分钟的咨询,花费相当多的时间和努力,深入了解患者的动机,以及对想要的效果有细微差别时的容忍度。

计算机模拟

当30年前图像变形技术开始流行时,很多老一辈鼻整形医生直言不讳地发声反对其应用,他们的观点是自私的或幼稚的医生会将其当成过分的市场推广手段应用,这会导致容易轻信、脆弱的患者产生不切实的期望。毫无疑问,一些医生会通过影像,暗示他们可以做到不现实或不合适的手术效果。但是,我已经常规应用图像变形技术超过20年,将其作为鼻整形咨询不可分割的部分。应用时必须合乎伦理,在这个前提下我发现这个方法也是有好处的,主要原因如下:

首先,大多数合适的鼻整形患者会关注一到两个他们想要调整的具体特征,但是他们都比较开明,愿意接受一些观念灌输,这些观念可以得到更和谐和具有吸引力的效果。比如,将咨询扩大到整个面部,使得有小颏的患者意识到颏成形术可能会是对面部和谐有价值的操作,可以使得不太激进的鼻缩小手术效果更好,因为患者们通常都只是关注面部主要特征,而不是微小的特征。我相信多数患者都会有天生良好的整体审美观,哪怕她们不能在整体中评价所有的组成部分。因此我发现图像变形可以作为有价值的教育工具。

此外,我发现计算机图像模拟技术,可以帮助筛选愿望不切实际的挑剔患者,或有体像障碍的患者,这些人中有些人不能清楚地表述自己认为可以通过手术改善的具体特征。

我只使用少量的图像工具,谨慎地做出调整,故意把图像的效果做得保守,而将手术效果增强。模拟的过程是动态的,很多患者会要求我们增加一些细微的变化。我很乐意遵从患者要求,以便弄清楚她们的要求,然后提醒她们手术是在一个活体上进行的,在这一点上我并不能完全控制。如果我做出的最初调整,和患者让我们增加的细微调整,之间的差别就意味着满意和不满意,我会拒绝手术,因为患者的容忍度太低。另外,图像模拟有助于识别出那些美学要求不合理的患者,或这些调整会给身体带来伤害,还有那些根本不能指出她们觉得不满意之处的患者,因为我不觉得手术会给她们带来好处。

善者不辩,辩者不善

医生在咨询时听到的内容比看到和摸到的都重要。一定要留出充足的时间,在舒适的环境下评估鼻修复的求治者。我常规会为这些患者的初次咨询安排 45～60 分钟,并且几乎总是要求他们在我同意手术前再次回来进行第二次面诊。这些患者因为之前的经历而变得很紧张,会表现出复杂的情绪和解剖问题。一定要分辨出在这两方面恢复到哪一步了。那些仍然愤怒的患者不适合手术,表现为暴怒的举止,无端地猛烈批评前任医生,或威胁或提起诉讼。此外,还要提防那些热情过度,或者试图通过拍马屁来操控医生的患者。

我会请患者详细描述他们的动机,不仅要讲这次手术,还要讲第一次手术的动机。我会用镜子或我的数码照片,请他们指出第一次手术时寻求的改变,并特别要让他们指出现在想要改变的特征。之后我会让他们把想要寻求的改变按轻重缓急进行排序。明确的警报信号包括体像障碍,比如不能找到可以察觉的畸形,或者很小的瑕疵被放大到无限。类似的,明显的抑郁征象或者社交情况的变化也是关注的原因。患者现在已经能够获得现成的医学教育信息,可以到现在正在咨询的医生或者之前手术的医生那里,获得关于鼻整形操作的更广泛的背景信息。有些人就是执迷不悟。那些沉迷于网站、聊天室和自拍图片库或智能手机照片的患者挺让人担心的。评估患者的情绪状态需要花费大量时间,并经常需要花大力气进行教育。患者和医生都可以从初次就诊后的冷静期中获益,第二次面诊就会澄清剩下的问题。这个过程常会给患者进行一个无形的全面评定;这个"本能反应"是有效的并且应当被尊重。我从不会为推迟一个择期手术而感到后悔。

妥协

对结构性支架完整性的调整,以及随之而来的愈合收缩力所导致的修复手术,常需要用到移植物,模拟但不是复制出有魅力且功能良好的鼻解剖结构。此外,软组织收缩常会阻碍理想形态的表现。这些限制会挫败为达到理想稳定效果的努力。患者和医生必须接受效果上的一些妥协。这些事实必须在咨询时坦诚告知患者。患者接受鼻修复手术的挑战需要时间和自省——因此也突显了二次面诊的价值。

结构性移植物

在我的执业过程中,大多数寻求鼻修复手术的患者都既想改善功能,又想改善外观。他们鼻阻塞的原因通常包括内鼻阀或外鼻阀的损伤,或者两者兼有[4]。更常见的外观问题包括鼻尖体积过大(特别是皮肤厚的患者),持久的鼻背凸起或不规则,如夹捏畸形或鼻翼退缩等[5]。实际上,所有这些问题都需要结构移植物,以提供稳定的鼻翼侧壁和鼻尖支撑[2]。单靠中隔成形和截骨,几乎不能矫正歪鼻。以我的经验,畸形延伸到鼻背中线的鼻中隔偏曲,不仅需要标准的鼻中隔成形手术。矫正还包括将上外侧软骨从鼻中隔上松解下来,积极的鼻中隔软骨重新成形,这需要联合划痕术或完全切除锐角成角部分,然后用移植物进行重建,因为矫正术常会使软骨的结构完整性被削弱。重建技术包括鼻中隔撑开移植物,或更常用的薄片-撑开移植物。

后者类似于标准的撑开移植物,因为它们都是从鼻缝点上方延伸至鼻中隔前角。不同之处在于,它们深达 4～6mm,对畸形形成夹板并增强力量。使用这个移植物时,我常规会带上筛骨垂直板中直的部分。在筛骨垂直板上钻洞,便于缝合,这些缝线用于固定鼻中隔的夹板,与放置骨折的夹板很相似。对于有歪鼻和鼻背高度缺失的严重畸形,使用鼻中隔体外成形术。气道支撑,以及形成漂亮的三角形鼻基底,都需要使用侧壁移植物,包括鼻翼铺板移植物和外侧脚支撑移植物[6]。移植物的选择和部位由需要支撑的量,以及皮肤的特点决定。鼻翼铺板移植物常超过梨状孔,并且在前方超过外侧脚的中部,有时外侧脚大部分缺如,还会到达穹隆部。根据畸形的适应证,移植物可以放置在外侧脚的上方、下方或者正上面。在皮肤薄的患者,这些移植物会产生多余的体积,或在鼻翼形成不规则轮廓。在这些患者中,我倾向于使用外侧脚支撑移植物,这些移植物放置在外侧脚和前庭衬里之间,可以使表面突出的轮廓最小。像鼻翼铺板移植物一样,我常把这些移植物放置在超过梨状孔的位置,使气道的支撑最大。移植物不仅可以支撑气道,而且可以产生美学上漂亮的平的外侧脚,更接近正三角形的鼻基底。

软组织罩会明显影响结构移植物的放置。对于皮肤较薄或厚度一般的患者,我更喜欢将移植物放置在鼻固有支架的下方,使自然的支架与皮肤和皮肤软组织罩接触。许多皮肤厚的患者会抱怨鼻尖大而没形,而软骨切除和缝合技术重塑下外侧软骨并不能做出想要的表现点[7]。对于这些患者,我会在下外侧软骨上方用非常坚固的非解剖型盖板移植物,以对厚皮肤产生压力,进行轮廓塑造。修薄皮肤得到的改变很小,而且过于积极地打薄会有真皮损伤和瘢痕形成的风险。这些非解剖型移植物通常是鼻尖帽状移植物或伞形移植物。我很少使用盾形移植物,因为鼻小柱前方和鼻尖下小叶的皮肤不是很硬,而软组织挛缩会暴露不自然的轮廓。

鼻修复时移植物的储备常会被耗尽。我首选鼻中隔软骨,但很多病例中,鼻中隔软骨已经被切除,就是剩下点也不够。当需要有弧度的移植物时,可以考虑耳软骨,比如小的鼻翼铺板移植物。自体肋软骨或肋骨软骨复合物,在鼻背和鼻尖需要大量充填时会有价值。当鼻背存在明显缺陷时,我喜欢用骨软骨复合物,主要原因如下[8,9]。这些复合移植物卷曲率更低。骨性部分常会与骨性穹隆融合,形成稳定性,而软骨部分作为盖板撑开移植物,可以通过矫正鼻阀,改善气道并解决轮廓畸形。单独的肋软骨适合做撑开移植物、鼻小柱支撑移植物、鼻中隔延伸移植物、鼻翼轮廓移植物和一些鼻翼铺板移植物。只要有可能,有残留的鼻中隔软骨时,最好用于鼻尖移植物或将其压碎用于掩饰。在过去的十年里,经放射线处理的异体肋软骨移植物已经成为解决某些问题的理想材料[10]。虽然这些移植物比自体移植物更硬,更易碎,但它们可以很好地用作中等大小的直的移植物,如撑开移植物,鼻翼轮廓线移植物或鼻小柱支撑移植物等。

掩饰移植物

　　显得自然的鼻子轮廓是由高光和阴影区域以及两者之间软组织样的逐渐过度区域产生的[11]。很多鼻修复的患者抱怨不对称、过度粗糙、突起过陡、凹陷的阴影不美观等。显然,薄的皮肤罩再一挛缩,会使这些问题更突出。去除鼓包、鼻背的不规则,以及其他多余的高光区域,常需要进行结构重塑。但是,使用软的掩饰移植物会更便于矫正。需要掩饰移植物时,最好是用压碎的鼻中隔软骨。在 Sullivan 骨压碎器中,把软骨的边缘逐渐变薄,软骨压软。这一过程必须轻柔,逐步软化而不是用一种过于积极的处理,这会破坏移植物的活性并且会将软骨压成片状的小块,甚至不能用作合适的覆盖移植物,并且随时间推移还会被吸收。耳软骨不太理想,因为即使一侧保留软骨膜,它变软后也容易变成碎片。自体肋软骨很难压碎,但是同时采集的软骨膜可以用于覆盖。

从耳后沟内切取的纤维结缔组织可以增加凹陷部位的容积,或在皮肤薄的患者身上用作覆盖的掩饰移植物。有限的吸收需要精细的覆盖移植。制备移植物时,需要在颞骨乳突上方的耳后沟切取一个 1～2cm×2～4cm,厚 4mm 的纤维结缔组织片段。在切取时可能会遇到乳突导静脉,这是一个技术上的难点。移植物用传统的鼓膜成形术筋膜加压器压缩,可以得到一个 2～3mm 厚的柔韧的移植物。根据需要进行修剪。商业用的结缔组织移植物容易广泛吸收,远期会失效。颞筋膜移植物也可以接受,但其较薄,而且可能无法得到想要的量。

开放式入路用于较大的修复,闭合式入路用于有限的操作

正如之前提到的,大多数大的调整都需要用到结构移植物。此外,通常在前次手术记录中写下的东西,与手术中见到的结构变化之间往往会毫不相关。这种现象如此普遍,以至于在我的执业过程中,很少会通过之前的手术记录来指导修复手术。这种广泛暴露以评估残余结构,以及制作和固定结构移植物的双重需求,最适合用开放入路来实现。借助这种入路,做更广泛的软组织分离,会有一些局限性。外部的瘢痕几乎不需要修复(根据我的经验少于1%),并且这种技术在大多数病例中,增加的手术时间不到 5 分钟(偶尔之前手术的广泛损伤会增加挑战性;可能需要 45 分钟来从瘢痕化的软组织上释放残留的支架)。但是,更广泛的暴露会带来更大的软组织损伤,水肿和软组织挛缩也会增加愈合的复杂性。

另一方面,通过闭合入路进行有限的修复,可以更好地操作。在这些病例中,手术目的更明确,如增加一个精确的移植物,应用掩饰移植物,或者矫正一个小的突起。在这些情况下,精确的腔隙分离和移植物放置,以及评估等,都可以通过闭合入路实现。

假体

大多数鼻修复都会表现出明显的结构缺陷,并且因为采集移植物,增加了手术时间和畸形发病率,医生可能会尝试使用假体。确实,获得和使用假体进行构建所需的工作就是打开一个无菌的袋子,然后放进去。但是,假体相关的局限性,以及持续存在的手术并发症风险限制了其使用。首先,许多结构性缺陷的患者都有气道阻塞,而气道矫正很少能够通过异物安全地实现。另外,异物接近气道的部位会造成患者终生的感染风险。多数鼻修复患者已经进行过鼻背降低或其他操作,包括从鼻中隔分离上外侧软骨和截骨;因此受到影响的气道和假体之间的唯一屏障是菲薄的纤维瘢痕和鼻黏膜的复合组织,这一复合组织很容易被破坏。大约 20 年以前,聚四氟乙烯是掩饰和充填鼻背的常用移植物。在我有限的鼻修复手术案例中,在术后 18 个月到 3 年中大约有 8% 的移植物感染率。

保持或重建气道

大多数咨询鼻修复的患者都想要一个更小更精致的鼻子。在初次和修复患者中都是

一样的,很少有患者满意于外面缩小了,但是气道却出现狭窄。在皮肤厚的患者中更是如此。医生必须教育这些患者:他们想要的美学效果和气道之间会有矛盾。医生决不能为了获得美学效果而故意破坏气道。

患者评价

必须深入了解患者的期望值和动机,寻求鼻修复的患者背景更为复杂。初次咨询不应在检查室里进行,这个环境会破坏医生所需要的坦率气氛。潜意识的医学治疗和医生的办公室也是有关系的,医生始终处于医患关系的主导地位,而患者则是被动的接受方。这可以通过很多方式加强。比如,用无数医生使用的仪器设备装饰检查室,传统上患者会坐在检查椅上,医生有助手在旁强化控制力——所有这些都会影响沟通。相反,这些患者应该在一个大的,舒适的,没有医疗器械的咨询室里进行面诊,让患者、家人、朋友和医生可以坐在一个像客厅一样的环境里。不会看见医疗设备,房间应用精美艺术品,而不是用毕业证书和奖杯装饰。这样的环境可以让患者和医生平等交流,而患者可以得到家人或朋友的情感支持。议程应当集中在确定患者的需求,情绪状态和对基本解剖、生理以及美学原则的教育上。

借助手持的镜子,医生让患者指出她们想要改变的解剖特征,并进行排序。患者应描述初次手术前她们的美学需求,还有她们觉得现在的效果在多大程度上接近了这些目标。还要询问这些结果对患者的生活质量影响有多大,包括呼吸功能的改变等。这些讨论会扩展到包括对患者情绪健康的全面评价。

医生应当给患者展示他或她做的典型修复手术效果。这些应是平均效果,而不是医生的最佳效果。医生应当坦诚地指出这些病例的遗留问题,这样患者可以预期到虽然倾向完美,但如果医生和患者要对效果感到满意,必须对理想效果有一些让步。

在我执业生涯的早期,我常要求患者提供前次手术的手术记录,但是多年以后,我发现它们基本没用,因为鼻修复手术中的发现和前次手术记录都没啥关系。在特定的病例中,表现出很不寻常的畸形,我可能仍然会要求前次的记录。许多患者不想说出前一次手术的医生是谁,而这种要求会让患者感到不安而且没有必要,因为这些信息不会改变患者的治疗。因此,那些没有被要求而主动爆料医生身份,在讨论他们经历时变得激动和愤怒的患者应引起注意。首次面诊可以用30到45分钟。

在首次面诊之后,将患者带到传统的检查室进行全面评估。在大多数情况下,鼻子应当在没有麻醉状态下,给予解充血喷雾前后进行检查以评价气道。这时内镜检查可能会有帮助。鼻子的触诊十分重要,可以评估手术引起的结构变化和残余支架的特点。医生应确定皮肤的厚度、残留软骨的力量、凹凸不平的细节、衬里的顺应性、残留的鼻中隔支架等,因为这些问题将会影响到可能的移植物以及移植物供区。

像之前提到的,数码照片和模拟十分重要。为了这一目的,我有一个专门的照相室。保存图像后,费用细节和预约流程由员工进行讨论和处理。

二次面诊一般安排在鼻修复手术前进行。另外,询问诊所员工,如果患者与诊所的任何人有不合适的互动,手术都应推迟。对前台接待人员很粗鲁而很渴望见医生的人,更有可能在术后对每个人都不满意。偶尔患者会问她们是否应当征求其他医生的意见。我鼓励她们这样做,我发现这样做时,这些患者会欣赏和尊重我的坦诚,而且一般都会回来。

调整

我每年做 160~180 台鼻整形手术,大约三分之一是转到我诊所的鼻修复手术。我的初次鼻整形返修率达到 10%。这些患者群体的修复通常都是小手术,在诊所中局麻下完成。我的患者中有 85% 会使用开放入路。在过去 30 年里,我一直想要达到更可预测效果,这促使我在初次手术中采取了更保守的方法,支架去除更少,而使用了更多的结构移植物。经过这一转变,实际上就不再需要大量使用移植物的重大干预。我手里最常见的问题包括:长期的鼻尖丰满度,通常通过闭合式的软骨裂开切口进入,进行软骨切除或者放置从耳软骨采集的鼻尖表现点移植物来进行处理。

鼻偏斜或扭曲会很有挑战性,我曾见过一些复发的病例,通常在镇静麻醉下通过闭合入路进行有限的调整。对于这些患者我可能会使用截骨,撑开移植物、压碎的软骨掩饰,或这些方法的组合等。

唇裂或者腭裂继发鼻畸形更具挑战性。先天性软骨和软组织不对称的同时存在,裂侧切牙骨和上颌骨有缺损,以及鼻中隔偏曲等,这些在愈合过程中都很难被矫正和控制。尽管在上颌骨进行植骨,使用结构性和掩饰性软骨移植物以及软组织技术,愈合的挛缩力还是会导致凹凸不平,这些患者中有 30% 可以通过小的调整手术得到改善。

在转到我诊所进行鼻修复的患者中,最少 75% 有鼻阻塞,最常见的是内鼻阀和外鼻阀损伤的结果。这些患者大多数都做过软骨的广泛切除,而功能和美学修复需要大量移植物。在最严重的病例中,采取自体肋软骨进行鼻背和鼻尖的增高。我曾经发表过我的 58 例患者的经验[8]。处理这些患者时,我的经验包括用复合的肋骨软骨做鼻背移植物,作为盖板撑开移植物,从鼻根延伸到鼻尖。在骨性鼻拱处形成的悬臂式的永久骨性融合可以为移植物增加鼻尖支撑。几乎所有这些病例都需要做广泛的下外侧软骨和鼻中隔尾侧端重建。所有的患者鼻背和中鼻拱畸形都得到了完美的长期矫正。但是,也有接近 30% 的患者鼻尖需要小的修整。

不做广泛修整的病例通常需要多个移植物,置于中鼻拱和鼻尖。通常这些包括鼻翼铺板或外侧脚支撑移植物,撑开移植物和鼻中隔尾侧移植物,以形成鼻尖支撑,同时用鼻尖移植物做出鼻尖表现点。我可以解决几乎所有患者的鼻阻塞,但是一些患者会觉得鼻尖过宽,我偶尔会在一年后修剪鼻翼铺板移植物。当支架被过度切除后,患者可能会表现为鼻尖过度旋转和鼻翼退缩。对于这些患者,衬里挛缩可能会限制鼻尖反向旋转的程度。有一些患者可以在初次手术后几个月到 1 年,软组织完全松弛后,通过在鼻尖下小叶增加移植物,鼻翼复合移植物或其他技术,形成额外的鼻长度。

并发症

幸运的是,我很少碰到鼻整形术后的重大手术并发症。像之前提到的,修复术后有一些瑕疵是正常的,而手术调整也并非不常见,特别是需要大量结构重建时,在我的患者中,有 30% 做了骨软骨复合移植物术后的患者,可以通过鼻下三分之一的额外调整受益。每年都会见到鼻背持续红斑的患者,特别是那些皮肤薄而白的,这些患者被转到当地的皮肤科同行处,进行激光治疗。广泛的移植常会伴有更硬的软骨支架,这可能会令患者不安,特别是当它会轻微改变表情时。很多这些关注点可以随时间过去而自行解决,很少需要干预。

　　我常规给予预防用广谱抗生素。只有在截骨后,使用楔形的多孔纤维素止血海绵,置入不稳定的鼻骨后方时,我才会在术后给抗生素。如果使用了外科夹板,我会在将其贯穿鼻中隔缝合固定前用莫匹罗星软膏包裹。用这一方法,我在过去的 10 年间只见过两例局部感染,使用口服抗生素治愈,没有出现过软骨移植物的吸收。同样,我在过去 20 年里,只有 1 位患者术后鼻出血,需要填塞。一位患者有切牙孔神经感觉迟钝的经历,持续超过 1 年。在不到 1% 的患者中,需要在门诊修复一下瘢痕,这常出现在放置的移植物偏大,而切口在更大张力下缝合时。我没有见过任何皮肤坏死和中毒性休克综合征的情况。

案例分析

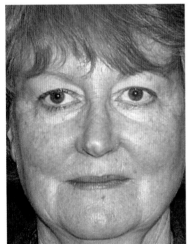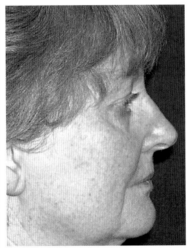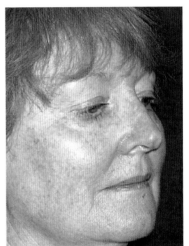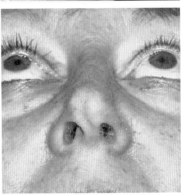

图 41-1

　　这位中年女性就诊时主诉持续的鼻气道阻塞和外观畸形。她之前做过鼻整形手术,术后阻塞加重。查体发现皮肤属于 Fitzpatrick Ⅰ 型,是非常薄的皮肤。鼻背弯曲呈反 C 形外观。她的内侧脚不对称,内侧脚和中间脚复合体扭曲。穹隆不对称,看起来外侧脚位置异常。骨性鼻背左侧较右侧饱满。

临床上,患者有外鼻阀塌陷,鼻中隔高位畸形偏向左侧,这与鼻背的反 C 形畸形有关。正面位显示鼻背扭曲和穹隆不对称,左侧穹隆突出度较右侧大,外侧脚不对称。仰头位显示鼻中隔尾侧端偏曲,导致左侧鼻孔狭窄,而且有内侧脚复合体扭曲。侧面观显示鼻根点比较合理,鼻尖突出度和旋转度充分,鼻小柱显露合理,鼻背线也较合适。右侧斜位进一步显示出鼻背反 C 形畸形和鼻尖下小叶区域的不对称。

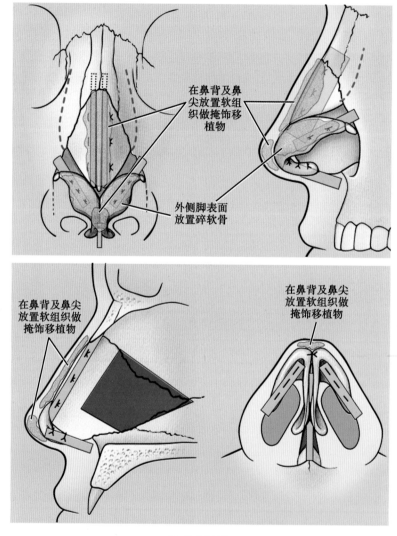

图 41-1(续)

手术通过开放式入路进行。进行了鼻中隔成形术;从鼻中隔上采集了软骨移植物。松解了上外侧软骨后,放置双侧撑开移植物,以矫直弯曲的鼻中隔。使用比经典尺寸更深的撑开移植物以加宽中鼻拱;更大的尺寸使得撑开移植物能够作为垫片移植物辅助矫直鼻中隔。放置撑开移植物后,将上外侧软骨重新放回鼻背。放置鼻小柱支撑移植物以保持足够的鼻尖支撑并矫正内侧脚和中间脚的扭曲畸形。因为患者皮肤薄,外鼻阀塌陷的矫正使用外侧脚支撑移植物,并从梨状孔延伸至外侧脚与穹隆的交界处。外侧脚存在不规则和凹陷,使用压碎的软骨作为盖板掩饰移植物。采用左侧经皮截骨以适当对齐骨性鼻背。因为她的皮肤薄,在鼻背和鼻尖放置了软组织掩饰移植物。

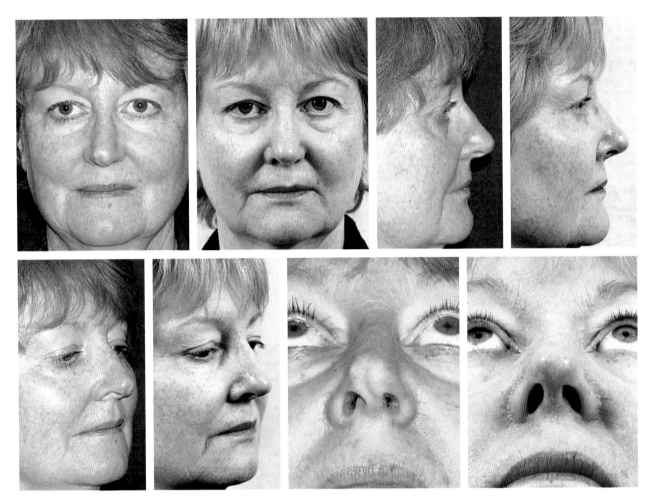

图 41-1(续)

术后 1 年,十分明显正面鼻背弯曲得到充分矫正。穹隆部为鼻翼轮廓增加了更多对称性。侧面位显示鼻尖突出度和旋转度充分保留,鼻背直而鼻小柱显露合适。仰头位显示由鼻中隔畸形引起的外鼻阀阻塞得到明显改善。穹隆更加对称,而且内侧脚和中间脚复合体也被矫直。斜视图上可以确认这些发现。患者的气道阻塞已经完全缓解。

这一病例显示了在鼻修复手术中遇到的很多挑战,包括皮肤薄,由前次手术引起的鼻背弯曲,不规则和不对称,以及需要同时矫正美学和功能的缺陷。这一病例也强调了必须接受鼻修复后某些远期瑕疵。

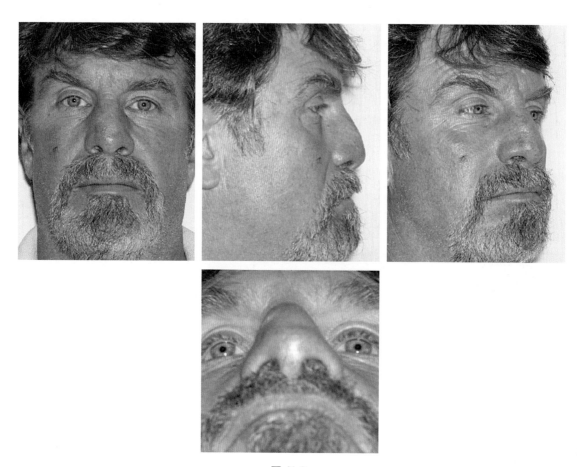

图 41-2

　　这名中年男性患者就诊时主诉鼻气道阻塞。他以前有过外伤史,他接受了鼻中隔鼻整形术,手术没有矫正鼻阻塞和外伤后畸形。正面观显示患者鼻部皮肤相对较薄。与面部下三分之一比起来,鼻子看起来有一定程度的缩短。他的鼻背偏向左侧。侧面观显示鼻尖突出度和鼻尖小叶体积不足形成的假性驼峰。斜位可以确认正面和侧面观的发现。仰头位显示鼻尖突出度不足,内鼻阀塌陷和鼻背皮肤厚。

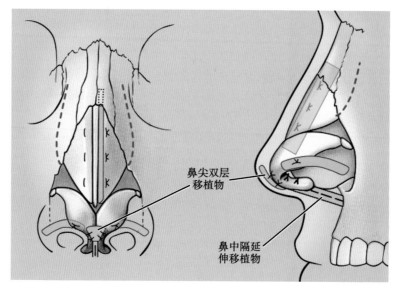

鼻尖双层
移植物

鼻中隔延
伸移植物

图 41-2(续)

　　鼻尖突出度不足是这个病例最大的挑战。其他挑战包括之前手术和外伤造成的瘢痕组织，使得鼻衬里的延长受到限制，以及过厚的鼻部皮肤增加了获得足够鼻尖支撑的难度。增加鼻尖突出度包括使用鼻中隔延伸移植物，这一移植物可以比传统的鼻小柱支撑移植物产生更强的鼻尖支撑。鼻翼边缘支撑和轮廓通过鼻翼缘轮廓线移植物得到改善。进一步的鼻尖突出度和软组织外被的延伸通过一个双层鼻尖移植物来获得，这一移植物可以增加鼻尖下小叶的大小。使用左侧撑开移植物来支撑左侧鼻侧壁，并且用外翻的外侧截骨将鼻骨的尾侧部分向外移位以改善内鼻阀塌陷和阻塞[12,13]。

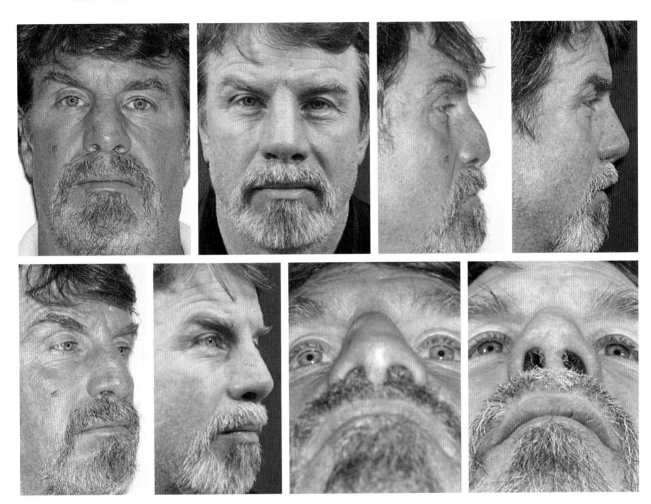

图 41-2（续）

　　对比术前和术后照片可以看到明显改善。在正面，明显可以看到鼻背线更直，鼻尖突出度得到改善，鼻子得到延长，鼻尖对称性得到改善。侧面位显示鼻下三分之一的支撑改善，但软组织挛缩限制了所能获得的鼻尖突出度的量。斜位进一步显示出鼻背线和鼻尖突出度的改善。仰头位也进一步证实了鼻尖突出度的改善。

　　这个病例显示了在处理鼻部厚皮肤，前次手术的干扰造成的结构支撑缺失和软组织瘢痕时所遇到的挑战，所有这些都会限制鼻子大小的增加。

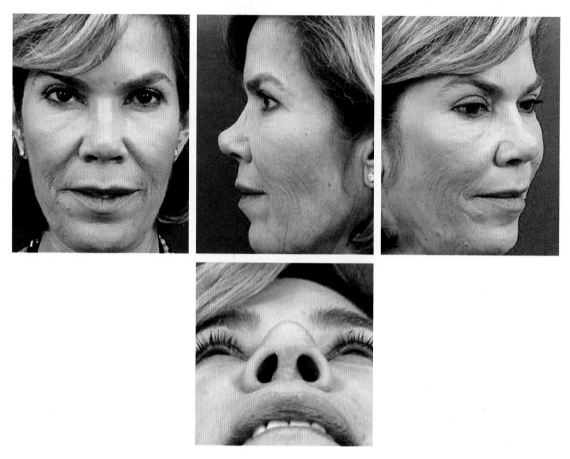

图 41-3

　　这名 55 岁的女性转到我的诊所来评估鼻畸形情况,她数年前做过鼻整形手术。她的气道通畅,但她关心的是鼻子的外观。患者确信她的鼻子看起来宽;鼻背凹凸不平,偏向左侧,而中鼻拱塌陷形成倒 V 畸形。她还觉得她的鼻翼基底也宽。在侧面,她最关注她过度降低的鼻背和过度旋转的鼻尖,同时还有一个非常多余的双转折,鼻尖下小叶轮廓也不正常。仰头位上,她感觉尽管上次做过鼻翼基底缩窄,但鼻孔仍然看起来宽。查体可以确认这些观察结果,并且发现鼻下三分之一皮肤厚,弹性相对较差。

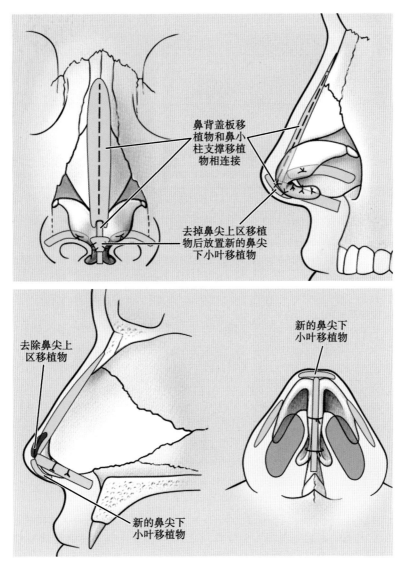

鼻背盖板移植物和鼻小柱支撑移植物相连接

去掉鼻尖上区移植物后放置新的鼻尖下小叶移植物

去除鼻尖上区移植物

新的鼻尖下小叶移植物

新的鼻尖下小叶移植物

图 41-3(续)

　　术中发现鼻背被过度降低,上外侧软骨与背侧鼻中隔重叠。使用了鼻尖移植物,但放置在更靠鼻尖上区的位置,而不是鼻尖上和鼻尖下小叶区。有一个鼻小柱支撑移植物。她的手术过程包括采集自体肋软骨作为盖板移植物以充填鼻背,盖板移植物放在足够靠下的地方,并做出一个切迹以便其与鼻小柱支撑移植物契合,以降低鼻尖旋转度。去掉前次手术放置的鼻尖上移植物,然后从耳软骨上雕刻出一个新的鼻尖下小叶移植物;放置鼻翼缘轮廓线移植物。

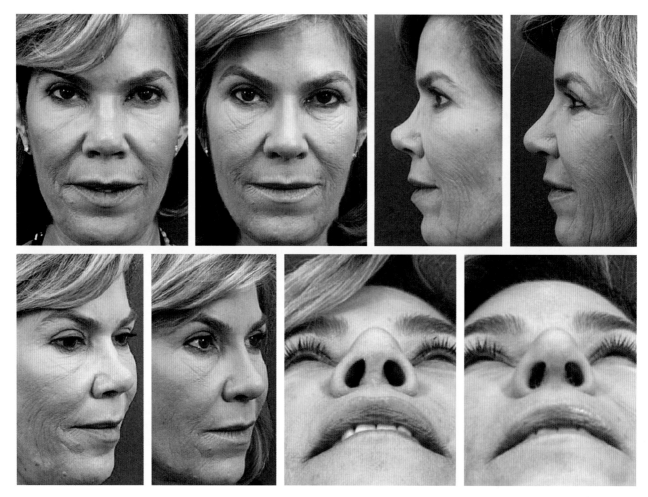

图 41-3（续）

　　术后 1 年多拍摄的术后照片显示,所有角度均得到明显改善,鼻背垫高,倒 V 畸形得到矫正,鼻背被矫直,鼻尖轮廓得到改善,多余的双转折被消除。通过鼻背垫高和重新覆盖软组织,虽然没有去除多余的组织,鼻翼基底也显得更窄。

　　这个病例中突出的挑战包括厚的鼻部皮肤处理,尤其是想要一个窄的鼻尖和鼻翼基底时。另外,矫正旋转度过大的鼻子是个问题,因为存在瘢痕挛缩,尤其是累及鼻衬里时会限制延长程度和反旋转程度。前次手术通常会破坏结构性软骨移植物的数量和质量,这些移植物可以在局部获得,并需要医生做好计划,包括确保从其他来源得到移植物。最后,增加支架移植物可以产生更好的表现点和缩小效果,因为移植物的应用拉伸了软组织。

要　点

- 医生应在术前辨别出容易导致效果不佳的特征。
- 计算机模拟有助于让患者理解术中哪些可能做出调整，而哪些不可能。
- 医生必须倾听患者，以便理解他们的关注点和期望值。在某些情况下，说"不"是最好的选择。
- 大多数大的调整需要结构移植。
- 掩饰移植物可以柔和过渡区并掩饰小的不规则。
- 开放入路是重大调整的理想入路；闭合入路应当用于有限的操作。
- 不应使用假体，因为其应用有限而且相关并发症较多。
- 保持或恢复鼻气道至关重要。

（王欢 译，李战强 校）

参考文献

1. Constantian MB. Four common anatomical variants that predispose to unfavorable rhinoplasty results: a study based on 150 consecutive secondary rhinoplasties. Plast Reconstr Surg 105:316-331, 2000.
2. Angelos PC, Been MJ, Toriumi DM. Contemporary review of rhinoplasty. Arch Facial Plast Surg 14:238-247, 2012.
3. Hall JA, Peters MD, Hilger PA. Modification of the Skoog dorsal reduction for preservation of the middle nasal vault. Arch Facial Plast Surg 6:105-110, 2004.
4. Rhee JS, Weaver EM, Park SS, et al. Clinical consensus statement: diagnosis and management of nasal valve compromise. Otolaryngol Head Neck Surg 143:48-59, 2010.
5. Brenner MJ, Hilger PA. Grafting in rhinoplasty. Facial Plast Surg Clin North Am 17:91-113, vii, 2009.
6. Boahene KD, Hilger PA. Alar rim grafting in rhinoplasty: indications, technique, and outcomes. Arch Facial Plast Surg 11:285-289, 2009.
7. Dobratz EJ, Tran V, Hilger PA. Comparison of techniques used to support the nasal tip and their long-term effects on tip position. Arch Facial Plast Surg 12:172-179, 2010.
8. Christophel JJ, Hilger PA. Osseocartilaginous rib graft rhinoplasty: a stable, predictable technique for major dorsal reconstruction. Arch Facial Plast Surg 13:78-83, 2011.
9. Dresner HS, Hilger PA. An overview of nasal dorsal augmentation. Semin Plast Surg 22:65-73, 2008.
10. Kridel RW, Ashoori F, Liu ES, et al. Long-term use and follow-up of irradiated homologous costal cartilage grafts in the nose. Arch Facial Plast Surg 11:378-394, 2009.
11. Toriumi DM. New concepts in nasal tip contouring. Arch Facial Plast Surg 8:156-185, 2006.
12. Dobratz EJ, Hilger PA. Osteotomies. Clin Plast Surg 37:301-311, 2010.
13. Byrne PJ, Walsh WE, Hilger PA. The use of "inside-out" lateral osteotomies to improve outcome in rhinoplasty. Arch Facial Plast Surg 5:251-255, 2003.

达拉斯鼻修复术：全球大师的杰作

Secondary Rhinoplasty *by the global masters*

42

基于自体软骨或假体的亚洲人鼻修复方法

Yong Ju Jang

患者寻求鼻修复的原因可能是需要矫正明显的鼻部美学问题。但是在很多情况下，"畸形"和患者的关注点会比较细微，其他患者可能都不会注意到。在亚洲人鼻修复术中，与鼻背假体相关的并发症，如移位、感染和短鼻畸形等是比较常见的问题。歪鼻，驼峰鼻，或鼻尖畸形也构成了一部分亚洲患者鼻修复的内容。本章阐释了处理各种鼻继发问题的方法，特别强调了一些新的技术，如切开和缝合技术，使用带软骨膜的耳甲腔软骨颗粒，以及多层移植物鼻尖充填技术等。

患者评估—鼻修复术中有哪些不同

患者性格

很多医生都同意，要求做鼻修复的患者有敏感、强迫症和精神脆弱的性格倾向。在术前咨询过程中，医生要评估患者是否有过度焦虑，或吹毛求疵的倾向。如果是这样，接不接这个手术要非常谨慎。最好是能在这个过程中就找出那些有可能出现术后不满意的患者。

鼻背之前做过假体

在修复隆鼻术时，一定要了解上一次手术中用的什么材料。比如说，硅胶假体从内入路就能轻松取出，但是 Gore-Tex（膨体）因为与周围软组织粘得很紧，难以取出。生物组织，如筋膜包裹的软骨颗粒，跟周围组织都会长到一起，更难取。大多数患者都知道自己鼻背放过什么材料，但是也有搞错的时候；或者更糟糕的是，有一些患者根本不知道她们鼻背里到底放了什么。因此，有时还是需要做个 CT，了解一下之前放了什么假体。

评估鼻中隔软骨强度

在鼻修复中，一定要了解鼻中隔软骨还能不能用。如果之前的手术已经把中隔软骨取掉了,医生就得从耳廓或肋软骨另外取材。检查鼻腔时,用棉签轻轻触诊中隔黏膜,可以大概了解还有没有残留的鼻中隔软骨。如果医生手持棉签没有遇到任何刚性阻力,或如果中隔很容易移动时,基本上中隔软骨已经没了。

年龄的重要性

在年龄偏大的患者中,肋软骨使用的最大难点是钙化。软骨钙化的程度常与患者年龄相关。在鼻修复前一定要确认有没有钙化。CT 扫描可以提供一些信息;但是,因为检查费用高,而且就算量少,也会吃点射线。在胸部切开之前,也可以在手术室里检查肋软骨有没有钙化。医生用针穿过皮肤,去扎软骨,并判断针通过时有无阻力,注意不要扎穿肋软骨,损伤胸膜。

皮肤情况

在鼻修复中,特别是矫正短鼻时,除了鼻子的形状之外,考虑最多的就是皮肤软组织罩的质地和活动性;因此这一项应仔细检查。用硅胶隆鼻,出现短鼻时,鼻部软组织常会严重地变厚变硬。需要仔细检查和触诊,判断皮肤的质地和状况。

修复方法

歪鼻

对于歪鼻的修复,最重要的是矫直和加强中隔软骨 L 形支撑。对于歪鼻复发,或歪鼻矫正后残留,最常见的原因是中隔软骨 L 形支撑变形,以及 L 形支撑薄弱所导致的软骨鼻背偏曲[1]。下面讲一下我在修复手术中调整中隔软骨 L 形支撑偏斜的首选技术。

使用骨性中隔矫正鼻中隔尾侧端

对歪鼻进行中隔成形术,需要采集四边形软骨的中央部分,筛骨的垂直板,以及部分犁骨。采集中隔软骨矫正鼻中隔,就不太需要再去采集别的软骨了。将获取的骨用剪刀裁剪成合适的大小和形状。然后用小的耳科磨头钻出很多小孔(越多越好),这样便于缝合(图 42-1)。我会用 5-0PDS 线做褥式缝合,把骨移植物固定到 L 形支撑上。这样可以把移植物牢固地固定到 L 形支撑尾侧或背侧的一侧或双侧上。

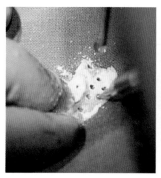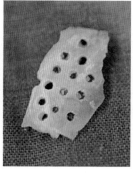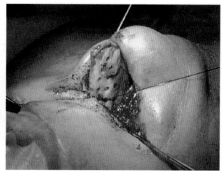

图 42-1 用骨做鼻中隔夹板时,医生应用小钻头多打点孔,便于缝合

鼻中隔尾侧端的切开和缝合技术

对于鼻中隔尾侧的前后偏曲,可能存在 C 形突起或锐角。为了矫正这些畸形,L 形支撑尾侧最凸起的部分可以切开、重叠,然后缝合。切开后,将鼻中隔尾侧端前部与后部重叠,缝合三四针固定(图 42-2)。重叠切开的软骨时,医生必须小心,不要让新的鼻中隔尾侧端高度低于其原始高度。如果新建的鼻中隔尾侧端稳定性有问题,应该用一个软骨或骨性的鼻中隔铺板移植物放置在凹侧,以提供额外的支撑。

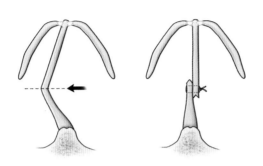

图 42-2 在切开和缝合 L 形支撑的技术中,切开 L 形支撑尾侧最凸起的部分,进行重叠,然后缝合。切开后,将前部与后部重叠并做三到四针缝合固定

歪鼻,鞍鼻,或短鼻

对于歪鼻、鞍鼻、或短鼻来说,修复术中需要用到肋软骨进行鼻中隔重建[2]。

重建中隔软骨支架对于鼻整形医生来说是最难的步骤之一。大多数情况下,可用于重建目的鼻中隔软骨量并不够,特别是鼻修复患者。如果残留的 L 形支撑又弱又薄,尾侧和背端的支撑可以用更强更厚的肋软骨来进行加固。在鼻中隔重建或鼻尖修复术中,我更常使用肋软骨。用切皮刀把采集到的肋软骨切成又细又长的条,然后作为铺板移植物或撑开移植物来重建鼻中隔。

硅胶假体并发症——短鼻

延长型撑开移植物,鼻背充填和鼻尖整形,是处理硅胶假体引发短鼻的主要方案。

短鼻是鼻整形的常见远期并发症,常因使用硅胶假体或筋膜移植物,或由于初次鼻整形中对鼻中隔过度操作,导致鼻部支撑结构塌陷而导致。要成功矫正短鼻,可以通过延长内部支架、鼻腔衬里和外部软组织罩来实现。手术的目的实际上是延长鼻子的长度,同时产生使鼻子看起来更长的错觉。短鼻矫正应遵循这样的手术原则:延长鼻中线和外侧部分,使用鼻尖移植物来加长鼻部,以及鼻背充填。

延长鼻内支架

在我的经验中,应用自体或同种异体肋软骨重建延伸鼻中隔,用加长型撑开移植物来得到较好的效果。可以尝试下面几种方法。

一个办法是将加长型撑开移植物放置在鼻背 L 形支撑的两侧,把鼻中隔尾侧延伸移植物放置在加长型撑开移植物之间。鼻中隔尾侧延伸移植物就像三明治一样,夹在加长型撑开移植物中间,与鼻中隔尾侧端端对齐。这个移植物要放在鼻支架的中间位置;放置得要比原先的鼻中隔尾侧端更靠尾侧。移植物的后半部分可固定在前鼻棘上,或直接放在那儿,不用缝线固定。这是我比较常用的技术(图 42-3)。

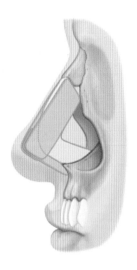

图 42-3 将加长型撑开移植物放置在鼻背 L 形支撑的两侧,鼻中隔尾侧延伸移植物放在它们中间。鼻中隔尾侧延伸移植物就像三明治一样,夹在加长型撑开移植物中间,与鼻中隔尾侧端端对齐

另一种方法,将一个铺板移植物放置在 L 形支撑尾侧的一侧,将一个加长型撑开移植物放置在 L 形支撑背侧的相反一侧。用这个技术,加长型撑开移植物要延伸到更靠尾端。除了这种典型的方法,还可以进行各种各样的改良。双侧的加长型撑开移植物和铺板移植物,可以缝在现有的 L 形支撑两侧。在术中可根据用于移植的软骨组织质和量,以及残留的 L 形支撑状态来选用特定技术。

充填鼻背

当鼻背凹陷时,鼻子看起来会显得短。因此,鼻背充填是一个关键的手术步骤,因为鼻背凹陷矫正后,可以让鼻子看起来更长。鼻背需要用一个医生熟悉的假体进行充填。鼻背充填要以经鼻小柱可无张力缝合为度。由于很多患者的短鼻都缘于硅胶假体的并发症,因此必须把硅胶移植物取掉,并植入其他材料。为了实现这个目的,我更偏向于使用肋软骨,或商品化的阔筋膜和软骨作为鼻背充填材料[3-4]。如果患者没有出现过严重的假体感染,可以考虑使用 Gore-Tex。

鼻尖手术

我治疗朝天鼻时,比较擅长的手术技术是多层软骨鼻尖移植技术[5]。在这个操作中,第一个用软骨做的盾形移植物要放在穹窿上并固定。其他的盾形移植物层叠放置在第一层的顶部。所应用的软骨移植物层数,取决于所需要的,以及术中确定的延长量和突出度(图 42-4)。

短鼻延长的分期手术

当短鼻的皮肤软组织罩已失去正常质地和弹性时,应分期进行鼻延长。

成功修复短鼻最重要的决定因素在于皮肤软组织罩的条件。医生可以利用延长型撑开移植物、鼻尖移植物、以及鼻背充填来延长鼻骨支架。但是,如果外覆皮肤因反复炎症

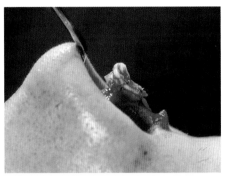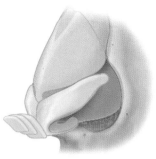

图 42-4 多层软骨鼻尖移植物技术。在这个操作中,第一个软骨做成的盾形移植物要放置在穹隆上并用 5-0 PDS 固定。其他的盾形移植物层叠放置在第一层的顶部。如果需要,还可以再加

和挛缩而变厚变硬时,就算鼻骨支架延长了,也不能和皮肤充分贴合。如果经鼻小柱承受的张力过大时,切口裂开的概率会非常高,这将是灾难性的。如果缝合时对合很困难,医生应该缩短中段的长度或移除鼻尖移植物,便于实现无张力的伤口闭合。

待切口完全愈合后,还可以在后期安排进行第二次鼻尖移植或鼻背充填。

鼻背假体感染和鼻背再次充填

出现感染迹象的鼻背假体应尽快取掉;可以使用生物组织再次充填鼻背。

典型的感染症状包括水肿、红斑、出血、压痛或在切口周围形成肉芽组织(图 42-5)。如果感染明显,医生应毫不犹豫地取掉鼻背假体。通过内入路取掉假体或移植物,然后充分冲洗创面,可以有显著的疗效。取出感染的假体后,医生再评估鼻背形态。取掉鼻背假体,一般不会引起鼻背高度的实质性降低。做硅胶假体的鼻子更是如此,取掉假体后,周围形成的包膜仍可以保持一定的鼻背高度。但是,如果鼻背高度在取掉假体后大大降低,可以以后再用自体移植物如肋软骨,真皮脂肪,筋膜包裹软骨颗粒,联合使用筋膜和压碎的软骨等再次填充。决定何时进行二次充填是一个重要且困难的决定。应该在炎症完全控制以后,还没有出现过多的皮肤挛缩之前进行。

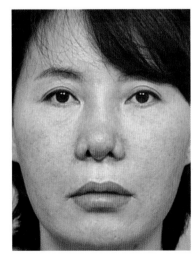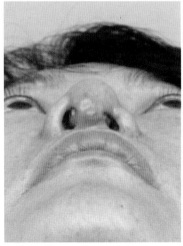

图 42-5 这位患者使用假体做了鼻整形后,出现了典型的感染迹象

应用假体进行二次填充

如果用生物性组织植入物充填鼻背后,形态不美观,可以使用假体如 Gore-Tex 或硅胶来进行二次充填。

使用生物性鼻背植入物,如肋软骨、耳软骨、筋膜和真皮脂肪时,常会出现外观的问题。卷曲、轮廓或边缘显露,鼻背偏斜等,是比较典型的软骨移植物并发症。使用筋膜或真皮脂肪移植后,也常会看到轮廓不规则和鼻背高度丧失。如果鼻背放置的肋软骨出现了卷曲或轮廓显露,可以先将其取出,重新雕刻或压碎后,再放回鼻背上。如果患者不喜欢肋软骨的刚性感觉,或想要更完美的美学形态,医生可以使用像 Gore-Tex 或硅胶这样的假体进行替换。应用自体组织移植物充填鼻背,如筋膜,筋膜包裹的软骨颗粒,压碎的软骨,真皮脂肪等,可随时间体积会有所减少吸收,导致背部高度丧失或轮廓凹凸不平。这些不美观的情况可以用假体(如 Gore-Tex 或硅胶)进行修复。

鼻孔顶点高度不平和鼻孔不对称

鼻孔顶点高度不平和鼻孔不对称,在修复手术中可以通过外侧脚支撑移植物,外侧脚盖板移植物或耳甲腔复合移植物来进行修复。

为了矫正鼻孔的不对称,我更喜欢用耳甲腔软骨复合移植物或外侧脚支撑移植物。当畸形不那么严重时,首选耳甲腔软骨复合移植物。因鼻翼退缩造成的鼻孔顶点高度不平,可以通过软骨下缘切口,松解切口周围的软组织,然后在鼻翼小叶边缘插入一个移植物来修复。当鼻孔不对称更严重时,使用外侧脚支撑移植物是一种更有效的方法。外侧脚和移植物复合体必须重新定位到更靠尾侧,以矫正鼻翼退缩(图 42-6)。

鞍鼻畸形

修复手术中相对小的鞍鼻畸形,可以用带软骨膜的耳甲腔软骨颗粒来处理。

所有的鼻整形术后,都可能出现鞍鼻畸形或鼻侧壁的部分凹陷。如果畸形程度不严重且鼻尖支撑相对完整时,可以用鼻背盖板移植物来矫正轻微的鞍鼻畸形。在鼻背众多的移植物材料选择中,部分鼻背充填可以利用带软骨膜的耳甲腔软骨颗粒来矫正。耳甲腔软骨要保证一侧的软骨膜完整,并且在软骨中进行切割,而不切穿软骨膜。这可以保证软骨碎块可以通过软骨膜来保持彼此之间附着(图 42-7)。这种移植物更便于处理,因为既保证了体积,同时又消除掉了耳甲腔软骨的原有弧度。

亚洲人驼峰鼻矫正不足的修复

对于矫正不足的亚洲人驼峰鼻,在修复手术中为获得一个更为平衡的侧面轮廓,增加鼻尖高度比降低鼻背高度要重要得多。

背侧突起矫正不足是亚洲人驼峰鼻治疗中最常见的并发症(图 42-8)。鼻缝点周围的一个小突起可以通过内入路的方式来打磨。但是,术后残留的凸起,或新发生的鼻背凸出应通过增加鼻尖高度,降低驼峰和垫高鼻根来处理。移植物可以以堆叠覆盖的方式进行,

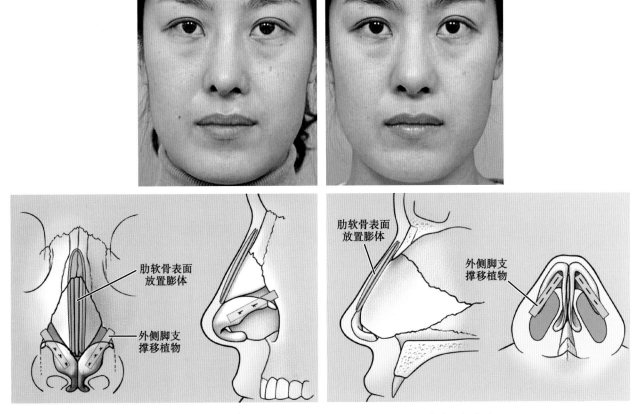

图 42-6 这位患者有右侧的鼻孔畸形,并放置了外侧脚支撑移植物来处理

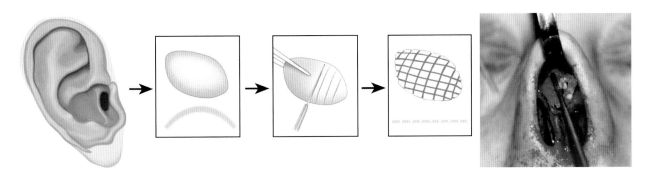

图 42-7 有软骨膜的耳甲腔软骨颗粒

或带背后支撑的多层盾牌移植来处理。

鼻尖移植物显形

　　鼻尖移植物显形是亚洲人鼻修复最常见的并发症,可以通过软骨下缘切口对移植物进行修剪矫正。

　　在亚洲人鼻整形术中,鼻尖突出度常靠鼻尖移植物来实现。但是,对于皮肤薄,或中等的个体来说,积极的鼻尖移植会导致鼻尖移植物轮廓显形,从而出现术后的不满意。此外,将太大或太多的移植物放置在鼻尖,可能导致鼻尖过度突出。这个问题可以通过软骨下缘切口做小切口,用剪刀对移植物进行修剪矫正。

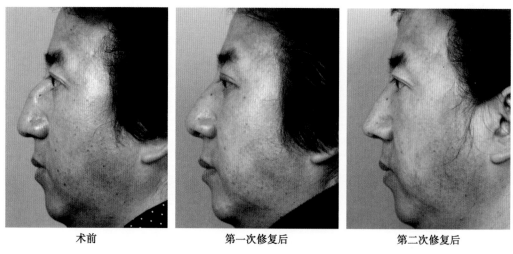

术前   第一次修复后   第二次修复后

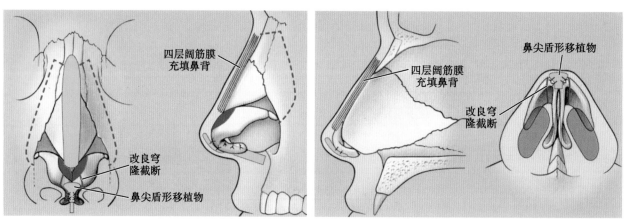

图 42-8 典型的鼻背驼峰畸形修复案例。用多层软骨鼻尖移植技术进行鼻尖充填,然后进一步降低驼峰

调整

返修率

我最近对自己的鼻整形案例的返修率进行分析,结果为 8.9%,包括大的修复和对瘢痕的微调。

调整原因

我最常见的鼻修复原因是歪鼻复发,或偏斜矫正不完全。第二个最常见的原因是初次鼻背驼峰矫正术后,出现鼻背凹凸不平或残留的凸起。第三个常见的原因是鼻尖移植物显形和鼻尖过度突出。

处理和预防并发症

歪鼻矫正术后偏斜残留和歪鼻复发

正确诊断歪鼻复发的原因——到底是骨性偏斜还是软骨性偏斜,或是两者都有——这很关键。所有调直和加强骨或软骨鼻背的矫正操作都必须完成,一般都是用开放式入路。骨轴的偏斜可以通过联合内侧、外侧和经皮鼻根截骨矫正。内侧斜行截骨,和外侧截骨相连,在鼻骨的中间保留一个三角形的骨片(骨性鼻中隔)。这时,如果骨性中隔偏向一侧且未被矫正时,整个鼻子的轴线也不能重新居中。在这种情况下,要做经皮鼻根截骨,让中线上的骨性鼻中隔可以更有控制地移动到中间位置上。这个截骨要在内眦之间,用一个锋利的2mm骨凿完成。完成部分骨折后,瞄准中线骨段的根部进行截骨,该段即可自由移动。

在歪鼻修复中,中隔软骨的量常不足以重建鼻部。因此需要额外的耳软骨、肋软骨或同种异体软骨。为防止歪鼻复发,我常会尽量减少中隔软骨的切除,留下一个大而强的L形支撑,因为脆弱的L形支撑在愈合期更容易弯,从而导致软骨鼻背的偏斜复发。

驼峰鼻矫正不足

背部凸度欠矫是驼峰鼻矫正术后最常见的并发症。矫正鼻背驼峰后,过多的皮肤软组织罩常会残留,这是一个形成软组织鹦鹉嘴畸形的促成因素。如果鼻背驼峰去除后鼻背高度的降低,靠鼻尖突出度增加进行补偿,则有助于预防多余的皮肤导致凸起残留的问题。

鼻尖移植物轮廓显形和过度突出

鼻尖软骨移植是一种可以显著改善鼻尖表现点和突出度的有效技术。但是,鼻尖移植手术有其固有风险,特别在皮肤薄到中度的患者中,容易出现鼻尖移植物的显形。因此,在这类患者中要使用缝合技术对鼻尖进行细化。鼻尖移植物的边缘应仔细打出斜面,使移植物边缘变软变圆,没有锐利边缘。将压碎的软骨碎块放置在鼻尖移植物周围也是一个有用的辅助方法。在鼻尖上堆叠太多的移植物可能导致鼻尖过度突出,这并不美观,会导致不协调的鼻部轮廓。

并发症

我在鼻修复术后遇到的并发症有歪鼻矫正不足、歪鼻复发、术后感染和对外观不满意等,特别是用肋软骨充填鼻背后。问题主要是因为肋软骨放置在鼻背处导致卷曲、轮廓凹凸不平,以及鼻背不自然的突起等。

并发症的预防和处理

有歪鼻和面部不对称的患者,以及过分痴迷和关注自己鼻子的患者,永远不会满足于术后存在小瑕疵。之前经过多次手术,歪鼻却仍然存在,这是最难解决的问题之一。对这些患者,改变患者的心态至关重要。咨询时需要坦诚,告诉患者某些情况下,不可能实现一个完美的直鼻。对于某些面部骨骼不对称的患者,更是如此。医生应始终处理好手术预期,并充分解释鼻整形的局限性——包括哪些可以实现,以及更重要的,哪些不能实现。术后感染,常和将肋软骨移植物固定在鼻尖和外侧脚上的大量缝合材料有关。在修复手术中,皮肤软组织罩的循环受损,这会增加了软骨移植物营养不足的风险,可导致坏死和最终的感染。用于固定鼻尖移植物的PDS线有时会引起炎症和继发感染。因此要仔细缝合切口,明智地使用肋软骨鼻尖移植物,尽量少缝合,以降低术后的感染风险。

术后管理

对鼻修复患者的出院后处理,必须比对待初次鼻成形术的患者更加精心。鼻修复患者术后感染的风险较高;因此应在适当时间给予抗生素。虽然没有已发表的证据,但如果经鼻小柱切口缝合处张力过大,或在较紧的皮肤软组织罩下使用肋软骨移植物时,可以选择用高压氧预防术后伤口问题和感染。加强门诊随访。最后,教育患者自己识别感染的各种症状和体征,一旦怀疑有感染,及时回院处理。

案例分析

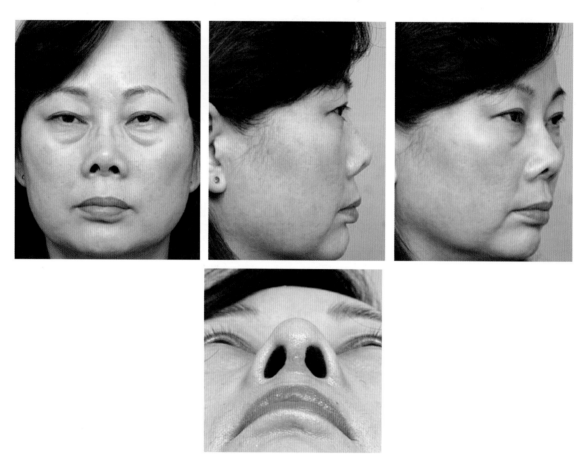

图 42-9

这是一名 47 岁的患者,4 年前曾经做过鼻整形术。她的问题是短鼻。

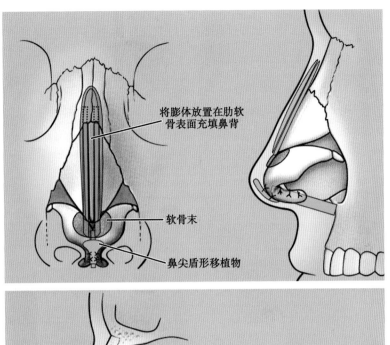

将膨体放置在肋软骨表面充填鼻背

软骨末

鼻尖盾形移植物

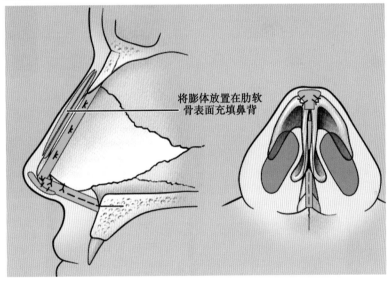

将膨体放置在肋软骨表面充填鼻背

图 42-9(续)

　　通过开放式入路进行了鼻修复。切除了之前植入的鼻尖移植物。采集肋软骨。用肋软骨做鼻中隔尾侧延伸移植物,夹在两侧的加长型撑开移植物之间,来加长中央和外侧区以延长短鼻。用鼻尖移植物延长鼻部,用 Gore-Tex 假体和软骨碎片充填鼻背。

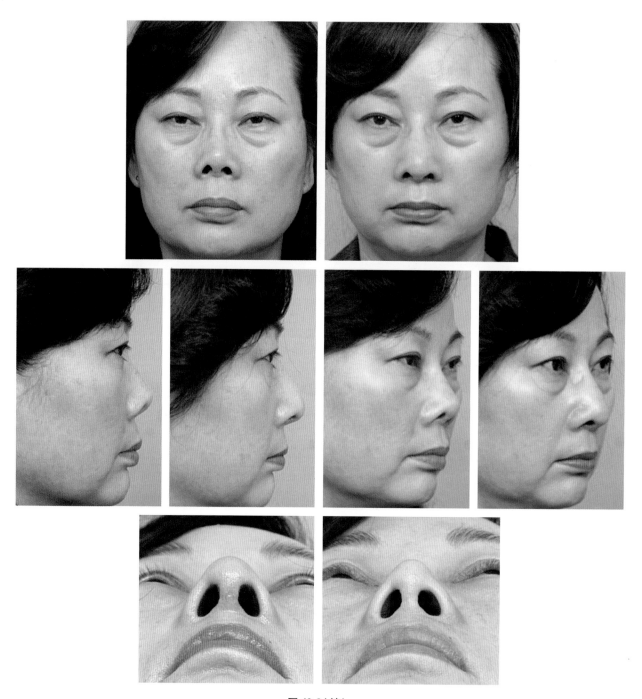

图 42-9(续)

修复术后 15 个月,她的鼻长度和鼻背高度均得到改善。

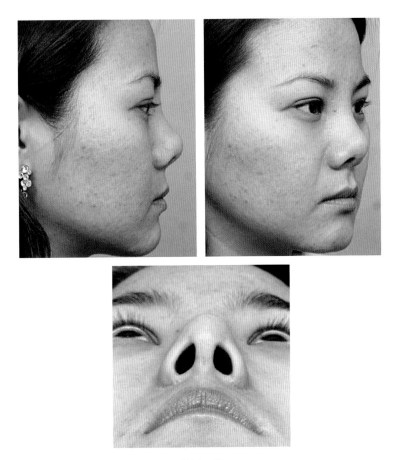

图 42-10

这名 24 岁女性 10 年前接受过鼻整形, 5 年前做过硅胶假体。主诉是短鼻。

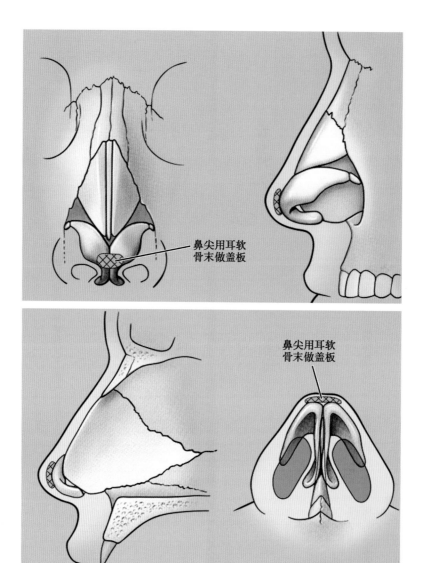

鼻尖用耳软
骨末做盖板

鼻尖用耳软
骨末做盖板

图 42-10(续)

在第一次修复手术期间,通过开放式入路,用同种异体肋软骨做成双侧中隔延伸移植物对短鼻进行处理。放置了一个中隔软骨制备的鼻尖盖板移植物,鼻背用一个异体肋软骨和异体阔筋膜进行充填。11 个月后,用带软骨膜的耳甲腔软骨颗粒充填鼻尖。

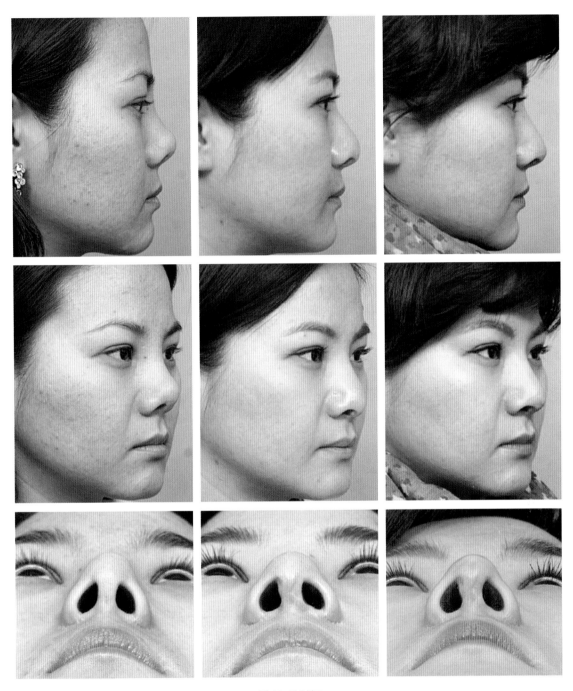

图 42-10（续）

　　显示第一次修复手术后 6 个月,以及第二次鼻尖塑形术后 3 个月。鼻尖分期手术后,患者的鼻部轮廓得到改善。如果医生在矫正短鼻时难以确保经鼻小柱切口的无张力缝合,鼻尖手术应推迟进行。

要 点

- 对于歪鼻的修复，最重要的是矫直和加强中隔软骨 L 形支撑。
- 对于歪鼻、鞍鼻、或短鼻来说，修复手术中需要用肋软骨重建鼻中隔。
- 延长型撑开移植物，鼻背充填和鼻尖整形，是处理硅胶假体导致的短鼻的主要方案。
- 如果皮肤软组织罩已失去正常质地和弹性时，应分期进行短鼻延长。
- 出现感染迹象的鼻背假体应尽快取掉；可以使用生物组织再次充填鼻背。
- 如果用生物性组织植入物充填鼻背后，形态不美观，可以使用假体如 Gore-Tex 或硅胶来进行二次填充。
- 鼻孔顶点高度不平和鼻孔不对称，在修复手术中可以通过外侧脚支撑移植物，外侧脚盖板移植物或耳甲腔复合移植物来进行修复。
- 修复手术中相对小的鞍鼻畸形，可以用带软骨膜的耳甲腔软骨颗粒来处理。
- 对矫正不足的亚洲人驼峰鼻，在修复手术中为能获得一个更为平衡的侧面轮廓，增加鼻尖高度比降低鼻背高度要重要得多。
- 鼻尖移植物显形是亚洲人鼻修复最常见的并发症；可以通过软骨下缘切口对移植物进行修剪矫正。

（顾云鹏 译，李战强 校）

参考文献

1. Cho GS, Jang YJ. Deviated nose correction: different outcomes according to the deviation type. Laryngoscope 123:1136-1142, 2013.
2. Hyun SM, Jang YJ. Treatment outcomes of saddle nose correction. JAMA Facial Plast Surg 15:280-286, 2013.
3. Jang YJ, Moon BJ. State of the art in augmentation rhinoplasty: implant or graft? Curr Opin Otolaryngol Head Neck Surg 20:280-286, 2012.
4. Jang YJ, Kim JH. Classification of convex nasal dorsum deformities in Asian patients and treatment outcomes. J Plast Reconstr Aesthet Surg 64:301-306, 2011.
5. Jang YJ, Min JY, Lau BC. A multilayer cartilaginous tip-grafting technique for improved nasal tip refinement in Asian rhinoplasty. Otolaryngol Head Neck Surg 145:217-222, 2011.

43

亚洲人鼻修复中常见畸形的处理

Hong Ryul Jin

随着全球社会和文化不断持续发展,人们对外貌越来越重视。不论是在东方还是西方,这种现象因为媒体的渲染和信息技术的进步而愈发风靡,由此带来了美容整形手术的增加,其中也包括鼻整形。但是同时,对鼻整形需求的增加也带来了鼻修复手术的增加。

在亚洲国家中,假体在鼻整形中仍被广泛使用。研究和多年临床经验已证明,使用这些移植物是安全的。但是,使用假体时不正确的手术操作,加上患者选择不当,可能导致一系列的并发症[1-3]。患者接触到信息和媒体的途径更加便捷,这提升了患者对手术的期望值,这也是导致鼻整形术后修复率升高的一个原因。有时候,即使是对最有经验的医生,调整也是难免的。我个人的返修率大约为5%(过去三年465例鼻整形中,有22例进行了返修)。

跟其他修复手术一样,鼻修复的挑战不仅包括矫正之前手术留下的畸形和瘢痕,还有来自患者和医生的心理压力。深入理解不同鼻整形技术,加上足够的经验,熟知各种假体材料特点和相关并发症,对个体差异巨大的亚洲人鼻修复非常重要。

患者评价

了解患者独特的解剖结构,评估患者的精神与情绪状态,是我在鼻修复患者的初次咨询中考虑的最重要的两个因素。在我自己的修复病例中,我不采用过分防御的姿态来进行沟通,而是关注患者的问题,冷静地识别出可能的原因并给出可能的解决方案,这样来尽力保持与患者的良好关系。当患者的期待不现实或者患者主诉和我检查结果不相同时,我会推掉手术或者推荐其他医生为其进行修复手术。

我会尽量获取关于前次手术的信息,包括:患者做了哪种手术,使用了什么移植物,进行过几次手术,出现了哪些具体的问题等。医生即使经过周密计划,也会陷入意外情况中。解剖结构常常出现巨大变化,和最初预想的大相径庭。使用假体的患者更是如此,因为其鼻背常常被打磨过,使之能更好地容纳假体,而其鼻尖结构也因压迫性坏死而发生改变。一定要理解目前大多数鼻整形医生常规使用的鼻整形技术,并积累经验。

除了鼻部的常规分析,我还试着去触诊移植物,检查其长度、厚度以及活动度,看其是否发生了移位或者放得过高。我也会仔细检查移植物是否延伸到了鼻尖,或者仅仅只是到了鼻尖上区。小柱-小叶比,鼻尖突出度和旋转度,鼻中隔尾侧端的偏斜程度均要进行评估。我会检查皮肤质地,记录其厚度、性质和弹性,以及是否受过损伤等。

此外,需通过前鼻镜和(或)内镜检查鼻中隔和鼻甲的情况。应注意是否有粘连。通过棉签触诊鼻中隔,看是否还有剩余软骨。如果只进行前鼻镜检查,无法完整查看鼻部气道,而鼻内镜则可让医生检查是否存在鼻中隔穿孔、粘连,以及内鼻阀的情况等。要注意吸气时鼻侧壁有无塌陷,内鼻阀和外鼻阀有无异常。

鼻修复时机

等待一年再进行修复,在许多亚洲人鼻修复中不是理想选择。由于感染、假体外露以及皮肤问题等需要将假体取出时,就要仔细安排修复手术时间。取掉移植物后会产生一系列的问题,主要问题多与鼻背软组织罩扩大有关。

去掉移植物会使患者产生很多心理压力,特别是鼻部外形发生的巨大改变。此外,因为假体及其相关并发症而产生的炎症或瘢痕很可能会损伤患者的皮肤。还可能出现鼻部不对称、缩短或鼻部外形改变等。因此,如果可能的话,最好是在取掉假体的同时进行修复手术。但是,这又可能会引起其他问题:新的感染风险增加;修复时塑造出一个外形尚可的鼻子可能会更有挑战;进一步修复时可用的移植物类型及量有限。因此,医生在确定最佳修复时机时需要考虑到所有的这些因素。我个人的经验是,使用患者的自体软骨是安全的,即使是因为炎症或感染取出假体[4,5]。

修复手术中重新塑造完美的鼻部外形是一项艰巨挑战。充填前次移植物留下的死腔可防止创面挛缩,为进一步修复和改善打下基础。患者一定要有强大的内心,做好再做一次鼻修复的准备。

材料和入路

鼻修复需要大量植入物进行移植和支撑结构的重建。在修复术中我首选使用自体软骨,以防出现进一步的感染和软组织挛缩。虽然鼻中隔软骨和耳软骨是修复较小畸形的首选材料,但是这些部位软骨不足时常需用到肋软骨。我极少使用同种异体移植物,因为其长期吸收率难以预测。对皮肤软组织罩有问题的患者,可选用颞筋膜、肋软骨膜、乳突骨膜或自体真皮来加强过于薄弱的皮肤。一种来源于尸体皮肤的同种异体筋膜或真皮(AlloDerm,SureDerm)可作为备选。鼻修复手术中通常不使用人工材料,但如果患者理解并愿意承担并发症风险且其皮肤相对较厚而无感染者,也可以使用。

我只在需要小调整时,才使用闭合入路,因为有限的暴露会让准确识别前次手术造成的改变和材料使用变得困难。当需要进行大幅度的鼻背和鼻尖结构重建时,需要采用开放入路来保障充分的视野和对结构的操作空间。在亚洲人鼻修复中,打开鼻子就像打开一盒巧克力——你不打开,永远也不知道里面是什么。

调整

　　因为我大多数患者都是亚洲人,调整的主要原因常和假体相关。我进行调整的前四个指征如下:

1. 假体相关的并发症,如偏斜、外漏和感染
2. 多次手术后形成的短鼻和挛缩鼻
3. 鼻背偏斜和凹凸不平
4. 鼻中隔延伸移植物相关的鼻尖问题

　　大量并发症均和鼻假体使用有关。典型问题包括偏斜、外漏、感染、异物反应,外形不自然或手术痕迹明显,以及皮肤损伤等。我临床中经常会遇到的短鼻和挛缩鼻。这是一种严重的并发症,常与反复手术,以及在鼻背和鼻尖的假体使用有关。这种复杂畸形包括朝天鼻、鼻背缺损、皮肤纤维化,以及下外侧软骨和中隔软骨损伤等。

　　常见的鼻背问题包括原畸形残留或医源性的鼻背偏斜,鼻背凹凸不平或凹陷,以及假体或自体移植物外形显露等。鼻尖问题包括:突出度不足,鼻尖突出度丧失或过度突出;朝天鼻或鼻尖旋转过度;移植物轮廓明显或突出;鼻尖歪斜或不对称;疼痛或鼻部张力过大等。最近,鼻中隔延伸移植物相关的问题变得十分常见,通常是那种过度突出的匹诺曹式的鼻子,并伴有疼痛或张力过大[8]。

并发症

移植物偏斜/外漏

　　移植物偏斜最常见的原因是将移植物放置在了不对称的腔隙里,这种腔隙通常是经单侧切口以闭合入路分离的(图 43-1)。当打隧道时形成了不精确的腔隙,可能会使该腔隙相对移植物来说过大,留下了向某一侧移位而形成向侧方偏斜的空间,最终导致移植物出现偏斜。另一个已知的移植物偏斜的原因是放置移植物前没有矫正扭曲或偏斜的鼻背。如果鼻背高度不足,术前鼻子本身的歪斜并不会很明显,但是垫高以后,歪斜的鼻背就会很明显了。

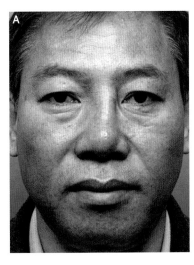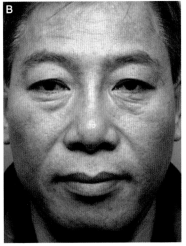

图 43-1　鼻假体偏斜。A. 鼻背硅胶假体歪向了左侧,鼻根部手术痕迹明显。B. 使用肋软骨鼻修复术后一年,鼻偏斜得到矫正且鼻根更自然

大部分外漏的情况都是将较硬的假体（诸如硅胶或 Medpor）置于鼻尖时出现的（图43-2）。最常发生外漏的位置在鼻尖皮肤，膜性鼻中隔以及前次手术切口处；假体外漏也有可能出现在鼻根部位。为了防止皮肤出现压迫性坏死，突出的假体需要尽快取出。

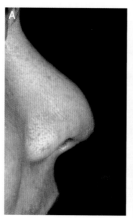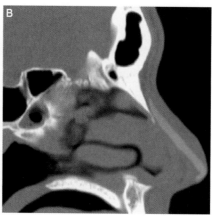

图43-2 即将外漏的硅胶假体。A，假体外漏前，鼻尖皮肤颜色发白。B，该患者的 CT 扫描图像，显示其鼻背移植物紧贴鼻尖皮肤

偏斜或外漏的假体也需要小心取掉。与硅胶相比，取出 Gore-Tex 和 Medpor 时会更为困难，因为后者的组织粘连更重，取出深层放置的假体需要进行大范围分离，术者必须特别小心，不要损伤外覆的皮肤而出现穿孔。取出硅胶假体时，其深面的包膜一定要去除，这样才能让新的移植物在鼻背有良好的固定（图43-3）。再置入任何软骨或移植材料时，必须固定确实，以防移植物移位，而这个现象发生几率很高。在硅胶假体上打孔或在其边缘做一些小的楔形切口有助于预防假体滑动。腔隙大小刚刚好是最理想的，但是取掉假体后，腔隙往往会变大。在一个广泛分离的腔隙中，把肋软骨以 4-0 PDS 缝线固定在上外侧软骨上。在骨性鼻中隔上，用锉把骨质打磨得粗糙一些，确保移植的肋软骨活动度最小。另一个办法是，将肋软骨用克氏针经皮固定在鼻骨上（图43-4）。

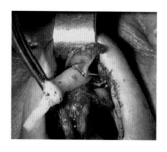

图43-3 去除硅胶的包膜。包膜在硅胶假体的浅面和深面。至少应该去除深面的包膜，让后续放置的移植物或假体能有稳定的固定

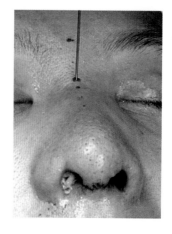

图43-4 去除硅胶假体后，用克氏针经皮固定鼻背肋软骨移植物

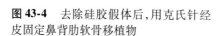

固定 2 周后在门诊取掉克氏针。如果骨性鼻锥或软骨鼻背有偏斜,充填鼻背之前必须先行截骨,或用其他方法处理歪鼻。

虽然鼻背重建可以用假体或自体软骨,但鼻尖塑形只能用自体软骨。皮肤需要精心护理,以防进一步瘢痕化。常会用自体或同种异体的筋膜或软骨膜加强外覆的过薄皮肤。

假体感染

感染是假体的常见并发症。早期感染在术后即刻或 1 个月内发生。迟发性感染甚至可能发生在术后 20 年而无任何明显原因。据报道与 Gore-Tex 相比,硅胶假体的感染发生率更高[9,10]。

抗生素治疗可能会解决感染,但常会复发[10]。我治疗急性感染时,会静滴抗生素 1 周或 2 周,并用碘伏冲洗。如果感染还得不到控制,就将假体连同其包膜和肉芽组织一并去除,创面用碘伏和抗生素溶液冲洗。修复要推迟到假体去除后,直到感染控制。

通过术前静滴抗生素、术区完全无菌、减少假体操作、处理假体前更换手套等措施可将假体相关的感染率降至最低。假体必须要恰当地置于骨膜下层,因为骨膜本身就是一种屏障。让假体和切口保持一定距离,这样可将感染几率降到最低;因此软骨下切口较软骨间切口更适合用于放置鼻背移植物。术后,在切口处涂抹抗生素药膏或溶液,同时患者口服抗生素至少一周。

挛缩鼻和短鼻

概念

挛缩鼻和短鼻的发生机理尚不明确。但是,可能的原因是移植物周围的包膜挛缩,移植物长期压迫导致下外侧软骨坏死,慢性炎症,以及多次鼻整形引起的瘢痕挛缩[11,12]。随着挛缩的发展,柔软的鼻尖变得僵硬,形成所谓的“狮子鼻”。这种鼻子的特点是鼻长度缩短,正面观上鼻孔夸张。侧面观可见鼻尖朝头侧旋转,鼻唇角变钝。取掉假体后,鼻额角加深,使鼻子显得更短。

大部分的术后挛缩鼻既有诸如下外侧软骨薄弱这样的结构性问题,也有皮肤软组织罩损伤所致的顺应性下降问题。过于挛缩和僵硬的皮肤,或者薄弱和受损的支架(如鼻中隔尾侧)均会阻碍鼻尖的延长。

矫正策略

手术的目的是让鼻尖表现点向尾侧旋转,并让鼻根抬高。鼻尖表现点向尾侧旋转,可以通过在鼻中隔延伸移植物上重新调整下外侧软骨的位置来实现(可加或不加鼻尖盖板移植物)(图 43-5)。为使鼻尖向尾侧旋转而不降低突出度,需要强有力的结构支撑来加强和延长鼻尖“三脚架”的全部三条腿。

当鼻中部(鼻小柱和鼻尖小叶)被鼻中隔延伸移植物延长后,外侧脚和鼻翼缘会垂直向上移动。放置鼻中隔延伸移植物后,也应当降低鼻翼缘以塑造更加协调的鼻孔形

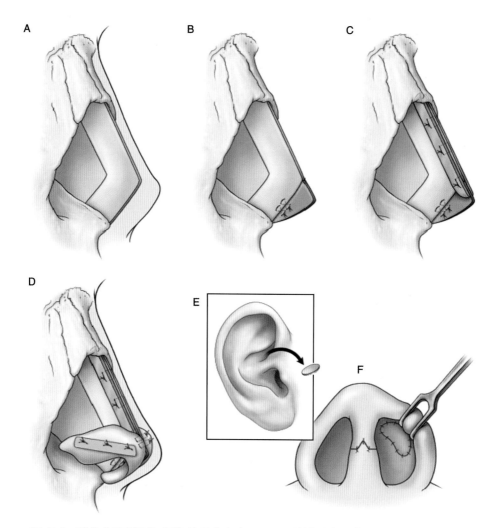

图 43-5   延长术后挛缩鼻、短鼻的手术方法。A~D,端端对合的鼻中隔延伸移植物,用加长的双侧撑开移植物进行加强,为重新固定下外侧软骨搭建牢固的结构性平台。附加的鼻尖盖板移植物帮助延长鼻部。E 和 F,从耳甲艇采取的皮肤软骨复合移植物,用于填充被延长的皮肤软组织罩和前庭皮肤之间的间隙

态。轻微的不协调可通过外侧脚盖板或外侧脚支撑移植物来进行调整。在梨状孔分离的间隙内放置一个较长的外侧脚支撑移植物-外侧脚复合体,这种做法也许能降低薄皮肤白人的鼻翼缘,但这在皮肤较厚的亚洲人中并不那么有效。僵硬而无弹性的皮肤软组织罩,以及前庭皮肤缺损,是限制鼻翼缘降低最常见的因素。我更喜欢用来自耳甲艇的耳甲复合组织移植物,来填充延长后的皮肤软组织罩和缺损的前庭黏膜之间的间隙,并降低鼻翼缘。

手术技巧

首先,采集制作移植物的材料。大多数情况下,鼻中隔软骨都不够,需要使用肋软骨。用 10 号刀片将肋软骨削得平而直。可能会有卷曲,但是受影响的部分可被劈为两半作为加长的双侧撑开移植物使用,抵消其弯曲。卷曲的肋软骨可被塑形作为加长的撑开移植物,但薄且自然笔直的软骨,如中隔软骨,是鼻中隔延伸移植物的最佳选择。

对皮肤软组织罩的广泛游离很重要,可让皮肤再次贴合回支架时获得最大程度的延伸。严重的瘢痕需进行切除或松解,让皮肤更加柔韧,易于操作。

然后把下外侧软骨重新附着和固定回支架,重建支撑结构。分开下外侧软骨,剥离黏软骨膜瓣之后,放置鼻中隔延伸移植物。设计鼻中隔延伸移植物时,其下方达前鼻棘,将鼻尖向前延伸的同时使其向尾侧旋转(图43-6)。把剩下的鼻中隔支架和鼻中隔延伸移植物一起,牢固地固定于前鼻棘上。缝合固定时需小心仔细,特别是中隔软骨与前鼻棘间的纤维附着被断开时。在努力矫正医源性的短鼻和朝天鼻时,注意力都放在了鼻尖和鼻中隔软骨尾侧端上,导致其扭曲或偏向一侧,要预防这种情况出现,可通过鼻中隔铺板移植物或加长的撑开移植物来加强鼻中隔延伸移植物(见图43-6B)。

将下外侧软骨从上外侧软骨和梨状孔上游离,并重新固定在延长的新鼻中隔上(见图43-6C)。通过降低鼻尖并将其向尾侧旋转可达到延长的效果。

在新延伸的下外侧软骨上添加各种移植物可进行额外的延长。常用的是盾牌和帽状移植物(见图43-6 D)。用外侧脚盖板移植物加强薄弱的外侧脚(见图43-6 E 和 F)。如果鼻尖被调整得过度旋转和突出,鼻翼缘看起来会不自然,出现轻度退缩或塌陷。可以用鼻翼轮廓线移植物来使鼻尖到鼻翼缘延续得顺滑自然。

鼻背盖板移植物可实现骨性鼻背到软骨性鼻背的平滑过渡,并抬高鼻尖。鼻背盖板

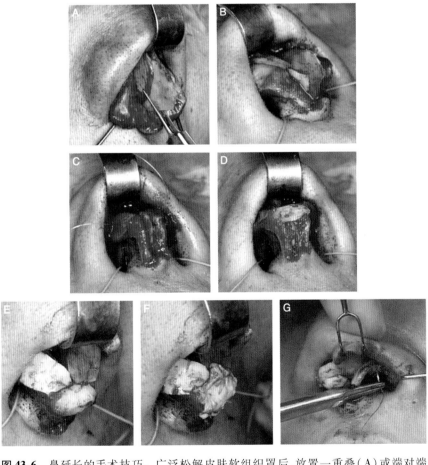

图43-6 鼻延长的手术技巧。广泛松解皮肤软组织罩后,放置一重叠(A)或端对端(B)的鼻中隔延伸移植物,并以加长的双侧撑开移植物进行加固。C,将松解后的下外侧软骨缝合在新的穹隆上。D 和 E,放置鼻尖盖板植物及外侧脚盖板移植物,来获得额外的长度并加强鼻翼缘。F,加上软骨膜来掩饰移植物轮廓。G,如果需要的话,用耳甲软骨皮肤复合移植物来填补延长后皮肤和前庭衬里之间的空隙

移植物可延伸到鼻根点处,使鼻子看起来更长。

当被拉长的皮肤和前庭皮肤不能被即刻缝合时,可在耳甲艇采集皮肤软骨复合移植物,将该移植物填入二者之间的间隙内,特别是软组织三角处。在关闭鼻小柱切口前,先将耳甲复合移植物的尾侧份缝合在软骨下缘切口,再将头侧份缝合在前庭皮肤处以填补缺损(见图 43-6 G)。

鼻背偏斜或凹凸不平

术后仍存在鼻背歪斜是术者没能识别并矫正之前已有的偏斜的结果。最常见的原因是进行了不正确的截骨(可有或没有正确矫正鼻中隔偏斜)。鼻背移植物或假体的偏斜,以及肋软骨移植物的卷曲也会造成术后的偏斜。通过彻底重置或复位措施让骨和软骨结构恢复对称可能能解决该问题。如果所有措施都尝试了,偏斜仍然存在时,可用掩饰移植物来让鼻子看起来对称和笔直一些。

虽然很罕见,但是鼻背假体未能仔细设计以适应抬高的鼻尖时,鼻尖上区会形成凹陷或饱满。通常使用自体软骨。通过斜切假体末端进行精细调整,或用软组织移植物覆盖鼻尖上区可有效掩饰该处的凹陷。

去除一个小驼峰后,同时充填鼻根和鼻背,可能导致鼻根出现凹凸不平。当用软骨,而不是用一整块假体充填时就会出现。要预防这个问题的出现,大多数鼻根移植物都使用软组织或软组织加上挤压过的软骨,只做一个很小的腔隙。乳突骨膜能很好地、平滑地垫高鼻根。

鼻中隔延伸移植物相关的鼻尖问题

近年在亚洲人中应用逐渐增加的鼻中隔延伸移植物带来了很多并发症,比如鼻尖突出过度形成“匹诺曹”式鼻子,疼痛或麻木,鼻尖偏斜或不对称,鼻中隔尾侧端偏斜引起的鼻塞等。用鼻中隔骨或 Medpor 形成过度夸张的鼻尖突出度,超出了组织的承受范围,是导致持续疼痛、触痛和鼻尖张力感的主要原因。完整的病史和 CT 辅助下体格检查常常显示鼻尖过度突出的原因是鼻中隔骨或 Medpor。

取出坚硬的材料后,用软骨重建合适的突出度是最佳的解决方案。

鼻尖偏斜、鼻孔不对称以及鼻中隔尾侧端偏斜所致鼻阻塞的主要原因,是重叠的鼻中隔延伸移植物稳定性不足。在中线处牢固固定鼻中隔延伸移植物,以及对称地重置下外侧软骨,均对这些并发症的预防十分重要。通常需要将移植物确实地缝合在前鼻棘上,并在鼻中隔上重叠鼻中隔延伸移植物时将其末端置于中线上。若使用端对端的鼻中隔延伸移植物时,则需要用加长型的双侧撑开移植物进行加强。

并发症

用肋软骨替换鼻背假体后,肋软骨鼻背盖板移植物可能出现卷曲。[14-16]可以用一些技巧来降低这种情况的出现,比如将肋软骨平衡雕刻后使用肋软骨芯,反复浸泡并检查弯曲方向,使放置假体的间隙紧一些,以及在鼻背上缝合固定等[17]。不幸的是,卷曲并不能完全预防。当软骨出现卷曲时,我会将其取出并削直,然后再重新植入;大部分情况均能以此法解决。如果这样处理还不行,我会将肋软骨切碎后用颞筋膜包裹。以我的经验看,自体肋软骨在术后多年仍然可以保持其原有体积。使用该方法时再添加一些软组织,如乳突骨膜等,可以帮助改善鼻根形态。

　　鼻修复术后肋软骨盖板移植物的移动非常罕见。移植物移位的可能原因包括:鼻根区取出体积大或附着牢固的假体时形成了较大的腔隙,硅胶假体取出后包膜残留,以及对肋软骨的固定不当,特别是鼻根。为了防止这些情况,彻底去除下方的包膜,用骨锉使鼻根表面粗糙,以及在鼻根皮肤下方移植物上方使用软骨膜等,均很有必要。个别情况下,还需要在鼻根处用克氏针固定移植物。

案例分析

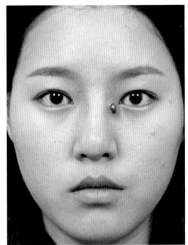 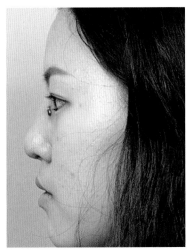 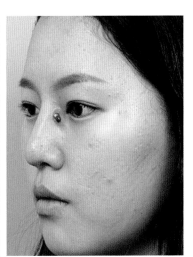

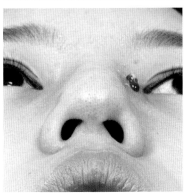

图 43-7

　　这名患者 19 岁,1 年前行硅胶隆鼻术后假体感染。
　　其鼻侧壁近左侧内眦的皮肤可见渗出。此外,她还有鹦鹉嘴畸形。

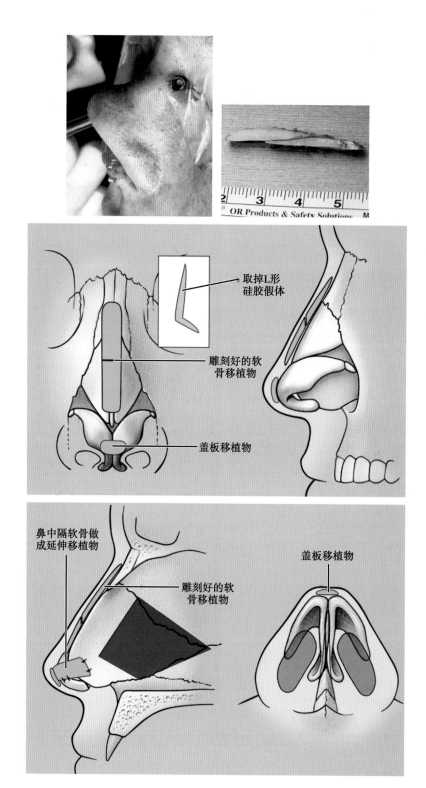

图 43-7 (续)

　　将移植物及周围肉芽组织去除后用碘伏冲洗。同期行自体肋软骨鼻背填充,鼻尖则做了鼻中隔延伸移植物。

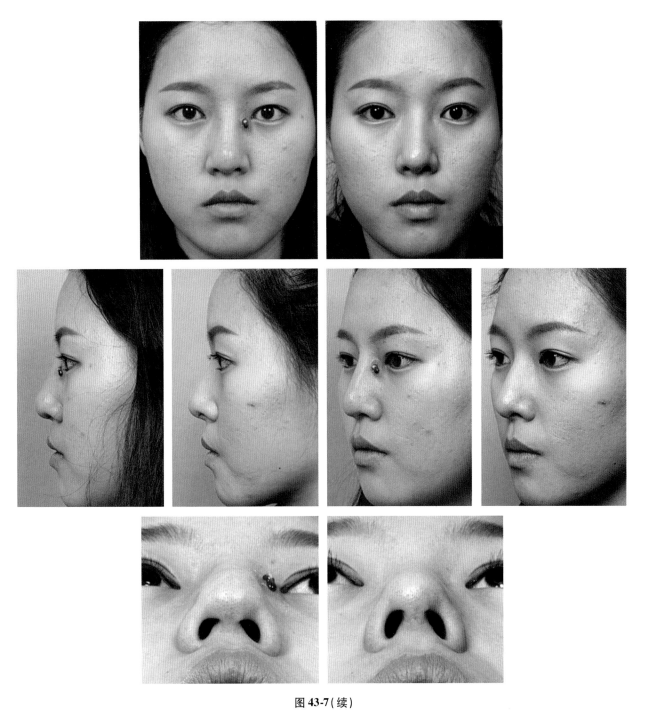

图 43-7（续）

鼻修复术后一年,患者鼻背高度恢复良好,鼻尖突出度和旋转度合适。

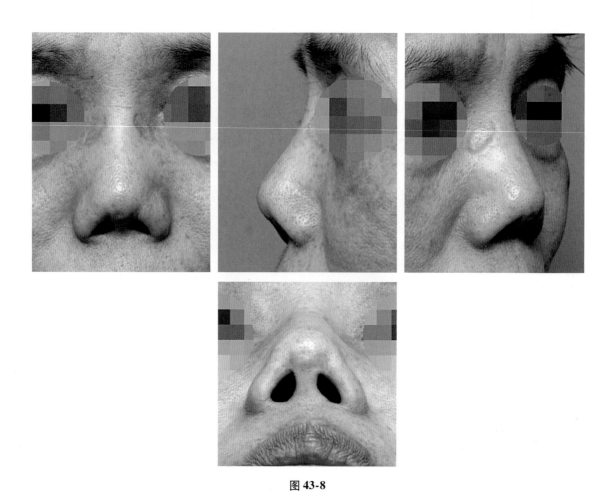

图 43-8

这名患者 64 岁,硅胶假体隆鼻后形成短鼻、朝天鼻。

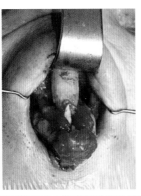

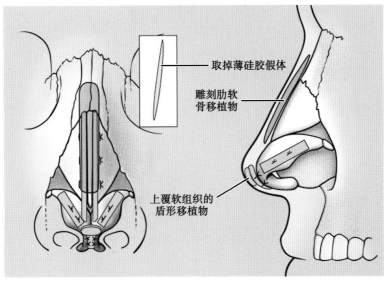

取掉薄硅胶假体

雕刻肋软骨移植物

上覆软组织的盾形移植物

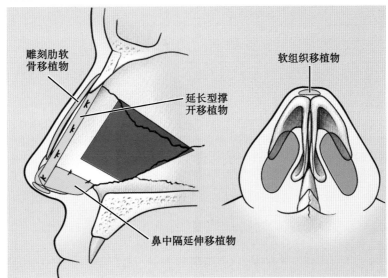

雕刻肋软骨移植物

延长型撑开移植物

软组织移植物

鼻中隔延伸移植物

图 43-8（续）

　　修复时使用了自体肋软骨。鼻中隔延伸移植物联合鼻背盖板移植物、外侧脚盖板移植物以及用取下的包膜包裹的帽子移植物。

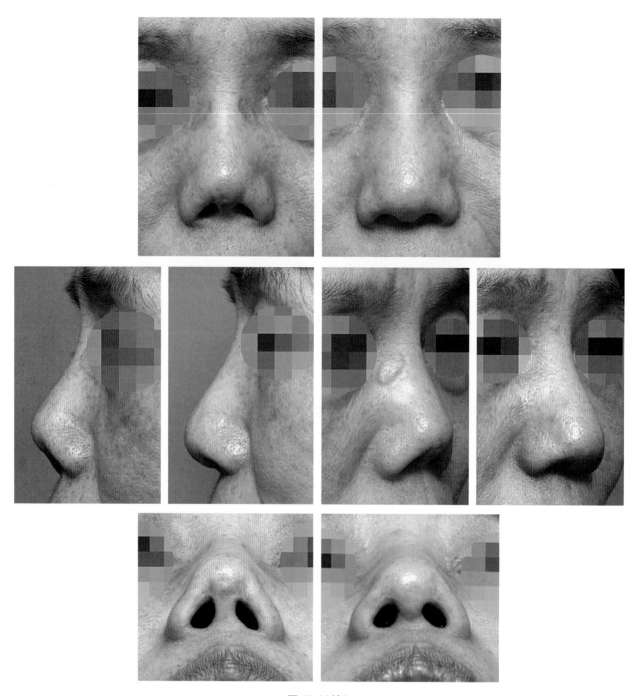

图 43-8(续)

　　术后 8 个月,其鼻部外形改善,包括鼻尖向尾侧旋转,鼻唇角降低,同时也维持了鼻背高度。

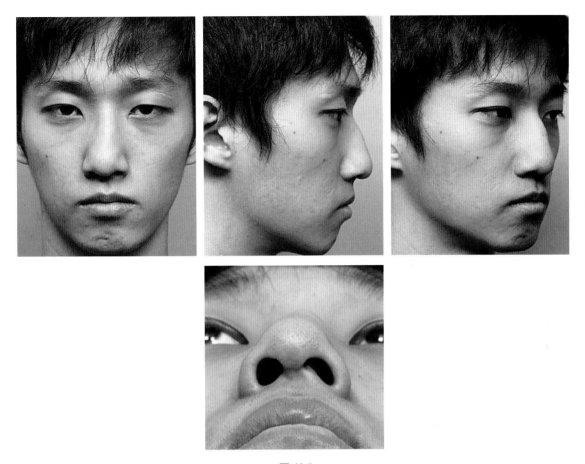

图 43-9

这名 25 岁的患者在 1 年前曾行鼻中隔鼻整形术,术后鼻和鼻中隔出现偏斜。其鼻背下三分之二偏向右侧,软骨鼻中隔严重扭曲。

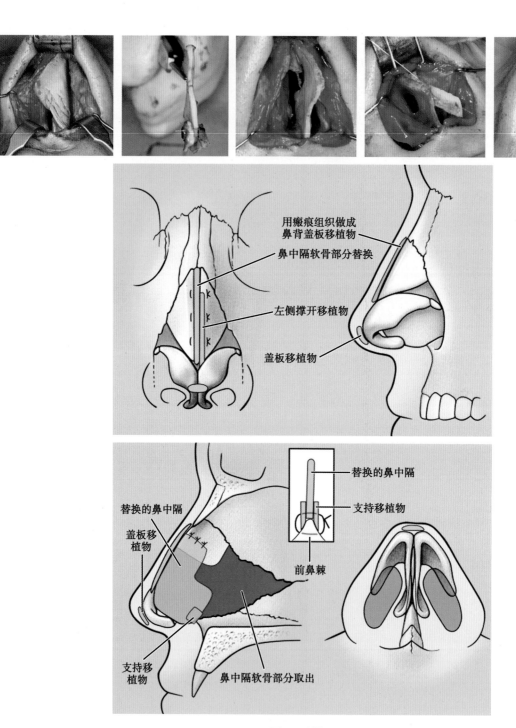

图 43-9(续)

通过部分鼻中隔重建,其鼻中隔被矫直并回到中线。

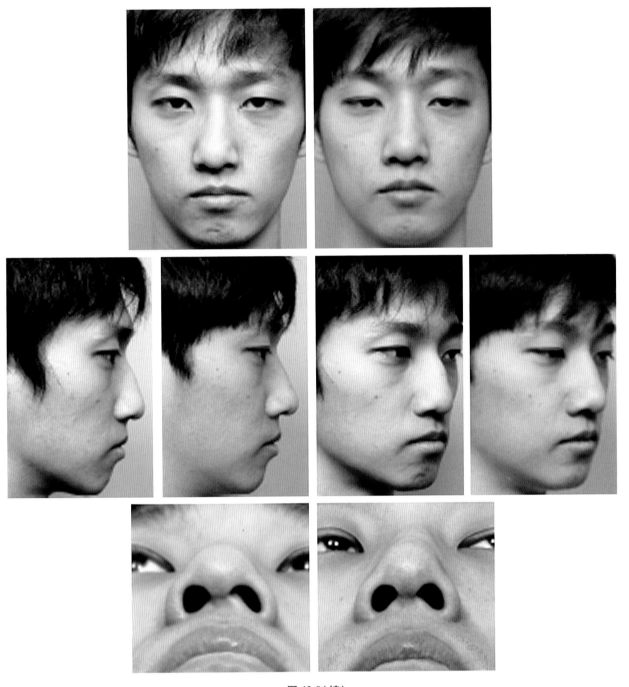

图 43-9(续)

术后 1 年,鼻背挺直。

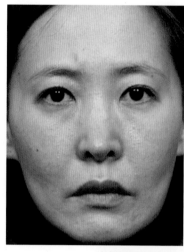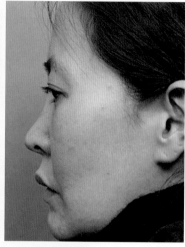

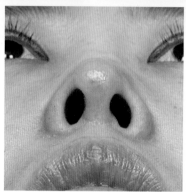

图 43-10

这名来咨询的女性 36 岁, 6 个月前行鼻整形术。

她主诉鼻塞, 鼻尖疼痛, 术后即刻至今均感觉鼻尖过度突出。

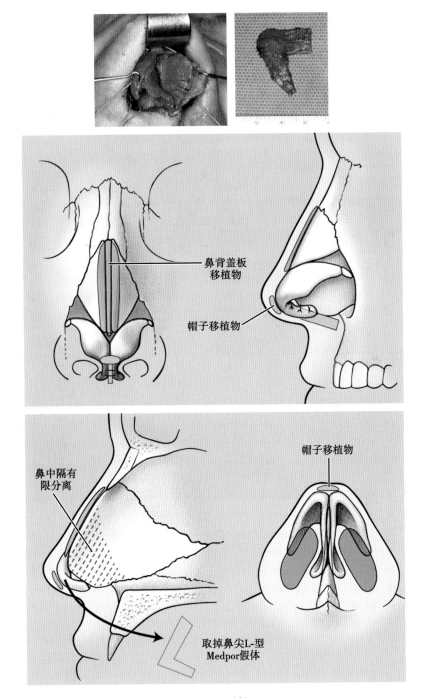

图 43-10（续）

　　鼻修复术中发现前次手术将 L 形的 Medpor 假体作为鼻中隔延伸移植物。术中将假体去除后，以自体软骨重建鼻尖，并避免鼻尖过度突出。

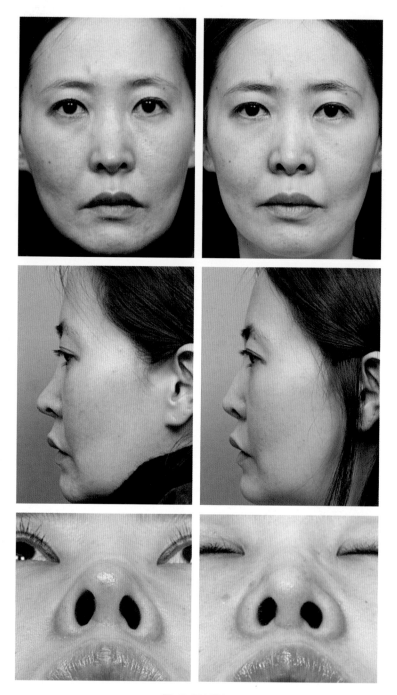

图 43-10(续)

修复术后 6 个月,疼痛消失,鼻尖外形恢复正常。

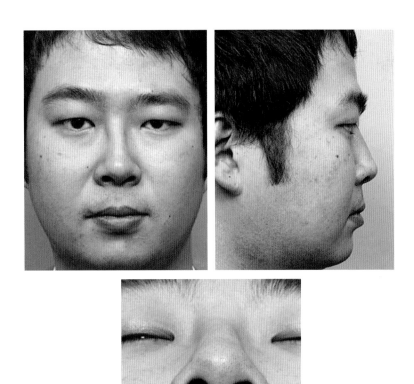

图 43-11

这名 25 岁的男性用了肋软骨行鼻修复术,术后鼻背肋软骨移植物发生了卷曲。

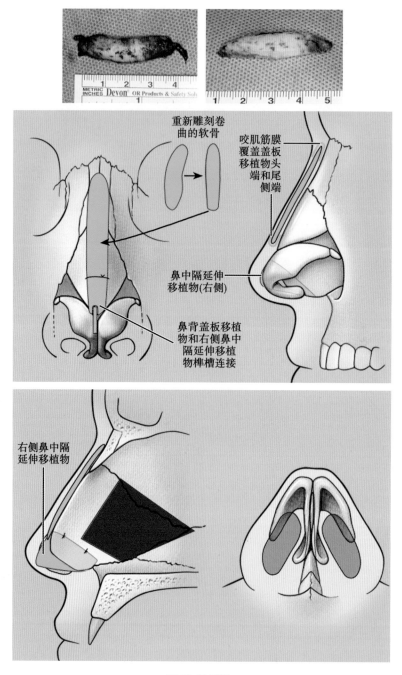

图 43-11(续)

　　再次修复术中,将弯曲的肋软骨取出,重新雕刻后再次植入,并在鼻根处用乳突骨膜加强。

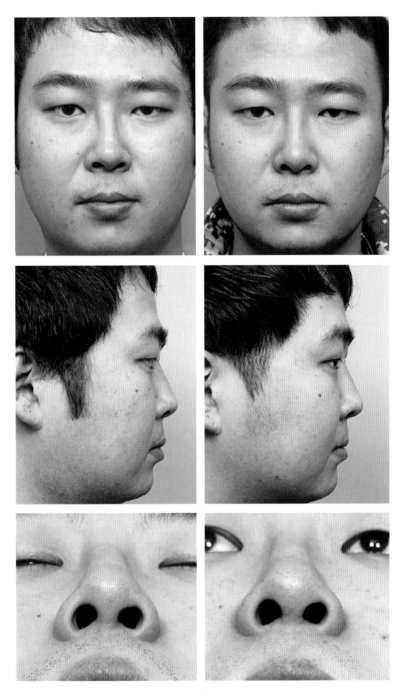

图 43-11（续）

术后 6 个月，鼻背外形挺直。

要　点

- 深入理解不同鼻整形技术,足够的经验,加上熟知各种假体材料特点和相关并发症,对个体差异巨大的亚洲人鼻修复非常重要。
- 修复术中采集合适的材料非常重要,特别是鼻背填充。肋软骨是代替假体移植物的良好移植材料来源。
- 假体感染后,通常需要在去除移植物的同时以自体材料进行即刻重建。
- 在亚洲鼻整形患者中,假体相关的问题,诸如偏斜,外漏,感染等,十分常见,这些问题多数是由手术技术不佳导致的,而非假体本身的问题。
- 剥离合适的腔隙,在严格无菌条件下尽量减少假体操作,以及仅在皮肤较厚患者的鼻背使用假体是防止假体相关并发症的关键。
- 反复进行假体鼻背充填常导致皮肤软组织罩损伤,下外侧软骨压力性坏死以及瘢痕挛缩,形成短鼻和挛缩鼻。
- 对术后短鼻和挛缩鼻,可用鼻中隔延伸移植物,以及加长的撑开移植物让鼻尖向尾侧旋转。鼻背盖板移植物和耳廓复合移植物是鼻延长的基础。
- 通过鼻中隔手术矫正偏斜可改善鼻部通气,矫直软骨性鼻背,并有利于鼻尖塑形。
- 仔细设计并放置鼻中隔延伸移植物,使其能提供足够的支撑强度,是鼻尖修复的关键。
- 鼻修复中大部分自体肋软骨的卷曲和移位可通过仔细雕刻和适当的固定来避免。重新雕刻卷曲的软骨或将其切碎后用颞筋膜包裹软骨可解决所有的卷曲问题。

（杜奉舟 译,李战强 校）

参考文献

1. Kim HS, Park SS, Kim MH, et al. Problems associated with alloplastic materials in rhinoplasty. Yonsei Med J 55:1617, 2014.
2. Won TB, Jin HR. Revision rhinoplasty in Asians. Ann Plast Surg 65:379, 2010.
3. Lam SM. Revision rhinoplasty for the Asian nose. Facial Plast Surg 24:372, 2008.
4. Won TB, Jin HR. Immediate reconstruction with autologous cartilage after removal of infected alloplast in revision rhinoplasty. Otolaryngol Head Neck Surg 147:1054, 2012.
5. Clark JM, Cook TA. Immediate reconstruction of extruded alloplastic nasal implant with irradiated homologous costal cartilage. Laryngoscope 112:968, 2002.
6. Park JH, Jin HR. Use of autologous costal cartilage in Asian rhinoplasty. Plast Reconstr Surg 130:1338, 2012.
7. Suh MK, Ahn ES, Kim HR, et al. A 2-year follow-up of irradiated homologous costal cartilage used as a septal extension graft for the correction of contracted nose in Asians. Ann Plast Surg 71:45, 2013.
8. Choi JY, Kang IG, Javidnia H, et al. Complications of septal extension grafts in Asian patients. JAMA Facial Plast Surg 16:169, 2014.
9. Peled ZM, Warren AG, Johnston P, et al. The use of alloplastic materials in rhinoplasty surgery: a meta-analysis. Plast Reconstr Surg 121:85e, 2008.
10. Jin HR, Lee JY, Yeon JY, et al. A multi-center evaluation of the safety of Gore-Tex as an implant in Asian rhinoplasty. Am J Rhinol 20:615, 2006.
11. Park JH, Mangoba DC, Mun SJ, et al. Lengthening the short nose in Asians: key maneuvers and surgical results. JAMA Facial Plast Surg 15:439, 2013.
12. Jung DH, Moon HJ, Choi SH, et al. Secondary rhinoplasty of the Asian nose: correction of the contracted nose. Aesth Plast Surg 28:1, 2004.

13. Toriumi DM. Foreshortened nose and severe alar retraction, two prior rhinoplasty surgeries. Facial Plast Surg Clin North Am 14:401, 2006.

14. Wee JH, Park MH, Oh S, Jin HR. Complications associated with autologous rib cartilage use in rhinoplasty: a meta-analysis. JAMA Facial Plast Surg 17:49, 2014.

15. Adams WP Jr, Rohrich RJ, Gunter JP, et al. The rate of warping in irradiated and nonirradiated homograft rib cartilage: a controlled comparison and clinical implications. Plast Reconstr Surg 103:265, 1999.

16. Calvert JW, Patel AC, Daniel RK. Reconstructive rhinoplasty: operative revision of patients with previous autologous costal cartilage grafts. Plast Reconstr Surg 133:1087, 2014.

17. Kim, DW, Shah AR, Toriumi DM. Concentric and eccentric carved costal cartilage: a comparison of warping. Arch Facial Plast Surg 8:42, 2006.

达拉斯鼻修复术：全球大师的杰作

Secondary Rhinoplasty *by the global masters*

鼻修复中的支架修整

David W. Kim ■ *Natalie H. Attenello*

鼻整形术常被整形外科医生视为最困难的手术。因为手术后的软组织挛缩,使得控制复杂的立体解剖结构,调整精细的表面轮廓,都变得很困难。此外,这个手术的容错率很低,特别是对那些皮肤薄的患者,鼻子轮廓精细,以金字塔形位于面部中央,即使是微小的比例失调、轮廓不规则或不对称也容易被发现。

鼻修复手术中,这些困难会更难处理,因为医生面对的就是一个烂摊子。鼻修复手术不仅需要恢复软组织原本应在的位置,还需要使用形状与原有解剖结构相似的移植物构建新的支架。如果鼻解剖结构受损严重甚至缺失,修复手术更为困难。

本章我们会介绍如何处理结构受损、支撑减弱的各种鼻部问题。这些问题是初次手术过于激进、切除过度造成,很不幸,这些情况仍不少见。目前结构性鼻整形术的理念已被广泛接受,但也存在问题。新手可能会做过头,导致鼻子太大、太宽或是太硬。只有通过时间和经验积累,医生才能学会驾驭这些强有力的技术,发挥出优雅艺术的效果。如果一个医生希望能矫正继发鼻畸形,他或她必须做好准备,掌握所有的重建方法。这类似于盖房子,先要建立稳固的框架,之后在其上搭牢屋顶,最后修饰,以保证细致和均匀。

并发症

探讨鼻修复术之前,需要先讨论一下初次鼻整形术后的常见问题。根据手术失误的不同,并发症可以分为几类。要深入理解这个手术常见的"坑"在哪儿,手术后是如何演变的,才能对并发症做出鉴别、诊断和治疗。并发症分类见表44-1。

因为技术上的小失误造成的微小的不对称、现有结构或移植物的异位等,是一个常见的问题。要特别注意皮肤薄的患者,这类病人即使是软骨修剪得稍微不对称,或移植物位置略微欠佳,也可能导致虽然轻微但容易被发现的外观问题。这类问题多不严重且易于矫正,但在某些特殊情况下也会变得很麻烦甚至难以治疗。

表 44-1 鼻整形术常见并发症

手术失误分类	常见情况	导致畸形
小的技术失误	结构调整时出现不对称或不平整(如截骨、穹窿缝合) 移植物移位假体移位	不对称的鼻支架肥大 移植物可触及或可见 假体可触及或可见(可能存在感染) 轮廓凹陷
操作遗漏	各种可能	各种可能的原有异常形态未获矫正(如鼻背驼峰、歪鼻、中鼻拱不对称、各种鼻尖形态异常等)
稳定性不足	鼻基底稳定性不足 中鼻拱稳定性不足 鼻侧壁稳定性不足 鼻中隔 L 形支撑结构薄弱	鼻尖下垂和鼻尖突出度不足 鼻中 1/3 夹捏畸形、上外侧软骨塌陷、倒 V 畸形、内鼻阀堵塞 鼻翼上区或鼻翼夹捏畸形、外鼻阀吸气性阻塞
切除过度	鼻中隔尾侧端 下外侧软骨头侧修剪 鼻背驼峰降低 下外侧软骨离断 鼻翼基底缩窄	短鼻,鼻唇角变钝、鼻小柱退缩 外侧壁薄弱、鼻翼上区或鼻翼夹捏畸形、鼻翼退缩 勺形鼻背、鞍鼻畸形、顶板开放畸形、中鼻拱塌陷 移植物可触及或可见 鼻翼基底过窄、窄缝样鼻孔
整体判断错误	各种可能	各种可能的严重畸形

　　操作遗漏,是指术前已存在的异常形态未被矫正,常见于新手或很保守的医生。这类问题在术前照片上会很明显,也可以采用合适的方法进行补救。

　　另一类错误类型是鼻结构失去了稳定性。手术操作时,鼻部许多解剖结构都被拆解开,鼻尖主要和次要的支撑机制均被破坏。这些结构如果未获得重新加固,那么在受到瘢痕挛缩力、面部表情肌活动牵拉以及自然重力的影响时就可能出现变形。常见的情况包括鼻外侧壁稳定性不足,软骨性驼峰去除后上外侧软骨(upper lateral cartilage,ULC)未能牢固地固定于鼻中隔背侧,以及鼻尖支撑结构受损后未能重建可靠的鼻尖支撑等。

　　过度降低或切除鼻软组织和支架会造成难以解决的问题。过度切除鼻中隔尾侧端、鼻背驼峰或鼻翼基底以及过度修剪下外侧软骨(lower lateral cartilage,LLC)头侧缘时,会引起各种各样的美学和功能问题。大多这类问题都很难解决,需要找到类似的组织来进行替代。一个常见的例子是鼻腔黏膜切除过度所致缺损的修复。

　　更普遍的问题在于方案设计有误。前文所述的四类问题多源于合理手术方案的操作失误,但这一类问题则源于手术方案本身存在缺陷。这是违背了鼻整形基本原则所致,包括术前分析错误、未遵循鼻整形基本原则、未采用合适的手术技术等。这些情况常常发生在莽撞的新手手里,所导致的后果是毁灭性的,就算能修复,也极其困难。这类问题会造成美学和功能两方面的缺陷,特别是大量软组织或鼻支架被切除或破坏时。

需求评估

病史

鼻修复手术接诊时要充分理解患者动机，并对手术目标达成共识。寻求修复的病人懂得很多，而且由于对初次手术心存不满而变得对修复效果更加苛刻和摇摆不定。但是到最后，必须让患者理解修复手术的难处，可获得的改善受限于之前创伤的严重程度。只有当目标现实可行，且医患双方对其达成共识时，才能安排手术。

要分析既往手术前后的照片找出造成当前结果的原因，是患者自身解剖结构存在异常，还是既往手术确实存在问题。要知道有些结构问题引起的功能异常手术可以治疗，但有些黏膜炎症引起的间歇性通气阻塞手术无法治疗。要逐一确认患者关心的美学问题，讨论这些问题能否通过手术修复。

查体

鼻修复手术患者查体时要先评价鼻子的整体情况，之后对局部按重要性排序依次评价，需注意鼻子某个亚单位的调整可能会影响到其他亚单位。

系统地进行分析。从正面观上，评价三庭比例，鼻子的对称性、宽度以及鼻背美学线等。接下来，检查中鼻拱是否存在塌陷或倒 V 畸形。评价鼻下 1/3 情况，检查下外侧软骨是否被过度切除而表现出鼻翼退缩、鼻翼上区夹捏畸形，是否存在鼻尖夹捏、鼻尖肥大或鼻尖不对称等鼻尖畸形（图 44-1）。从基底位查看鼻小柱、鼻孔、鼻尖小叶以及鼻翼基底是否存在畸形，评价鼻小柱瘢痕情况，观察鼻孔是否存在过度狭窄或不对称的情况。

在侧面观上评价鼻背轮廓、鼻尖上区转折以及鼻根起点的上下位置。手术失误导致的常见异常包括鼻背过度切除、鼻尖上区转折突兀或鼻尖支撑不足出现鹦鹉嘴畸形等。接下来，采用 Goode 法评价鼻尖突出度；侧面观上从鼻翼沟到鼻尖表现点的长度与鼻长度的比值约为 0.55[1,2]。采用鼻唇角评价鼻尖旋转度。假定切牙骨位置正常时，男性鼻唇角为 90°～95°，女性鼻唇角为 95°～105°。

需要评价皮肤软组织罩（skin and soft tissue envelope，SSTE）的厚度以及皮脂腺情况，因其会影响手术整体效果和术后恢复过程。皮肤厚时，鼻支架结构切除后留下的死腔瘢痕化严重，这时要避免支架结构被过度切除。但是，厚皮肤能够更好地掩饰深层结构的凹凸不平。皮肤薄时，死腔随时间推移会收缩，相对而言可允许的支架切除量增加，但是，薄皮肤对深层结构和移植物的不规则掩饰能力弱，容易显形[3]。既往手术会使皮肤软组织罩变薄、血管受损，所以手术时要特别注意支架结构和移植物要放置精确，轮廓平滑。

最后是功能评价，检查鼻通气情况，必要时使用黏膜减充血剂。已经存在鼻功能障碍，或可能增加其风险的情况包括中鼻拱塌陷、鼻孔狭窄、鼻骨短、鼻外侧壁薄弱、鼻翼上区夹捏畸形以及皮肤软组织罩薄等。鼻腔内检查时要观察鼻中隔与上外侧软骨的成角，正常值约 15°[4]。吸气时鼻侧壁移动或塌陷提示鼻侧壁的支撑薄弱。为了改善或保留鼻通气功能，在制定手术方案时就要考虑到这些情况。

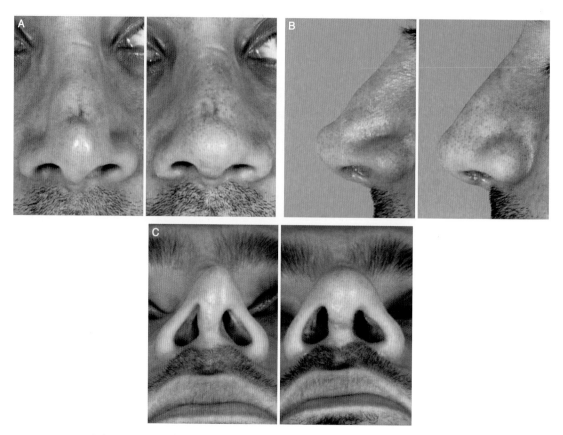

图 44-1 外侧脚被过度切除,导致鼻翼塌陷。A,正面观上鼻尖周围凹陷,阴影生硬。术后,鼻尖轮廓被修复,阴影柔和。B,侧面观上,鼻尖轮廓突兀、不自然。手术后鼻尖轮廓更自然更圆润。C,基底位上鼻翼塌陷明显,使得鼻头过尖。手术重建外侧脚后,鼻基底三角形接近正常,外侧支撑良好

拍照

拍摄标准、稳定的术前和术后对比照,对所有的整形外科手术都很重要。标准步骤包括使用35mm数码单反相机进行拍摄,背景布选用灰色或蓝色,拍摄时用两个闪光灯成45°角朝向患者。拍摄体位包括全脸正面照,右侧和左侧斜位照,右侧和左侧侧面照,基底位特写照等。拍摄正面照时使用单闪光灯也可以表现出鼻背阴影的细微变化。

计算机模拟

整形外科医生在接诊时修改数字化图像的情况越来越多,这对做修复手术的患者建立现实期望值可能更为重要。模拟的图像必须得是切实可行的。因为之前的手术、现有的结构被破坏、或者软组织性质的改变,会给修复手术带来限制和难处,可以通过视觉上的直观表现展示给患者,以便于医患双方相互理解术后目标和期望值。

移植材料

鼻修复患者的鼻中隔软骨经常是缺失的,需要采集其他软骨。耳软骨是一种选择,采集时可选择前入路或后入路,但是前入路有可能改变耳部外形,或形成明显瘢痕。因此,我们选择后入路,在耳甲腔后方距离耳后沟1cm处做垂直切口,保留一竖条耳甲腔软骨以

防耳朵外形改变。然后掀起皮肤和软骨膜,标记并采集软骨。采集范围向前可延伸至外耳道口,但不要伤及耳轮脚隆凸。通常可采集到 2~4cm 长的肾形软骨。彻底止血后,用 5-0 可吸收线缝合皮下,5-0 快吸收肠线连续缝合皮肤。为预防血肿,可在耳甲腔内用牙科纱卷压迫填塞,3-0 尼龙线贯穿缝合固定。

如果耳软骨量不足或需要强度更高的移植物材料时,可以选择肋软骨。在第 5 肋或第 6 肋内侧正上方做 3~5cm 长切口。沿纤维方向分开肌肉(减少术后疼痛),双极电凝止血,剥离子剥离肋软骨膜,剥离平面始终保持紧贴软骨,以免伤到胸膜。可采集肋软骨浅层的软骨膜,用于鼻部软组织覆盖材料。在直视下剥离软骨膜,锐性切断肋软骨,把移植物从周围的软骨膜上游离下来。切割肋软骨时,可将一个有韧性的拉钩垫在肋软骨深面,以保护胸膜。骨与软骨不易分清时,可使用注射器针头穿刺判断。彻底止血后,逐层缝合关闭切口。采集完成后,必要时需使用咬骨钳咬除骨或软骨断端残留的锐性边缘,以免术后出现疼痛或气胸。

雕刻移植物时,选择肋软骨相对笔直的部分。从外周向中心对称性地切削,可以平衡周向挛缩力,降低移植物卷曲变形的几率[5]。

虽然采集肋软骨有一些缺点,但是肋软骨的生物力学强度高于耳软骨和鼻中隔软骨,还可提供更多的移植物材料。所以在过去的几年中我们使用肋软骨的情况越来越多。

特殊畸形

鼻中隔相关畸形

鼻中隔是鼻支架结构的承重墙,手术时鼻中隔软骨尾侧和背侧均需保留 1~1.5cm 宽,以免塌陷畸形或鼻尖下垂。上、下外侧软骨之间,以及它们与鼻中隔软骨之间正确的解剖关系,是维持鼻背支撑和鼻尖支撑的关键[6]。

对鼻修复手术而言,要重点观察鼻背形态、鼻尖突出度和鼻尖旋转度以评估鼻中隔软骨 L 形支撑的情况。还要触诊鼻尖感受其硬度和恢复形变的能力,评估鼻尖力量和其支撑情况。鼻尖受力易变形提示鼻中隔软骨支撑力不足。

遇到鼻中隔 L 形支架偏曲时,需要将其分离、复位,或完全重建 L 形支撑。也可能遇到局部的偏曲,如鼻中隔前脚或后脚偏曲、鼻中隔背侧偏曲、鼻中隔尾侧中段偏曲等。单独的鼻中隔背侧偏曲可表现为中鼻拱不对称。如果不对称是轻中度的,可在鼻中隔软骨和上外侧软骨之间放置大小合适的软骨性撑开移植物,能辅助矫正缩窄或不对称的中鼻拱。撑开移植物长 6~12mm,宽 2~4mm,高 3~5mm。在凹面放置的撑开移植物可以更厚,从而获得更平衡的效果。撑开移植物放置的位置要精确,移植物的背侧要和上外侧软骨背侧以及鼻中隔软骨背侧齐平,避免出现鼻背的凹凸不平。用 5-0PDS 线水平褥式缝合固定上外侧软骨、撑开移植物和鼻中隔软骨。还可以使用薄且直的筛骨作为骨性撑开移植物矫正鼻中隔背侧偏曲。骨性撑开移植物支撑力更强,但是表面形状的不规则不易处理,也更难固定。

遇到鼻中隔尾侧端偏斜时,可以选择鼻中隔尾侧端复位、使用鼻中隔延伸移植物或全鼻中隔重建等。对于轻中度鼻中隔尾侧端偏曲,可在偏曲的凹面做交叉划痕减弱软骨强度,然后使用软骨性鼻中隔夹板移植物矫正。也可以使用鼻中隔延伸移植物向尾侧延长鼻中隔,之后将内侧脚缝合到延伸的鼻中隔上。这样可以稳定鼻基底并把鼻尖调整到中线位置。使用鼻中隔延伸移植物还能调整鼻尖突出度和鼻尖旋转度,鼻小柱外露多少和鼻唇角。由于鼻中隔延伸移植物放置时要与原有鼻中隔尾侧端有至少 1cm 的重叠,所以使用时要避免造成鼻腔狭窄。改良方案是将鼻中隔延伸移植物与原有鼻中隔尾侧端做端对端放置,通过延伸型撑开移植物和两侧的夹板移植物将两者固定(图 44-2)。

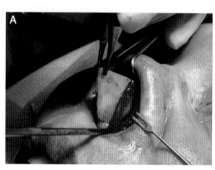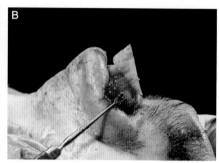

图 44-2　A,重叠放置的鼻中隔延伸移植物。B,端对端放置的鼻中隔延伸移植物,通过延伸型撑开移植物和后方夹板移植物将两者固定

严重的鼻中隔尾侧端和背侧鼻中隔畸形,可能会伴有功能障碍,前述的简单操作也许无法解决这种问题。此时要用笔直的软骨替换偏曲的 L 形支撑,可以选择双层耳软骨、笔直的鼻中隔软骨或者雕刻的肋软骨作为移植物。

鼻背塌陷是另一种更严重的问题,可能存在功能和美学缺陷。需要细致触诊鼻背和鼻尖评估鼻残留的中隔软骨量。[7]还要留意受损的皮肤软组织罩和鼻腔黏膜的延展性可能受限,无法有效容纳太多的结构性移植物,需要动员相邻皮肤。对于不太严重的鞍鼻畸形不伴功能障碍时,可使用鼻背盖板移植物治疗,将移植物雕刻成中间宽的船形。首选鼻中隔软骨;鼻中隔不足时,可采用堆叠的耳软骨或脱细胞真皮。如需要的更厚的移植物时,可以选择肋软骨,因为肋软骨更硬,所以雕刻时要细致地处理边缘轮廓,避免出现可见的或可触及的凹凸不平。

鞍鼻畸形伴鼻尖塌陷的病人,整个 L 形支撑的稳定性被破坏,需要联合使用鼻背移植物和鼻小柱支撑移植物重新建立 L 形支撑结构。[8,9]鼻小柱支撑移植物要有足够的支撑力,以对抗来自鼻尖和鼻背移植物的压力。[10]这需要使用强度高且形态直的肋软骨片。之后使用各种穹隆缝合技术以及盾形移植物,掩饰重建的 L 形支撑并细化轮廓。

治疗歪鼻和鞍鼻是鼻修复手术的难点,理解 L 形支撑的天然特点是成功修复,获得功能和美学改善的关键。

鼻骨相关畸形

鼻骨为成对的长条形骨,向上与额骨连接构成鼻额缝,向外上方与泪骨连接,向外下方与上颌骨升支相连。鼻骨向尾侧端与成对的上外侧软骨以及四边形鼻中隔软骨连接构成键石区,是维持鼻背支撑的关键结构。鼻骨形态为上窄下宽的梯形,长度和宽度会有差异。

在过度切除的情况下,鼻骨会塌陷或不平整,鼻侧壁可能向内塌陷。此时需要重建合适的鼻背高度、宽度及轮廓,以形成合适的骨性鼻侧壁对称性和坡度。如果鼻骨突出度足够,表面连续性良好,且有活动空间的话,可以做内侧或外侧截骨外推矫正塌陷的骨片。鼻背塌陷严重者,需同时做内侧和外侧截骨,连接两条截骨线使骨片充分移动,用撑开移植物向头侧延伸进入内侧截骨线以支撑外推的骨片。撑开移植物要足够长,向尾侧端能够可靠地固定于鼻中隔软骨背侧,向头侧能够延伸进入内侧截骨线。撑开移植物还得有足够的厚度和硬度,能把骨片推向外侧。所以常使用肋软骨制作这种延伸型撑开移植物。必要时可在鼻腔深方上鼻拱处做鼻内填塞,以支撑外推的鼻骨,术后3～4天拔掉。

更严重的继发鼻畸形可能还会存在鼻骨移动受限甚至鼻骨缺失的问题。如果因为有骨缺失,或骨压缩而侧壁不能向外时,可以在鼻侧壁凹陷处或有缺陷处放置带有软骨膜的,压碎的软骨盖板移植物作补救。该移植物大小要精细修剪,以适应鼻的比例和大小。把软骨膜放在软骨深面,有助于紧密粘连,避免移植物移位。

中鼻拱相关畸形

中鼻拱由成对的上外侧软骨及其内侧黏膜构成。上外侧软骨向头侧与鼻骨连接,向内侧与鼻中隔软骨相连。向尾侧,与成对的下外侧软骨通过错综复杂的方式形成卷轴区。上外侧软骨尾侧缘、鼻底以及鼻中隔软骨围成的区域构成内鼻阀,是鼻通气道最狭窄、鼻通气阻力最大的区域。

鼻修复手术常遇到的中鼻拱问题是上外侧软骨移位,包括向内侧、下方或后方移位。这通常出现在去除软骨性驼峰后,未能牢靠地将上外侧软骨重新固定于鼻中隔软骨背侧造成。这样会导致上外侧软骨向内塌陷,鼻骨尾侧端裸露,呈现出特征性的中鼻拱夹捏畸形或倒 V 畸形(图 44-3)。

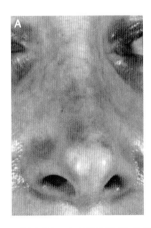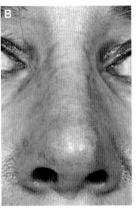

图 44-3　A,不稳定且支撑不足的上外侧软骨向内下方塌陷,出现鼻背倒 V 畸形和中鼻拱夹捏畸形(右侧严重)。B,放置撑开移植物,重建中隔背侧结构后

如果 L 形支撑位于中线而且也稳定时,最好的办法是用合适大小的撑开移植物来解决问题,目的是重建笔直的中鼻拱轮廓,恢复骨性鼻拱和软骨性鼻拱之间平滑的过渡,以及合适的鼻背突出度。我们使用的撑开移植物至少 4mm 高(有时为了加强薄弱的 L 形鼻

中隔支撑可能会用更高的撑开移植物）。根据需要矫正的缺损大小设计移植物的长度和厚度。如果上外侧软骨自身就有凹凸不平时，单纯依靠撑开移植物很难重建出可接受的平滑轮廓。同样，鼻骨尾侧端构成中鼻拱上缘，如果其塌陷就会限制上外侧软骨外移到合适位置，这时即使使用大小合适的撑开移植物也难以重建中鼻拱正常的形态。这种情况下，可以使用修饰性盖板移植物进一步改善轮廓。如果鼻中隔背侧端不居中，斜向一侧，那么在固定撑开移植物时可倾斜地做水平褥式缝合。这样，褥式缝合线尾侧端挂住的鼻中隔区段会斜向头侧固定的一侧。

鼻尖相关畸形

鼻尖包含成对的 C 形下外侧软骨，该软骨分为内侧脚、中间脚及外侧脚。下外侧软骨头侧端与上外侧软骨尾侧端在卷轴区以三种不同方式连接，分别是下外侧软骨覆盖上外侧软骨，下外侧软骨被上外侧软骨覆盖，以及两者端端相对的方式，该连接是鼻尖的主要支撑机制之一。一些纤维组织与鼻中隔软骨相连，与上外侧软骨相连以及在两者之间构成连接，作为鼻尖的主要和次要支撑机制的补充。另一些纤维组织连接外侧脚和梨状孔，连接内侧脚和膜性鼻中隔，保留这些连接对维持鼻尖突出度很重要。外侧脚和内侧脚之间的部分称为中间脚，中间脚和外侧脚之间的过渡区称为穹隆，构成鼻尖表现点。

鼻尖畸形包括鼻尖过度上旋、鼻尖突出度不足或过度、鼻翼缘退缩、鼻孔和鼻小柱显露过多、鼻头肥大、鼻翼塌陷、鼻尖偏斜、鼻尖不对称、鼻阀功能不良等。这些畸形大多归咎于既往手术造成鼻尖软骨不平整、比例失调、切削过度以及软骨支撑力不足难以对抗瘢痕挛缩等。这些畸形之所以常见，原因在于鼻整形术中过分切除组织的风气依然存在。

鼻尖美学要素可简化为鼻尖位置和鼻尖形状，改变其一，另一个也会受影响，反之亦然，所以在初次或鼻修复手术的每项操作后都要再次考虑和评估鼻尖的美学要素。

鼻尖位置相关异常

外侧脚被过度切除、切断或缩短，鼻中隔尾侧端被截短以及向头侧旋转鼻尖三脚架等，均会引起鼻尖的过度上旋（图 44-4）。修复手术的目的是下旋鼻尖，恢复鼻长度。

矫正继发性短鼻畸形的难点在于所建立的鼻尖结构要有足够的支撑力，同时对抗皮肤软组织罩的限制以及挛缩给延长和突出度增加带来的负面影响。软组织的限制会制约手术效果。在特定部位使用复合组织移植物等辅助技术可能会有所帮助。如果皮肤软组织罩的情况很糟糕，就要明确告知患者手术效果会不尽如人意。我们会建议病人时常向下牵拉鼻部皮肤，坚持数月到一年，皮肤弹性有所改善后再行手术。另有医生建议进行高压氧、颗粒脂肪移植以及皮肤外用药物等治疗，进一步改善皮肤情况。

我们矫正短鼻畸形的常用方法如下：
1. 根据 L 形支撑的具体情况，选择使用鼻中隔延伸移植物或鼻中隔替代移植物建立稳定的尾侧端结构来调整鼻尖三脚架。此处所用移植物要具有足够强度以承担负荷——向前下方推动鼻尖复合结构以及僵硬的软组织罩。移植物还要足够稳定，可将其嵌入前

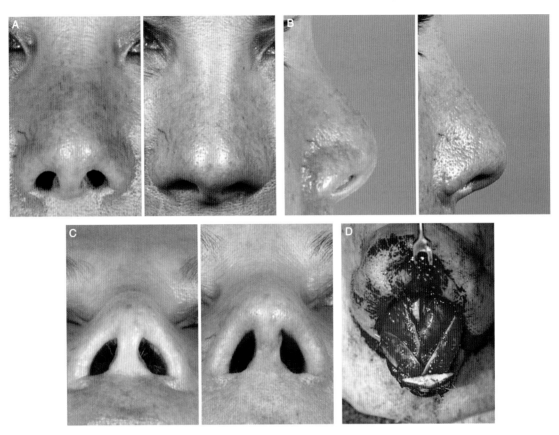

图 44-4　鼻中隔尾侧端截短以及鼻小柱–鼻中隔悬吊缝合导致鼻尖上旋出现短鼻畸形。A～C,鼻孔显露过多。放置鼻中隔延伸移植物,利用延伸型撑开移植物做榫槽固定,向尾侧复位穹隆,放置盾形移植物,鼻孔显露得到改善。D,术中使用延伸型撑开移植物、鼻中隔延伸移植物(位于深方未显示)、盾形移植物以及外侧脚盖板移植物下推穹隆

鼻棘并横向打孔固定。同时,在鼻中隔延伸移植物与残存鼻中隔尾侧端对接处的两侧做多个薄的夹板移植物固定。鼻中隔延伸移植物与延伸型撑开移植物尾侧端连接的部位会超过原有的鼻中隔前角。我们会联合使用 5-0 尼龙线和 5-0 PDS 线缝合固定。这一步的目的是使尾侧端支架稳定并居中。

2. 第二步是依靠之前建立的尾侧端支架调整内侧脚和中间脚的位置,做榫槽式缝合固定,改善鼻尖突出度和旋转度。大多数手术继发的短鼻畸形常伴有软组织罩挛缩问题,会限制鼻尖和穹隆移动到最佳位置。广泛分离软组织罩以及延长软骨下缘切口,可在一定范围内增加鼻尖三脚架的移动性。突出度和旋转度达到预期后,下一步是处理鼻尖形态。

3. 此时如果鼻尖三脚架依旧上旋或突出度不足,可以用各种类型的盖板移植物进行改善。跨过鼻尖下小叶的盾形移植物可以增加鼻尖突出度和鼻长度。移植物厚度可增加鼻长度,移植物前端超过穹隆可增加鼻尖突出度。软组织要具有一定厚度足以掩饰盾形移植物的边缘时,还可将此移植物堆叠成多层以增加效果。也可通过放置盖子移植物、外侧脚盖板移植物或鼻背下段盖板移植物的方式来顺滑柔和盾形移植物的边缘。如果鼻尖下小叶放置的移植物体积过大导致软组织三角出现切迹时,可用鼻翼缘轮廓线移植物或在软三脚区放置软组织予以改善。

4. 盾形移植物对鼻侧壁的延长效果甚微,无法降低鼻孔或改善鼻翼缘退缩。皮肤厚者,前文介绍的榫槽缝合以及盾形移植物也许可以间接地下推鼻翼缘到合适位置。但鼻翼缘退缩严重或皮肤薄者,就要采取其他直接的治疗方法。这些方法涉及鼻尖形状改变,在下文进行深入讨论。

鼻尖形态和鼻侧壁相关异常

我们做鼻尖塑形手术的思路深受 Toriumi 和 Checcone 所著《鼻尖塑形新概念》(*New Concepts in Nasal Tip Contouring*)一文影响,此篇具有开创性意义的文章发表于《面部整形外科杂志》(*Archives of Facial Plastic Surgery*)。鼻尖手术遵循鼻尖三角形对称、平顺且柔和的观念[11]。体现鼻尖侧壁从穹隆过渡到鼻翼基底应表现出稳定、有强度、连续的特点。很遗憾这个结构在既往手术中却常遭到破坏。

残留的外侧脚从穹隆到末端连续性良好且宽度足够时,可以用外侧脚支撑移植物(lateral crural strut grafts,LCSG)获得自然、柔和的轮廓。外侧脚支撑移植物被放置于外侧脚深面,维持外侧脚的位置,同时改善鼻尖三角形的几何形状和稳定性。

使用外侧脚支撑移植物时我们按如下顺序操作。使用榫槽缝合固定法稳定鼻尖三脚架,调整穹隆到略低于最佳位置,因为使用外侧脚支撑移植物以及各种穹隆缝合后,突出度可再增加 2~3mm。从外侧脚深面分离鼻前庭黏膜,分离范围从新穹隆位置延伸到外侧脚末端,外侧脚游离缘除外。顺着尾侧缘将外侧脚支撑移植物插入外侧脚深面腔隙内。按需修剪外侧脚支撑移植物的尺寸和形状,放置后要避免出现鼻尖不对称或偏斜。外侧脚支撑移植物的前缘要切成斜面,以适应穹隆角,以及适应外侧脚支撑移植物从穹隆到鼻基底的朝向。我们会使用较长的移植物跨过塌陷区域到达外侧脚末端。移植物末端朝向鼻翼基底,固定于软骨下缘切口末端的合适腔隙里。用 5-0 PDS 线做多个水平褥式缝合将移植物固定于外侧脚深面。之后进行贯穿穹隆缝合和穹隆间缝合,调整鼻尖宽度和鼻侧壁轮廓。靠近外侧脚头侧缘和穹隆头侧缘进行穹隆缝合,能够使外侧脚尾侧缘向前旋,由此增加对鼻翼缘和外鼻阀的支撑。但这样操作在卷轴区会出现凹陷,需要用薄的盖板移植物进行掩饰。

残留的外侧脚向头侧异位时,会导致鼻翼缘退缩或鼻尖整体缩短,需要把外侧脚向尾侧重置。从黏膜上完全游离外侧脚(包括外侧脚尾侧缘),放置外侧脚支撑移植物后将整个结构向尾侧端移动。此时要使用比传统移植物更长的延伸型外侧脚支撑移植物(eLCSG)。延伸型外侧脚支撑移植物的末端固定在更靠尾侧的腔隙内,从而对外侧壁和鼻翼缘产生向下的支撑力。这个向下的支撑力来源于两个支撑点,一个是移植物的起点穹隆处(穹隆的稳定依靠榫槽式缝合),另一个是移植物末端所在的僵硬的鼻翼软组织腔隙处。

外侧脚缺失严重的病例中,需要用到外侧脚替代移植物。外侧脚替代移植物的形状和大小与延伸型外侧脚支撑移植物相似,只是其支撑的残留外侧脚更少。中间脚和外侧脚之间柔和的弯曲很难复制,特别是使用肋软骨做移植物时。必要时可以将一小段柔软的软骨(切下的外侧脚或划痕处理的鼻中隔软骨)固定在鼻中隔尾侧端移植物的前部,作为连接外侧脚替代移植物的桥接结构。在使用延伸型外侧脚支撑移植物时需要注意的事项,也适用于外侧脚替代移植物,包括两侧要对称、前端要切削成斜面、末端要可靠固定等。鼻尖三脚架本身限制自身向前移动时也可使用这种用小软骨段做桥接的技术。此时,切断移动受限的中间脚和内侧脚,向前方移动中间脚和外侧脚增加突出度。

使用前述任何一种外侧脚相关技术时,都要注意鼻前庭衬里是否足够覆盖外侧脚以关闭软骨下缘切口。如果衬里不足或支架结构下移明显时,切口会难以闭合。可以向头侧端充分游离前庭衬里至中鼻拱和上外侧软骨水平,增加衬里的活动性以关闭切口。还可以使用复合组织移植关闭切口;我们使用前方入路从耳甲艇采集复合组织移植物,必要时移植全厚皮片关闭供区创面[12]。修剪移植物到合适尺寸并嵌入衬里缺损区,鼻腔内填塞固定 5~7 天。

如果外侧脚深面的前庭黏膜被游离,就要在鼻翼内外侧放置夹板确保衬里与外侧脚结构贴合。常使用氟塑料制成的卵圆形薄片做夹板(0.25mm 厚的 Reuter Bivalve 夹板),用 3-0 尼龙线做水平褥式缝合固定。缝合不要太紧,以免皮肤坏死。做水平褥式缝合时鼻外侧进针跨度宽于前庭侧进针跨度能够下推鼻翼缘。这个操作可以矫正短鼻或鼻翼退缩。

调整

如果需要做调整,基础必须包括鼻中隔 L 形支撑、鼻背结构、鼻中隔尾侧端移植物、鼻尖三脚架以及外侧壁移植物等。完成这些关键步骤后,需要做些微调,比如选择性地修剪或用掩饰性的盖板移植物来优化轮廓。如果只是花时间和精力去调整结构和加强支撑,而不做细微调整的话,结果只能是"只可远观不可近玩焉"。

微调的基本方法是修剪相对凸出的区域,弥补相对不足的区域,不引发新的轮廓问题。如穹隆处软骨弯曲生硬引起的穹隆轮廓凸出,可以在凸起周围放置小且薄的软骨修饰,而不是将凸起切除。

修饰性覆盖移植物可以取材于压碎的软骨(选择顺序:鼻中隔软骨、肋软骨、耳软骨)、软骨膜、筋膜、软组织或瘢痕组织等。这些移植物可有效地填平小凹陷,如果不加干预,这些小凹陷也可能在鼻表面表现出生硬的阴影和不对称。常用于骨性凹陷区、骨拱和软骨拱交界区、卷轴区、穹隆周围以及软三角区。

案例分析

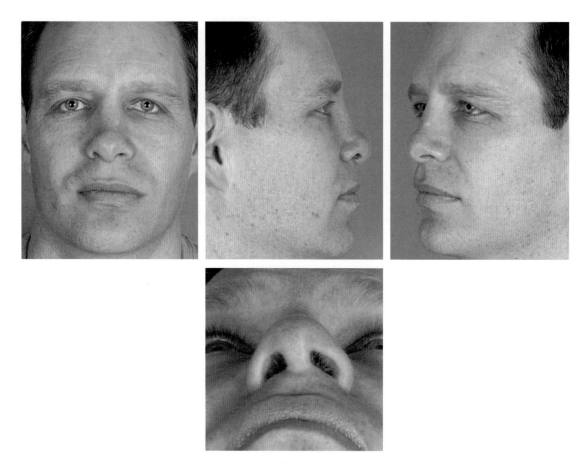

图 44-5

　　这名男性患者接受过鼻整形术,存在鞍鼻畸形。正面观鼻背缺陷区轮廓过宽。侧面观上有严重的鞍鼻畸形,鼻背和鼻尖连接区形态异常。基底面上鼻尖圆钝、向右偏斜。

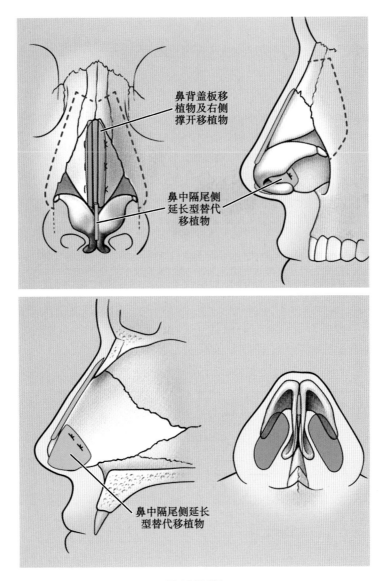

鼻背盖板移
植物及右侧
撑开移植物

鼻中隔尾侧
延长型替代
移植物

鼻中隔尾侧延长
型替代移植物

图 44-5(续)

　　放置肋软骨鼻背盖板移植物改善鼻背高度,使用鼻中隔延伸移植物和盾形移植物改善鼻尖突出度和鼻尖形状。

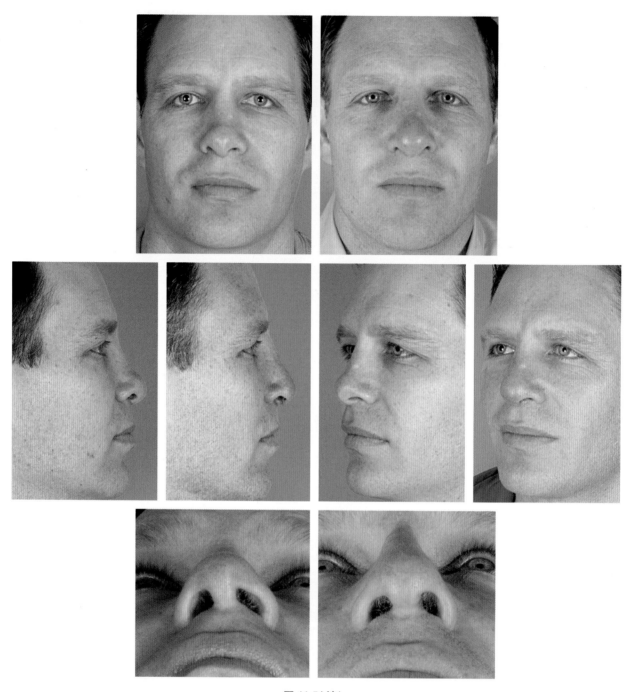

图 44-5（续）

　　术后，鼻背轮廓变窄且阴影柔和。鞍鼻得以矫正，鼻背突出度、鼻尖突出度以及两者关系得到明显改善。鼻尖对称性改善。

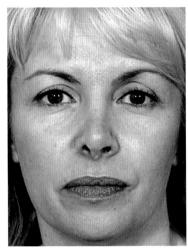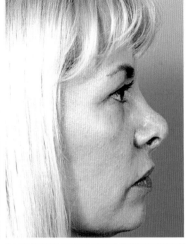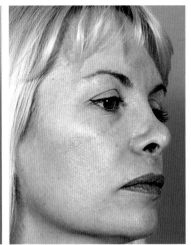

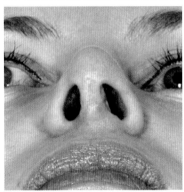

图 44-6

　　这名女性患者接受过鼻整形术,鼻组织被过度切除。之前的手术外侧脚被切除、穹隆缝合过紧、鼻小柱–鼻中隔悬吊缝合过紧以及鼻中隔尾侧端截短,导致鼻尖夹捏外观、鼻孔和鼻小柱显露过多、鼻尖过窄且过度上旋。侧面观上鼻背过低、鼻唇角过大、穹隆上旋且过度突出、鼻孔和鼻小柱显露过多。基底面上鼻尖偏曲、鼻小柱瘢痕凹陷。

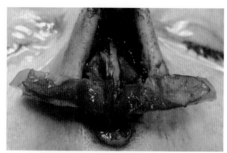

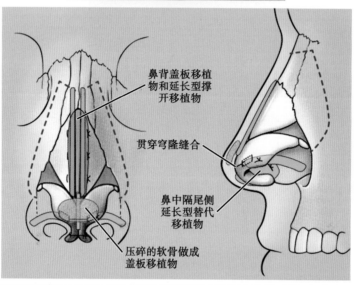

鼻背盖板移植物和延长型撑开移植物

贯穿穹隆缝合

鼻中隔尾侧延长型替代移植物

压碎的软骨做成盖板移植物

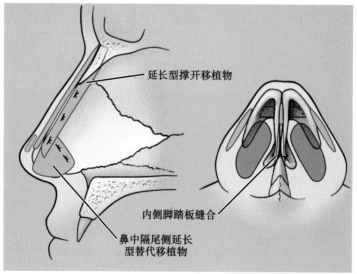

延长型撑开移植物

内侧脚踏板缝合

鼻中隔尾侧延长型替代移植物

图 44-6(续)

使用延伸型鼻中隔延伸移植物,将穹隆向尾侧移位,并固定于其上;使用延伸型外侧脚支撑移植物并向尾侧移位,下旋鼻尖,延长鼻子。

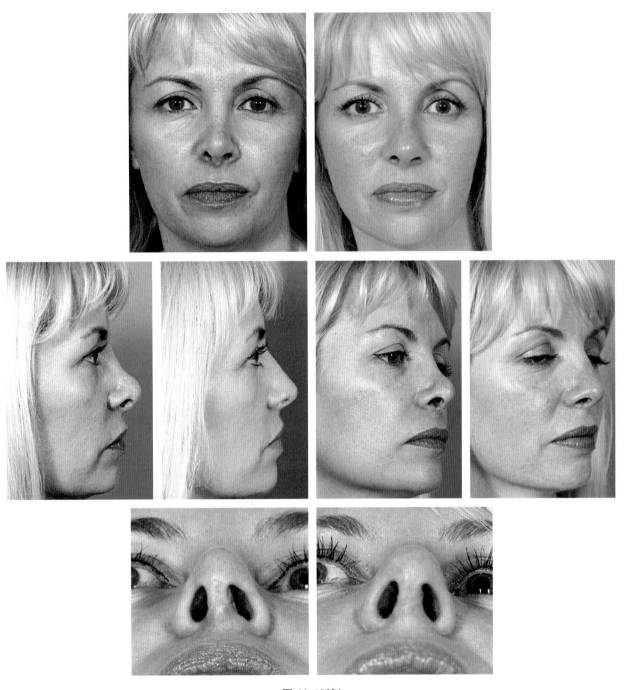

图 44-6(续)

术后,鼻尖下旋,长度延长,鼻唇角改善。鼻孔显露减少,鼻尖调直,鼻小柱瘢痕淡化。

要　　点

- 鼻修复手术接诊时要理解患者动机,并对手术目标达成共识。
- 拍摄标准、稳定的术前和术后对比照,对所有的整形外科手术都很重要。
- 整形外科医生在接诊时修改数字化图像的情况越来越多;这对做修复手术的患者建立现实期望值可能更为重要。模拟的图像必须得是切实可行的。
- 根据手术失误的不同,并发症可以分为几类。要深入理解这个手术常见的"坑"在哪儿,手术后是如何演变的,才能对并发症做出鉴别、诊断和治疗。
- 上、下外侧软骨之间,以及它们与鼻中隔软骨之间正确的解剖关系,是维持鼻背支撑和鼻尖支撑的关键。
- 需要细致触诊鼻背和鼻尖评估鼻残留的中隔软骨量。
- 鞍鼻畸形伴鼻尖塌陷的病人,整个 L 形支撑的稳定性被破坏;需要联合使用鼻背移植物和一个鼻小柱支撑移植物重新建立 L 形支撑结构。
- 鼻尖美学要素可简化为鼻尖位置和鼻尖形状,改变其一,另一个也会受影响,反之亦然,所以在初次或鼻修复手术的每项操作后都要再次考虑和评估鼻尖的美学要素。
- 鼻尖手术遵循鼻尖三角形对称、平顺且柔和的观念,体现鼻尖侧壁从穹隆过渡到鼻翼基底应表现出稳定、有强度、连续的特点。
- 鼻修复手术的关键是打好结构基础,包括鼻中隔 L 形支撑、鼻背支撑结构、鼻中隔尾侧端移植物、鼻尖三脚架以及外侧脚植物等。

（王睿恒 译,李战强 校）

参考文献

1. Orten SS, Hilger PA. Facial analysis of the rhinoplasty patient. In Papel ID, ed. Facial Plastic and Reconstructive Surgery, ed 2. New York: Thieme, 2002.
2. Tardy ME Jr, Walter MA, Patt BS. The overprojecting nose: anatomic component analysis and repair. Facial Plast Surg 9:306-316, 1993.
3. Toriumi DM. Structure approach in rhinoplasty. Facial Plast Surg Clin North Am 10:1-22, 2002.
4. Kim DW, Rodriguez-Bruno K. Functional rhinoplasty. Facial Plast Surg Clin North Am 17:115-131, 2009.
5. Kim DW, Shah AR, Toriumi DM. Concentric and eccentric carved costal cartilage: a comparison of warping. Arch Facial Plast Surg 8:42-46, 2006.
6. Kim DW, Gurney T. Management of naso-septal L-strut deformities. Facial Plast Surg 22:9-27, 2006.
7. Tardy ME. Rhinoplasty: The Art and Science. Philadelphia: WB Saunders, 1997.
8. Kim DW, Toriumi DM. Management of posttraumatic nasal deformities: the crooked nose and the saddle nose. Facial Plast Surg Clin North Am 12:111-132, 2004.
9. Kim DW, Hwang HS. Traumatic rhinoplasty in the non-Caucasian nose. Facial Plast Surg Clin North Am 18:141-151, 2010.
10. Mau T, Mau ST, Kim DW. Cadaveric and engineering analysis of the septal L-strut. Laryngoscope 117:1902-1906, 2007.
11. Toriumi DM, Checcone MA. New concepts in nasal tip contouring. Facial Plast Surg Clin North Am 17:55-90, 2009.
12. Tardy ME, Toriumi D. Alar retraction: composite graft correction. Facial Plast Surg 6:101-107, 1989.

如何处理好波斯人的鼻修复手术

Ali Manafi ■ *Ahmadreza Rajaee*

鼻修复是一个重建过程,主要目的是减少畸形,而不是要达到完美的效果。

必要的话,对面部和鼻(内部和外部)进行全面检查,同时行内镜评估和 CT 检查,可以提供较好的指引,以确定可能的变化程度。患者筛选是确定术后满意度的一个主要决定因素,术前全面评估,可以更好地理解患者的希望。

基于伊朗国的文化和社会宗教的因素,会邀请患者的亲密家庭成员参与术前面诊,以评估他们能提供的情感支持,这点很重要。有时,父母或家庭成员强烈反对做手术,即使获得了较好的美学和功能的改善,术后仍然可能出现不满意。必须认真评估患者对手术医生的期望,面诊时的环境和行为要让患者能够轻松表达自己的期望。有时为了对患者心理进行评估,要进行不止一次面诊。要认真倾听对之前的手术医生的所有评论,以及手术后的恢复过程的描述。对前一位手术医生无礼的或夸大的评论,或者试图夸大上一次手术的微小缺陷,预示着下一次的手术也会有同样的行为。

医患之间必须进行全面深入和开诚布公的讨论,只有当医生认为患者的想法切实可行时,才能安排手术。患者必须了解有可能需要采集肋软骨或者耳软骨,以及可能的相关并发症,必须告知所有患者并征得同意。

通常情况下,上一次手术后至少要间隔一年时间,让水肿充分消退。

患者评价

要进行问卷调查,以明确术前存在的疾病。以下疾病要特别注意:糖尿病,高血压,癫痫,甲状腺疾病,肝肾异常,哮喘,过敏,出血性疾病,前庭或听觉异常,烟草或滥用违禁药品,任何既往手术,麻醉的既往并发症,正在或者打算怀孕的可能,既往用药的列表(尤其是阿司匹林,草药,化学抗凝药),戴眼镜的历史等。

全面的体格检查包括:皮肤和黏膜的评估,用 Cottle 法进行内鼻阀的检查,主观评价使用减充血剂前后,呼吸顺畅性的变化。还要检查患者上一次手术中是否使用了肋软骨或耳廓软骨。

做面部分析来评估颅面部是否失衡,包括凹陷型和凸出型的面型,额部凸出的程度和斜度,颏部后缩,下颌后缩,下颌凸出和半侧颜面萎缩等。常需要做 CT 检查以评估鼻腔内结构和鼻窦的情况。

获得上一位手术医生的详细的手术记录,了解她或他的技术水平,获得患者的术前照片,可以帮助手术医生预测术中可能会遇到哪些情况。但是,医生必须准备好克服皮瓣掀开后,畸形背后隐藏的不可预料的困难,哪怕术前看起来没有那么复杂。

调整

我们的总体返修率为 6.2%,并发症分为三组:严重和明显的美学问题,明显的功能问题,微小的功能或美学问题但引起患者的强烈关切。所有病例中,患者的大多数关切应和查体,客观的功能检查,以及 CT 检查结果相匹配。

规划手术

我们要计划在一个阶段内完成修复手术,我们一般都会努力不要给下一个阶段留下需要矫正的畸形。

手术技术

对于移植物准备的特殊考虑

手术医生必须十分谨慎地选择鼻修复手术移植物的种类。我们不使用假体,因为其感染和排异的风险较高。鼻中隔,耳和肋软骨,腹直肌筋膜以及颞肌筋膜,这些都是合适的自体移植物,可以用做移植材料。

如果需要从其他部位采集移植物,那么要在掀开鼻部皮瓣之前进行;要不然就得先检查鼻中隔的剩余部分,因为它在大多数移植物中是比较理想的选择。从耳部采集的移植物也很有效,可以做成软骨移植物,或者是复合移植物,因为在同一手术野中,这里有很多优势[2]。

用筋膜包裹软骨颗粒的概念被 Daniel 和 Calvert 提出并推广,做为一个柔软的移植物,可以有不同的厚度来重建鼻背[3]。这是一种有很多用途的移植物,有很多优点,缺点不多。但是,切碎软骨的过程会很耗费时间,如果软骨碎粒没有做到足够小的话,在较薄的皮肤罩下会造成砾石样外观,特别是没有筋膜覆盖时更是如此。

我们曾经成功的使用磨碎的软骨,这样费时较少,而且在多个实验性研究中也已经证明其成活[4]。小碎块的尺寸还能进行调整,以获得平滑的轮廓,并降低在皮肤表面被摸到的风险。

有一些案例需要用软骨块做成单一的移植物,或者用薄片叠加成多层的移植物;即使在这种情况下,移植的软骨可被夹在大块软骨周围,以减少外观的不规则感,并掩饰锐利的边缘(图45-1)。磨碎的软骨可以用在鼻背,鼻尖上区和梨状孔。有很多种方法可以减少移植软骨的吸收;我们也探索在动物实验中,给软骨移植物加入富含血小板的血浆,并观察软骨移植物存活率的临床改善情况,既在整块软骨中观察,同时也在切成颗粒的软骨中观察[5]。

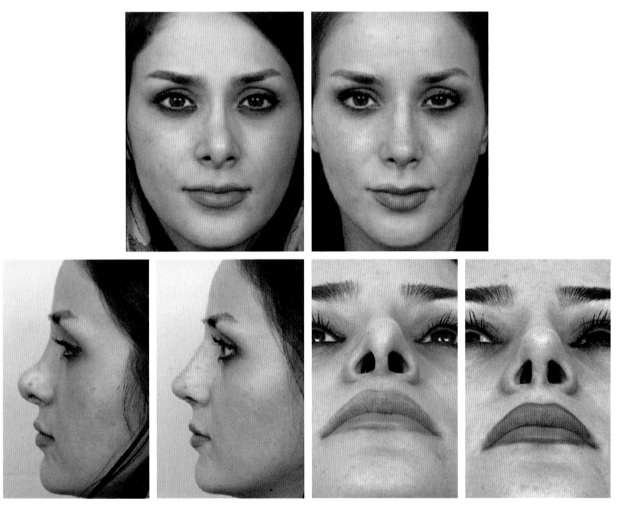

图45-1 这名24岁女性有鞍鼻,鼻尖过度突出,鼻小柱悬垂。她做了鼻修复,包括用多层软骨移植物充填鼻背,用筋膜组织包裹磨碎的软骨以掩盖边缘,同时进行了外侧脚窃取和内侧脚重叠

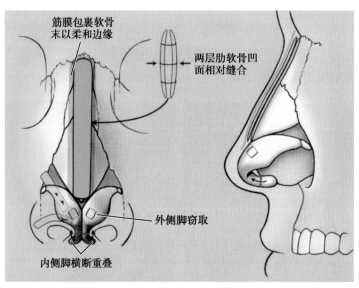

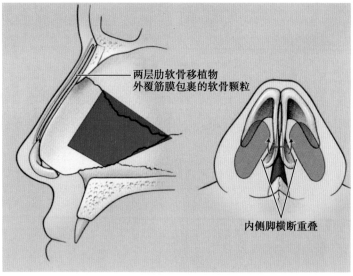

图 45-1（续）

我们设计了一种特殊的移植物,我们称为延长型鼻尖和鼻翼缘移植物(ETAR),以矫正鼻尖和软三角畸形。它包括一个薄软骨条,宽 1 ~ 2.5mm,长度各异。它的中间部分置于穹窿,两个外侧腿延伸至双侧鼻翼缘的腔隙里。移植物固定三到四个点,防止其移位,其在预防软三角夹捏和鼻翼缘塌陷中起着重要作用。它能够提供好的平衡性和对称性,也不会带来明显的组织冗余(图 45-2)。

皮肤软组织罩

鼻部的评估从对皮肤和软组织罩(SSTE)的查体开始。鼻子的最终形态高度依赖于外覆的 SSTE,特别是计划需要做延长和大量的充填时。鼻子皮肤的特点,比如厚度,移动度,颜色和质地等,在鼻整形术后都会改变。不良的结果可能有皮肤本身特性的原因,但更多是因为不恰当的手术操作导致。

这些错误包括分离得过浅,去除了过多的皮下脂肪和结缔组织,使用假体并直接接触皮瓣,术后感染,之前皮肤坏死后瘢痕形成,以及反复注射皮质类固醇激素来处理肿胀等。

第一次鼻整形手术时皮瓣分离得过浅,或过多的去除皮下脂肪和纤维结缔组织,会破坏正常的附属结构,随之而来的远期改变包括变光、变薄、透明、毛细血管扩张、皮肤表面

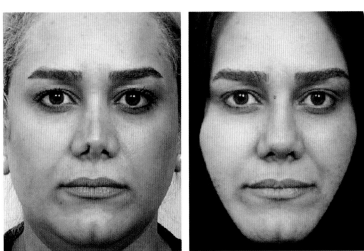

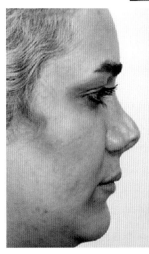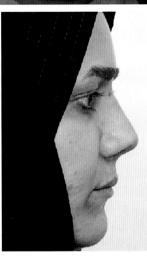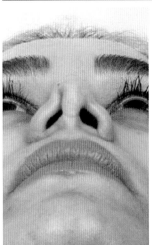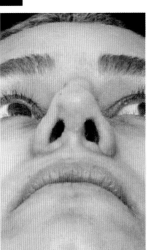

图 45-2 这名 33 岁的女性有严重的鼻尖畸形。她接受了鼻修复手术,应用了 ETAR 移植物

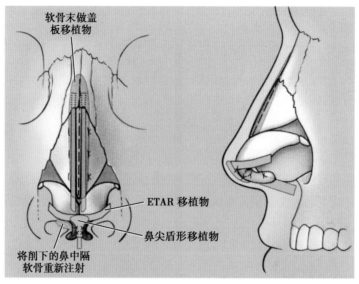

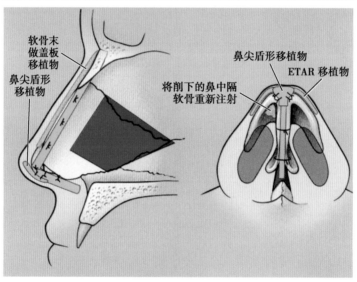

图 45-2（续）

凹凸不平等。初次手术时可以预防这些问题,如下半部分的分离平面选择在软骨膜上,上半部分的分离平面选择在骨膜上,以保证 SSTE 有足够的厚度。

在鼻整形手术中,破坏了皮肤深层,会导致瘢痕性皮肤和底层结构紧密贴附,这会增加二次手术时穿孔和缺血坏死的几率。

人工材料如硅胶、Mersilene、Gore-Tex、Medpor、Proplast 等都会破坏外覆皮肤,引发感染和排异。如果使用了这些材料,要向患者交代清楚早期感染的迹象,一旦发生感染,要尽快积极使用抗生素。如果抗生素治疗失败,要完全去除假体,进行修复手术。

要迅速识别排异的早期征象,即使是短暂的耽搁也会导致额外的破坏,并有可能损失外覆皮肤。

局部使用皮质类固醇激素,如曲安奈德等,有助于减轻患者的局部肿胀。但这并不能代替术中精细雕刻合适的骨软骨支架,也不是在鼻的任何部位都会起作用。最多见的适应证是鼻部皮肤较薄患者鼻尖上区的顽固性肿胀,多见于鼻中隔去除充分,鼻尖获得了足够的突出度,但是过厚的皮肤使得 SSTE 无法再次贴附于鼻尖上区,导致鹦鹉嘴畸形。尽管这个问题可以预防,如将鼻尖下区的皮下组织和深层的骨软骨支架缝合一到三针,连在一起,但是局部注射类固醇激素也是一个有效的治疗方法。

如果要是认为这种注射可以解决所有类型的突起,不用考虑是何种原因引起的,那就大错特错了,这会导致反复注射,从而引起皮肤萎缩和凹凸不平。强效的皮质类固醇激素会导致萎缩,哪怕注射得很深,远离皮肤。

皮损内注射生理盐水可以有效地冲洗皮质类固醇激素,有助于逆转萎缩的原因[8]。

在这些病例中,给予受损皮肤足够长的恢复时间,并联合药物治疗,可以有效地避免再做一次手术。

过多的去除骨骼结构会导致不理想的外观出现,如鞍鼻,短鼻和朝天鼻等。这也会导致鼻阀面积明显不足。如果这些情况还伴有皮肤缺乏,萎缩,变薄,粘连,做任何形式的充填都会很困难,因为皮肤罩没有足够的能力去覆盖新的、更大的骨软骨支架。

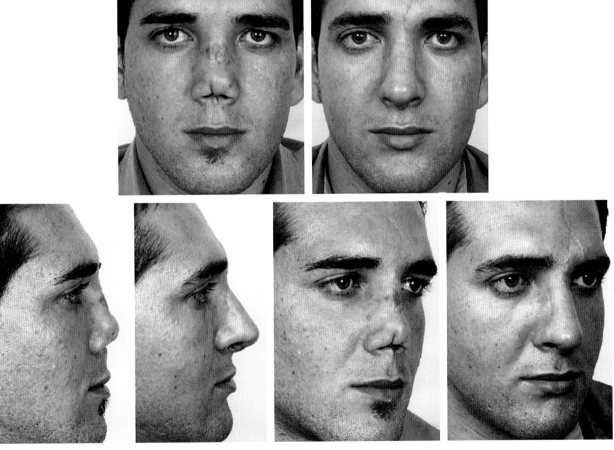

图 45-3　这名 25 岁男性全部鼻小柱,鼻尖皮肤,鼻中隔前半部分都完全缺失。用前额皮瓣,肋软骨,鼻中隔黏膜瓣进行四期鼻再造后的结果

　　当皮肤变紧时,按摩鼻部皮肤会增加其延展性。这会带来一些积极的改变,包括连续性、张力、粘连,皮肤覆盖能力等,这有助于为下一次增加软骨支架做准备。患者很容易就能学会如何按摩,这会花上 1 ~ 6 个月,这取决于皮肤的缺乏程度。让患者自己白天尽可能频繁地用双手按摩鼻部皮肤,每次 4 ~ 5 分钟。按摩应该按以下方向进行:从鼻根到鼻尖,从颊部到鼻背,从鼻小柱基底到鼻翼并朝向鼻尖。这种按摩方法可以降低皮肤的最终张力,减少压力导致的缺血风险,为鼻尖和鼻背的充填提供足够空间。[9]

　　修复手术中,我们一般会尝试在较深的平面分离,特别是鼻尖和鼻尖上区,这里皮肤受损的几率较高。

　　明显的坏死和外覆皮肤损失需要用局部或邻近皮瓣进行重建;皮瓣类型取决于缺失的部位和程度[10]。前额皮瓣是用途最广,也是最有效的,覆盖鼻部所有亚单位的工具(图45-3)。

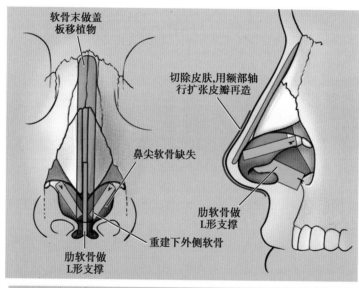

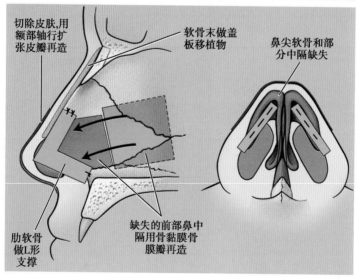

图 45-3(续)

骨拱

鼻部的美学分析从精确评估鼻根开始。过度切除驼峰会导致鼻额角过锐,鼻根低,鼻背出现轻微凹陷等,而去除不足会导致驼峰残留,鼻额角钝,鼻根高,这种情况会形成长鼻的错觉。

评价鼻根时,医生必须考虑到前额的倾斜度,因为前额过度倾斜可能会带来鼻根过高的错觉。因此,在确定是否要降低鼻根时,要把鼻额角放在对鼻根高度的数字测量更优先的位置上(图45-4)。

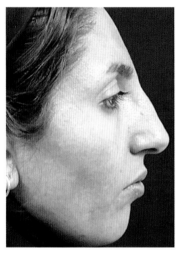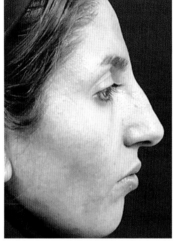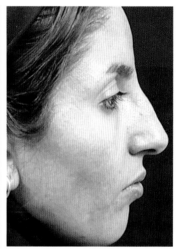

图 45-4　这名患者 32 岁,中间的图显示了前额的倾斜度。左侧和右侧的图显示 PS 后的前额倾斜度。这需要降低鼻根,以增加前额的倾斜度,使之接近垂直

当患者关心鼻长度时,鼻额角也是常见的关注点,因为矫正过低或过高的鼻根就会明显改变鼻长度,而并不需要处理下部软骨的结构。但是,处理鼻根时必须保守,因为这会影响到患者眼睛的外观和内侧视野,有些患者不能接受这一点。

有多种移植材料可以用来充填鼻背和低的鼻根。人工合成的材料包括 Mersilene 网,Medpor,硅橡胶,或预构好的移植物。但是,鼻背皮肤直接接触假体材料会有远期感染和排异的风险。

大多数外科医生赞成选择自体组织作为鼻再造的首选和最佳选择,而这也更适用于鼻修复手术,这种情况下,之前的手术和并发症会降低 SSTE 的延展性和覆盖能力。

我们在鼻修复中会用到各种形式的自体软骨。鼻中隔、耳、肋软骨可以单独或联合自体筋膜组织使用;颞肌筋膜和腹直肌筋膜是首选的筋膜材料。

使用一整块自体肋软骨进行移植来增加鼻背高度最为简单,但这种方法有一些局限性。[11]耳软骨有天然的弧度,没法做出一片直的软骨用于鼻背移植,整块肋软骨移植的时候有卷曲的风险[12]。

我们以前尝试了一些方法来解决这些问题,包括在整块肋软骨中使用钢丝,叠加薄层

肋软骨并把其缝合在一起等。我们现在不再用钢丝了,因为我们碰到过一些外漏的案例,一例从鼻尖,另一例从切牙附近的齿龈沟漏出来。纠正耳甲腔软骨自然弧度的方法有划痕法,把两个软骨凸面相对,或者凹面相对等。紧密缝合固定这些软骨片可以矫直软骨。

但是,在鼻修复患者中 SSTE 会更薄,更容易出现凹凸不平,鼻背移植物也容易显露锐利边缘,我们倾向于使用顺应性更好的软骨移植物,如筋膜包裹的软骨颗粒或软骨泥,也可以使用可注射的软骨来矫正凹凸不平。

对于鼻背的凹凸不平,顺应性好的移植物可以用来充填鼻背的各个部分,直到理想的量,在皮肤下方重塑笔直平滑的表面。当这些移植物放在鼻背上,和不规则表面相对时,它们最终会在凹陷的地方变厚,在抬高的地方变薄。最终出现平滑的鼻背外观。用筋膜包裹的软骨颗粒和磨碎的软骨是以这种方式使用的最常见技术。

不管鼻根区域是哪种移植物,都必须做三点固定,头侧的两点接近眉内侧边界要用皮下缝合固定,尾侧的一点固定于鼻背上。这种固定有助于防止移植物移位。

如果鼻背需要充填的量较多,而且要矫正凹凸不平,那么之前提到的移植物都可能用得上,有时鼻背高度是够的,只是表面会有一些不规则。尽管筋膜能提供光滑的表面,并且能在大多数患者身上获得,但是通常它的厚度都是均匀一致的。这样可以会出现细微的凹凸不平,因为筋膜会覆盖凹陷,但均匀的厚度又会抬高部分鼻背,因此,它并不能处理细微的不规则。

可注射的软骨在鼻背,鼻尖,鼻尖下点的每个平方毫米里都有可调节的厚度,更重要的是,它可以在皮下进行,并不需要掀开皮瓣。我们对这个技术的长期疗效进行了评估。这个技术使医生在处理那些仅关注鼻表面不规则的患者时,不用进行修复手术。

还要注意骨拱的宽度。当之前的手术截骨不彻底或没有进行截骨时,鼻上三分之一会出现异常宽大。如果同时还伴有上外侧软骨塌陷的话,就会出现倒 V 畸形。这种情况下,正面观和斜位观上,可以看到鼻背美学线的连续性被打断。

外入路鼻截骨造成的鼻骨青枝骨折,可以保留骨膜和内鼻黏膜,更好地维持鼻拱稳定性,但是医生要注意,鼻骨移动幅度要充分,以防出现鼻拱过宽和顶板开放畸形[14]。

鼻修复手术中,我们常使用外入路截骨以缩窄鼻拱,以我们的经验来看,这是有效且可控的。用2mm 骨凿对鼻骨进行 3~5 个点的低-到-低方式截骨,然后把2mm 钝凿置于截骨线之上,把折断的骨向内推。这会让外侧的软组织附着于鼻骨上,以保持完整性,防止鼻骨的碎骨片移位造成塌陷。

鼻上三之一更困难的问题是塌陷,不对称的骨拱狭窄可能是上一次手术时动到了骨膜,造成鼻骨和其下方的骨膜和黏膜被撕脱,进入鼻腔。患者有可摸到的,甚至可看到的上颌骨鼻突和凹陷的鼻骨之间的阶梯感。当凹陷的鼻骨需要推出时,内入路截骨术是较好的矫正鼻骨位置的方式。

在一些特殊病例中,如果可能的话,可以从剩下的鼻中隔上采集一块长的撑开移植物,包括软骨和骨。将骨性部分置于凹陷的鼻骨内侧,保证它在突出的位置。

顶板开放畸形可能是因为不恰当的骨折和垂直板向下移位导致,以至于两块鼻骨之间缺失这一结构而造成。如果这些病例里骨拱不是很宽时,可以使用鼻背移植物来矫正顶板开放畸形。

骨性驼峰去除不足是骨拱畸形里最容易处理的;轻轻磨掉就行了。

中鼻拱:骨软骨连接处

键石区,通常位于鼻的上中三分之一,包括了鼻骨与上外侧软骨的结合处,以及筛骨垂直板与鼻中隔软骨结合处;当然连接处的范围并不在同一水平上。

鼻修复手术中,骨软骨连接处最常见的畸形是倒 V 畸形。它形成的原因是宽大的骨拱和塌陷的上外侧软骨不成比例。较狭窄的软骨鼻背中间部分,从鼻骨上分离下来,阶梯状的皮肤皱褶在正面观时呈现倒 V 形的外观(图 45-5)。

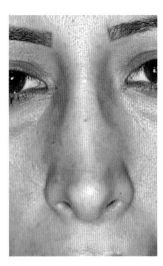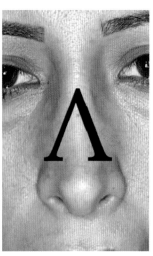

图 45-5　这名 42 岁患者有倒 V 畸形,她 4 年前在另一家医院做过初次鼻中隔成形术

去除上外侧软骨背侧部分和鼻中隔的附着处,把残留上外侧软骨垂直走向的边缘再缝回背侧鼻中隔上,会造成不合比例的中鼻拱狭窄塌陷。这种失衡的程度高度依赖于之前上外侧软骨水平部分的宽度,也取决于外侧截骨后,最终顶板开放的鼻骨宽度。

初次手术时,充分缩窄鼻骨,或使用撑开移植物或自体撑开瓣,可以预防这种失衡。这些手术方式,在修复病例中也可以再次使用,但是在制备自体组织撑开瓣时,上外侧软骨的鼻背部分需要有足够的组织量,以进行翻转;在修复病例中,不会有这种软骨量。鼻中隔,耳,和肋软骨都可以用做撑开移植物。所有这些操作方法的目的,不仅能矫正美学外观,还能解决修复手术中常见的功能异常:内鼻阀缺乏。

一些患者会表现出鞍鼻畸形,在骨软骨连接处最为塌陷;这可能是因为驼峰去除过多造成,甚至是 L 形支撑的软骨部分和筛骨垂直板完全脱位造成。这些畸形要进行彻底分离,并重建鼻中隔。

当这些重要结构因外伤、感染或上一次手术失误被破坏时,常需要重建软骨性 L 形支撑。有很多预构的人工合成的假体可以使用,但都是不可控的,也不安全。较高的排异和感染风险限制了它们的使用,特别是修复手术。自体肋软骨移植物是最安全,也是最可控的移植材料[17]。

可以从肋软骨块的中央部分获取完整的 L 形支撑,放置于黏软骨膜瓣里,充当新的鼻中隔。这个移植物要固定至少两个点——前鼻棘和键石区,就像体外鼻中隔重建一样。移植物包括一个单独的笔直部分,像一个悬梁一样,远端放置在一个单独的有力的鼻小柱支撑移植物之上,这两个移植物都是用肋软骨雕刻的。

鼻整形术后中鼻拱最常见的复杂畸形之一是偏斜未被矫正甚至加重。这通常表现为 L 形支撑的背侧弯曲或直线偏斜,要最终矫正歪鼻,鼻中隔的重要性怎么强调也不过分[18]。

上外侧软骨的不对称性在形成或加强这个弧度方面起着重要作用。矫正偏斜的原则和初次鼻整形手术是一样的,包括松解释放尾侧和鼻中隔软骨靠下部分的偏曲力量,使用撑开移植物,在凹面使用自体撑开瓣,凹面交叉划痕,鼻中隔尾侧端去除并固定在中线上的前鼻棘上等。

鼻修复患者一般都没有这个完整的四边形软骨了;尾侧段和后段都已经被去除,要么拿去做了移植材料,要么本来就是为了矫正歪鼻。

没有矫正的鼻中隔软骨偏斜是鼻整形术后出现歪鼻最常见的原因。如果鼻修复手术计划矫直鼻中轴线,必须首先矫正鼻中隔偏斜。分离双侧粘骨膜瓣释放了表面张力,并提供了一个良好的视野,来判断偏曲的原因,以及如何进行矫正。

首先要评估鼻中隔尾侧端,只要从中线上脱位,都要进行处理:松解软组织附着,将鼻中隔尾端重新固定回中线。将软骨固定于前鼻棘的骨性结构上,对于保证远期稳定性十分重要。L 形支撑的背侧段如果成弧形或成角,要交叉划痕、切开,使用不对称的撑开移植物或自体组织撑开瓣。可以用水平褥式缝合处理鼻中隔软骨偏斜;这种缝合方法要应用于软骨长轴,使软骨弯曲,远离打结的一侧。水平褥式缝合还可以做定位缝合,或者鼻中隔旋转缝合,把 L 形支撑的背侧段拉至更靠上外侧软骨头侧的地方。这种缝合会让鼻中隔向上外侧软骨移动。这个技术被 Guyuron 所推广,在实践中已证明有效[19]。

鼻尖相关畸形

鼻下三分之一毫无疑问是鼻整形手术中最有挑战性的,无论是初次手术还是修复手术。

最困难的挑战在于医生不知道鼻尖的解剖和瘢痕情况。对于鼻尖畸形的修复手术,成功的关键在于良好的暴露,这就是我们首选外开放入路矫正鼻尖手术的原因。

理解鼻尖的形态由哪个解剖结构决定,这十分重要。首先进行显露时,鼻尖会变成一个嵌在瘢痕组织里的单一结构;如果它的形态和位置都经历了很大的变化,医生要毫不犹豫地拆开整个结构,取下异位的移植物,甚至打开穹隆的形成缝线,把下外侧软骨重新定位于理想位置上。尽管纤维组织常会限制软骨的操作,但这是矫正畸形鼻尖的唯一方法。

在鼻修复中,可能会遇到各种各样的问题,指望一个套路矫正所有鼻尖畸形基本不太可能。必须评估鼻尖的四个不同特征:对称性、突出度、旋转度和鼻尖表现点。

修复病例的鼻尖突出度评价标准与初次鼻整形一样。初次鼻整形手术中,尝试改变鼻尖结构常会影响支撑机制,如果支撑机制没能充分重建,整个鼻尖都会有反向旋转和突出度降低的风险。在鼻修复手术中,最容易犯的错误是鼻尖支撑丧失,导致鼻尖突出度降低。这会导致鼻尖和鼻尖上区之间的相对关系被破坏。调整鼻中隔前角,形成一个漂亮的鼻尖上区转折,并位于新的反向旋转的鼻尖所在的新水平,在一些严重的病例中,位置会更高一些。鼻尖后方的软骨丰满度会造成不美观的鹦鹉嘴畸形(尽管这种畸形可能只是鼻中隔前角去除不足)。矫正软骨性鹦鹉嘴畸形包括降低背侧鼻中隔和鼻中隔前角。

如果畸形是鼻中隔前角降低不足引起的话,可以通过简单的去除软骨进行矫正,但是失去鼻尖突出度则更难矫正。重建鼻尖突出度要从下外侧软骨内侧脚踏板开始,因为把这些结构精确地拉拢,可以将鼻尖单位抬高一些。第二个操作是,在内侧脚之间放置位于中间位置的支柱,以便将穹隆部牢牢固定于新的突起位置。这可以借助于强有力的鼻小柱支撑移植物,或榫槽技术。榫槽技术可以提供可预测的鼻尖突出度,把鼻中隔尾侧端作为固定点来固定下外侧软骨,但是这种技术不是我们的首选,因为它有一些缺点[20],包括:鼻尖僵硬;修复患者有过度下旋的可能,大多数之前做过鼻中隔尾侧端切除;这种方法在鼻中隔尾侧端轻微偏斜的患者中使用受限。以我们的经验,大多数鼻修复患者都需要鼻中隔延伸移植物和榫槽技术,使用足够长度的有力的鼻小柱支撑移植物,可以提供可控的稳定性。使用鼻小柱支撑移植物能让医生有机会确定理想的移植物厚度,长度,宽度,排列,弹性,来源和位置等。鼻尖的进一步突出可以通过各种鼻尖移植物获得。

接下来要评估鼻尖旋转度。鼻尖下垂可能是支撑丧失或者之前存在的鼻尖下垂矫正不完全导致。

医生要分清是鼻尖真的下垂,还是鼻下点退缩,这两个情况是同一种外观,即鼻唇角变锐。鼻下点退缩可能是上颌骨发育不良,或前鼻棘撕脱;它可以伴随鼻小柱退缩,这通常由于鼻中隔软骨过度切除或完全丧失造成。

上颌骨发育不良可以用各种移植物进行矫正。有做好的假体,但在置入时,医生要十分注意无菌操作以防感染。肋软骨可以塑形为一整块或者切碎后用筋膜包裹。

鼻小柱基底如果需要进一步突出时,可以在内侧脚踏板前放置丰满移植物,这有助于直接增加小柱-上唇角。鼻小柱退缩同样可以用鼻小柱支撑移植物,或用鼻中隔延伸移植物替代鼻中隔尾侧端来进行处理。

如果鼻尖下垂不是因为鼻小柱退缩或上颌骨发育不良引起,那一定要找出根本原因。鼻尖支撑丧失可以用强有力的鼻小柱支撑移植物,但是如果是因为外侧脚过长导致的鼻尖下垂,需要做外侧脚窃取。如果外侧脚窃取后鼻尖过度突出,要进行内侧脚重叠,以降低鼻尖突出度,直至理想的程度。有时,整个鼻尖大小都很好,但有轻微的旋转度不足。在这些情况下,做一个鼻中隔-鼻小柱缝合把整个鼻尖单位固定于鼻中隔尾端,就可以获得旋转度[21]。可以两侧同时切除一条膜性鼻中隔，然后用可吸收线缝合收紧。

鼻尖过度旋转是一个矫正起来比较棘手的问题。对于鼻中隔短的患者，过度切除鼻中隔尾侧端并使用榫槽技术，使用各种过度旋转的方法，如外侧脚窃取，外侧脚重叠缩短，打断下外侧软骨的完整性，穹窿切除等，都是造成修复病例过度旋转的可能原因。除了这些原因之外，软骨支架的畸形，再加上外覆皮肤的问题，会使畸形非常难处理。皮肤下方瘢痕形成，损毁性的 SSTE 萎缩会导致皮肤短缩，这是鼻修复手术中，最具挑战性的畸形。SSTE 的损伤程度常和手术的次数成正比。

鼻修复手术中，鼻长度的增加和皮肤的延展性和弹性密不可分。如果皮肤不够，就算放置鼻中隔延伸移植物或其他工具来延长鼻子，都是不可能的。在明显的张力下关闭切口，会导致明显的瘢痕、切口裂开、鼻尖坏死等，这些都是最严重的后果。

前面提到的皮肤按摩可以使皮肤罩具备更好的适应性，以接受更大和更长的内部结构，而且更安全，接下来便可以进行鼻延长了，首选鼻中隔延伸移植物。

鼻尖的不对称畸形，重点在于去除异位的鼻尖移植物。如果不对称是由于拉拢得不合适，以及穹窿部软骨畸形导致，这需要拆开穹窿结构并进行重建，直到获得理想的形态。

单侧或双侧外侧脚窃取，加上内侧脚重叠能改变下外侧软骨的整体长度，并弥补长度间的差异。对不对称的进一步细化，建议使用筋膜或者可注射的软骨进行掩饰。这些材料也可以用于柔和鼻尖不规则的外观。

鼻尖精细形态的缺失通常是由于鼻尖没有足够的突出度，且皮肤较厚所造成，也有可能是穹窿部中间脚的软骨宽大造成。之前的章节已经讲述了很多矫正突出度不足的方法，但可以同时改善鼻尖突出度和精细度的鼻尖盖板移植物，不能过分强调其作用。

在那些穹窿软骨因为分离而变宽的病例里，可以通过穹窿间缝合和贯穿缝合来实现充分缩窄。

我们会联合外侧脚窃取和内侧脚重叠两种技术，以同时调整鼻尖表现点、对称性、旋转度和突出度，这个技术我们叫做重叠窃取鼻尖成形术（COST）。我们使用该技术 8 年，积累了 1500 个病例之后，发表了我们的结果[22]。旋转度和表现点的获得依赖于外侧脚窃取，突出度的调整依赖于内侧脚重叠的程度。鼻尖不对称常是由于双侧下外侧软骨长度不等，为了获得附属软骨到穹窿之间相同长度，位置合适的外侧脚，需要进行外侧脚窃取。然后聚焦于新的内侧脚长度差异问题；我们可以选择不同程度的内侧脚重叠，以获得相等的长度，最终形成位于中心的对称鼻尖。

鼻基底

对于鼻基底要评估其对称性和宽度。所有的外鼻阀不足都要进行处理。

鼻翼软弱，凹陷或夹捏，通常是外侧脚头侧错位未矫正造成，可以通过其调整位置，或者直接插入一个鼻翼缘轮廓线移植物进行矫正[23]。我们会在严重的夹捏或过尖的鼻尖上使用一种特殊的鼻翼缘移植物。本章前面提到的 ETAP 移植物,是一个窄的软骨,内侧放在穹窿区;两个突出的外侧腿放进在两侧鼻翼缘上分离出来的两个腔隙内(图 45-2)[6]。这将打开夹捏的和畸形的软三角,有助于形成功能更好的外鼻阀。

试图通过沿着前庭表面边缘切除鼻翼,来缩窄宽大的鼻基底,却不考虑鼻槛的切除,会导致鼻基底形成锐利的三角形,鼻翼缺乏自然的弧线,以至于仍然保持宽大的外观。畸形可以通过鼻槛切除来实现,让鼻翼基底向内侧旋转,但更严重的病例需要耳甲腔软骨及其被覆的皮肤进行复合组织移植,以矫正锐利的成角。

尽管单纯皮肤和黏膜切除就能矫正鼻孔外张和鼻基底宽大的想法很诱人,但是处理下外侧软骨,如使用 COST 技术等,会改变穹窿的宽度和突出度,也会显著影响整体宽度和鼻翼基底宽度。有了这种改变,有时就不需要做鼻翼基底和鼻槛的切除了。

极小的鼻孔需要用复合组织移植来矫正外观和功能,但有时只需要做一个内侧脚踏板拉拢就能把狭窄的鼻孔放大(图 45-6)。

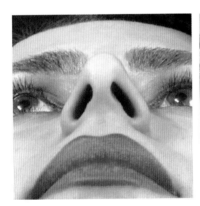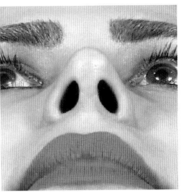

图 45-6 这名 23 岁做过开放式鼻整形术后的患者,有严重的鼻孔狭窄,吸气时塌陷。术前及术后 10 个月。切除了内侧脚踏板之间的软组织,把软骨拉拢缝合。放置双侧外侧脚支撑移植物

评估鼻翼基底,还有一个重要的事是鼻小柱和鼻尖小叶部分的比例。比例应该在 2∶1 和 3∶2 之间,换言之,从鼻基底看鼻尖突出度,小叶占 40%,鼻小柱占 60%。

如果小叶不足鼻尖突出度的 40%,我们会用中等尺寸的鼻小柱支撑移植物,并使用多个厚的鼻尖移植物来确定鼻尖突出度。这会增加小叶大小。如果小叶超过 40%的鼻尖突出度,我们会用长且强的鼻小柱支撑移植物来建立鼻尖突出度,不使用鼻尖移植物。

并发症

最常见的并发症包括:过度矫正,矫正不足,水肿迁延不退,鼻部或供区感染,皮肤血管损害,移植物异位,移植物边缘显露,鼻孔大小与形状改变,歪鼻和不对称复发,皮肤和黏膜损坏,鼻中隔穿孔等。

　　预防并发症的主要方式是,积累足够的鼻修复经验,严格无菌操作,预防性使用抗生素,避免矫正过度和不足,避免皮肤张力过大(特别是之前多次手术,缺皮肤的患者),精确固定移植物。

案例分析

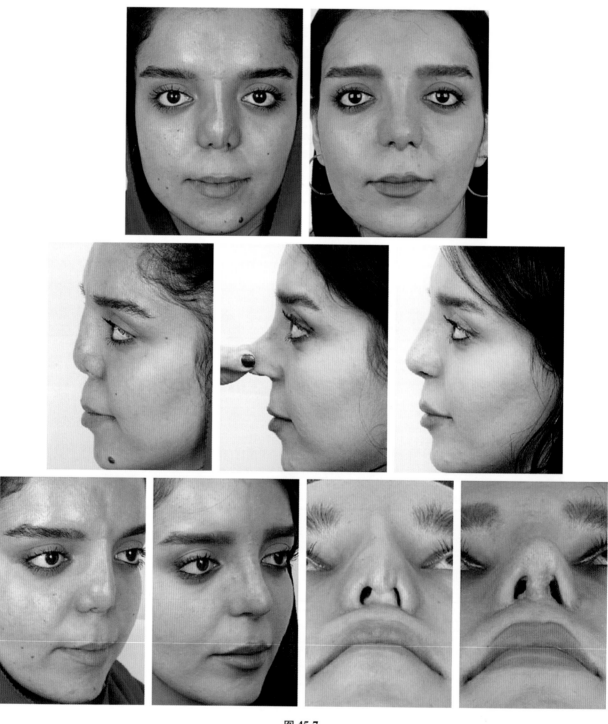

图 45-7

　　27 岁的 Binder 综合征患者,经历了多种手术,准备行鼻修复,鼻尖、鼻背严重畸形,皮肤收缩,切牙骨发育不良,垂直方向额中部凹陷。

　　长时间的皮肤按摩提供了足够弹性,使得鼻尖软骨支架可以加强。鼻修复术后
30个月,她获得了足够的突出度,鼻尖表现点和对称性。去除之前手术放置的,已经
变形的盖板移植物,重建L形支撑的背侧,重塑了鼻背轮廓。用鼻翼周围旋转皮瓣重
建了左侧鼻孔。额中部的凹陷用自体脂肪移植进行了矫正。

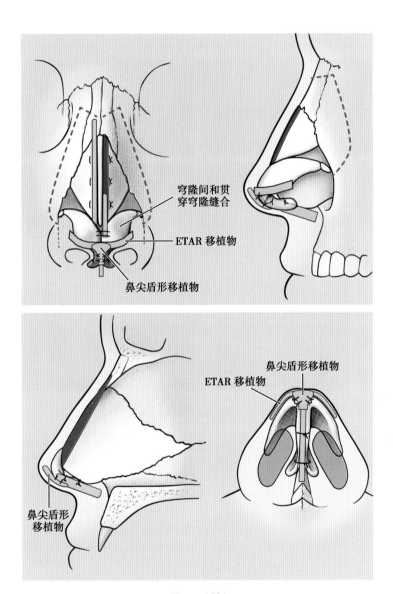

图 45-7(续)

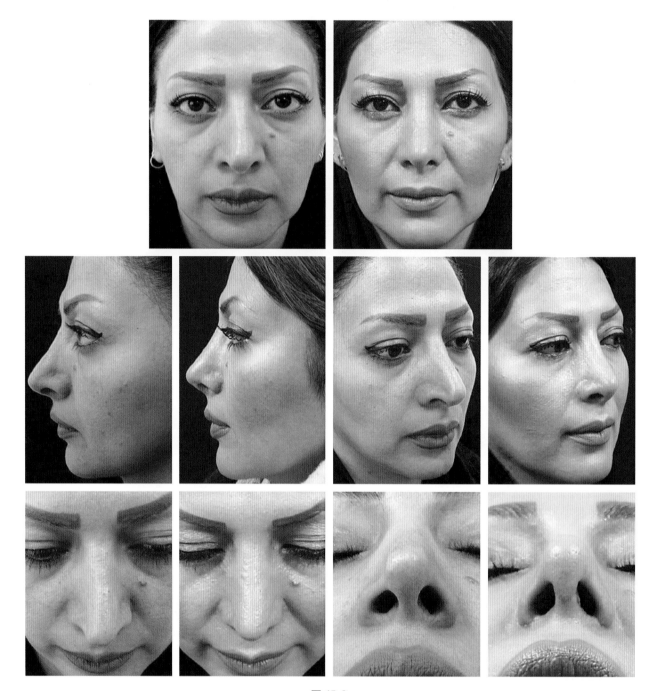

图 45-8

这名经历过两次手术的 31 岁的女性,准备进行鼻修复手术。主要畸形包括中鼻拱和鼻尖偏斜、右侧鼻翼塌陷、鼻翼基底宽大和双侧鼻翼退缩。

现有的不对称性用右侧两个撑开移植物,鼻中隔旋转缝合,双侧外侧脚支撑移植物,右侧外侧脚铺板移植物,双侧鼻翼缘移植物进行了矫正。鼻尖用重叠窃取鼻尖成形术进行了重塑。鼻背的凹凸不平用游离软骨颗粒进行掩盖。

照片示术后 27 个月的效果。

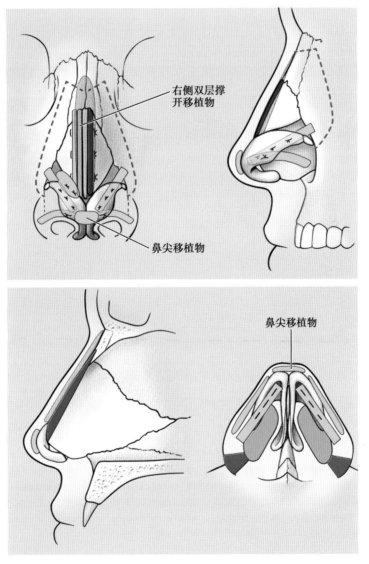

图 45-8（续）

<table>
<tr><td colspan="2" align="center">要　点</td></tr>
</table>

- □ 必要的话,对面部和鼻(内部和外部)进行全面检查,同时行内镜评估和 CT 检查,可以提供较好的指引,以确定可能的变化程度。
- □ 患者筛选是确定术后满意度的一个主要决定因素,术前全面评估,可以更好地理解患者的希望。
- □ 对于鼻尖畸形的修复手术,成功的关键在于良好的暴露,这就是我们首选外开放入路矫正鼻尖手术的原因。
- □ 手术医生必须十分谨慎地选择鼻修复手术移植物的种类。由于有感染和排异的风险,最好不要用假体。
- □ 术前自行按摩皮肤罩,这对大多数鼻修复患者来讲都十分重要。对于皮肤收缩或需要进行充填的患者,按摩十分必需,这可以改善皮肤的质和量,软化明显纤维化的软组织。
- □ 没有矫正的鼻中隔软骨偏斜是鼻整形术后出现歪鼻最常见的原因。如果鼻修复手术计划矫直鼻中轴线,必须首先矫正鼻中隔偏斜。使用松质骨移植,以及矫正上外侧不对称,对于这个矫正十分重要。
- □ 分离时要尽可能深,以防皮瓣出现穿孔。水分离十分有用。磨碎的软骨可以用于实现平滑的轮廓,而且没有在皮肤表面被触摸到的风险。
- □ 延长型鼻尖和鼻翼缘(ETAR)移植物可以用于预防夹捏的软三角和鼻翼缘塌陷。
- □ 外侧脚窃取加上内侧脚重叠(COST)技术可以用来改善鼻尖表现点,对称性,旋转度和突出度。
- □ 医生要评估每个解剖亚单位,并依据整个面部的美学分析做出决定。

（王春虎 译,李战强 校）

参考文献

1. Kim HS, Park SS, Kim MH, et al. Problems associated with alloplastic materials in rhinoplasty. Yonsei Med J 55:1617-1623, 2014.
2. Manafi A, Eslami Shahr Babaki A, Mehrabani G, et al. Can we add auricular composite graft to our rhinoplasty armamentarium? World J Plast Surg 2:33-40, 2013.
3. Daniel RK, Calvert JW. Diced cartilage grafts in rhinoplasty surgery. Plast Reconstr Surg 113:2156-2171, 2004.
4. Manafi A, Sabet M, Emami A, et al. A comparison in graft resorption between three techniques of diced cartilage using surgical blade, electrical grinder and grater in rabbit. World J Plast Surg 3:52-63, 2014.
5. Manafi A, Kaviani Far K, Moradi M, et al. Effects of platelet-rich plasma on cartilage grafts in rabbits as an animal model. World J Plast Surg 1:91-98, 2012.
6. Ferril GR, Wudel JM, Winkler AA. Management of complications from alloplastic implants in rhinoplasty. Curr Opin Otolaryngol Head Neck Surg 21:372-378, 2013.
7. Barnes L, Kaya G, Rollason V. Topical corticosteroid-induced skin atrophy: a comprehensive review. Drug Safety 38:493-509, 2015.
8. Shiffman MA. Letter: treatment of local, persistent cutaneous atrophy after corticosteroid injection with normal saline infiltration. Dermatol Surg 36:436, 2010.
9. Manafi A, Manafi F. Role of nasal skin massage in optimizing secondary rhinoplasty results. World J Plastic Surg: 5:3-6, 2016.
10. Manafi A, Barikbin B, Manafi A, et al. Nasal alar necrosis following hyaluronic acid injection into nasolabial folds: a case report. World J Plast Surg 4:74-78, 2015.

11. Gibson T, Davies WB. The distortion of autogenous cartilage grafts: its causes and prevention. Br J Plast Surg 10:257, 1958.

12. Farkas JP, Lee MR, Lakianhi C, Rohrich RJ. Effects of carving plane, level of harvest, and oppositional suturing techniques on costal cartilage warping. Plast Reconstr Surg 132:319-325, 2013.

13. Manafi A, Hamedi ZS, Manafi A, et al. Injectable cartilage shaving: an autologous and long lasting filler material for correction of minor contour deformities in rhinoplasty. World J Plast Surg 4:93-100, 2015.

14. Foda HM. Rhinoplasty for the multiply revised nose. Am J Otolaryngol 26:28-34. 2005.

15. Sinha V, Gupta D, More Y, et al. External vs. internal osteotomy in rhinoplasty. Indian J Otolaryngol Head Neck Surg 59:9-12, 2007.

16. Kovacevic M, Wurm J. Spreader flaps for middle vault contour and stabilization. Facial Plast Surg Clin North Am 23:1-9, 2015.

17. Toriumi DM. Subtotal septal reconstruction: an update. Facial Plast Surg 29:492-501, 2013.

18. Gunter JP, Rohrich RJ. Management of the deviated nose: importance of septal reconstruction. Clin Plast Surg 15:43, 1988.

19. Guyuron B. Rhinoplasty. Philadelphia: Elsevier Saunders, 2012.

20. Kridel RW, Scott BA, Foda HM. The tongue-in-groove technique in septorhinoplasty: a 10-year experience. Arch Facial Plast Surg 1:246-258, 1999.

21. Tezel E, Numanoğlu A. Septocolumellar suture in closed rhinoplasty. Ann Plast Surg 59:268-272, 2007.

22. Manafi A, Rajaee A, Manafi A. Concomitant overlap steal tip-plasty: a versatile technique to simultaneously adjust the rotation, definition, projection, and symmetry of the nasal tip. Aesthet Surg J 36:147-155, 2016.

23. Rohrich RJ, Raniere J Jr, Ha RY. The alar contour graft: correction and prevention of alar rim deformities in rhinoplasty. Plast Reconstr Surg 109:2495-2505, 2002.

达拉斯鼻修复术：全球大师的杰作

Secondary Rhinoplasty *by the global masters*

46

鼻修复术中常见畸形处理

Basim Matti ■ *Reza Nassab*

鼻修复手术本身难度大,患者对修复效果还要求苛刻,常难以满意。但是,修复还是可以为患者带来鼻功能改善以及心理方面的好处。通常认为鼻修复患者难以取悦,但有研究认为实际情况也并非如此[1,2]。

初次手术方案设计不佳或操作中忽略了关键步骤,均可能导致效果不好而需要修复[3]。鼻修复手术成功的关键在于熟悉手术后常见问题,明确所出现问题的原因并针对性治疗。

鼻修复患者表现的美学和功能问题具有一些共性[2,4]。在我个人经验中,患者前来就诊的常见主诉是形态不对称、鼻头大以及鼻通气不畅。临床查体发现超过 1/4 存在鼻背切除过度的问题[5]。根据 Constantian[2] 所做的一项回顾性研究,在 100 名鼻修复手术患者中最常遇到的问题是初次手术造成了新的畸形或未能矫正原有畸形。

就诊者在意的问题包括细微的不对称,到严重的切除过度和塌陷。有些人已经做过多次手术,也面诊过多位医生。有些人对修复抱着很高期望。在接诊时,一定要向患者指出修复手术的局限性,帮助患者建立合理预期。

开展鼻修复手术,医生要充分理解既往手术产生问题的原因,同时掌握修复技术。做过多次手术的鼻子与未接受过手术的鼻子差别非常大。即使掌握修复手术的所有技术和相关知识,医生也无法预测恢复过程,这是超出医生控制范围的。所以,就算是非常有经验的医生所做的手术,也可能出现问题而需要进行调整。

患者评价

接诊时要详细了解病史。询问既往手术情况,包括手术医生、手术次数以及手术时间等。如有可能,可以联系原主刀医生提供手术记录和照片。既往任何一次手术前的照片都是有帮助的。特别是越来越多的患者希望恢复她们鼻子原本的样子,用得上这些照片。

接诊时要询问患者对鼻子外观哪里不满意,希望获得怎样的改善。是否存在鼻功能问题。还要判断患者主诉与临床诊断是否一致,如果两者不符,安排手术要慎重。我们将手术难度分为一般、困难、非常困难和无法实现。如果患者期望无法实现,我们会告知患者这个问题我们解决不了,不安排手术。接诊时要与患者建立融洽的关系,让交谈双方感觉舒适。如果患者的言谈举止让我们感到不舒服,我们宁肯退号也不再进一步谈下去了。有的患者可能更需要心理评估和心理干预。

接诊时让患者提出她在意的三个主要问题和若干次要问题。我们先评估这些主要问题能否解决,并告知患者这些问题我们会优先处理。对于次要问题如果能够一并处理当然最好,但不做强求。要告知患者有可能会需要再次手术调整,比率大约10%。还要事先告知患者再次手术需要收费。一般来讲如果初次鼻整形是我们自己做的,会免掉手术费,如果是修复手术后再做调整,手术费用减半。手术前均书面告知患者存在有调整的可能,并要承担相应费用,患者签字以示知情同意。

接诊时要拍摄患者标准位照片。我们会将照片导入计算机,使用图像软件的变形工具修改照片模拟手术效果,向患者展示可获得的手术效果,辅助医患沟通。但要注意,这种模拟要保守,只展示切实可行的效果,控制患者期望值。三维成像技术也在受到关注,未来使用会越来越多。图像模拟还可以帮助医生思考某项手术目标的合理性和可行性。

有的患者在决定手术前会希望第二次面诊。这次面诊可以进一步回答患者关心的问题,减少她的顾虑,并确定手术方案。

查体

首先评估鼻面整体比例关系,以及下巴和鼻子的协调关系。做分析时要按步骤,避免遗漏。还需要考虑是否有足够的软骨或筋膜可用,并观察皮肤软组织罩的情况。患者皮肤薄,深层支架结构的不规则容易显形。皮肤厚且皮脂腺分泌旺盛的患者,来就诊常是为解决球形鼻尖的问题,此时要告知患者厚皮肤的处理会受到血液供应的限制。还要注意既往手术遗留的瘢痕,因其会影响修复手术切口的设计。

要做鼻功能检查,用鼻镜检查鼻腔情况。Gruber 等[6]介绍了一种使用鼻背扩张胶带评估鼻阀阻塞与否的方法。操作时将鼻背扩张带先后黏贴在上外侧软骨和下外侧软骨对应区域,观察鼻通气情况有无改善,由此判断鼻气道阻塞位置。

患者想看接诊医生的手术案例时,可以向患者展示与其情况相似的案例,这样可以帮助患者了解手术可以实现什么,控制患者期望值。向患者描述解决特定问题所要用到的手术技术以及该技术的局限性也是面诊中重要的环节。

非手术方法

使用非永久性软组织填充剂做非手术鼻整形的情况越来越多。确定手术之前,可以采用这种方式让患者体验形态变化,评估患者对这种变化满意与否。如果患者对变化不满意,也很可能对修复手术的效果不满意,我们不安排手术。

治疗

入路

　　初次鼻整形术可采用开放入路或闭合入路,均有各自的支持者。对鼻修复手术而言,为了矫正畸形我认为开放入路的适用性更好。就我个人(B. M.)而言,大多数鼻修复手术会采用开放入路(87.2%)[5]。少数情况采用闭合入路,比如轻度的鼻背轮廓不规则或鼻背驼峰残留等。也需要兼顾患者意愿,有的患者非常不愿意在鼻子上留有瘢痕。这就要求鼻整形医生应同时掌握开放入路和闭合入路的手术方法。

　　总结我个人经验,鼻修复患者常见主诉和畸形见表46-1[5]。

表 46-1　109 例鼻修复患者就诊主诉

主诉	患者数	所占比例(%)
不对称	40	36.7
鼻头大	27	24.8
鼻通气不畅	24	22
切除过多	23	21.1
鼻尖下垂	23	21.1
驼峰	13	11.9
鹦鹉嘴畸形	11	10.1
鼻尖突出过度	11	10.1
轮廓不规则	10	9.2
鼻子过宽	10	9.2
鼻孔成拱形	9	8.3
鼻尖夹捏畸形	9	8.3
鼻子太短	9	8.3
鼻子太长	7	6.4
鼻子太大	6	5.5
鼻子太窄	6	5.5
瘢痕	5	4.6

调整

　　面诊时需要告知患者存在再次手术的可能,并会产生相应费用,这样做很重要。大多数医生都会有需要调整的案例,只是多少不同。回顾我个人过去3年里所做的鼻修复手术中,再次手术率是8.3%(9/109)。这9例中,有7例曾经至少接受过两次鼻整形术[5]。

　　鼻尖不对称、驼峰残留以及鼻背轮廓不规则是常见的修复原因,不常见的原因包括鼻背不对称、鼻孔不对称以及瘢痕等[5]。需要调整的问题集中在鼻背和鼻尖。这些修复手术中有 2/3 采用开放入路,1/3 采用闭合入路。如果患者只在意残留的鼻背驼峰,我们会采用闭合入路用骨锉处理。如果修复手术需要调整至少两个鼻亚单位,比如鼻尖和鼻背,我们会采用开放入路。如果只需做小调整,也可以在门诊于局麻下进行手术。

修复的最佳时间目前没有定论。我们通常等到前次手术 6～12 个月之后再行修复。

并发症

美学问题

开展鼻修复手术的医生都知道,即使是尽了最大努力,手术效果也未必可预测。术后恢复过程以及瘢痕对效果的影响是医生无法控制且很难预测的,并发症也就无法杜绝,比如出现不对称或鹦鹉嘴畸形等。

不对称

面诊时需要记录所有不对称的情况,并拍照存档。手术后,患者会对鼻子形态吹毛求疵,甚至纠结于原本就存在的不对称。不对称是要求修复的最常见原因。对于轻微的不对称,可以使用软组织填充剂改善。这样做在手术后早期是有效的,可以掩饰轮廓的缺陷让患者满意。等到术后 6～12 个月,这个缺陷可能就不再需要处理,或只能依靠手术处理。

鹦鹉嘴畸形

鹦鹉嘴畸形也是修复手术中常遇到的畸形。该畸形是指鼻尖上区形态过于饱满,其突出度甚至超过鼻尖,呈现下垂且圆钝的鼻尖形态。鹦鹉嘴畸形的常见原因为鼻中隔背侧下段及上外侧软骨切除不足,或为鼻尖上区结构切除过度导致残留死腔内大量瘢痕形成。避免出现这个问题的关键是建立鼻背和鼻中隔前角之间正常的高度关系[11]。鹦鹉嘴畸形的修复需要等到初次手术 1 年后,根据畸形原因选择适合的方法。鼻尖突出度不足导致该畸形时可使用鼻小柱支撑移植物或鼻尖移植物矫正,使用鼻小柱支撑移植物和鼻尖移植物是矫正鼻尖突出度不足的有效方法。鼻背下段过于突出导致该畸形时可修剪多余的软骨进行矫正。在初次鼻整形中,使用鼻小柱支撑移植物和鼻尖移植物是矫正鼻尖支撑不足的有效手段。大量瘢痕组织形成导致该畸形时,可采用皮质类固醇激素药物注射治疗。

前文提到,过度切除鼻尖上区结构残留死腔内大量瘢痕形成会导致鹦鹉嘴畸形,这一情况也可能发生在鼻修复手术后,也很难处理。手术后在鼻尖上区规律地注射皮质类固醇激素药物可预防该畸形发生[7]。手术后早期,观察到可能出现鹦鹉嘴畸形时,我们会建议注射曲安奈德皮质类固醇激素(10mg/ml)。从手术后 3～4 周开始注射,间隔 3～4 周注射 1 次,持续 6 个月。每次注射剂量 2～3mg。将药物注射在鼻尖上区的软组织内。注射后在鼻尖上区用胶布加压包扎。

移植物显形

鼻部皮肤软组织罩过薄或移植物移位时,消肿后会出现移植物显形。我们曾见过撑开移植物移位导致鼻背轮廓不规则,出现一生硬的凸起。手术时可以用 8 字缝合牢靠固定撑开移植物,以避免出现这种情况。如果已经发生,可以在局麻下手术修剪凸起部分。

移植物过大或移植物卷曲

鼻背结构被过度切除或存在鞍鼻畸形时,使用肋软骨做移植物的矫正方法已被详细介绍过。但我们很少使用肋软骨,因其可能卷曲而导致新的畸形。我们通常采用筋膜包裹碎软骨的方法填充鼻背,虽然这种形式的移植物也可能出现纤维化和卷曲。曾有这样一个案例,我们用筋膜包裹碎软骨的方式填充鼻背,但在术后出现鼻尖上区饱满呈现鹦鹉嘴畸形。移植物出现严重的纤维化,最终被切除,用其他移植物替代[8]。我们认为在手术后早期注射皮质类固醇激素药物并用胶布加压包扎对减轻鼻背移植物引起的肿胀是有效的。

鼻尖突出度丧失

我们遇到过一些患者,虽然使用了鼻小柱支撑移植物,但在术后还是出现了鼻尖突出度丧失的问题。采用鼻小柱–鼻中隔缝合法可以增加 2~3mm 的鼻尖突出度矫正此问题。具体操作是使用 5-0 PDS 线在中间脚之间做缝合,并将其向前推进固定于鼻中隔前角。

瘢痕

一些患者的鼻小柱遗留有既往手术切口的瘢痕,再次手术设计切口时要兼顾之。缝合切口时皮缘对齐也至关重要,以避免出现切迹或不规则。我们采用鼻小柱倒 V 形切口,用纤细的不可吸收线缝合,术后 7 天拆线。

患者不满意

即使医生尽了最大努力,但总会有一些患者就是对手术效果不满意,面诊时一定要辨别出这类患者,避免手术。还是要强调面诊时充分理解患者意愿并控制患者期望值的重要性。要充分告知修复手术可能的效果,比如使用撑开移植物有可能出现鼻背轮廓或鼻背美学线增宽。要让患者从一开始就意识到这些,以免在修复手术后抱怨。此类问题在这个全民爱自拍的时代更加突出。

倒 V 畸形

倒 V 畸形是鼻背驼峰去除后的常见问题,也是暴露自己做过鼻整形的典型表现。倒 V 畸形常为驼峰去除后上外侧软骨支撑不足向内塌陷或鼻骨内移不充分所致。我们的回顾性病例研究中,此畸形在就诊患者中占 22%[5]。另一项研究中顶板开放畸形和倒 V 畸形的总发生率在修复病例中占 42%[9]。Rohrich 等[10]介绍的鼻背驼峰去除技术强调分段地、渐进地操作,以避免在初次鼻整形术后出现倒 V 畸形等美学或功能问题。对于已经出现的倒 V 畸形,外侧截骨结合撑开移植物矫正深层结构问题是治疗的关键。

案例分析

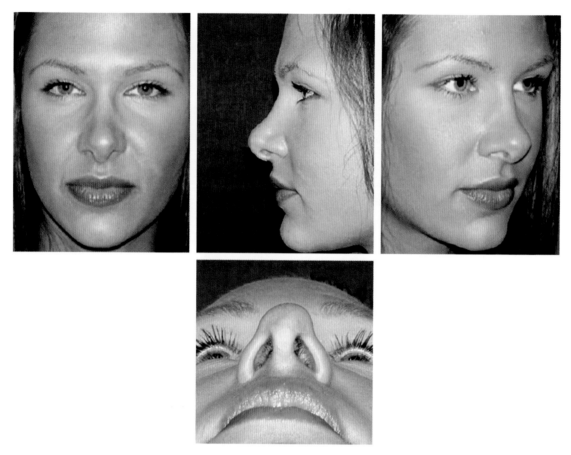

图 46-1

　　女性患者,29 岁,初次鼻整形术后 7 年。患者主诉鼻背窄且塌陷、鼻头丰满且过分上翘,希望修复。查体可见鼻背结构被过度切除,倒 V 畸形,鼻尖上区饱满,鼻尖过度突出,鼻小柱悬垂,左侧鼻翼缘退缩。开放入路,术中见鼻背瘢痕严重。采集鼻中隔软骨做撑开移植物。

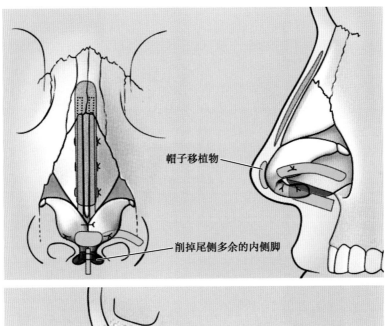

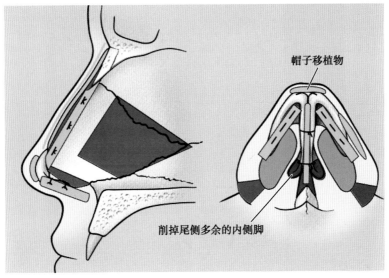

图 46-1(续)

　　用鼻中隔软骨和颞筋膜垫高鼻背。剩下的鼻中隔软骨做鼻小柱支撑移植物,将鼻小柱支撑结构连为一体,矫正内侧脚不对称。做穹隆间缝合改善鼻尖形态,用耳软骨做鼻尖盖板移植物恢复鼻长度。余下的耳软骨做左侧鼻翼缘轮廓线移植物。修剪内侧脚尾侧段并离断外侧脚-附件软骨连接,降低鼻尖突出度。适当切除膜性鼻中隔矫正鼻小柱悬垂。

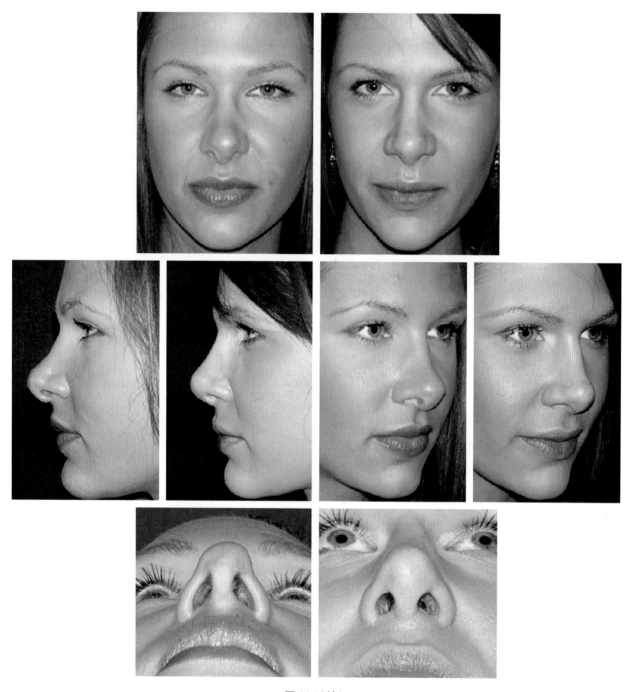

图 46-1(续)

修复手术后 15 个月,倒 V 畸形被矫正,鼻尖上区饱满改善,鼻小柱显露减少。

鼻背结构被过度切除是常见问题,在我个人(B. M.)临床工作中接诊的鼻修复患者超 1/4 存在该问题,为驼峰去除过度所致。初次鼻整形术驼峰去除过程中分段地、渐进地做去除操作有助于避免该畸形发生。[10] 该畸形已经出现时,根据其严重程度选择合适方法进行矫正。畸形程度轻,可以使用软骨移植物填充鼻背。畸形程度重,可以使用颞筋膜移植物或颞筋膜包裹碎软骨的方法矫正。

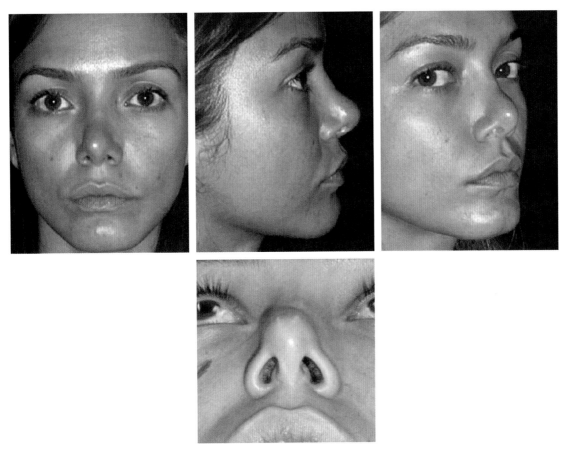

图 46-2

　　女性患者,30 岁,2 年前于巴西行初次鼻整形术。患者主诉鼻背塌陷、鼻尖过度上翘以及鼻孔不对称,希望修复。否认鼻腔通气问题。查体可见鼻背被过度切除且轮廓不对称,鼻尖向右偏。基底位可见双侧鼻孔不对称,右侧小于左侧。

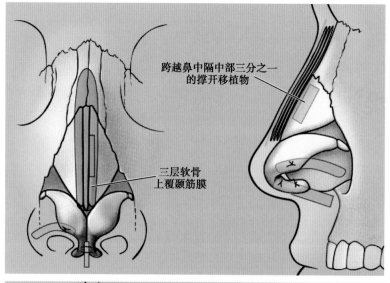

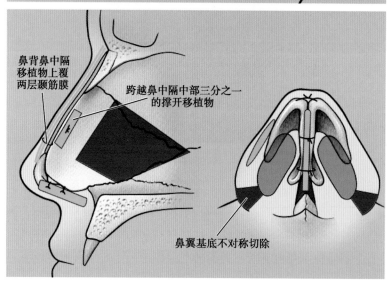

图 46-2(续)

　　开放入路,按原有鼻小柱瘢痕设计切口。术中见鼻背结构被过度切除且形态不规则。两内侧脚被缝合在一起,未见鼻小柱支撑移植物。鼻尖区域瘢痕严重。采集鼻中隔软骨和两侧耳软骨。于左侧鼻中隔背侧中 1/3 段放置撑开移植物加强支撑。将三片软骨堆叠放置缝合在一起,其上加盖一层颞筋膜做鼻背盖板移植物,矫正鼻背轮廓不规则并增加皮肤软组织罩厚度。放置鼻小柱支撑移植物加强内侧脚支撑。非对称性双侧鼻翼基底切除,矫正鼻孔不对称。右侧使用鼻翼缘轮廓线移植物加强鼻翼支撑。

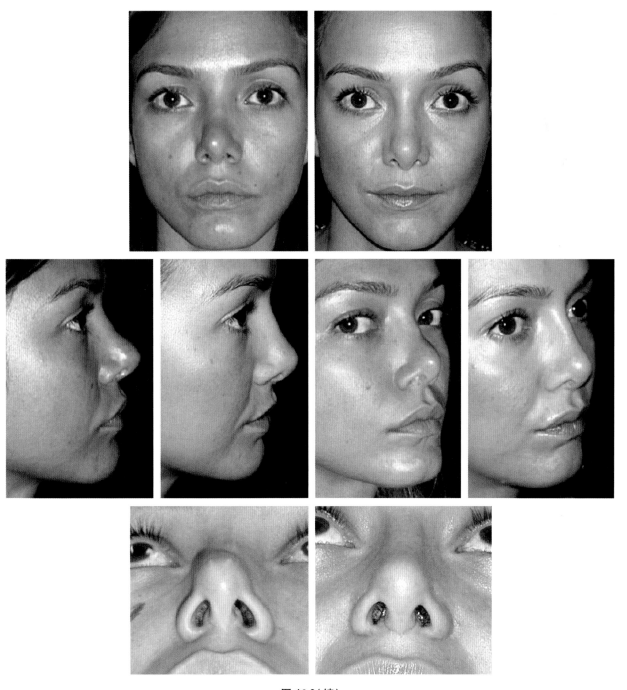

图 46-2（续）

修复术后 16 个月，鼻背和鼻尖对称性改善，鼻背塌陷被矫正，鼻孔较术前对称。

鼻整形术后出现鼻尖下垂也常是患者要求修复的原因。Constantian 报道在初次鼻整形和鼻修复患者中，分别有约 31% 和 80% 存在鼻尖突出度不足的问题。鼻尖移植物可以增加鼻尖突出度，突出度的维持则依靠鼻小柱支撑移植物。

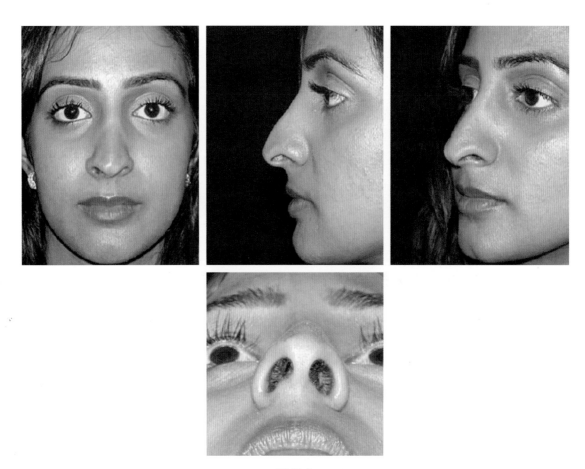

图 46-3

　　女性患者,26 岁,初次鼻整形术后 18 个月。患者主诉鼻子长、鼻尖窄但鼻尖上区宽以及鼻背中段倒 V 畸形希望修复。查体见鼻背倒 V 畸形,鼻背驼峰残留。鼻尖突出度不足且下垂。鼻翼退缩造成鼻小柱显露增加,鼻孔不对称。

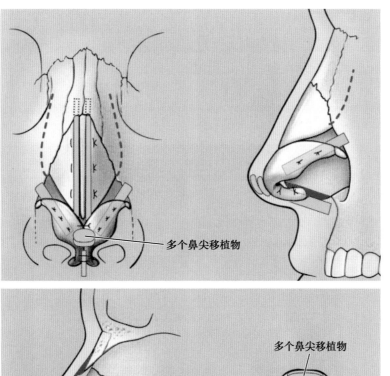

多个鼻尖移植物

多个鼻尖移植物

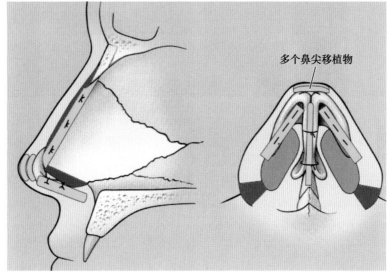

图 46-3（续）

　　开放入路，双侧低到高截骨结合双侧撑开移植物矫正倒 V 畸形。修剪鼻中隔背侧和鼻中隔尾侧端上旋鼻尖。鼻小柱支撑移植物结合穹隆间缝合支撑鼻尖。用层叠的鼻尖移植物增加鼻尖突出度。用外侧脚支撑移植物矫正外侧脚内陷，并提供朝向尾侧的支撑力矫正鼻翼缘退缩。双侧鼻翼基底切除改善鼻孔形状。

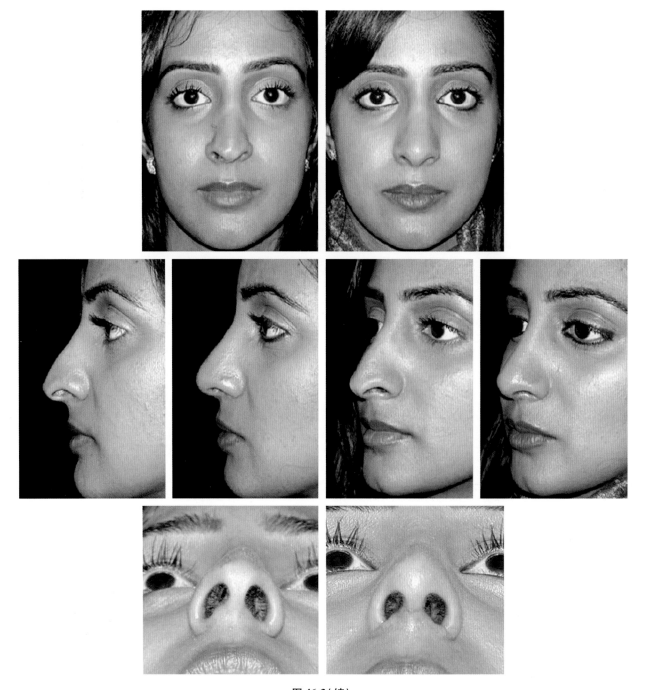

图 46-3(续)

　　修复术后 12 个月,倒 V 畸形被矫正,鼻尖突出度改善,鼻翼退缩改善且鼻小柱显露减少。

　　鼻中隔尾侧端过度切除会造成短鼻畸形。矫正短鼻畸形要根据所需的延长长度选择合适方法。所需的延长量大,可使用鼻中隔延伸移植物。需要的延长量小,分离下外侧软骨与上外侧软骨间连接可获得一定延长量并下旋鼻尖。

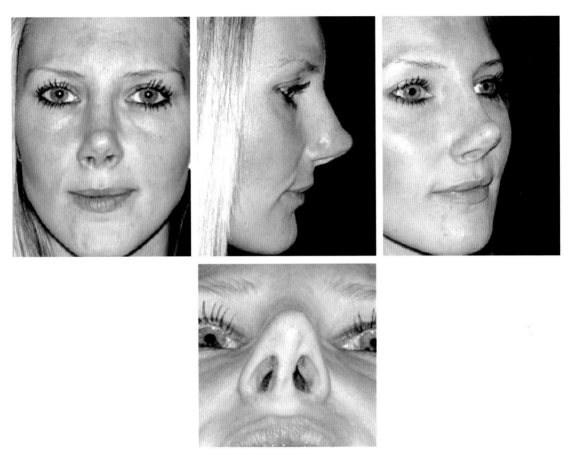

图 46-4

女性患者,24 岁,4 年前于波兰行初次鼻整形术。患者主诉鼻尖过度上翘,鼻子太短,希望修复。查体见鼻尖过度突出,鼻尖上区凹陷。双侧鼻翼基底高低不对称,右侧低于左侧。造成这种不对称的可能原因包括鼻背结构被过度切除,上外侧软骨与下外侧软骨间瘢痕挛缩,鼻腔黏膜过度切除,或是鼻小柱-鼻中隔缝合不对称等。

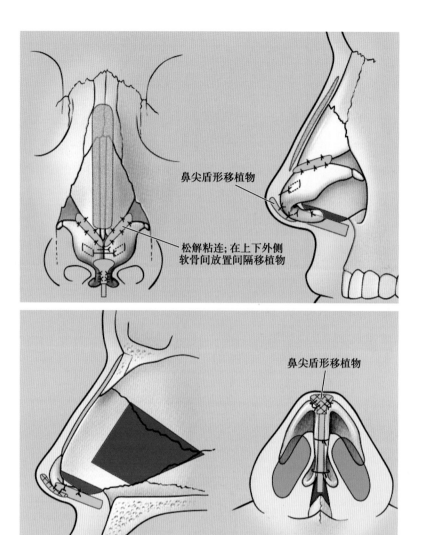

鼻尖盾形移植物

松解粘连; 在上下外侧
软骨间放置间隔移植物

鼻尖盾形移植物

图 46-4(续)

　　开放入路, 术中见双侧穹隆被紧紧缝合在一起并固定于鼻中隔, 类似于鼻小柱支撑移
植物的作用。松解此缝合, 降低鼻尖突出度约 4mm。修剪鼻中隔尾侧端后段, 减小鼻小柱
上唇角。分离上外侧软骨与下外侧软骨间的连接, 由此产生的间隙依靠耳软骨移植物桥
接支撑, 以延长鼻长度。采集鼻中隔软骨做鼻小柱支撑移植物。贯穿穹隆缝合及穹隆间
缝合调整穹隆形态。用剩下的耳软骨做鼻尖盾形移植物。颞筋膜垫鼻背, 增加鼻背皮肤
软组织罩厚度, 掩盖不规则的轮廓。

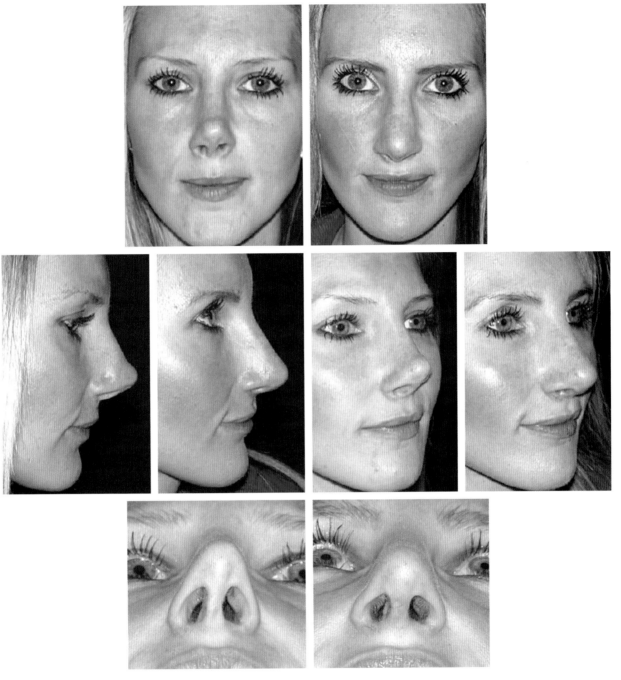

图 46-4(续)

　　修复术后 12 个月,降低了鼻尖突出度(对女性而言,鼻尖还是有一点过度突出)。整个鼻子和鼻翼基底的对称性均得到改善。

要　点

- 鼻修复手术成功的关键在于熟悉初次手术后常见问题,明确所出现问题的原因并针对性治疗。
- 医生要事先告知患者修复手术的目的是改善问题,而不是求得完美。
- 鼻整形医生应同时掌握开放入路和闭合入路的手术方法,既要解决形态问题又要解决功能问题。
- 对鼻修复术的难度进行分类会很有用。会有一些患者期望值过高,永远得不到满足,要避免为这类患者做手术。
- 即使掌握修复手术的所有技术和相关知识,医生也无法预测恢复过程,这是超出医生控制的。所以,就算是非常有经验的医生所做的手术,也可能出现问题而需要修复。要将这些告知患者,详细沟通并记录。
- 倒 V 畸形是暴露自己做过鼻整形术的典型表现。预防是关键。如果已经出现需要矫正时,要告知患者,治疗倒 V 畸形可能会导致鼻背增宽。
- 短鼻延长所需延长量大时,可使用鼻中隔延伸移植物。所需延长量小,分离下外侧软骨与上外侧软骨间连接就可获得一定延长量并下旋鼻尖。
- 医生必须理解鼻尖支撑的必要性。使用鼻小柱支撑移植物、各种鼻尖移植物以及各种缝合技术可以有效加强鼻尖支撑,要充分理解这一点,才能减少鼻尖术后突出度不足的问题。
- 术后规律注射皮质类固醇激素药物结合胶带加压包扎,可减少水肿,降低相关问题的返修率。
- 非永久性软组织填充剂在治疗鼻修复患者时有重要作用,可让患者感受形态变化的效果,还可以解决小的不对称问题。

（王睿恒 译,李战强 校）

参考文献

1. Hellings PW, Trenite GJN. Long-term patient satisfaction after revision rhinoplasty. Laryngoscope 117:985-989, 2007.
2. Constantian MB. Differing characteristics in 100 consecutive secondary rhinoplasty patients following closed versus open surgical approaches. Plast Reconstr Surg 109:2097-2111, 2002.
3. Guyuron B, Bokhari F. Patient satisfaction following rhinoplasty. Aesthetic Plast Surg 20:153-157, 1996.
4. Daniel RK. Middle Eastern rhinoplasty in the United States: Part II. Secondary rhinoplasty. Plast Reconstr Surg 124:1640-1648, 2009.
5. Nassab R, Matti B. Presenting concerns and surgical management of secondary rhinoplasty. Aesthet Surg J 35:137-144, 2015.
6. Gruber RP, Lin AY, Richards T. Nasal strips for evaluating and classifying valvular nasal obstruction. Aesthetic Plast Surg 35:211-215, 2011.
7. Hanasono MM, Kridel RW, Pastorek NJ, et al. Correction of the soft tissue pollybeak using triamcinolone injection. Arch Facial Plast Surg 4:26-30, 2002.
8. Nassab R, Matti B. Fibrosis of diced cartilage wrapped in fascia in rhinoplasty. J Plast Reconstr Aesthet Surg 67:e306-e307, 2014.

9. Foda HM. Rhinoplasty for the multiply revised nose. Am J Otolaryngol 26:28-34, 2005.
10. Rohrich RJ, Muzaffar AR, Janis JE. Component dorsal hump reduction: the importance of maintaining dorsal aesthetic lines in rhinoplasty. Plast Reconstr Surg 114:1298-1308, 2004.
11. Constantian MB. Four common anatomic variants that predispose to unfavorable rhinoplasty results: a study based on 150 consecutive secondary rhinoplasties. Plast Reconstr Surg; 105:316-331, 2000.

达拉斯鼻修复术：全球大师的杰作

Secondary Rhinoplasty *by the global masters*

47

有效而可控的闭合式入路手术方法

Fernando Molina

鼻整形是一种不允许犯任何错误的手术。每个手术失误,即使很小,也会引起美学或功能的问题。这些问题也许在术后早期不会被发现,但当肿胀消失,瘢痕组织成熟后会不可避免地显露出来。

鼻整形术也许是最能显示解剖结构的手术了;医生所做的每一处改变均会在鼻部形态和美学中自动体现出来。在进行闭合式入路鼻整形时,医生术前必须清楚地了解鼻子各部分的解剖结构。在此条件下,鼻修复才会得到有效且可控的结果。

诊断

清楚了解患者的问题所在很重要。术者必须尽量想象哪些解剖结构的异常在导致鼻部畸形。这需要进行细致的临床检查,在静息状态、深呼吸以及做面部表情(说话,微笑等)时从各个角度进行观察[1-4]。

视诊之后是触诊。通过触诊来试着去评估鼻部结构性支架每个部分的位置、形态和活动度,更重要的是,了解鼻支架哪个部位有缺失。

在灯光下仔细探查鼻腔,评价内鼻阀并了解鼻甲和鼻中隔的情况。医生应该留意是否有粘连或其他瘢痕的存在。此外,一定要评估可供采取的剩余鼻中隔软骨量。

进行鼻整形修复术的时机也很关键。前次手术瘢痕尚未成熟时,不应进行手术,距离末次手术最少6个月。初次手术后3到4个月可以进行一些非常小的调整,但对一些主要的问题,需要经过足够的时间,等组织变软,顺应性和血供也得到改善后进行。许多灾难性的后果都是由经验不足的医生在焦虑患者的压力下产生的[5,6]。而且只要组织仍然僵硬,就不可能做出准确的诊断。

手术方案

一旦决定进行修复手术,术者必须清楚知道哪些目标是可以达到的。与患者尽量详细地讨论各种对功能上和美学上的期望值。如果说在初次手术中对某个美学想法和期望值的充分理解很重要,那么对于修复手术来讲,则关乎成败。应告知患者手术的预期效果,并且这种效果能让其觉得满意。同时,患者也必须了解哪些问题是本次手术无法矫正的。

术者必须对每项技术操作,需要用到的移植材料来源以及每项手术的顺序都进行周密计划[7-9]。

调整

即使每个患者问题不同,需要的解决方法也不同,但初次鼻整形中使用到的基本技术还是能够列出来的。但这对鼻修复来说就不现实了,因为解剖结构不再正常;组织之间的关系总是在改变;血供有限,有时甚至很成问题;继发问题的变数很多。基于这些原因,对每个患者都应该具体问题具体分析。

但是,有些基本原则对所有的鼻修复都适用。我做所有鼻整形时,首选全麻加局部浸润麻醉;个人认为,与初次鼻整形比起来,这一点对鼻修复来说更为重要。单纯局麻仅适用于非常小的调整。

面对鼻修复中各种复杂的技术问题,开放式入路非常流行,许多专家都喜欢选择这个入路。[10,11] 我对开放入路没有异议,实际上,我认为开放入路是非常好的手术方式,可以在直视下更精准地诊断和矫正畸形。但是,开放入路并不是完全没有并发症,包括鼻部外形不满意,鼻尖肿胀期长,继发皮肤退缩,形成质量差的外部瘢痕等。这些问题在血供受损时会更加突出。

我更喜欢通过长度有限但经仔细设计的鼻内切口到达想要的位置,而尽量减少分离。如果鼻腔衬里有瘢痕,我会做几个独立的小切口到达特定位置,矫正解剖问题,必要时植入移植材料。

如果做了较大的黏膜切口,那么使用大的移植物后切口关闭可能会很困难。移植物外露就意味着失败,而对患者来说可能就是失去了成功的最后一丝希望。

游离必须被限制在绝对必要的范围内。瘢痕组织处的血供可能被严重破坏。术者必须随机应变,充分发挥想象力、资源和技术。无论诊断有多么准确,手术计划有多么周密,鼻修复都可能带来"惊吓"。

鼻背分离完成后,术者可能会发现鼻拱的情况与术前评估时预计的不一样。此时,精巧且与众不同的技术操作对最终获得满意的结果至关重要。

大部分的鼻修复均需通过填充来恢复容量,补充缺失的软骨支架部分,以及掩饰表面的凹凸不平。理想的材料,以我的经验来看,首推中隔软骨(但来源可能不足,而且修复患者可能无可用的中隔软骨),其次是耳软骨,最后是肋软骨。我发现骨移植物,无论其来源(肋骨,颅骨或髂骨)是什么,均会出现一些问题。在长期随访中,骨移植物都会有不同程度的吸收,由此引起各种并发症,从鼻背凹凸不平到移植物完全吸收,特别是鼻部血供被严重破坏时。在现有文献中,采集和制备软骨移植物的各种技巧已经有很好的描述[12-16]。

一些作者报道了在初次鼻整形中使用人工材料进行中度鼻部填充的成功案例;但我仍然始终喜欢使用自体组织。我认为,在鼻修复中应禁止使用任何非自体材料,因为前庭皮肤和鼻黏膜缺损很常见,这种情况会不可避免地导致材料外露,以及更严重的并发症。

并发症

鼻修复是相当复杂的手术,需要经验、能力、巧思、创造力以及技术实力,也需要耐心、智慧和不逾越极限的谦卑,并且接受个人的缺点。鼻修复中最难克服的障碍也许是皮下组织的瘢痕,它会导致粘连并让其深面的鼻支架变形。清楚诊断鼻部解剖会让每位患者的问题变得明晰,从而让术者制定出合适的手术方案。不成功的鼻整形后遗症会影响到鼻子的各个部位。为了实用起见,将这些后遗症分为三组[6,7]:

1. 功能障碍
2. 骨软骨支架缺失
3. 皮肤软组织罩损伤

术后鼻畸形往往与以下问题相伴随:解剖结构异位,前次手术不到位导致的切除不足,前次手术激进导致的过度切除。

有时重建正常的气道都变成奢望。鼻中隔可被矫直,内鼻阀可被开放,一些粘连可以进行松解,但是瘢痕增生的鼻黏膜是重塑内鼻阀功能的瓶颈。很多时候软骨支架可以通过软骨和骨移植物进行重建,这在鼻修复中会经常用到[6,11,17]。

瘢痕组织的存在会显著影响血供,特别是去除瘢痕组织后、穿孔后、或者因使用人工材料导致组织破坏后,皮肤变得菲薄,从而导致皮肤或黏膜坏死。

皮肤瘢痕形成或缺损会严重限制鼻部美学和功能的改善。这些情况下,植皮或皮瓣有时可作为一种补救措施。

案例分析

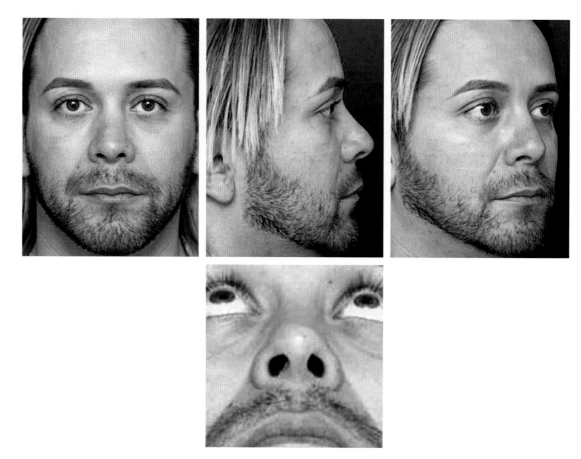

图 47-1

　　患者男性,27 岁,4 年前曾行两次鼻整形手术。其下外侧软骨薄弱,不能支撑鼻尖,亦或是下外侧软骨挛缩,被过厚的皮肤削弱了。鼻尖小叶同心圆式挛缩,并向浅面、深面和侧面膨隆,形成了圆球形的鼻尖上区畸形外观。

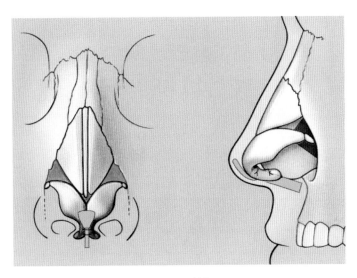

图 47-1（续）

　　闭合入路下,仔细分离鼻背。采集鼻中隔软骨作为移植物。对上外侧软骨进行少量切除,同时植入了鼻小柱支撑移植物和鼻尖移植物。

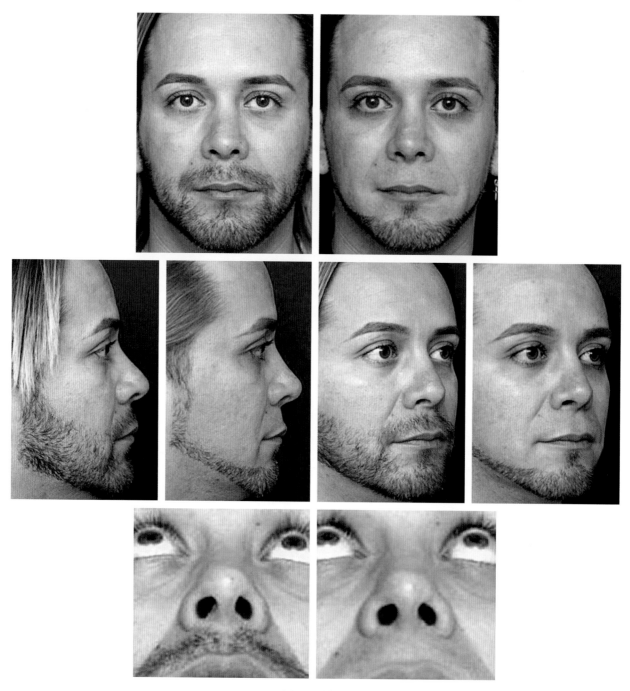

图 47-1（续）

　　8 个月后，该患者鼻背直，鼻尖表现点清晰，鼻尖突出度改善，而且在侧面观可见更满意的小柱-小叶角。斜位显示了鼻孔形态的变化，可见鼻背和鼻尖的关系更加协调。尽管患者皮肤厚、皮脂腺丰富，采用雕刻良好的软骨移植物，仍然塑造出了清晰的鼻尖表现点和角度。

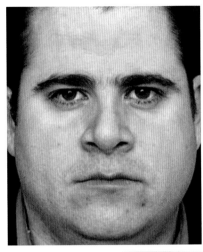
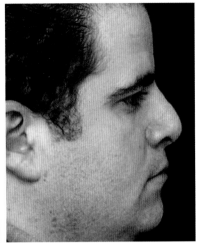
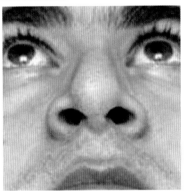

图 47-2

患者男性,25 岁,6 年前行开放入路鼻整形。其内鼻阀功能不全,外鼻阀在下外侧软骨切除、缝合及继发瘢痕挛缩后失去了支撑力,由此导致了鼻气道阻塞。鼻尖突出度不足,因为其下外侧软骨切除和缝合强度不足以支撑鼻尖,而这与鼻背高度无关。当下外侧软骨发育不全时(这在非白人患者中很常见),即使采用开放入路,塑造足够的鼻尖突出度也很困难。

把修剪后的软骨缝合在一起或是从鼻小柱支撑移植物上进行悬吊时,这些缝合的强度最终都会变弱,进而出现组织松弛。因此,我认为鼻尖和鼻小柱移植物是鼻尖突出不足最合理的解决方案。鼻尖突出不足会导致看上去鼻基底宽大、鼻孔水平朝向的错觉,在基底位图像中很明显。经鼻小柱瘢痕有凹陷,很明显。

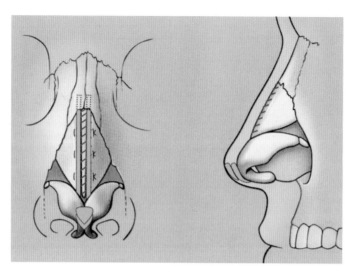

图 47-2（续）

术中，作了两个鼻内切口。经软骨下切口，在鼻小柱处置入双层的三角形移植物，成功矫正了鼻尖结构。

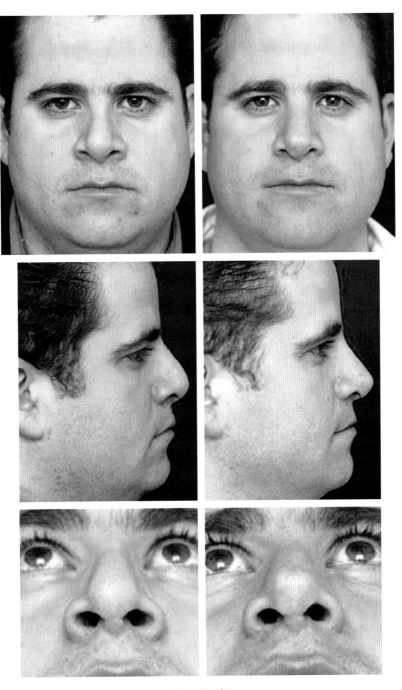

图 47-2(续)

　　术后 1 年,可见鼻尖小叶和鼻孔的关系更协调。为矫正内鼻阀塌陷,置入了撑开移植物,重建了鼻中隔和上外侧软骨之间 10°~15°的夹角。去除了残留的骨软骨驼峰,其中骨用细锉去除,软骨则用 11 号刀片。鼻尖移植物形成了足够的鼻尖突出度和表现点。

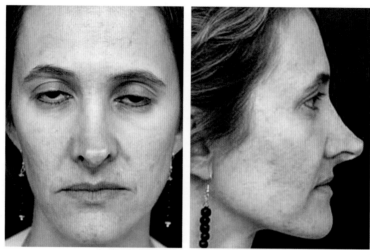

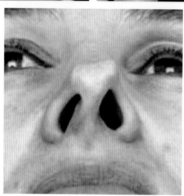

图 47-3

患者女性,34 岁,14 年前曾行闭合入路鼻整形,现在患者鼻子看上去就像"匹诺曹"一样。在其初次手术几年后,鼻尖过度突出就已经很明显。但是,患者害怕再次手术。她在初次术后 8 年行第二次手术,但鼻尖不对称,鼻小柱过长,鼻背和鼻尖不协调变得更明显。在基底位上明显看出下外侧软骨不对称切除导致的鼻尖严重歪斜,也显示出其鼻小柱过长和鼻孔不对称。透过皮肤能看见深面的软骨形态。

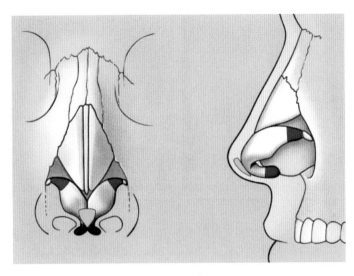

图 47-3（续）

　　通过手术矫正缩短下外侧软骨外侧脚和内侧脚。先在外侧脚和附件软骨复合体之间切除了 4mm。之后，再在鼻小柱处切除 3mm 内侧脚。为了让皮肤贴合得更好，同时在鼻背、鼻尖及鼻小柱进行了广泛的皮肤游离。切除外侧脚和内侧脚以后，将修整后的软骨移植物植入鼻尖以消除来自软骨的皮肤记忆。该移植物有良好的修饰作用，形成更好的鼻尖对称性。

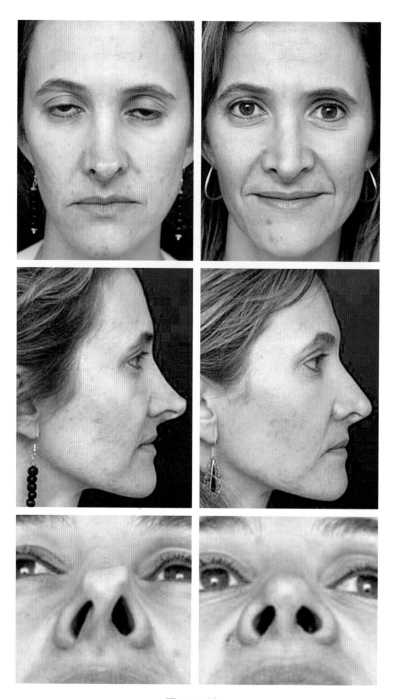

图 47-3（续）

　　术后 8 个月她来复诊，"匹诺曹"鼻子已得到矫正。鼻尖突出度和鼻背高度间的关系更加协调。

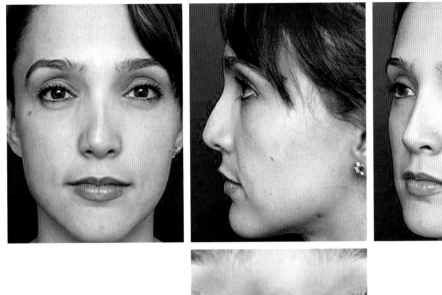
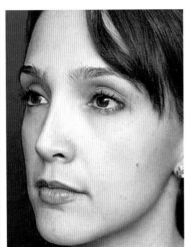
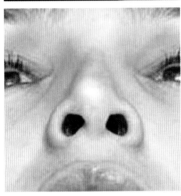

图 47-4

患者女性,25 岁,3 年前行闭合入路鼻整形,目前患者中鼻拱过窄。她现在用鼻子呼吸有困难。她的上外侧软骨塌陷,因此导致鼻中三分之一狭窄,她还有鼻尖上区的不对称,鼻翼基底宽大。相对于鼻背宽度,其鼻根宽度显得非常不协调。

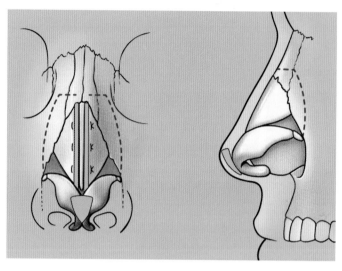

图 47-4(续)

　　采用了截骨术和撑开移植物矫直鼻子,改善上外侧软骨塌陷,并在鼻尖添加了软骨移植物。

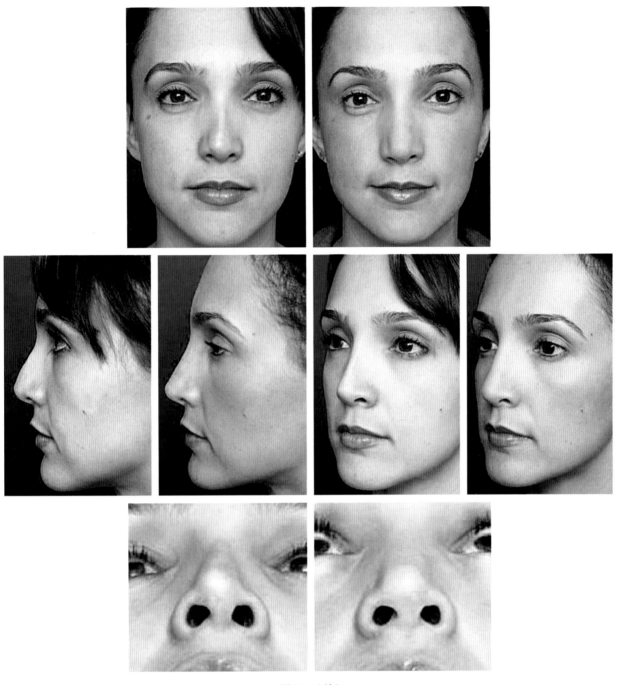

图 47-4(续)

　　照片为患者修复术后 6 个月。斜位可见鼻尖增加的软骨移植物效果。鼻背更宽,平滑笔直,与新的鼻尖突出度间关系非常协调。侧位可见鼻背更直,且有轻微的鼻尖上区转折。鼻尖上区转折是女性鼻部美学的一个重要特征。鼻翼-鼻小柱关系得到改善。鼻尖新的形状和表现点,鼻小柱长度形成了与鼻翼缘间和谐的关系。

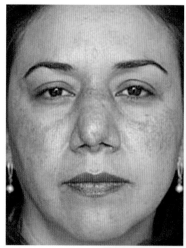
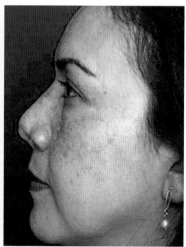
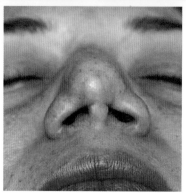

图 47-5

　　患者女性,28 岁,曾在 18 个月内行三次开放鼻整形术,目前她鼻部外形不佳,皮肤挛缩。术前基底位上可以看到,尽管做了鼻尖缝合、鼻小柱支撑移植物和增加的软骨移植物,皮肤仍然难以重新贴合回下外侧软骨上。患者经鼻呼吸非常困难。外部瘢痕质量差,皮肤挛缩。鼻尖可见大量皮脂腺和增厚的皮肤。在前三次手术中,鼻中隔和耳软骨均被取掉了。

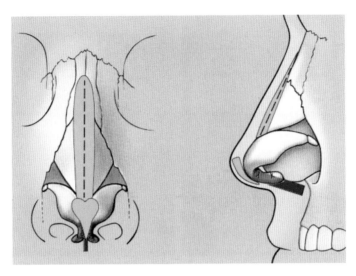

图 47-5(续)

　　采用两个独立的软骨下切口来保留足够的血供,防止因皮肤血供差导致的并发症。经双侧软骨下切口,沿残存的下外侧软骨尾侧缘,解剖鼻背和鼻尖的全部皮肤。将不同的软骨移植物切除去掉。将所有的缝合均松解,充分释放软骨支架。采用肋软骨,设计两个移植物来重建鼻尖和鼻背。在鼻背处,用一厚约 1.5mm 的薄层软骨。在鼻尖处,设计一长 24mm,宽 6mm 的三角形移植物,其基底部较尖端厚一些,仔细雕刻移植物的角以重塑穹隆部的解剖形态。

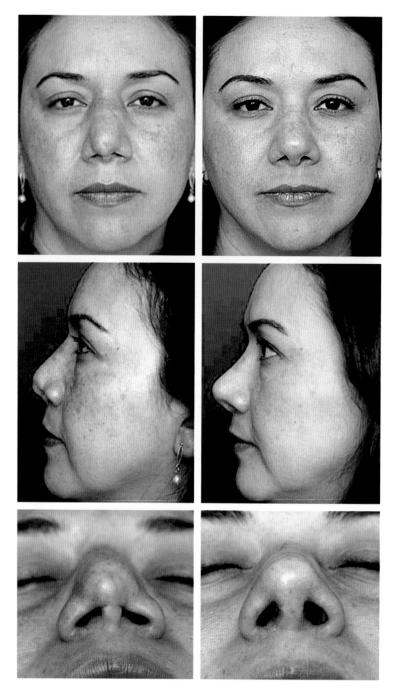

图 47-5(续)

术后 14 个月的正面和侧面照显示,不正常的鼻尖突出度和挛缩的皮肤得到了矫正,肋软骨移植物也很稳定。在鼻背处,即使皮肤质量很差,那片薄软骨也塑造了平直的表面而无凹凸不平。肋软骨能保持强韧,对有多次鼻整形手术史的患者也能很好地对抗瘢痕挛缩。在术后 3 个月和 14 个月的基底位照中,患者经鼻小柱的瘢痕获得了改善。

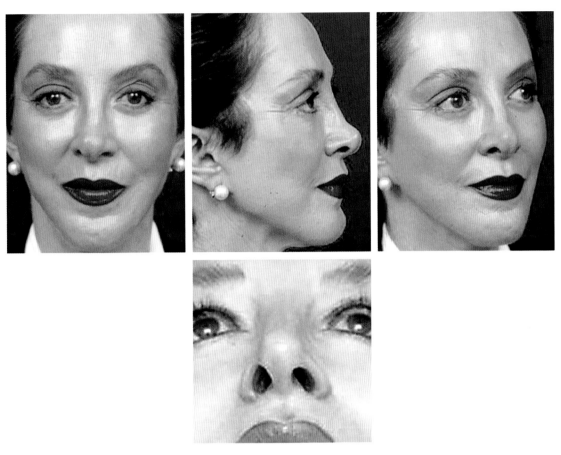

图 47-6

　　患者女性,42 岁,10 年前曾行 4 次闭合入路鼻整形,目前鼻背过度切除。近些年,她经口呼吸。因为完整的软骨顶板可支撑中鼻拱,鼻背严重切除后也会导致内鼻阀阻塞。同时,温度骤变时,她鼻背区域会感到疼痛,这也许是顶板开放的结果。她穹窿位置过高,给人鼻小柱悬垂的感觉。

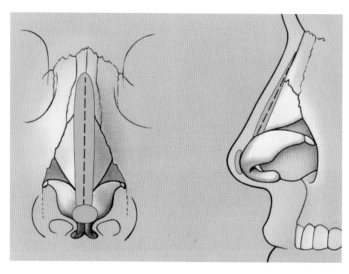

图 47-6（续）

　　使用肋软骨移植物重建缺失的鼻背,术中在鼻黏膜和鼻背皮肤之间放置移植物,改善呼吸功能并消除因温度变化导致的鼻部疼痛。与撑开移植物类似,整块的鼻背移植物可将中鼻拱向侧面撑开,因此改善内鼻阀的阻塞。鼻尖添加了移植物改善其形态和鼻小柱悬垂。

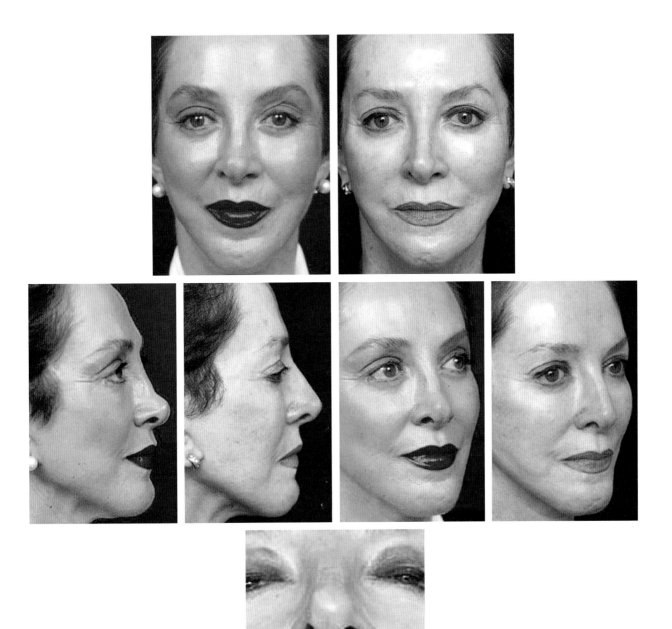

图 47-6(续)

　　该患者肋软骨移植物修复 8 年后复诊。软骨移植物最初通过吸取血浆存活,若经恰当雕刻,软骨不会扭曲或被吸收。当雕刻软骨移植物时,若没有遵循 Gibson、Davis[18] 及 Fry[19]等提出的基本原则,那么长期来看,很有可能导致继发的软骨变形并发症。

要　点

□ 鼻修复可用于矫正并发症,改善不良手术结果,或者单纯为了追求进一步的提升。

□ 鼻修复比初次手术更困难。各种可辅助术者的措施都应采用,包括术前成像,术中使用模型等。

□ 鼻修复术中,开放和闭合入路鼻整形技术均可有效使用。具体方法应该个性化。

□ 在许多修复病例中,其问题源于鼻软骨或骨支架的缺失。软骨移植物是解决这些问题的主要手段。

□ 术者必须对每项技术操作,需要用到的移植材料来源以及每项手术的顺序都进行周密计划。

□ 通气不良是鼻修复中一个常见的问题,必须得到重视。

□ 详细评估鼻上部(鼻骨和上外侧软骨)、鼻中隔、下外侧软骨、鼻前嵴,以及内侧脚踏板,可以对不对称进行精确分析。

□ 当矫正中鼻拱偏斜时,几乎均需要将上外侧软骨从鼻中隔处分离。

□ 鼻基底偏斜总会和下外侧软骨的不对称联系在一起,因此矫正后者对成功治疗该部分鼻不对称至关重要。

□ 在许多病例中,必须使用撑开移植物。

（杜奉舟 译,李战强 校）

参考文献

1. Constantian MB. An algorithm, for correcting the asymmetrical nose. Plast Reconstr Surg 83:801-811, 1989.

2. Gunter JP, Rohrich RJ. The external approach for secondary rhinoplasty. Plast Reconstr Surg 80:161-174, 1987.

3. Rees TD. Surgical correction of the severely deviated nose by extramucosal excision of the osteo-cartilaginous septum and replacement as a free graft. Plast Reconstr Surg 78:320-330, 1986.

4. Sheen JH. Secondary rhinoplasty. Plast Reconstr Surg 56:137-145, 1975.

5. Juri J, Juri C, Grilli DA, et al. Correction of the secondary nasal tip and of alar and/or columellar collapse. Plast Reconstr Surg 82:160-165, 1988.

6. Ortiz Monasterio F, Olmedo A. Secondary rhinoplasty, principles of reoperation. Transactions of the Seventh International Congress of Plastic and Reconstructive Surgeons, São Paulo, Brazil, Sept, 1980.

7. Daniel RK. Hispanic rhinoplasty in the United States, with emphasis on the Mexican American nose. Plast Reconstr Surg 112:244-256; discussion 257-258, 2003.

8. Ortiz Monasterio F. The Hispanic nose. Aesthetic Plast Surg 26(Suppl 1):S16, 2002.

9. Ortiz-Monasterio F, Olmedo A. Rhinoplasty on the mestizo nose. Clin Plast Surg 4:89-102, 1977.

10. Gunter JP, Rohrich R. Management of the deviated nose: the importance of septal reconstruction. Clin Plast Surg 14:43-55, 1988.

11. Gruber RP. Open rhinoplasty. Clin Plast Surg 15:95-114, 1988.

12. Sajjadian A, Rubinstein R, Naghshineh N. Current status of grafts and implants in rhinoplasty: part I. Autologous grafts. Plast Reconstr Surg 125:40e-49e, 2010.

13. Sajjadian A, Naghshineh N, Rubinstein R. Current status of grafts and implants in rhinoplasty: part II. Homologous grafts and allogenic implants. Plast Reconstr Surg 125:99e-109e, 2010.

14. Rohrich RJ, Hollier LH Jr, Landecker A. Harvesting cartilage grafts for primary rhinoplasty. In Gunter JP, Rohrich RJ, Adams WP Jr, et al, eds. Dallas Rhinoplasty: Nasal Surgery by the Masters, ed 2. St Louis: Quality Medical Publishing, 2007.

15. Marin VP, Landecker A, Gunter JP. Harvesting rib cartilage grafts for secondary rhinoplasty.

Plast Reconstr Surg 121:1442-1448, 2008.
16. Cochran CS, Gunter JP. Secondary rhinoplasty and the use of autogenous rib cartilage grafts. Clin Plast Surg 37:371-382, 2010.
17. Ortiz Monasterio F, Musolas A. Nasal reconstruction using forehead flaps. Perspect Plast Surg 3:1, 1989.
18. Gibson T, Davis WB. The distortion of autogenous cartilage grafts: its cause and prevention. Br J Plast Surg 10:257-274, 1958.
19. Fry HJ. Interlocked stresses in human septal cartilage. Br J Plast Surg 19:276-278, 1966.

达拉斯鼻修复术：全球大师的杰作

Secondary Rhinoplasty   *by the global masters*

软组织覆盖在鼻修复中的作用

Matthew K. Lee ■ *Sam P. Most*

鼻美容整形一直被认为是最具挑战性的面部整形手术。鼻子的皮肤软组织罩情况、鼻骨解剖、软骨形状以及组织愈合过程千差万别,患者期望也各不相同,每个病例的差别组合起来,使之独一无二,这些情况在制定手术方案时要全面考虑。由于这种高度复杂性存在,初次鼻整术的返修率甚至会高达 15%～20%,这不足为奇[1,2]。因原有解剖结构改变以及瘢痕作用的影响,鼻修复手术的难度会随之增加。即使对经验丰富和技术纯熟的面部整形外科专家而言,鼻修复手术也极具挑战性。本章节介绍我(S. P. M.)在开展鼻修复手术中,总结的几个关键经验。

患者评价

全面详细采集病史

虽然所有手术都要求采集病史,但是对鼻修复来讲更为重要。详细彻底的病史回顾,能够获得影响手术决策的关键信息或见解。鼻修复病史采集要重点了解既往手术次数、手术时间、手术中做了什么操作,以及既往手术前后患者所在意的美学和功能问题是什么。

可以联系之前的手术医生,提供患者病历和手术记录,以获得上述问题的答案。手术记录有助于明确既往手术所采用的手术入路(开放入路或是闭合入路)和手术技术(自体软骨移植物、假体植入物等)。特别是患者无法说清楚用了哪些手术技术时,手术记录可以一目了然地提供这些对修复手术方案设计和决策有重要意义的信息。完整详细地了解既往发生了什么,对我们下一步要做什么很重要。

制定手术方案需要先明确一些问题:患者是否接受过鼻中隔成形术?鼻中隔是否被切除,切除了多大范围?鼻中隔前角或后角有没有被切掉?鼻子里放得有移植物或假体吗?(图 48-1)有没有注射过软组织填充剂,注射的是什么,注射有多久了?之前的手术有没有打薄皮肤软组织罩?

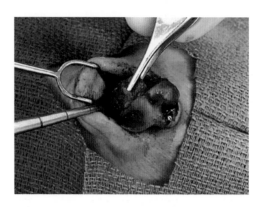

图 48-1　鼻修复术中发现残留的膨体,并予以去除。
这是一个意外的发现

理解患者的期望值

　　面诊时要对患者在意的问题以及希望获得怎样的改善做明确沟通,这是修复手术方案设计的基础。接诊医生要从一开始就弄清患者为什么来就诊,让患者感到不满意的主要问题是什么。有时可能会出现患者主诉与医生客观诊断不匹配的情况。比如患者抱怨在鼻骨可以触摸到微小的轮廓不规则,而这个不规则是看不出来的,就不建议给这样的患者做修复,因为即使解决了这个问题也不会带来美学上的改善。要清楚地理解患者的动机和期望,借此评估患者的自我评价以及手术目标是否现实。不建议为执著于矫正小问题的患者做修复手术,因为这些小问题很难完全消除,即使一再修复也可能依然存在。

　　有经验的医生常会遵循这样一个具有普适性的理念[3]:

$$满意度(Happiness,H)=实际效果(Reality,R)-期望(Expectations,E)$$

　　公式中,满意度(H)是指患者需求被实现后的愉悦感。实际效果(R)是指医生能够实现的效果,但会受很多因素影响,比如愈合过程。期望(E)是指患者自己提前勾画出的躯体效果和情感效果。医生可以就实际效果(R)与患者沟通达成共识,但是对期望(E)很难控制。并且期望(E)的构成不是单一的:

$$期望 = 患者所勾画的 + \lambda \left(\sum^{\eta} \varepsilon \right)$$

ε=患者家属或重要朋友的期望
η=患者家属或重要朋友的数量
λ=影响力度

　　公式中,Σ 是指他人影响的综合,ε 是指患者家属或重要朋友的期望,η 是指患者家属或重要朋友的数量,λ 是指影响力度。容易受他人看法影响的患者,λ 值大;有主见知道自己想要什么的患者,λ 值小。越是经济不富裕、缺乏安全感的患者,λ 值就越大,越可能术后不满意。有经验的鼻整形医生在接诊时总会潜意识地借鉴这个公式评估就诊者。年轻医生要铭记运用。

评估皮肤软组织罩情况

初次鼻整形术与鼻修复术主要区别之一是皮肤软组织罩情况的差别。尽管不同患者皮肤薄厚会存在差别，但在初次鼻整形手术中医生能够确信软组织层次是原始状态。从浅层的皮肤、浅表肌肉腱膜系统（superficial musculoaponeurotic system，SMAS），到深层的骨软骨支架，结构清晰层次分明。然而在鼻修复手术中，这些层次已经遭到不同程度破坏。即使初次手术层次分离非常正确，也会导致不同程度的瘢痕形成和皮肤软组织罩挛缩。

有的患者由于皮肤软组织罩厚可能接受过 SMAS 修薄。有的修复患者可能接受过鼻尖或鼻尖上区皮质类固醇激素注射。这些操作均会不同程度地破坏组织层次。初次手术还可能造成鼻部血供受损，特别是鼻尖。所以医生要意识到在鼻修复手术中可能会遇到广泛的瘢痕和皮肤血供不良等问题。所有整形手术均要求术者细致地分离软组织层次，鼻修复手术更是如此。不然就可能出现鼻尖糜烂甚至坏死的并发症，要么即刻发生，要么远期出现（皮肤软组织罩张力过大或是出现感染）（图48-2）。

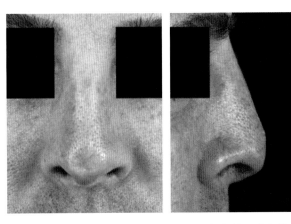

图48-2　鼻修复术后鼻尖皮肤坏死。患者在某医疗机构行肋软骨 L 形支撑鼻整形术，术后形态良好。但是出现移植物感染和鼻尖皮肤坏死

皮肤厚的患者可能接受过鼻尖或鼻背减容性手术，皮肤软组织罩的顺应性降低，无法紧密贴合骨软骨支架的轮廓，特别是鼻尖部位。这种情况下，如果患者还要求进一步缩小鼻尖，医生就要慎重，患者这样的要求可能无法实现。对此，增大鼻尖支撑结构可能更为合理，能获得更好的形态（图48-3）。首先构建支撑性良好的鼻尖三脚架结构，在此基础上使用鼻尖移植物或其他技术。

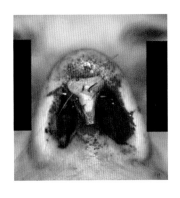

图48-3　增大鼻尖支撑结构获得良好形态。皮肤厚的患者可能需要强化软骨支架才能获得漂亮的轮廓形态

形态和功能的关系

鼻子的解剖形态与生理功能关系密切。比如一台闭合入路鼻缩小手术造成中鼻拱塌陷或狭窄不仅会引起美学问题,还会导致鼻气道阻塞的功能问题。倘若一项美容手术后出现鼻通气功能不良,即使不存在任何美学问题(反之亦然),如果术前未清楚告知患者存在这种风险,那么这个问题患者将绝对无法接受。对修复患者做评估的过程中要特别留意是否存在鼻功能问题,并要弄清这个问题是原本就存在的,还是以往手术造成的。有时候针对其根本原因做治疗,可以同时改善功能和美学(图48-4)。

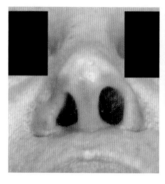 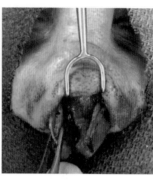 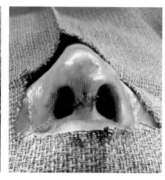

图48-4　鼻翼塌陷会造成美学和功能双重问题。该患者鼻翼塌陷不仅导致明显的美学问题,还造成局部功能不良。使用外侧脚支撑移植物(肋软骨)矫正,基底位可见形态改善(功能也会随之改善)

照片文件

如所有面部整形手术一样,回顾患者照片有助于全面掌握病史以及充实当前临床发现。回顾照片还有助于医患沟通,可帮助患者明白一些不容易理解和体会的概念或问题。比如患者认为是手术造成的鼻子不对称问题实际上可能在术前就存在,只是之前没有引起注意。患者却将其认作是医源性问题并要求修复。

鼻修复手术不仅要分析当前照片,还要回顾既往手术前的照片(图48-5)。采用这种方式回顾分析照片可能比查看手术记录更能帮助医生弄清当前形态问题是怎么造成的,

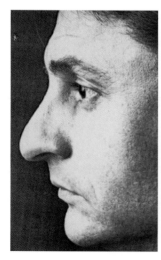 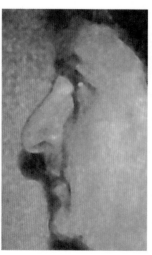 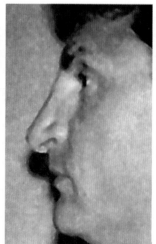 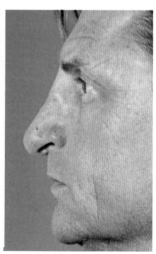

图48-5　回顾以往照片会有助于手术方案设计。这组照片表现了前几次手术对形态的影响,下一步的治疗方案就清楚了

进而进行针对性地治疗。

重建鼻尖三脚架

　　检查鼻尖支撑情况是鼻整形术必须做的术前评估项目。鼻尖问题常常是患者寻求修复的主要原因,所以医生要认识到评估鼻尖支撑是查体的重要项目。触诊了解鼻尖和其周围结构的支撑情况非常必要。比如鼻中隔软骨尾侧端是否被切除了?是否存在鼻小柱支撑移植物?鼻修复手术中遇到的鼻尖下垂问题常常就是鼻尖三脚架的内侧腿支撑结构被过度切除所致(图48-6)。

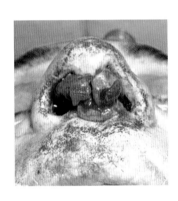

图48-6　鼻修复术中见鼻尖三脚架的内侧腿被破坏。既往手术切除了下外侧软骨内侧脚,导致鼻尖塌陷

　　手术前医生要想好如何重建鼻尖三脚架。鼻尖三脚架的内侧一条腿是由两侧下外侧软骨的内侧脚以及内侧脚与鼻中隔尾侧端的连接共同构成,其中任一构成成分受损都必须重建。特殊情况下可以完全去除原有鼻中隔软骨尾侧端,采用我(S. P. M.)介绍的前鼻中隔重建法(anterior septal reconstruction, ASR)进行重建。[4]也可以以榫槽方式固定鼻中隔延伸移植物和下外侧软骨内侧脚,重建三脚架的内侧腿(图48-7)。

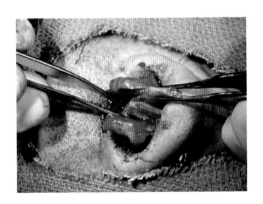

图48-7　鼻中隔延伸移植物和夹板移植物。在这个病例中,鼻中隔软骨被过度切除,稳定性降低。使用鼻中隔延伸移植物和夹板移植物进行重建。根据情况调整延伸移植物的延伸量。这个病例只需少量延伸。重点是加固受损的鼻中隔,矫正其尾侧端轮廓不规则的问题

　　鼻尖三脚架的外侧腿由下外侧软骨外侧脚构成。过度切除外侧脚会导致美学和(或)功能问题,可以用外侧脚支撑移植物重建之(图48-8)。外侧脚严重受损或萎缩,就需要完全重建。

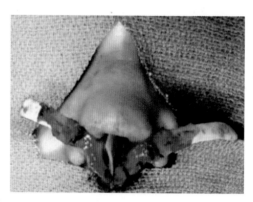

图 48-8　外侧脚加强或重建。外侧脚被过度切除且双侧不对称。于残留外侧脚的深面放置外侧脚支撑移植物

远位供区移植物

寻求鼻修复手术的患者常会有鼻部软骨量不足的问题,比如因鼻功能不良而接受过鼻中隔成形术的患者。在这种情况下如果需要使用软骨移植物就要考虑远处的供区。需向患者告知,在不同部位采集软骨的利弊。体格检查时查看双耳及腹部情况,明确软骨的质与量,软骨是否被采取过,还能不能用。

在鼻修复手术中,我(S. P. M)经常使用筋膜移植物。筋膜移植物对皮肤薄的患者特别有用,相当于在骨软骨支架与皮肤软组织罩之间增加了一层组织。自体筋膜移植物常取自颞筋膜,可通过耳上入路或耳后入路采集(图 48-9)。如果需要更厚的筋膜移植物,经患者知情同意可以采集阔筋膜,使用方法相同。

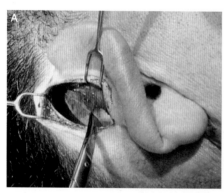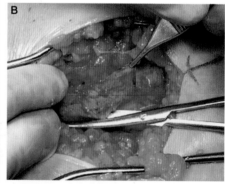

图 48-9　筋膜采集部位。A,耳后入路采集颞筋膜。B,采集右侧大腿阔筋膜

耳部可以提供中等量的软骨以及皮肤软骨复合组织作移植物使用。耳软骨的采集技术相对容易且供区创伤小。耳软骨可有效地作为鼻背盖板移植物、蝶形移植物、鼻尖移植物或压碎后作为掩饰性移植物使用。但是耳软骨的使用也会受到一些限制。与鼻中隔软骨相比,耳软骨弹性大但支撑强度弱。其本身还有弧度,这两方面导致耳软骨不适合作为撑开移植物、外侧脚支撑移植物或是铺板移植物等结构性支撑移植物使用。这些情况使用有弧度的软骨可能会导致轮廓不良甚至鼻偏斜。针对这个问题,有人提出将两片弯曲软骨凹面相对使用的技术,就我们的经验,这样做的效果并不好。如果需要形态直且强度大的移植物材料,我们强烈建议选择其他软骨。

　　肋软骨是自体组织移植物的另一个来源，可作为结构性移植物或轮廓移植物使用，且软骨量丰富。与耳软骨相比，肋软骨可提供的移植物量更多。支撑力更强且硬度更大，从所采集肋软骨的中心雕刻还可以获得形态很直的软骨材料。采集肋软骨的缺点包括胸壁上会遗留瘢痕、供区术后疼痛、移植物可能出现卷曲以及在采集过程中可能出现气胸等。采集完肋软骨后于供区腔隙内注入无菌生理盐水，麻醉医生进行正压通气鼓肺以判断是否有气胸存在。如果胸膜或肺实质被损伤，正压通气时会有气体漏出产生气泡。需要进行修补。并且在术后做胸部 X 线片检查。肋软骨可能会出现卷曲，这是另一个使用受限的点。使用前将雕刻好的肋软骨移植物放在生理盐水中一段时间（至少 30 分钟，最好 60 分钟），及时发现卷曲。

　　如果患者不能接受采集自体肋软骨所造成的创伤，也可选择放射线照射的异体肋软骨。Kridel 等[5]介绍了他们将经射线照射的异体肋软骨作为移植物（超过 1000 个移植物）使用的经验，与自体肋软骨相比较，两者在可靠性和并发症发生率方面无显著差异。但是需要告知患者，与自体肋软骨相比，异体肋软骨临床使用数据仍相对有限。

鼻背过度切除

　　一些患者，特别是皮肤厚者，可能出现鹦鹉嘴畸形。其常见原因是骨性鼻背被过度切除。骨性鼻拱处原本薄的皮肤由于术中水肿会显得过厚，术者追求直或稍凹陷的鼻背轮廓形态时会误将鼻背上段结构过度切除。消肿后鼻背皮肤薄厚差异显现，鼻尖上区皮肤偏厚而表现出鹦鹉嘴畸形。这种情况无论是注射类固醇激素药物还是继续切除软骨都无法根本解决问题，而是要考虑做鼻背填充。可以用作填充的组织种类很多（图 48-10），非结构性填充的方法也很多，我们常用压碎的软骨或筋膜包裹碎软骨的填充方法。

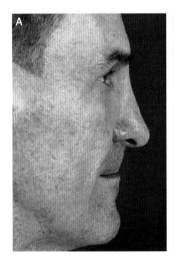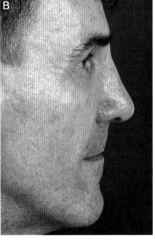

图 48-10 被过度切除的鼻背。A，术前，患者鼻尖下垂。详细查体见鼻背切除过度。B，术后，重建鼻尖三脚架矫正鼻尖下垂，经放射线照射的异体肋软骨碎末用颞筋膜包裹后填充鼻背

皮肤罩异常

　　鼻修复患者常常存在皮肤罩的问题。皮肤表面凹陷的常见原因包括：①皮质类固醇激素注射；②术中"打薄"操作，导致皮肤软组织深面的医源性损伤；③皮肤软组织罩深层

的软骨或骨结构不规则。

在我们的经验中,皮肤不规则范围小于8mm时很难通过手术矫正。试图精确放置适合大小的移植物来矫正这种缺陷几乎是不可能的。这样做,就算术后即刻效果能让患者满意,那也仅仅是皮肤罩水肿带来的假象。皮肤凹陷范围超过8mm时,微量移植自体软骨可以获得一定的改善(图48-11)。

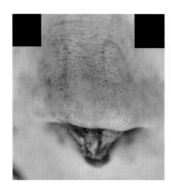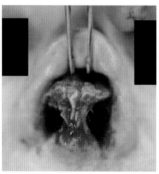

图48-11 微量移植。只有当轮廓缺陷范围超过8mm时,才能有效地用自体软骨移植物进行改善。局部浸润麻醉前,在皮肤轮廓缺陷区对应的部位微量移植小片自体软骨

有医生提倡注射软组织填充剂矫正小的缺陷。某些情况下是可取的,但我们建议避免在鼻尖部位注射。如前文所述皮肤软组织罩因血供受损容易出现缺血坏死,这个问题在鼻尖极为突出。

备选方案

即使进行了全面的病史回顾和详细的体格检查,并以此建立详尽周到的手术方案,也会遇到一些只有在手术中才可能发现的始料未及的情况,导致原本的手术方案不可行。所以需要事先告知患者存在再次手术修复的可能,或许印证了电影《阿甘正传》里的一句台词"生命就像一盒巧克力,结果往往出人意料"。换句话讲,医生必须事先计划好多套可行的手术方案。这方面,通过读书或开会均无法替代实践经验。

站在患者角度,这种不可预测性意味着有可能需要再从其他部位采集组织做移植物,存在手术效果不佳的风险。还意味着手术时长可能出现变化,术后恢复期可能被延长等情况。因此,对于修复手术,我们避免向患者做过多承诺,特别是深层结构不明确时避免做过多承诺无疑是个好习惯。如果患者对我们的理念和方案不满意,既要求效果美观又要求手术安全可靠,对有这种想法和期望不切实际的患者不建议安排修复手术。

调整

鼻修复患者的心理是最难评价和处理的。医生要认识到寻求修复的患者经历过痛苦,可能因此变得多疑、沮丧甚至不信任医生。为了治疗成功,要求接诊医生与患者建立健康互信的医患关系。接诊寻求修复的患者时,弄清以往手术时其最初的要求也很重要。要搞清楚患者为什么对前次手术效果不满意,是手术目标存在医患分歧,是医生未实现许诺的效果,还是技术失误亦或是患者期望不切实际? 判断患者初次手术时的要求是否还

能实现,并就此问题与患者真诚沟通。

了解患者对之前主刀医生的态度也是构建健康融洽医患关系的一部分。对有些患者人前一套人后一套的做法(对既往手术医生苛责抱怨,对当前接诊医生表现出过分奉承)要有清醒认识。患者对既往手术效果不满而批评当事医生的行为是可以理解的,但接诊医生试图通过迎合这种批评来换取就诊者认同的做法是不明智且违反职业道德的。肯定或迎合这种批评最终是在给自己找麻烦,因为如果修复手术效果不能让患者满意,患者就会将这种情绪转嫁发泄到修复手术医生身上。认可患者对之前医生过分的批评会营造出一种敌意的氛围,日后会招致同样的批评,无论其是否公平。

搞清楚之前的手术到现在有多长时间,可以估计术后恢复到现在所处的阶段。由于皮肤软组织罩的水肿可能会持续到手术后 1 年左右,所以需要谨慎地等待水肿完全消退才能对不对称或畸形情况做出准确判断。有时候随着水肿消退,程度轻微的不规则会缓解或消失。但是也要清楚一些医源性畸形(比如手术造成的鞍鼻畸形)即使等再久也依然会存在。这种情况可以在 1 年内安排修复手术。

初次手术已过多年,患者却开始对效果不满意的情况也是有的。头一年的手术效果尚可,但是随着瘢痕挛缩力逐渐强过鼻软骨支架的支撑力,手术效果就开始减弱了。这种情况需要明确结构支撑减弱的根本原因,针对性地设计干预方案是治疗关键。出现问题的时间早晚对其原因具有提示作用。

初次手术会告知患者皮肤软组织罩的水肿有可能需要 1 年才能完全消退,恢复时间受鼻部皮肤的厚度和状态影响而有所差异。鼻修复手术前要向患者重申这一点,与初次手术相比,修复手术后水肿持续时间可能会更长。因为初次手术将皮肤软组织罩掀起,原有的淋巴回流可能受损或发生改变。手术前要将此告知患者,控制他们的期望值,以免患者在术后期待水肿消退,获得最终手术效果的漫长等待中变得不耐烦而抱怨。

如果鼻修复手术是为了改善轻微的形态不佳,就更要重视这个问题。一定要让患者清楚,有可能需要 1 年才能获得最终效果,因为要等到鼻部皮肤水肿完全消退后才能看出手术所做的细微调整。

并发症

鼻修复手术后最常见的问题恐怕不是并发症,而是患者依然对效果不满意。[6]初次鼻整形手术可能由于技术问题、恢复问题、患者期望值问题,或综合起来导致患者不满意。要花足够的时间去了解导致患者不满意在躯体层面和心理层面的原因,以及患者自己对此做何打算。我们在接诊鼻修复手术患者时,会花费比接诊初次鼻整形患者多 50% ~ 75% 的时间,包括回顾病史和体格检查。

鼻修复手术后另一个常见问题是皮肤罩未能充分紧密贴合重建的软骨支架。结果就是无法获得漂亮的鼻尖轮廓,这会很令人沮丧。特别是皮肤厚又接受过鼻缩小的患者,这个问题会更突出。这种情况下,我们会评估患者的鼻部皮肤特征,了解既往手术做了什么以及患者目前的要求。如果鼻软骨支架已经被过度切除,但患者却还要求鼻尖更小更秀气时,我们会重申这个要求无法实现。而是向患者解释可能需要维持鼻尖的原有大小,甚至是稍微增大鼻尖才能获得美观的轮廓表现。

与初次鼻整形术相比,于手术台上所见的鼻修复效果可能不那么可靠。因为鼻整形术后恢复过程中存在很多可变因素,都会影响最终效果。这个问题在鼻修复术后更为明显,皮肤罩与深层支架贴合的紧密程度会更难以预测。鼻修复手术患者皮肤薄时容易出现移植物显形,必要时需要使用颞筋膜或阔筋膜作衬垫(见图48-9)。厚皮肤患者的鼻尖上区和鼻尖区容易挛缩,在手术台上所见的最终轮廓效果会逐渐被其弱化。针对这个情况,有必要在构建支架结构时适度过矫,以适应厚皮肤的变化特点。这类问题不是很常见,目前我们也很难准确预测患者软组织的变化方式。

案例分析

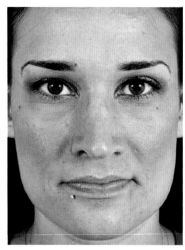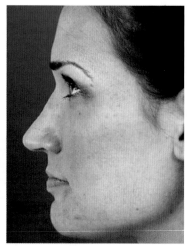
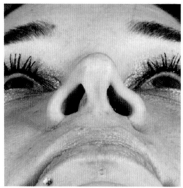

图 48-12

女性患者,28岁,多年前行闭合入路鼻整形术,降低了鼻背,缩小了鼻尖。患者主诉鼻尖长、鼻尖下垂,希望修复。但是患者没有提到鼻尖轻度不对称的问题。查体见鼻尖突出过度过大,但支撑力不足,鼻尖下旋。鼻修复术中见鼻中隔尾侧端被切除。

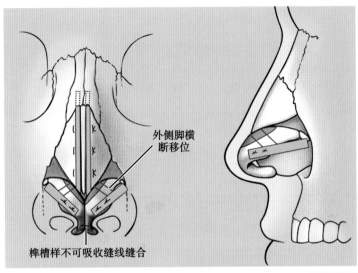

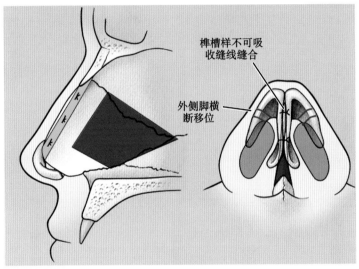

图 48-12(续)

　　横断外侧脚,断端重叠4mm,用6-0不可吸收线缝合固定,即外侧脚缩短。用鼻中隔软骨做双侧外侧脚支撑移植物,移植物远端延伸至梨状孔。剩余的鼻中隔软骨做双侧撑开移植物。采用榫槽缝合法(使用不可吸收缝线)调整鼻尖旋转度和突出度。

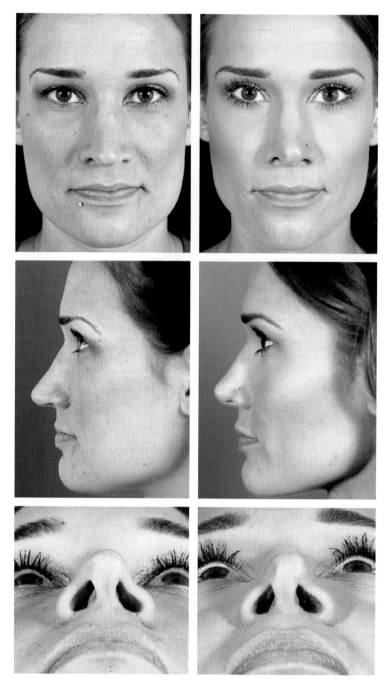

图 48-12(续)

　　修复术后 24 个月,因为使用了撑开移植物,所以中鼻拱轮廓稍增宽。轻度鼻尖不对称依旧存在。侧面观上鼻长度、鼻尖突出度和鼻尖旋转度均得到改善。外侧脚头侧缘做不对称地修剪,均保留 7mm 宽度。

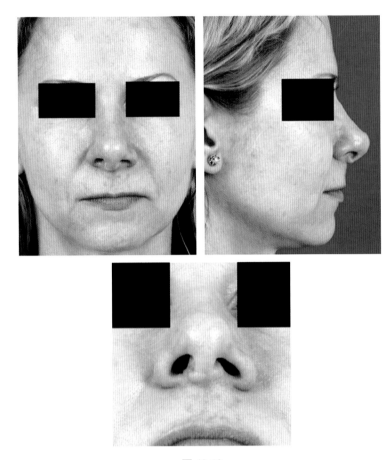

图 48-13

　　女性患者,43 岁,5 年前因外观和功能问题行鼻整形术。初次手术后不久又接受了鼻小柱瘢痕修整术。患者主诉鼻气道持续性阻塞,对外观也不满意。查体见鼻中隔前段严重左偏,右侧内侧脚踏板位置异常,右侧鼻翼上移伴右侧面中部过短,鼻尖支撑不足,鼻外侧壁 2 区功能不良,3 级[7,8]。患者不接受自体肋软骨手术,所以采用颞筋膜和经放射线照射的异体肋软骨行鼻修复术。

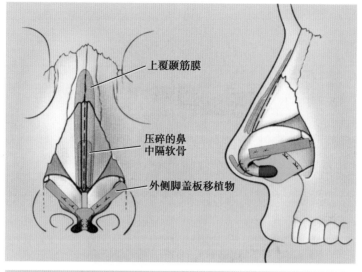

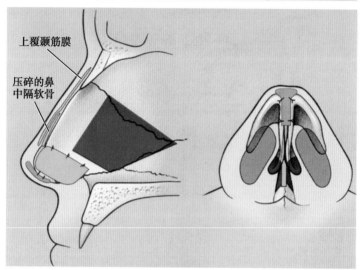

图 48-13(续)

　　术中行鼻中隔成形术,用采集的鼻中隔软骨做鼻中隔延伸移植物。切除内侧脚踏板,用不可吸收缝线将内侧脚上段缝合固定于鼻中隔延伸移植物上。用异体肋软骨做双侧外侧脚盖板移植物,移植物远端延伸固定于梨状孔处的腔隙内。用异体肋软骨做加长型鼻尖盾形移植物,用可吸收线缝合固定。将鼻中隔软骨移植物压碎,结合颞筋膜放置于鼻尖上区和鼻背,掩饰轮廓不规则。切除右侧多余的膜性鼻中隔(4mm)。

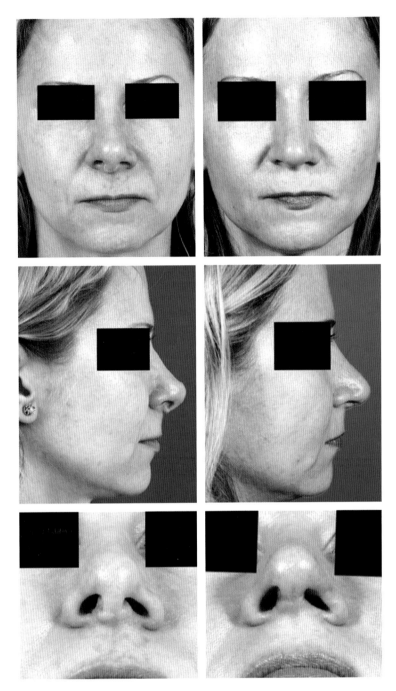

图 48-13(续)

　　修复术后 24 个月,鼻背美学线、鼻尖和小叶轮廓以及鼻翼对称性均获得改善。侧面观上,鼻尖下旋,鼻尖位置和鼻小柱位置改善,鼻小柱基底的轮廓不规则被矫正。基底面上,对称性稍有改善。手术后整体效果良好。1 年后又做了手术,对右侧鼻翼沟进行细微调整。鼻通气功能获得明显改善,鼻侧壁 2 区功能不良由术前的 3 级改善为 1 级。

要　点

□ 面诊时要全面详细采集病史。
□ 理解患者期望是成功治疗的基础。
□ 鼻修复手术患者鼻部皮肤软组织罩的情况和初次手术不同。
□ 要理解鼻形态与鼻功能的关系,才能获得良好的手术效果。
□ 回顾既往手术前后的照片可以进行比较。
□ 医生要准备重建鼻尖三脚架。
□ 必要时需采集远位组织做移植物。
□ 要注意鼻背过度切除的问题,并掌握重建方法。
□ 皮肤软组织罩异常的患者不适合接受修复手术。
□ 要有备选手术方案。

（王睿恒　译,李战强　校）

参考文献

1. Lee M, Zwiebel S, Guyuron B. Frequency of the preoperative flaws and commonly required maneuvers to correct them: a guide to reducing the revision rhinoplasty rate. Plast Reconstr Surg 132:769-776, 2013.
2. Lee MK, Most SP. Evidence-based medicine: rhinoplasty. Facial Plast Surg Clin North Am 23:303-312, 2015.
3. Most SP. Commentary on: assessing demographic differences in patient-perceived improvement in facial appearance and quality of life following rhinoplasty. Aesthetic Surg J 35:794-795, 2015.
4. Surowitz, J, Lee MK, Most SP. Anterior septal reconstruction for treatment of severe caudal septal deviation: clinical severity and outcomes. Otolaryngol Head Neck Surg 153:27-33, 2015.
5. Kridel RW, Ashoori F, Liu ES, et al. Long-term use and follow-up of irradiated homologous costal cartilage grafts in the nose. Arch Facial Plast Surg 11:378-394, 2009.
6. Surowitz JB, Most SP. Complications of rhinoplasty. Facial Plast Surg Clin North Am 21:639-651, 2013.
7. Most SP. Comparing methods for repair of the external valve: one more step toward a unified view of lateral wall insufficiency. JAMA Facial Plast Surg 17:345-346, 2015.
8. Lipan MJ, Most SP. Development of a severity classification system for subjective nasal obstruction. JAMA Facial Plast Surg 15:358-361, 2013.

非手术鼻修复

Mohsen Naraghi

对 美貌的迷恋在不同的历史和文化背景中都不鲜见。数项研究的结果表明,人类对美丽容颜的感知或与文化无关[1,2]。具有吸引力的外貌会激活大脑中的奖励中心,进而激发性行为或促进同性友谊的发展,其在多种情况下同样具有正面意义[3-6]。由此不难理解为什么哲学家、科学家甚至是围观群众长久以来一直在探寻究竟是什么让一张脸充满魅力,我们又为何更偏爱某一类面容[7]。

历史上一个人的面容曾被认为是其灵魂的象征。从社会学的角度出发,外貌起到了个体身份识别的作用。确实有一些国家强制要求身份证上的照片每隔一定年数必须更新,以此真实反映面容随时间的变化[8]。

每一个面部特征对于面部容貌的感知都有绝对的重要性。而且,鼻子位居整个面部的中央,侧面看也是最为突出的解剖结构,因此它具有特殊的重要性。鼻部的重要不仅体现在其解剖特点,与面部的其他结构相比,它对个体体像的影响也更为明显[9]。

由于鼻部对美貌的关键作用以及大众传媒的宣传强调,美容性鼻整形术现在是全球最流行的美容手术之一。但有些时候,患者对鼻整形术抱有不切实际的幻想,以致一部分手术难以达到患者的预期目标。所以作为手术医师,识别这种情况显得十分重要。美容性鼻整形术可以极大地改善面部的轮廓、协调性和美学比例。但和其他任何的美容手术一样,手术并发症、术后效果不满意和二次修复等风险不可避免。尽管如此,鼻整形术仍然是常见的美容和重建手术项目。

如果美容性鼻整形术的手术效果不完美,不仅仅是患者,手术医师同样也会感到失望。几乎每一个面部整形医师都有需要进行鼻修复手术的病例。对于一位有经验的手术医师,一般情况下手术后的修复率为 5%~15.5%,并发症的发生率为 5%~18.6%,而手术效果不理想的概率为 5%~16%[10-18]。面部的美学评估是一个相对模糊的概念,术后愈合的过程中同样存在许多不确定性。所以无论一位医师多么的有经验、训练有素、细致认真、富有艺术感甚至有好运相伴,在他的职业生涯中都难免遇到需要进行手术修复的继发畸形。

不难想象,初次鼻整形术后效果不佳或者存在功能障碍的患者将试着通过鼻修整术实现变美的目标,或者恢复正常的鼻部功能。

不幸的是许多没有接受过正规训练的手术医师,尤其是这些缺乏面部美容和重建手术经验的所谓的整形医师,仍然在进行鼻整形手术。这个问题在发展中国家尤其严重,因为经验丰富的面部整形医师数量有限。另外不少未接受过正规训练的医师认为鼻整形术十分简单,随之而来的后果是很多手术失败的患者需要接受修复治疗。

这一章节重点关注与鼻修整术有关的三大内容:患者评估、方案考虑和术后问题。患者评估部分探讨了笔者推荐的评估内容(心理、家庭、美学和医学方面)。方案考虑部分笔者将说明本人处理鼻修整患者的方法,包括为部分患者选择非手术治疗。其他一些与手术相关的内容,例如手术时机的选择,也将在该部分探讨。术后护理部分则将主要总结手术后容易出现的问题。

患者评价

心理评估

随着过去二十年中美容手术的逐渐盛行,相关心理学方面的研究热度也越来越高。目前一篇全面详实的研究文献中具体描述了美容手术患者的典型心理学特点。根据共识性的意见,一些特定的心理学状态,主要包括体像障碍(BDD),是美容手术的禁忌证。鼻整形术还被证明会对患者心理造成复杂的影响。鼻整形术可能带来的精神病理学并发症目前也较为明确[19-21]。因此手术医师切不可轻视患者的心理评估。

除了临床考虑,患者的心理状态同样会影响医疗决策的制定。这些因素可能对鼻整形术等手术治疗的最终结果起重要作用,也会影响患者对术后治疗的依从性。

心理健康专家,包括心理学家、精神病专家和社会服务人员也属于手术治疗团队的一部分。在某些情况下心理学家可以在术后提供心理支持和咨询。心理健康专家正越来越多地参与到患者的术前评估中以及时识别出患者即已存在的病态心理,这些心理会对手术和术后护理产生不利影响。

从这一角度出发,心理学评估有助于发现潜在的手术风险。无论是初次鼻整形术还是鼻修复,笔者认为心理学评估都应该在术者决定手术前进行。心理学评估的结果有可能让术者改变原本的手术计划,直接暂停手术或者将手术延迟至患者各方面准备完全。

鼻修复术前的心理健康评估有助于提高术后满意度。此外,它还能识别出潜在的与手术效果无关的问题患者,让术者和整个治疗团队明白是哪些人有可能让他们付出更多的精力。心理评估还可以有效地鉴别存在明显病理心理而不适合手术的患者,以此减少医疗诉讼发生的可能。

鉴于心理问题与鼻整形术之间关系密切,评估患者的心理状态显得尤为重要[22]。通过观察患者的言行举止以及初次交谈中的表现,能够初步判断患者是否存在心理问题以及需不需要心理健康专家进一步评估。笔者曾经遇到许多患者,他们所谓的容貌方面的烦恼其实完全来源于病态心理(其中的大部分患者存在 BDD)。与初次鼻整形术相比,鼻修复的患者中存在 BDD 的人数比例更高。

对可能的鼻修整术患者进行心理评估和筛选至少有两点原因[23-28]。首先,这些筛查有助于确定患者的动机和期待是否切合实际。其次,心理评估筛查对于排除 BDD 等可能干扰手术的病态精神状态至关重要。全面的心理学评估能辨别出可能成为临床难题的潜在患者。在最糟糕的情况下,这类患者手术后有可能恐吓手术医师,执意采取法律威胁甚至直接暴力相向。

在寻求美容手术的患者群体中可以发现几乎所有主要的精神疾病诊断[23-26]。例如未经治疗的抑郁、偏执、强迫症、广泛性焦虑、睡眠障碍、恐惧症和药物滥用等都相对易于发现。BDD 和饮食失调是存在于这类患者中的代表性问题。因此,我们要给予他们额外的关注并进行适当的筛查。鼻修复患者的认知-行为评估主要关注患者有哪些想法、行为和既往经历导致了他们对自己的外貌不满意并决定接受手术治疗[22]。

如果某些患者对极不明显的微小缺陷沮丧不已,那么他们很有可能正在遭受 BDD 的困扰。对于这些患者,比起 BDD 的直接定义,抑郁和情感障碍的程度是更准确的评判指标[27-29]。

了解鼻修复患者的精神疾病历史和目前的心理状况是评估的中心内容。其中要特别注意与体象障碍相关的疾病,以及焦虑障碍和强迫症相关疾病(OCRD)。患者是否适合手术需要在个体分析后明确,其间需要心理健康专家和手术医师的紧密合作。

全球性的研究表明,有5%~15%的美容手术患者存在一定形式的 BDD[30,31]。这些患者通常确信美容手术是唯一能够帮助他们改善外貌的方法(过高的术前期待),所以大部分人最后都在患病期间接受了美容手术。不幸的是,根据研究结果超过90%的 BDD 患者手术后 BDD 的症状没有好转甚至进一步加重[32]。此外这些患者更有可能采取法律行动、威胁手术医师或者直接动用暴力。因此筛查心理疾病并在术前让心理健康专家对可疑患者进行进一步评估十分重要。

倘若没有辨别出存在心理疾患的患者,术者及其团队还有患者本人将会面临严重问题。了解患者进行鼻整形的动机和期待是术前评估的一部分。另外还应该仔细评估患者的外貌和体像相关问题,排除 BDD、OCRD 和饮食失调等可能的潜在问题。除此之外,对于所有准备进行鼻修复的患者都要简略地采集精神疾病病史,因为美容原因寻求手术的患者更应加以注意。

即使术者的团队里不包含心理学家,仍强烈建议术者使用心理问卷来筛查潜在的存在精神病理症状的患者。笔者使用的心理测试工具包括症状自评量表-90-修订版(SCL-90-R)[33]、明尼苏达多项人格调查表-2(MMPI-2)[34]、耶鲁-布朗强迫症量表(Y-BOCS)[35]、美容性鼻整形术兴趣量表(IARS)[36],以及美容性鼻整形术期待量表(EARS)[37]。

家庭评估

家庭成员对鼻整形术效果的评价十分重要。因此笔者会请求患者的家庭成员参与术前谈话。有时我们可以从家庭成员的评论中听到对前一次鼻整形术的不满之处。此外，患者家人对手术积极的态度将会对患者术后的满意度产生正面影响。这一点在东方国家更为明显，因为与西方国家相比他们家庭成员间的关系更加紧密。

美学评估

鼻修复的美学评估至少有两点是比较特殊的。首先，鼻修复患者对鼻部形态改善的期望更加具体，也就是说他们的美学问题更为局限。其次，从眉部至鼻尖的鼻背美学线对修复患者来说有更显著的重要性。此外，要仔细地进行光反射检查，评估患者鼻部的变形程度。

为了比较患者实际的鼻部比例与理想的美学比例间的差距，笔者会利用数码相机认真测量几项特征性数据。有几项需要仔细测量。

鼻唇角

鼻唇角指的是侧面观时过鼻孔中点的直线与过鼻底且垂直于法兰克福平面的直线间的夹角。鼻唇角通常可接受的范围介于90°至110°之间。

鼻额角

鼻额角的定义是过鼻根点的与眉间相切的直线与过鼻根点且与鼻尖相切的直线间的夹角。较理想的鼻额角为115°~130°。这一美学特征对于面容有着重要意义[38]。

鼻面角

鼻面角指的是眉间点至颏前点的连线与鼻根点至鼻尖点连线之间的夹角[39]。理想的鼻面角为30°~40°（图49-1）。

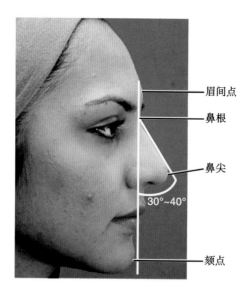

图 49-1 理想的鼻面角范围为30°~40°

理想的女性面容鼻面角为该范围的低值，而理想的男性鼻面角则为该范围的高值[40]。鼻面角在鼻修整复术中有着特殊的重要性，因为鼻背不恰当的降低会直接影响该角度的数值。

宽度-长度比

宽度-长度比指的是鼻翼宽度与鼻部长度(至鼻根点至鼻前点)之比。许多文献中引用的白种人鼻部宽度-长度比为0.7[41]。

笔者在检查外鼻的同时也会考虑到其他的面部结构,包括前额、眼部、颊部、唇部和颏部,因为鼻部形态需要和这些结构相匹配。有些患者存在颏部后缩,所以在初次鼻整形术后他们可能仍然觉得鼻部偏大不够美观。对于这部分患者,笔者建议用隆颏术来替代进一步的鼻缩小。

体格检查

全面的体格检查和关于患者本人及其鼻部特征的详细记录有助于改善鼻修复术后效果。对鼻修复患者进行细致的查体对患者本人和手术医师都有好处。与患者初次见面时笔者会尽可能查明他们面诊的目的,了解他们手术前的鼻部形态,询问所有既往手术的具体细节,并试着明白是什么让他们产生了改变鼻部形态的想法。除此之外,笔者会检查患者的内鼻,包括皮肤和黏膜的质地,气道有无狭窄,有必要时也会检查通气功能。对于存在通气困难的鼻修复患者,笔者会常规进行四项术前检查,包括鼻内窥镜、鼻腔测压、鼻声反射测量以及CT检查,以明确具体的狭窄部位。

鼻内窥镜

一般来说,鼻内窥镜可以通过鼻内放大的高清图像来评估鼻气道。这一技术在耳鼻喉科广泛应用,是评估鼻黏膜、鼻窦解剖和鼻部病理客观有效的诊断工具。鼻内窥镜使用的是30°的硬质内镜,通常检查时间在5分钟之内,且患者的耐受性良好(图49-2)。

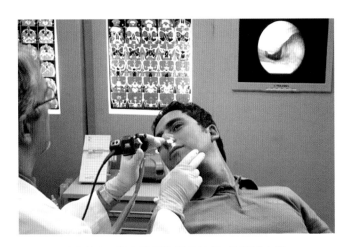

图 49-2 鼻内窥镜使用的是30°的硬质内镜

对于鼻修复的患者,笔者会特别注意有无局部粘连、鼻中隔偏曲、鼻甲肥大和内外鼻阀塌陷等问题。

鼻声反射测量

鼻声反射测量是一种成熟的检测手段,其原理是通过分析鼻孔内声波的反射情况来评估鼻腔气道。该技术的优势是快速、可重复且无创。它对受试者的配合度要求低,仅需几分钟即可完成。与鼻腔测压不同,鼻声反射测量的过程中不需要气流。测量后可以得出鼻腔内距鼻孔一定距离的功能性截面积,从而估算出鼻腔不同部位的容积。这一方法在前鼻腔的测量中最为可靠,即鼻阀所在的部位。鼻声反射测量的可靠性在不同的研究中都已获得证实[42]。

笔者曾用鼻声反射测量法来研究鼻腔气道异常患者的具体病变部位。与鼻内窥镜相比鼻声反射测量在诊断方面有一定限制,但它仍是一种有效的鼻腔狭窄定量工具[43]。这种测量方法对于鼻修整术的患者尤其重要,因为他们除了外形问题之外有可能伴发功能障碍。

鼻腔测压

鼻腔测压法最初的目的是用来计算呼吸时需要多大压力可使一定容积的空气通过鼻腔,或者明确一定压力水平下有多少空气能够通过鼻腔(图 49-3)。

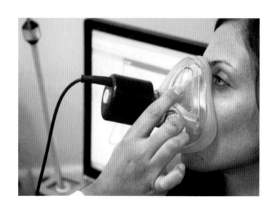

图 49-3 鼻腔测压法有助于明确气道压力和气流测度之间的关系

该方法最重要的参数即不是压力也不是气流容积,而是这两者间的关系。它让我们对鼻腔气流的物理学特点有了更深入的了解。与此同时,该方法也是鼻科评估鼻腔狭窄程度的标准之一[44]。

技术要点

鼻修复时机

对于明确需要修整的患者,我一般至少等待一年时间,除非畸形程度较轻或者患者出现了重要的功能或心理问题。难的是需要向患者说明这段时间的等待是必需的,因为再次手术前要确保鼻部组织形态稳定。

鼻修复不应在初次手术后过早进行。对初次手术后即刻效果不满意的患者通常在组织形态稳定前就想进行二次修复。伤口完全稳定的最短时间是一年左右。皮下瘢痕的覆盖范围可能从鼻的下半部至鼻背。术后瘢痕增生的时间大约 3~6 个月,之后会逐渐软化变薄。进行再次手术前必须确保受损组织完全愈合且瘢痕稳定。这段时间对患者和手术医师来说都要承受较大压力。

修复手术

鼻修复中的移植物

初次鼻整形术通常不存在移植物的问题,因为移植材料来源丰富;然而在鼻修复中必须要用软骨提供支持重塑外形。如果初次手术失败,鼻部的解剖结构也需要利用移植物重建。所以这些软骨基本上是鼻修复中最重要的材料。根据具体需求和自身条件有不同的软骨采取部位。如果鼻中隔软骨无法采取或者量不足时,笔者常常采用肋软骨和耳软骨。鼻中隔软骨适合用于修复的原因主要有三点:

1. 它在大部分情况下可为外形修复提供足够的支撑力。
2. 它在同一术区。
3. 术后并发症的发生率很低。

不幸的是,在许多修整病例中无法采集到足量的鼻中隔软骨。

肋软骨

除了鼻中隔软骨,肋软骨也是我首选的移植物材料,除非患者太年轻肋软骨不够结实。对于年龄超过 55 岁的患者来说肋软骨不是很好的选择,因为钙化明显且软骨脆性较强。年龄偏大的患者我们会在术前拍摄胸部 X 线片。肋软骨最显著的优势在于便于获取且来源充分。肋软骨采取后笔者会将其制作成不同的移植物。具体的移植物厚度需要根据患者鼻部的畸形特点来确定。移植物部件打薄后可以置入事先准备好的腔隙中,或者与其他的支撑软骨缝合在一起。图 49-4 显示的是移植材料的采取,笔者通常会在移植物表面覆盖较厚的筋膜层,以此预防移植物不平整的轮廓凸显。图中同时还显示了一例用肋软骨进行鼻修复的典型病例。

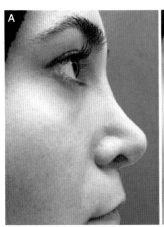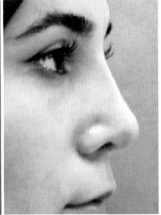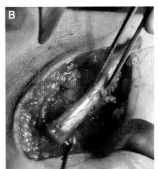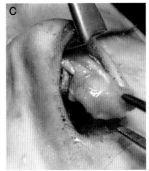

图 49-4　A,使用肋软骨的鼻修复手术前后效果对比。B 和 C,肋软骨的采取,以及用较厚的筋膜层来覆盖以掩饰移植物轮廓

耳软骨

通常来说,耳朵能够提供的移植软骨量较少,但它在所需用量不多的修复术中发挥着

重要作用。因为耳软骨无法提供强大的结构支撑,所以在以支撑移植物为主的鼻修复中不推荐使用。相比于耳软骨,笔者更倾向于使用肋软骨,但是当肋软骨钙化明显时,耳软骨也是一种选择。笔者通常使用耳后入路采取耳软骨,因为这种方法的并发症少。术前笔者会与患者详细交代耳软骨采取术后的问题。例如有可能出现耳廓变形。此外,患者有时会觉得他们的耳朵变得有些招风。耳软骨的弧度自然,但在需要强大的支撑材料重塑鼻部形态时不应使用。

非手术技术的应用

在许多病例中笔者都选择了非手术治疗方法,原因有如下几点。首先,笔者每周平均接诊 25 名修复患者,他们中的许多是由初次手术的医师推荐而来。其中的大部分患者鼻部组织切除过度,需要通过肋软骨或者至少是耳软骨移植物进行修复。他们都希望我能解决他们的问题,但我无法完成那么大量的手术,所以我一般使用非手术方法加以纠正,除非患者的情况严重,非手术的方法不能起效。其次,许多修复患者已经经历了一次糟糕的手术,这些手术由缺乏经验的手术医师完成,但收费较低廉。他们常常无法负担另一次修复手术。此外,有一部分患者没有足够的时间、精力来接受修整手术。他们希望用最短的时间尽快回归正常生活。最后一点是,某些患者仅需要微调改善,而非手术治疗完全可以满足他们的要求。

鼻部形态的非手术改善是一种激动人心的方法,它也在逐渐的发展之中[45-49]。面部和鼻部美容曾经都由手术主导,自从 20 世纪初石蜡被引入医美领域,软组织填充物一路走来成为了面部鼻部形态调整除手术之外的良好替代方法,在近十年中尤其如此。手术除了全身麻醉和术后恢复过程中的风险之外,意料之外的手术效果和功能影响并不少见,即使是最有经验的手术医师在最初令人满意的手术效果后也可能继发意想不到的畸形,经历令人沮丧的时刻。除此之外,鼻修复也会面临一些无法避免的并发症。因此创伤小的修复方法越来越流行。在很多病例中这种方法都可以作为传统鼻修复的替代方法。许多不同种类的软组织填充材料被用于这一目的,它们的风险低且效果可逆。为了达到美学效果最佳的鼻型,联合不同的手术方法和治疗经验必不可少。

通常笔者会让患者外敷利多卡因和 2.5% 丙胺卡因乳膏并等待一小时。随后用 32G 针头注射 0.3 ~ 1.0cc 的 2% 利多卡因 +1∶100 000 肾上腺素的混合溶液用于阻滞鼻部神经。接着将透明质酸填充物注射至术前标记的皮肤范围。注射后用酒精棉在鼻部轻压 5 分钟,具体操作过程见图 49-5。

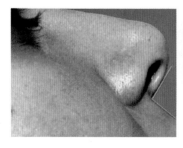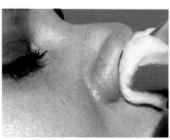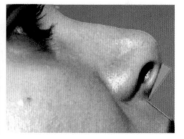

图 49-5 HA 填充物注射至鼻底以改善鼻尖旋转度,手术后用酒精棉轻压 5 分钟

笔者不建议术后冰敷或者过度加压,因为这可能引发血管问题。操作时笔者会在与患者面部垂直的位置放置一台相机,从与之相连的实时显示屏上观察患者的面部轮廓(图49-6)。

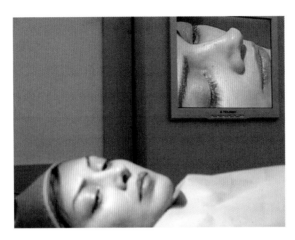

图 49-6　在显示屏上实时观察患者的面部轮廓

15 分钟后再次检查患者的鼻部,如果没有问题患者便可离开。临时性的软组织填充剂常用来纠正轮廓缺陷、皮肤表面不平整或局部偏斜,此外其也可用来改善比例,如增加鼻尖旋转度和突出度,或者减小鼻面角。虽然许多手术医师建议仅将软组织填充物的注射用于美容目的,但笔者建议这些技术可同时用于美容性和功能性手术。对于外鼻阀塌陷的患者,手术开始前笔者会先把棉球塞入双侧鼻孔用来塑造鼻孔形态并辅助注射(图49-7)。

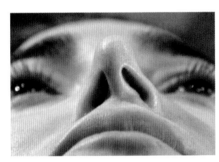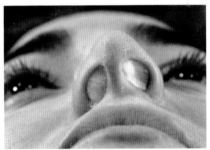

图 49-7　棉球有助于鼻孔塑形并辅助注射操作

精确地应用软组织充填剂可以帮助掩饰面部的不规则,矫正偏斜,调整比例,如增加鼻尖旋转度、突出度、降低鼻面角等。

鼻尖旋转

当鼻尖旋转度不良且鼻尖下垂时,在合适的部位进行软组织填充物注射有助于改善。这种注射方法类似于鼻修整术中使用的鼻小柱支撑移植物和鼻尖移植物,主要目的是对鼻尖进行加固、旋转,让鼻尖的形态更好看。这种方法同时还能增加鼻尖突出度。填充物带来的稳固效果在面部表情运动时还能够对抗鼻中隔降肌的力量(图49-8)。

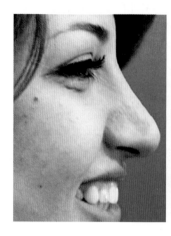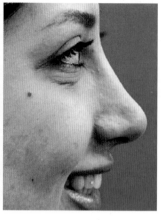

图 49-8　在合适的部位注射软组织填充物可以改善鼻尖旋转度

倒 V 畸形

　　倒 V 畸形是一种不正常的鼻部外形,它指的是鼻侧壁的阴影线呈倒 V 形。在鼻侧壁和鼻背部注射软组织填充物可以起到非手术性的撑开移植物的效果。图 49-9 显示的就是一例非手术性鼻修复效果。

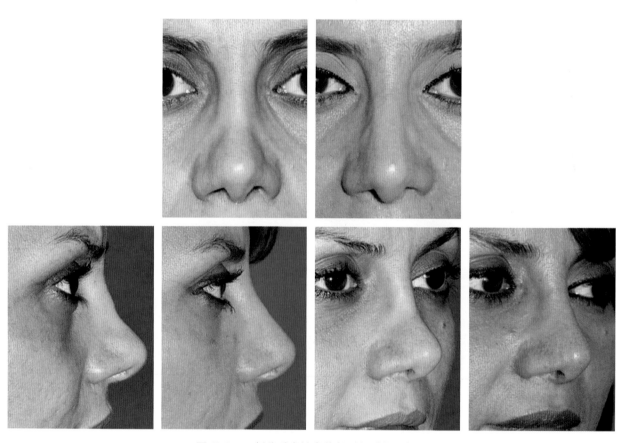

图 49-9　一例非手术性鼻修复,纠正倒 V 畸形

鹦鹉嘴畸形

　　鼻尖上部饱满或者鹦鹉嘴畸形可能有四种原因。第一种可能性是在降低高突的鼻背或者前中隔角时矫枉过正,导致鼻尖上部的软骨过度饱满。第二种情况是当鼻背部的中隔软骨切除过度,反而会引发鹦鹉嘴畸形,特别是在皮肤偏厚的患者中,更容易出

现;手术后的软组织空腔被纤维和瘢痕组织填满,从而形成软组织性的鹦鹉嘴畸形。第三,如果鼻尖支撑力损失,鼻尖突出度下降后会引起相对的鼻尖上部丰满。第四,骨性鼻背的过度切除也可以导致鼻尖上部饱满。当然,以上四种情况中的任何一种都需要个体化的治疗方案,但对于后两种情况,笔者使用非手术性治疗均取得了良好的效果(图49-10)。

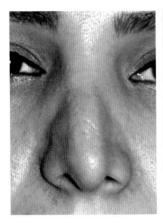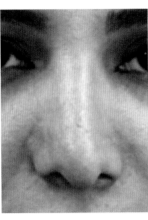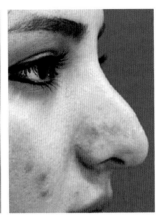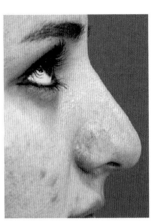

图49-10　非手术鹦鹉嘴畸形修复

鼻阀

尽管纠正鼻阀异常时推荐进行鼻修复,但非手术方法同样可以改善鼻部形态和功能。它可以模拟撑开移植物、鼻小柱支撑移植物、鼻翼缘轮廓线移植物和外侧脚支撑移植物的作用来改善内外鼻阀的功能(图49-11)。

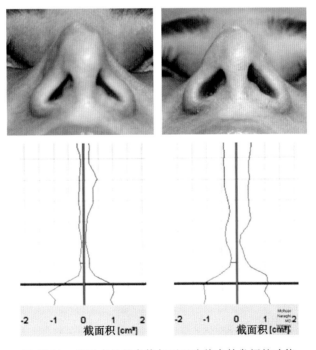

图49-11　非手术性的鼻修复可以改善内外鼻阀的功能

鼻翼缘

鼻翼退缩是鼻修复中常遇见的问题。在许多病例中非手术性填充可以重建鼻翼轮廓从而避免手术治疗。从而发挥了鼻翼轮廓线移植物的作用。图 49-12 显示了单侧及双侧鼻翼退缩患者的填充治疗效果。

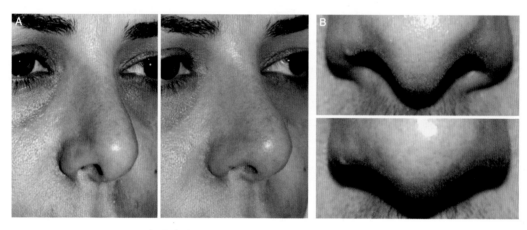

图 49-12   鼻翼缘填充。A,单侧鼻翼退缩病例;B,双侧鼻翼退缩病例

鞍鼻

对于鞍鼻畸形,鼻背凹陷部位缺乏支撑性软骨结构。因此需要多层次注射来改善骨性鼻背至软骨性鼻尖的过度区域。图 49-13 显示的是一位严重鞍鼻的患者的非手术治疗效果,这位患者几乎没有支撑性软骨结构。

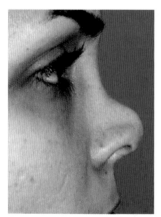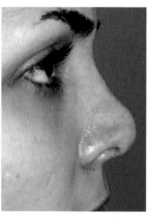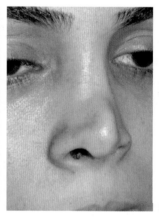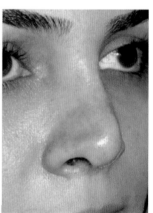

图 49-13   一例严重鞍鼻畸形的非手术性矫正

鼻背驼峰

美观的鼻背形态对于成功的鼻整形术至关重要[50]。为了消除鼻背驼峰,注射部位应同时覆盖驼峰的上方和下方。图 49-14 显示的是一位初次手术的巨大驼峰患者。对于驼峰较小的患者来说非手术性鼻修复可以更轻易地获得满意效果。

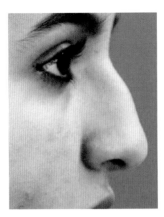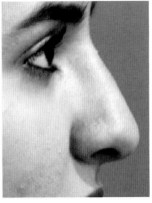

图 49-14　对一位初次手术的巨大驼峰患者进行软组织填充矫正

鼻面角

鼻面角异常在鼻修复患者中十分常见。如在前面鼻尖旋转的部分所述,进行鼻基底填充可以增大鼻面角。与之相反,如果填充鼻根部,鼻面角将变小且鼻根变高。如图 49-15 所示,在骨性鼻背切除过度的病例中鼻面角增大的情况普遍存在。

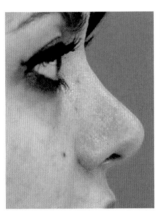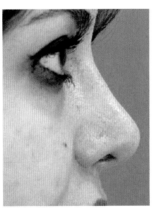

图 49-15　对一位骨性鼻背切除过度继发鼻面角增大的患者进行软组织填充治疗

鼻背凹凸不平

鼻背不平整在初次手术效果不佳的病例中也相对常见。对于这部分患者非手术性方法非常有效。图 49-16 显示的就是初次鼻整形术后存在鼻背凹凸不平的患者在软组织填充物注射后的效果。

鼻尖畸形

鼻尖畸形可以通过修整手术或者非手术性方法来纠正。方案选择取决于具体情况的严重程度和软骨的位置(图 49-17)。

朝天鼻

有时在初次鼻整形术中患者会要求比正常范围更夸张的鼻尖旋转度,如果缺乏经验的手术医师按照他们的要求来做,术后就会出现不美观的朝天鼻,许多病例还同时伴有切

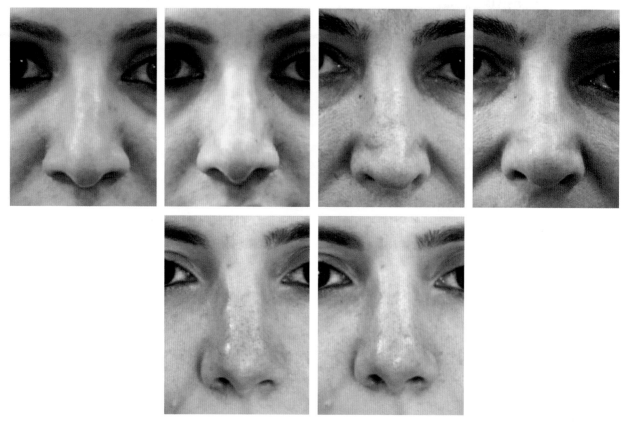

图 49-16　初次术后鼻背凹凸不平的患者在接受了软组织填充物注射治疗前后效果对比

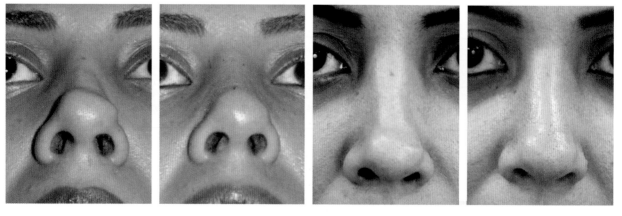

图 49-17　软组织填充物注射治疗鼻尖畸形

除过度的鼻背。对于这些患者非手术性方法能够显著改善鼻部形态,起到延长撑开移植物和鼻背移植物的作用(见图49-13和图49-15)。

歪鼻

许多偏斜的产生原因是单侧的组织缺失,当光线反射至鼻背时会出现扭曲的外观。用软组织填充物注射病变部位可以重塑笔直的鼻背美学线(图49-18)。

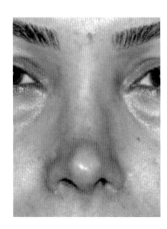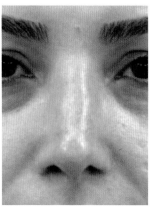

图49-18　非手术性鼻整形矫正鼻背偏斜

鼻孔

双侧鼻孔不对称同样是鼻修复中的常见问题。根据患者具体情况选择相应的部位注射软组织填充物常可纠正鼻孔形状(图49-19)。

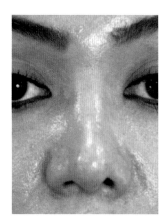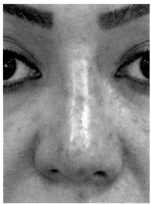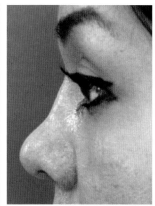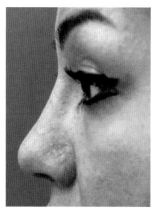

图49-19　软组织填充物纠正鼻孔形状

患者通常被要求于术后1周前来复查,此时较轻微的淤青和肿胀已经消退。如有必要可在这个阶段给予干预。随后的复查时间分别是术后2周、1个月、3个月、6个月和12个月。即使部分患者术前只是抱着改善外形的目的而忽视了异常的鼻部通气,术后他们仍能注意到自身通气功能的改善。

初次手术后,非手术性鼻整形术可较常规手术更早进行。尽管非手术性鼻整形术与前次手术的间隔时间尚不明确,但对于术后存在显著焦虑的患者来说,3个月似乎是合适的时间间隔。当然根据鼻部的具体情况,术后1年的原则同样可以采用。

根据笔者的经验,所有病例的非手术性治疗效果均可维持一年以上。大部分病例在初次治疗的 18 个月内并不需要进一步的注射治疗。鼻部结构与面部其他部位相比更加稳定,这可能是注射物维持时间长的原因。

第二次注射的注射量通常为初次注射剂量的 30% ~80%。第二次注射并非单纯替代吸收的材料以恢复最初的效果,同时也可以细致地纠正尚未处理的残留问题,避免单次注射过量。因此大部分患者能够在每一次治疗后感受到逐步的改善。

以下四点有助于提高非手术性鼻修整术的成功率:
1. 高质量的、临时性的胶状软组织填充物较为理想,如透明质酸填充物。
2. 矫正不足优于矫枉过正。
3. 注射层次不能过深。
4. 注射层次不能过浅。

调整

近来的大样本研究显示,美容性鼻整形术总的并发症发生率、不满意率和修复率分别为 7.9%、15.4% 和 9.8%[50]。毋庸置疑的是,手术医师的操作技巧对这些数值有显著影响。在过去的十年间笔者曾尝试着统计鼻整形修整率:本人初次鼻整形术后寻求二次修复的患者比例约为 5%。所有的修复患者术前都需要进行心理、家庭、美学和查体评估。但是笔者的大部分修整患者都是其他医生术后推荐至此。在寻求修整术的患者中笔者观察到许多不同的并发症。

鼻部畸形中由于调整过度导致的鼻骨和内鼻阀塌陷十分常见。鼻修整患者中鼻尖软骨支架欠矫也是常见问题。由其他医师推荐而来的鼻背驼峰患者中大部分都属于切除过度,极少数切除不完全。为了纠正鼻尖畸形、提供足够的支撑力并改善外形,鼻翼缘移植物和鼻尖塑形移植物一般是必需的。最后,外侧脚的位置和长度处理不当可能造成鼻部过长以及持续性的动态、静态情况下的鼻尖下垂。这些畸形与曾经报道的中东部患者的畸形种类相符[51]。

术后护理

术后护理对于患者满意度而言有着重要作用。推荐的随访时间分别是术后 1 周、2 周、1 个月、6 个月和之后的每一年。手术医师需要让患者感受到手术后他们对患者依然关注。数码照片是比较患者手术前后变化的良好基础。

案例分析

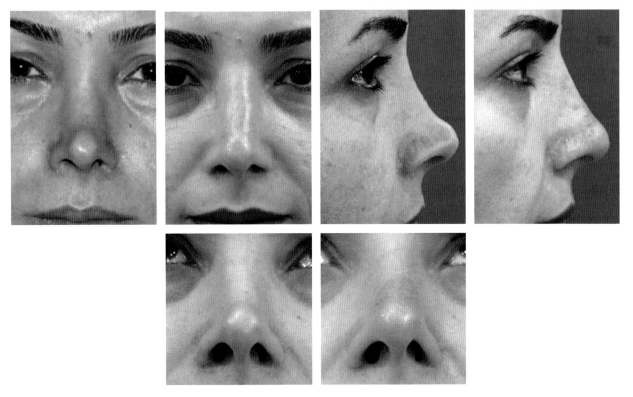

图 49-20

这名 36 岁的女性患者在初次鼻整形术后 4 年要求进行修复手术。她对鼻部形态充满担忧,主要的问题包括鞍鼻畸形、鼻背偏斜以及鼻子太尖还朝天。该名患者的鼻背切除过度,她比较适合使用肋软骨或者至少是耳软骨移植物,但她更倾向于选择填充物注射的非手术性鼻修整术。

手术中最先注射的部位是鼻尖上区,无需将针退出皮肤,改变针头的方向后分别在鼻尖侧面和鼻背部进行注射,以此起到非手术性撑开移植物和鼻背移植物的效果。第二针注射的位置大约位于第一针进针点的上方 1cm,注射方式与前相同。随后在欠平整的部位轻轻施压让注射物分布均匀。鼻翼侧面的凹陷部位通过深层注射填充加以纠正。这名患者一共使用了 1.4cc 的交联透明质酸填充物。

用非手术技术模拟撑开移植物和鼻背盖板移植物后极大地改善了患者的鼻部形态。她对手术效果相当满意。

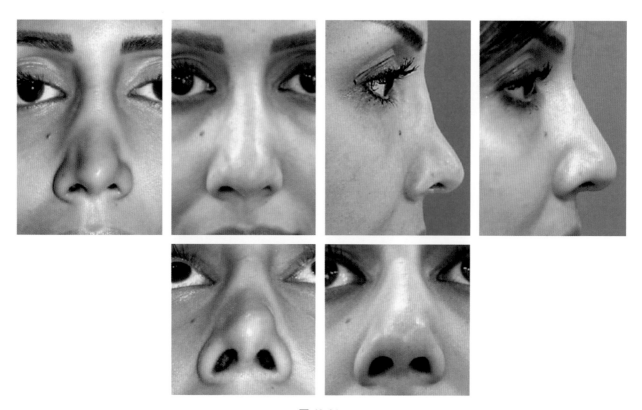

图 49-21

这名 29 岁的女性患者在就诊前已经经历了三次失败的鼻整形手术,分别是 6 年、3 年和 1 年前。她对手术效果十分失望,目前除了通气问题还存在倒 V 畸形、鼻翼夹捏和鞍鼻畸形。正面观上鼻翼夹捏明显且以右侧凹陷显著。此外她的鼻孔外露、中鼻阀塌陷且鼻背扭曲,鼻部的上、下半分离。侧面观则能发现明显的鞍鼻畸形。

注射治疗首先从鼻背开始。不用将针头退出皮肤,改变注射方向至鼻翼侧壁和鼻背部模拟非手术性的撑开移植物和鼻背移植物。随后在鼻翼缘进行注射用来代替缺失的软骨,起到鼻翼轮廓移植物和衔接移植物的作用。注射部位轻度加压让表面平整。该名患者单次的交联透明质酸填充物注射剂量是 1.6cc。

这位患者对术后即刻的效果感到满意。在术后 20 个月随访时她的鼻背美学线和鼻翼内缩均有明显改善。原本存在的鼻背凹陷经过纠正变成了笔直的鼻梁。现在她的鼻部和面部都显得更加美观自然。我们建议患者 6 个月后再次随访并决定是否需要进行另一次治疗。

要　点

- 一般来说,鼻修复属于矫正性手术,是在既往的鼻整形术后改变鼻部外观或者改善功能。
- 基于鼻修复的心理学意义,术前进行心理评估至关重要。心理评估包括了一系列测试,主要通过调查量表完成。了解患者的人格、行为以及是否患有精神病学综合征对手术很有帮助。自信不足是患者反复寻求鼻整形的常见原因。
- 自信指的是一个人对于自己的态度(可以是积极的或者消极的),手术前应该针对这一问题进行评估,对于因单纯的外观诉求要求修整的患者更应加以关注。
- 体像障碍(BDD)是一种与整形手术密切相关的心理疾病。在一些鼻修整术的患者中同样可以发现 BDD。它是一种躯体外形的感知障碍,主要的特点是患者想像出并不存在的外形缺陷或将轻度缺陷过分放大,并对此有着病理性的执著,鼻部就是常见的部位之一。
- 鼻背美学线指的是从眉毛至鼻尖的连线,它对于鼻修复患者有着重要意义。因此术前应该进行精细的光反射分析。此外一些其他的美学参数,包括鼻唇角、鼻额角、鼻面角和鼻部长宽比等也应在术前测量。
- 鼻内部检查对于鼻修整手术必不可少。对于存在通气障碍的患者,鼻部内镜、鼻腔测压和鼻声反射测量有助于明确梗阻的原因。
- 通常情况下,当鼻修复术中仅有一个部位需要使用移植物时,如鼻尖、鼻翼或者鼻根,那么可以选用耳软骨。如果需要的软骨量较多,肋软骨是理想的移植物来源。肋软骨来源丰富,通过精细雕刻其可以制备成良好的移植物,用来重塑鼻部外形,提供支撑力并改善鼻部功能。
- 非手术性的鼻整形术能够同时显著改善鼻部的形态和功能。鼻额角、鼻背部和鼻唇角等部位单纯的容积改变就能让鼻部整体外形发生显著变化。这些部位的表面不平整或者双侧不对称均可通过软组织填充物注射得到纠正。
- 许多不同类型的鼻部畸形都能通过非手术性鼻修整术成功改善,包括鼻尖突出度不足、鼻尖下垂、倒 V 畸形、鹦鹉嘴畸形、鼻阀狭窄、鼻翼缘退缩、鞍鼻、鼻背驼峰、鼻面角不当、鼻背不平整、鼻尖畸形、朝天鼻、歪鼻,以及双侧鼻孔不对称等。
- 术后护理在患者满意度和鼻修整术的整体效果方面都有着重要作用。数字化照片能够为患者手术前后的效果对比提供良好依据。

（孙维绎 译,李战强 校）

参考文献

1. Cunningham MR, Roberts AR, Barbee AP, et al. Their ideas of beauty are, on the whole, the same as ours: consistency and variability in the crosscultural perception of female physical attractiveness. J Pers Soc Psychol 68:261-279, 1995.

2. Langlois JH, Kalakanis L, Rubenstein AJ, et al. Maxims or myths of beauty? A meta-analytic and theoretical review. Psychol Bull 126:390-423, 2000.

3. Aharon I, Etcoff NL, Ariely D, et al. Beautiful faces have variable reward value: fMRI and behavioral evidence. Neuron 32:537-551, 2001.

4. Berscheid E, Reis HT. Attraction and close relationships. In Gilbert DT, Fiske ST, Lindzey G, eds. The Handbook of Social Psychology, ed 4. New York: Oxford University Press, 1998.

5. Rhodes G, Simmons L, Peters M. Attractiveness and sexual behaviour: does attractiveness en-

hance mating success? Evol Hum Behav 26:186-201, 2005.

6. Hosoda M, Stone-Romero EF, Coats G. The effects of physical attractiveness on job related outcomes: a meta-analysis of experimental studies. Pers Psychol 56:431-462, 2003.

7. Etcoff N. Survival of the Prettiest: The Science of Beauty. New York: Anchor/Doubleday, 1999.

8. Amodeo CA. The central role of the nose in the face and the psyche: review of the nose and the psyche. Aesthetic Plast Surg 31:406-410, 2007.

9. Babuccu O, Latifoglu O, Atabay K, et al. Sociological aspects of rhinoplasty. Aesthetic Plast Surg 27:44-49, 2003.

10. Bateman N, Jones NS. Retrospective review of augmentation rhinoplasties using autologous cartilage grafts. J Laryngol Otol 114:514-518, 2000.

11. Constantian MB. Elaboration of an alternative segmental, cartilage-sparing tip graft technique: experience in 405 cases. Plast Reconstr Surg 103:237-253, 1999.

12. McKinney P, Cook JQ. A critical evaluation of 200 rhinoplasties. Ann Plast Surg 7:357-361, 1981.

13. Peck GC Jr, Michelson L, Segal J, et al. An 18-year experience with the umbrella graft in rhinoplasty. Plast Reconstr Surg 102:2158-2165, 1998.

14. Patrocínio LG, Patrocínio TG, Maniglia JV, et al. Graduated approach to refinement of the nasal lobule. Arch Facial Plast Surg 11:221-229, 2009.

15. Smith TW. As clay in the potter's hand. Ohio Med J 63:1055-1057, 1967.

16. Deva AK, Merten S, Chang L. Silicone in nasal augmentation rhinoplasty: a decade of clinical experience. Plast Reconstr Surg 102:1230-1237, 1998.

17. Klabunde EH, Falces E. Incidence of complications in cosmetic rhinoplasties. Plast Reconstr Surg 34:192-196, 1964.

18. Teichgraeber JF, Riley WB, Parks DH. Nasal surgery complications. Plast Reconstr Surg 85:527-531, 1990.

19. Naraghi M, Atari M. A comparison of depression scores between aesthetic and functional rhinoplasty patients. Asian J Psychiatr 14:28-30, 2015.

20. Naraghi M, Atari M. Self-esteem and rhinoplasty: a case-control study. Plast Aesthet Res 3:111-114, 2016.

21. Naraghi M, Atari M. Comparison of patterns of psychopathology in aesthetic rhinoplasty patients versus functional rhinoplasty patients. Otolaryngol Head Neck Surg 150:244-249, 2015.

22. Sarwer DB, Pruzinsky T, Cash TF, et al. Psychological aspects of reconstructive and cosmetic plastic surgery: clinical, empirical and ethical perspectives. Philadelphia: Lippincott Williams & Wilkins, 2005.

23. Sarwer DB, Crerand CE, Didie ER. Body dysmorphic disorder in cosmetic surgery patients. Facial Plast Surg 19:7-17, 2003.

24. Sarwer DB, Crerand CE, Gibbons LM. Body dysmorphic disorder. In Nahai F, ed. The Art of Aesthetic Surgery. St Louis: Quality Medical Publishing, 2005.

25. Sarwer DB, Crerand CE. Body image and cosmetic medical treatments. Body Image 1:99-111, 2004.

26. Sarwer DB, Magee L, Crerand CE. Cosmetic surgery and cosmetic medical treatments. In Thompson JK, ed. Handbook of Eating Disorders and Obesity. New York: Wiley, 2004.

27. Grossbart TA, Sarwer DB. Cosmetic surgery: surgical tools—psychosocial goals. Semin Cutan Med Surg 18:101-111, 1999.

28. Sarwer DB. Psychological considerations in cosmetic surgery. In Goldwyn RM, Cohen MN, eds. The Unfavorable Result in Plastic Surgery, ed 3. Philadelphia: Lippincott Williams & Wilkins, 2001.

29. Sarwer DB, Pertschuk MJ. Cosmetic surgery. In Kornstein SG, Clayton AH, eds. Textbook of Women's Mental Health. New York: Guilford, 2002.

30. Crerand CE, Franklin ME, Sarwer DB. Body dysmorphic disorder and cosmetic surgery. Plast Reconstr Surg 118:167-180, 2006.

31. Sarwer DB, Crerand CE. Body dysmorphic disorder and appearance enhancing medical treatments. Body Image 5:50-58, 2008.

32. Crerand CE, Phillips KA, Menard W, et al. Non-psychiatric medical treatment of body dysmorphic disorder. Psychosomatics 46:549-555, 2005.

33. Derogatis LR. SCL-90-R: administration, scoring and procedures manual for the revised version and other instruments of the psychopathology rating scale series. Clin Psychometric Res 1992.

34. Graham JR. MMPI-2: Assessing Personality and Psychopathology. New York: Oxford University

Press, 1990.

35. Goodman WK, Price LH, Rasmussen SA, et al. The Yale-Brown obsessive compulsive scale: I. Development, use, and reliability. Arch Gen Psychiatr 46:1006-1011, 1989.

36. Naraghi M, Atari M. Interest in rhinoplasty: scale development and validation. Manuscript in preparation.

37. Naraghi M, Atari M. Development and validation of Expectations of Aesthetic Rhinoplasty Scale (EARS). Manuscript in preparation.

38. Pousti SB, Jalessi M, Asghari A. Management of nasofrontal angle in rhinoplasty. Iran Red Cres Med J 12:7-11, 2010.

39. Jain SK, Anand C, Ghosh SK. Photometric facial analysis—a baseline study. J Anat Soc (India) 53: 11-13, 2004.

40. Powell NB, Humphreys B. Proportions of the Aesthetic Face. New York: Thieme-Stratton, 1984.

41. Leong SC, White PS. A comparison of aesthetic proportions between the healthy Caucasian nose and the aesthetic ideal. J Plast Reconstr Aesthet Surg 59:248-252, 2006.

42. Numminen J, Dastidar P, Heinonen T, et al. Reliability of acoustic rhinometry. Respir Med 97:421-427, 2003.

43. Fisher EW, Lund VJ, Scadding GK. Acoustic rhinometry in rhinological practice: discussion paper. J R Soc Med 87:411-413, 1994.

44. Clement PA. Committee report on standardization of rhinomanometry. Rhinology 22:151-155, 1984.

45. Bray D, Hopkins C, Roberts DN. Injection rhinoplasty: non-surgical nasal augmentation and correction of post-rhinoplasty contour asymmetries with hyaluronic acid: how we do it. Clin Otolaryngol 35:227-230, 2010.

46. de Lacerda DA, Zancanaro P. Filler rhinoplasty. Dermatol Surg 33(Suppl 2):S207-S212; discussion S212, 2007.

47. Stupak HD, Moulthrop TH, Wheatley P, et al. Calcium hydroxylapatite gel (Radiesse) injection for the correction of postrhinoplasty contour deficiencies and asymmetries. Plast Reconstr Surg 120:55-66, 2007.

48. Rohrich RJ, Muzaffar AR, Janis JE. Component dorsal hump reduction: the importance of maintaining dorsal aesthetic lines in rhinoplasty. Plastic Reconstr Surg 114:1298-1308, 2004.

49. Kurkjian TJ, Ahmad J, Rohrich RJ. Soft-tissue fillers in rhinoplasty. Plast Reconstr Surg 133:121e-126e, 2014.

50. Neaman KC, Boettcher AK, Do VH, et al. Cosmetic rhinoplasty: revision rates revisited. Aesthet Surg J 33:31-37, 2013.

51. Ghavami A. Secondary rhinoplasty in the Middle Eastern patient. In Shiffman MA, Di Giuseppe A, eds. Advanced Aesthetic Rhinoplasty. Berlin Heidelberg: Springer, 2013.

达拉斯鼻修复术：全球大师的杰作

Secondary Rhinoplasty *by the global masters*

50

内入路在鼻修复中的作用

Pietro Palma ■ *Gordon Soo* ■ *Iman Khodaei*

鼻子是面部不可分割的一部分。它代表了人的特征、外貌、种族,有时甚至代表了职业及社会地位。鼻的结构让鼻既具美观性,又有嗅觉和通气功能。无论手术的目的是为了美观,是为了改善功能,还是二者兼顾,初次鼻整形都有可能对鼻的美观或功能这两个具有内在联系的方面造成影响。因此只要是做鼻整形的医生,就可能会遇到鼻修复或者调整手术。即便是最有经验的高手,哪怕他或她的鼻整形手术患者满意度高于平均水平,也不能避免术后可能会有返修的问题。

鼻修复可能需要解决以往手术的并发症,或因技术失误而造成的不良后果。并发症的定义是:"术中或术后超出术者掌控能力的一种状况,其结果与手术预期不一致。"[1]因此,并发症是难以预测的,随着手术例数的增多,必然增加。初次鼻整形后的不良后果,只有很少一部分可以算作是"真性"并发症的直接后果。

从另一个方面讲,"失败"这个词,包含了患者、术者或双方都认为不满意的后遗症。在绝大多数情况下,不满意的结果是由手术技术所导致,并没有术中或术后并发症的出现。和并发症的发生有固定几率不同,术者的经验越丰富,术后出现效果不理想的情况就越少。

鼻修复常因患者预期落空,或未达到术者目标而进行的。所有鼻整形,无论是初次,还是修复,都必须进行详细的术前讨论,并签署手术知情同意书。术者在进行任何操作前,都应清晰地勾勒手术目标,及可能的手术结果,以确保手术结果与患者预期相一致,复核手术计划、技术及可能的术中变数以确保手术达到预期的效果。

但是即使执行了以上的所有预防措施,我们为何还会偶尔失败,不能达到理想的效果,使患者失望呢?

有三个基础因素可能导致需要进行鼻修复。
1. 伤口愈合自然过程及既往不可逆的组织创伤都会限制技术发挥,并降低实现理想手术效果的可能性,这些限制因素甚至在手术前就已经存在。在这种情况下,术者需要确保让患者理解这些局限性。患者对手术效果的预期,是他或她如何评价手术最终效果的基础。

2. 有些患者在第一次面诊中没有表达清楚自己的所有要求。这就要求所有的鼻整形患者都必须二次面诊后才能手术。留出几天时间对手术要求及可能的手术效果进行消化,这对患者及术者都是值得的。这样,术者有时间考虑清楚自己能否胜任特定患者的要求,患者也有时间思考面诊时讨论过的问题,确定期望值并提出新的要求。所有患者都不应该只做一次面诊就手术。

3. 最后,术者所选择的手术入路及手术技术常是他或她个人经验和训练的一种体现。术前评估或操作错误可能会带来灾难性的后果。需要不断地进修及训练,以拓展个人技术能力。从多种术式中挑选正确的术式,并尽可能完善的执行手术,可以最大限度地保证获得良好的手术效果,并减少并发症。

绝大多数初次鼻整形手术的效果是可以接受的。如果没有达到患者的预期,可能就需要进行鼻修复。鼻修复不同于初次鼻整形,可以遵循以下一些理念来达到最理想的手术效果。

鼻修复不是简单的另一次鼻整形手术。而是应该将其作为患者为达到治疗预期而做的最后一次手术来看。应将这种定制的手术过程控制在术者的能力范围之内,并充分考虑到组织受损情况。

患者评价

倾听

医生与患者的第一次面诊并不仅是建立医患基本关系,而是要确定整个治疗路径。面诊时要详细记录患者的手术效果要求。面诊记录要包括鼻功能的标准化问卷、既往的鼻整形手术次数、既往手术的结果、既往医疗史、对伤口愈合有影响的因素、详细的用药史以及任何可能加重术中出血的情况等。包括有没有用一些偏方或保健品等,都应该找出来并记下来。

临床检查、鼻内镜及基于高质量临床相片的面部细节分析,有助于制定按部就班的手术计划,术中应将这一手术计划贴在手术室里。这种做法相当于公正的第三方可视化辅助。

在鼻修复中,并不存在现成的手术模式或适应所有情况的手术套路。每一例手术都是根据患者的情况定制、并着眼于仅接受一次修整手术为目标。因此,术者必须学会倾听,记录患者的要求,并准确地记下来。术者必须确定自己能否胜任患者的要求。术者应将自己的手术方法写下来,包括针对患者特意提出要求修整的关键部位等。这些因素在每一个病例都是独一无二的,需要在技术上进行特别考虑。

将再次修整的手术计划落到纸面上以后,第一次面诊与第二次面诊之间应有一段时间间隔,这段冷静期可以让术者冷静客观地审视、反思患者情况,对比患者现在的情况与理想结果之间的差距。

术者必须不断地在接下来的面诊过程中继续倾听,以确定患者的预期前后一致。患者在随后的面诊中手术要求是否相同,还是在随后的面诊中,手术期望出现了令人担心的不稳定性?再次倾听患者以确定其手术期望一致,因为没有医生能满足朝秦暮楚的患者。

识别不宜手术的患者

并不是每一位适合鼻修复的受术者都可以让还没准备好的医生完成手术。患者不适合手术,可能是术者的经验不足,也可能是因为患者手术预期不合理。这一点对初次鼻整形的患者也是一样。无论哪种情况,她们对手术效果都不会满意的。

当医生发现患者不适合手术时,术者可以并应该明确地拒绝手术。医生如果感觉不舒服,就应该直截了当地拒绝患者的修复要求。有些话术会很有效,比如说:"我们的品味不同"、"我达不到您的要求"等,对有些患者就够了。有时临床照相,偶尔再加上电脑模拟,就能有力地打破幻想。[2]手术技术的限制,如软骨缺损或鼻部皮肤挛缩等,需要明确交代给患者并着重强调。年轻而缺乏经验的医生应考虑将具有挑战的病例转给更有经验的医生。手术后的不良结果对医生的影响远不止几天做不了手术,而是对自身技术的信心将大受打击。

尽管患者自身条件影响鼻修复安全的情况并不多见,但因为心理因素而影响手术的情况很常见,这里需要专门强调一下。外科医生通常接受过少量评估患者心理状态的训练,但还必须依靠在临床交流中的实际经验提高自身的技巧。DSM-V 评估标准可以帮助外科医生筛选出有体像障碍的病例[3,4](框 50-1)。

框 50-1　体像障碍的 DSM-V 标准

■ 您是不是随时都很关注外貌?

■ 这个问题是否已经很困扰您?换句话说,您是否一直在考虑这个问题,希望减轻这种关注?您会花多少时间来思考这个问题?这种对外貌的关注是否已经影响了您的生活?

■ 有无:

　– 明显影响到您的社会生活、学习、工作或其他活动,或者生活的其他方面?

　– 让您很痛苦?

　– 影响您的家庭或与朋友的关系?

如果对上述任何一个问题的回答很肯定,都应引起警惕,因为患者有可能会有体像障碍(BDD)。医生应该在手术前对患者常规进行心理评估。尽管有些医生会在患者治疗 BDD 后为患者手术,但不鼓励年轻医生这么做。

诊断

修复病例都是由于错误行为或疏忽而造成手术失败。最难处理的情况是那些下外侧软骨、上外侧软骨、中隔支撑切除过多以及鼻背过度切除的情况。这些问题通常是过于积极地缩小鼻而带来的典型不良标志。对每一位患者的特征性问题作出准确的诊断,需要充分的临床检查、触诊、鼻内镜检查并使用数字化成像技术辅助面部分析。理解解剖缺

陷,并不一定要应用于手术计划的制订,原因有以下两点:

1. 解剖结构上的缺陷并不会必然导致外观缺陷或功能失常(主要为鼻阀)。

2. 最重要的是,绝大多数患者并不关心这些细节。她们只是简单地要求改善他们的鼻表面外观,有时候会关心功能。她们要求并期望外科医生解决这些问题。

解决问题的关键在于首先恢复那些导致外观及功能问题的结构缺陷。其他的东西则是锦上添花。

恢复正常

鼻缩小整形术中的严重病例,修整术有可能需要比表面的美观更彻底的重建。用多个移植物以恢复结构的手术通常需要开放式入路,但也可能通过闭合式入路完成[5]。根据我们的经验,闭合式入路最适合多次返修的鼻整形术。毋庸置喙,闭合入路对手术技术的要求更高,但比开放式入路更加安全,因为经历了多次鼻整形手术创伤后,鼻组织愈合能力及再贴合能力都会变差。

初次鼻整形术中普遍广泛使用鼻中隔移植物,还创造了一类患者:"中隔软骨耗尽"的再次鼻整形患者。这种情况下,缺乏足够的软骨移植物来重建结构。再者,残存中隔的黏膜上有严重的瘢痕覆盖,无论是闭合入路还是开放式入路都很可能在剥离过程中造成双侧黏膜撕裂。在这种情况下,使用鼻内镜会有优势,可以通过鼻内小切口,进行精确的小范围中隔黏膜瓣剥离,并获取所需的中隔软骨,避免广泛剥离以减少中隔穿孔的风险。同样,取自中隔的软骨移植物也可以通过鼻内切口"快速采集",如高位或低位半贯穿切口,单侧或双侧软骨下切口等。当需要移植撑开移植物时,我们喜欢根据具体情况经高位半贯穿切口或内侧软骨间切口(见图50-4)放置两块软骨(撑开移植物)[6]。撑开移植物可以在内窥镜下优雅精准的放置并缝合到位。

使用耳廓软骨进行鼻背、下外侧软骨、中隔的重建都可以不通过开放式入路。无论是条形,还是颗粒样,耳廓软骨都提供了合适的材料。但是,因为耳廓软骨和鼻尖软骨比起来力学性质不同,其并不能算作最完美的替代品[7]。

闭合式入路

优秀的医生通过开放式鼻整形入路可以达到非常好的效果。鼻小柱的切口通常并不是问题,对年轻医生而言,开放式入路可以确保发现解剖结构的变异及解剖标志。

但是,闭合式入路也有几个特殊的优势。由于避免了鼻小柱切口,闭合式入路的切口更不明显。这点对于特殊的患者群体,例如模特、电影明星或受到公众舆论影响的患者而言尤为重要。

闭合式手术入路远期的最大优势在于手术保守,组织处理有退路。不同于经历解构-重构两个阶段的开放性手术,闭合式鼻整形术仅仅移动组织并暴露重点区域,总的来讲使用的移植物和缝合也较少。

对于所有的鼻修复来讲,由于其既往的手术史,组织状态并不理想。组织层次不清晰,纤维较多,侧枝动静脉循环及淋巴网络已被打断后并重建平衡。所有的修复手术都会加重这种局面,特别是进行进一步的分离、多个移植物及缝合的操作等。这些都会导致更严重的术后问题,如不可控的瘢痕、逐渐呈现的扭曲、移植物的移位,甚至是灾难性的感染等,特别是使用肋软骨时。[7]

为了减少这种可能性,我们在鼻修复手术中会尽可能地做小手术。这个概念基于保留组织的理念—不做不必要的分离。因此,我们在鼻修复中,使用开放式入路并不多,大多数都用的是闭合式入路。但是外科医生必须改变观念,以接受闭合式鼻整形术。这一点将在后面讨论。

并不是所有的鼻修复患者都适合闭合式入路。在这种情况下,为了更好地保护组织,联合使用开放式与闭合式入路的手术方式更为合理。

在混合入路鼻整形中,所有可用的移植物及缝合技术被联合使用,以期达到稳固的鼻外观效果。保守地处理组织时,术后修整病例的纤维形成更少,降低进一步修整的可能性,预后更可控。因此,在制定手术方案时,使用开放式入路以前应首先考虑使用联合混合技术的闭合式入路。[8,9]

重塑鼻外观

我们强调理解鼻修复案例中解剖结构变形的重要性,但同时也不应忽视伴随着这些结构畸形的表面解剖。实质上,医生应练就一双火眼金睛,可以看穿紊乱的鼻表面结构所掩盖的错乱的鼻支架。在强光照射下,沟壑会出现在本不应该出现的位置。这些沟壑以阴影显现,应予以填充。相反,不美观的凸起,以及由此而导致的鼻部高亮区需要降低。重置鼻背轮廓上的关键标志性结构,同样会在侧面观上影响表面解剖,如鼻根、鼻缝点、鼻尖上区转折、鼻下点、鼻尖下转折点及鼻唇交界点等。

基于修复理念的闭合性入路,和好的效果并不是完全对立的。尽管绝大多数鼻整形患者对自身的解剖结构异常毫不知情,但已经充分认识到强光下自己鼻子的美学状态。患者自己会本能地明白什么是"对的"。

外科医生的任务是以尽可能小的医源性组织创伤为代价,重建鼻部的表面美学解剖结构以及鼻部的美学曲线。只要能成功实现这一目标,患者就会满意。

以半块分层技术充填

鼻修复病例常需要充填鼻背及增加下外侧软骨。按照相似性原则,隆鼻的最佳材料为鼻软骨。如果还能用的话,中隔软骨是鼻背充填的可用材料。中隔软骨可通过划痕和分层堆积的方式填补缺损。在我们的经验中,当中隔软骨不足时,耳廓软骨是备选的软骨材料来源。分层叠放的耳廓软骨可以实现良好的美学效果。

将中隔软骨或耳廓软骨碾碎是一项细活儿。碾碎过程使软骨变得更具可塑性。每一块软骨都有不同的厚度和张力强度,所以需要多大的力度并没有一定之规。然而必须注意避免用力过度以免导致远期软骨吸收过多。

使用外入路做鼻修复具有明显优势,在手术中可以准确地将移植物放置到位并精准缝合。

我们在大多数手术中会首选闭合入路。闭合入路手术中形成的精确的移植物腔隙可以将移植物准确放到位(见图50-2)。精确的导引缝合可准确放置移植物。对于中等以上大小的移植物建议使用导引缝合技术。

耳软骨及肋软骨

在中隔软骨已经被用过的鼻修复中,可能需要用到耳软骨或肋软骨。具体选哪种软骨最好,取决于鼻修复的个体所需。除非是全鼻再造或近似的全鼻再造手术,不然一般耳廓软骨就可以满足需求。这些移植物可以进行折叠、分层、堆叠以提供掩饰或填充,从而再造出所需的轮廓。和肋软骨比起来,耳甲廓软骨易碎,但也很少会随着时间的推移出现卷曲[10,11]。但是,具体选择哪种软骨材料,应权衡医患双方的要求。

重建有力的尾侧鼻中隔前向支撑

在很多鼻修复病例中,过于激进的鼻中隔软骨和下外侧软骨的切除,会导致鼻尖失去支撑。这将导致平静呼吸时典型的外鼻阀薄弱症状,鼻中部鞍鼻畸形以及鼻尖弹性丧失。这会导致鼻尖突出度和旋转度随时间逐渐丧失。对于这种患者而言,必须重建远端的鼻中隔。因为鼻中隔L形支撑部分含有比其他鼻中隔部分更多的葡糖氨基葡聚糖,其提供了绝大部分的鼻尖支撑[12]。如果发现鼻尖支撑不足时,则需要重建足够的鼻尖基础结构。这将为进一步的鼻尖支撑提供基础。通常可以找到一块足够大小的中隔软骨。在这些病例中,需要从双侧暴露软骨,经过中隔后部的软骨切开将其移动,并缝合于中隔黏膜罩内,像软骨拱一样提供鼻背的软骨支撑。有些病例中,需要使用鼻小柱支撑移植物,以提供鼻小柱的支撑。替代方案则是联合使用鼻小柱支撑移植物及鼻中隔延伸移植物。这些技术都可以通过单独的半贯穿切口完成(图50-1)。

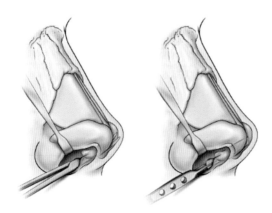

图50-1　放置移植物的鼻前庭小切口

因为鼻中隔尾侧端和前鼻棘的连接处决定了鼻背中线结构是否端正(图50-2),因此对于一些中隔顽固偏曲的病例,必须探查并矫正这个连接部位的解剖结构,将鼻中隔尾侧端对准中线[13]。在鼻修复病例中,鼻中隔尾侧端-前鼻棘的入路可以让术者找到正确的外科解剖层次,并确认在健康的组织中进行分离,避免从有潜在风险的瘢痕区域开始分离鼻中隔皮瓣。

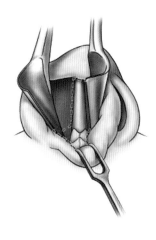

图 50-2　探查鼻中隔尾侧端与前鼻棘的连接部,重建两者间正确解剖关系,对齐鼻中线

在前鼻棘部位常需特别小心,因为这个部位的长度和形状会对鼻突出度及鼻尖对齐中线有非常显著的影响。前鼻棘可以进行缩短,并重塑为对称结构,这样将鼻中隔尾侧端置于中线位置上。保守地对四边形软骨的下方及后方切开,可以获得"摇门"效果。在这个阶段,可以对垂直方向上中隔有无过长进行评价并切除多余的部分。

如果鼻中隔的大体结构难以用原位保留的传统技术矫正时,可以考虑经闭合入路将中隔取出体外并重建,以获得持久的尾侧前向支撑。有些作者已经报道了使用 PDS 板的成功经验[14]。

手术推荐

术者应始终在心中秉持三个原则:
1. 尽可能明确患者要求
2. 恢复表面解剖形态
3. 除非绝对必要,尽量避免过于激进的手术

正确的方法并不一定就能让患者接受。只有制定合理的方案,很好地加以执行,并获得好的手术效果,就是最好的推销手段。

我们有哪些不同之处?

从病史采集到术后计划,鼻修复的每一个步骤都和其他患者不一样。这些患者一般对于以往的手术效果都是愤怒和失望的。千万不要贬低之前的医生,不要火上浇油。再次强调,病史采集必须一丝不苟,任何临床检查发现,包括在鼻内镜下观察到的情况都必须用高质量的数码照片进行记录。这并不只为了为将来保存资料,更重要的是有助于图像模拟。在我们的术前病情检查中,鼻部变形模拟是必须完成的步骤,以帮助术者理解患者的要求,为每一个手术都进行模拟,并对其优缺点加以讨论。从技术上讲,这些手术需要更长的时间,并需要投入更多努力和准确性。我们为每例手术的设计都要经过这些步骤,以期将手术误差所造成的组织损伤降到最低,并尽可能地缩短手术时间。每个主刀都应该这么做,在他们的脑海中模拟整个手术过程。在训练过程中,这样的步骤会养成严格的按部就班的习惯。在读者以后的专科执业中,这样会形成持续的自律,以帮助术者保持

精力集中。运筹于帷幄之中,决胜于千里之外。

鼻修复患者的组织条件比没做过手术的要差很多。黄金法则就是对待这些组织要轻柔,以减少损伤。从这个角度上来讲,术中出血、水肿以及麻醉医生对血压的控制和手术本身同等重要。

术后处理也十分重要,需要更关注细节,长期的随访也很重要。术前就要和患者沟通好长期随访的重要性,以确保术后能可靠地长期随访。对于绝大多数医生而言,实际的手术过程并不能保证获得100%的最终手术效果。因此术后随访,及时处理问题决定了最终的效果。

术后对于患者的心理支持,会让患者的术后恢复过程平稳,也不会有压力(无论对于患者或医生)。医患之间的和谐关系,始自患者真的明白医生是同情、关心自己并能体会自己的处境。

调整

我(P. P)目前的初次鼻整形返修率大约为10%。有趣的是,我们的术后返修率在过去的几年里有轻微的上升。这是在患者对成功的手术效果满意率上升的基础上,以及专做鼻整形手术的情况下发生的。对这种看起来自相矛盾的现象进行分析和反思,发现其原因是双重的。

首先,患者就诊于专做鼻整形的医生时,其期望值会非常高,因为她们实际上是在追求完美。第二,我们的目标总是追求尽可能最好的手术效果,这意味着术者在建议患者进行微小的改动时不会羞于启齿或有丝毫犹豫,甚至是那种患者并没有发现或留意到的问题也不会放过。

回顾我本人(P. P)术后调整的病例,修整的原因整理如下,按照其频率降序排列:
1. 鼻背不平整
2. 歪鼻仍然存在
3. 鼻尖下垂
4. 鼻尖不对称

对这些问题最好的处理自然是防患于未然。

术后鼻背不平整包括视觉和触觉两个层面,是术后修整最常见的原因。为了防范这种问题,医疗团队需要确保在每例手术前磨快骨凿等工具。钝的骨凿边缘将分散作用力,而不是集中作用力形成线性截骨,会使截骨边缘变得不规则。切除驼峰以前,要充分游离降眉间肌;否则碎骨片会附着在肌肉上,在术后会被摸到。驼峰截除后,必须对鼻骨的边缘进行渐进的打磨。每一轮轻柔的旋转式打磨后都需要术者的检视和触摸其效果。

恢复鼻背美学线(DALs)在鼻修复手术中占据核心位置。原因在于 DALs 在评价鼻中线是否笔直和对称时极其重要。一旦 DALs 放到预定位置,这两个关键的表面结构就可以通过打磨突起和用碎软骨填充凹陷进行调整了。因为 DALs 需要从眼球水平到鼻尖的整体关注,每一个区域都需要从整体和局部进行判断。鼻尖的不对称常是尾侧的 DAL 扭曲造成的,需要准确评估和不对称的手术操作,以达到对称的手术效果。避免过度的操作,以免造成鼻尖不稳定,这样可预防鼻尖下垂。使用榫槽技术,可以把鼻尖放置在理想的位置上。

并发症

我(P. P)"真正的"初次鼻整形手术术后并发症低于 1%。最常见的是鼻衄、感染,以及长时间的眶周瘀斑。

鼻衄

幸运的是,鼻衄是相对罕见的并发症,一般都只限于下鼻甲或插入骨凿进行鼻骨截骨的前庭槽状切口出血。缩小肥大的下鼻甲时,配合激光和向外骨折,使用黏膜下技术等,可以戏剧性地减少鼻甲的术后出血。我们在缝合完成后,会立即进行鼻内镜检查,以确保封闭所有的出血点。因为彻底的鼻内镜检查可以确保精确的电凝止血,因此我们很少使用填塞。必须填塞时,需要非常小心,特别是进行了多部位截骨后。

感染

中隔鼻小柱交界处的缝合感染是罕见的并发症,普通治疗无效,只能拆除缝线。严格无菌操作,在手术前用碘伏(10% 聚维酮碘溶液)清洁术区,有助于减少感染。

更进一步的减少感染并发症的措施,则是用棉签在鼻前庭内涂抹含有抗生素-糖皮质激素软膏,直到所有的前庭缝线都被吸收为止。

长时间的眶周瘀斑

长时间的眶周瘀斑可能通过以下措施加以减少:术前定位内眦静脉、在截骨路径上使用足量血管收缩药物、磨快骨凿、冷敷以及压迫皮肤切口直到渗血停止等。由于可能影响凝血功能,患者要在术前两周停止使用所有的偏方。

案例分析

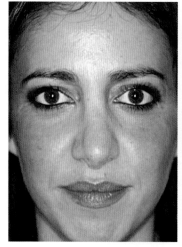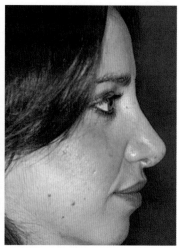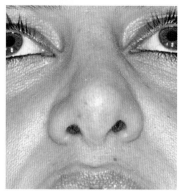

图 50-3

这是一例 24 岁女性患者,曾经做过闭合式入路鼻中隔整形。术前存在倒 V 畸形、鼻背美学曲线中断、鼻尖不对称和鼻小柱悬吊。

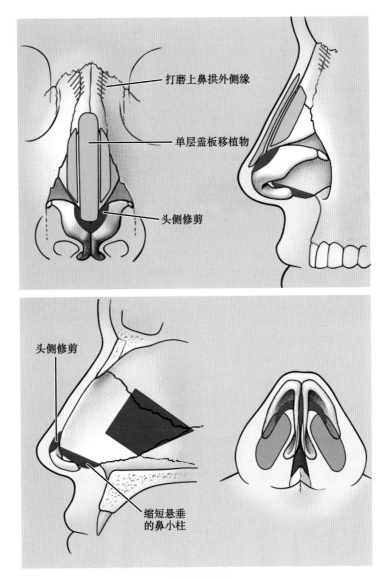

打磨上鼻拱外侧缘

单层盖板移植物

头侧修剪

头侧修剪

缩短悬垂
的鼻小柱

图 50-3(续)

　　通过完全贯穿切口的闭合性鼻整形术,采取少量残存的鼻中隔软骨,并缩短了鼻小柱
悬垂。经过软骨间切口完成以下操作:下外侧软骨的内侧头端部分切除,不对称的卷轴区
修薄、鼻背脱套、鼻背截骨、上鼻拱外侧缘打磨。将单层的鼻中隔软骨盖板移植物放置在
鼻背及中鼻拱的两外侧缘,使用穹隆下缝合以缩窄穹窿部的成角。

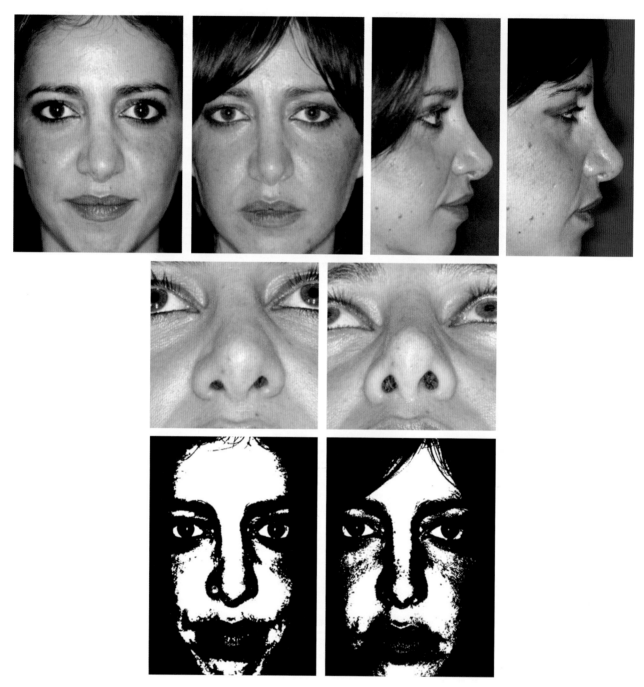

图 50-3(续)

　　术后 13 个月时出现了鼻前面解剖上的高光点及阴影,遵循于格言"削平高的,填充低的"。通过重塑鼻梁宽度及鼻尖体积的方式,重塑了鼻背美学曲线。鼻骨基底被缩窄。鼻根位置略微向上移动。鼻尖及卷轴区看起来更精致,鼻小柱悬垂被精妙地矫正。

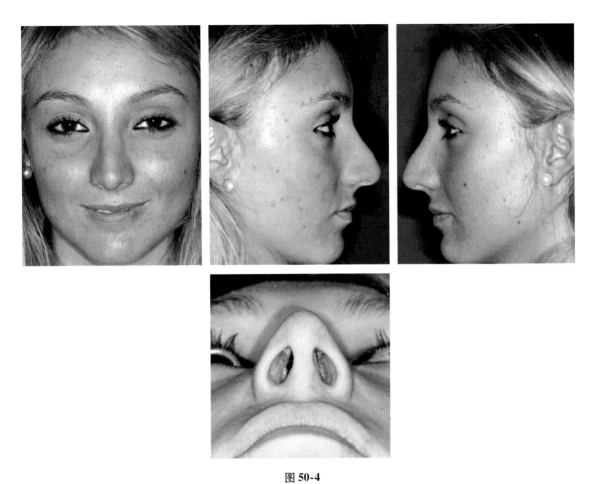

图 50-4

这名 19 岁女性患者主要存在鹦鹉嘴畸形。

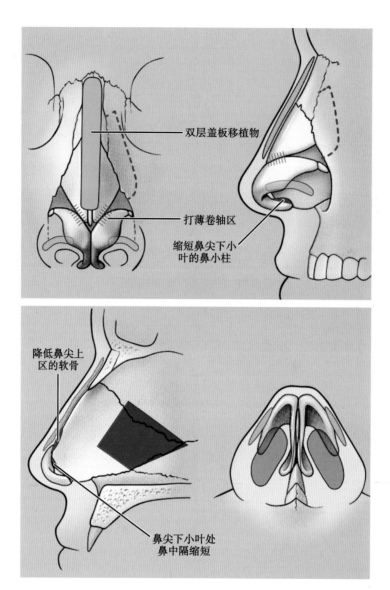

双层盖板移植物

打薄卷轴区

缩短鼻尖下小叶的鼻小柱

降低鼻尖上区的软骨

鼻尖下小叶处鼻中隔缩短

图 50-4(续)

　　患者接受了以完全贯穿切口为入路的闭合式入路鼻整形,采集了少量的鼻中隔软骨,并缩短了鼻尖下小叶 2mm。经过软骨下切口对鼻背脱套、降低鼻尖上区的软骨,修薄卷轴区,以及青枝骨折截骨。鼻根部放置薄的盖板移植物。通过前庭的"穿刺"切口放置鼻翼缘轮廓线移植物,缩窄鼻小柱并完成榫槽缝合。

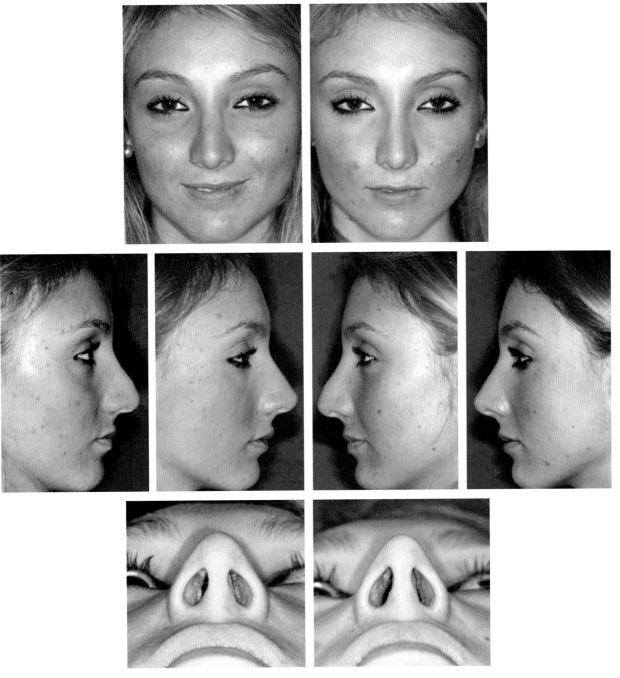

图 50-4(续)

　　下排图片显示的是患者术后 2 年的状态。鼻背轮廓的关键标志点，包括鼻根、鼻缝点、鼻尖上转折点、鼻突点、鼻尖下转折点、鼻唇点等位置已经重置。通过榫槽技术稳定鼻尖位置。矫正顶板开放畸形。鼻尖轮廓没有改变。

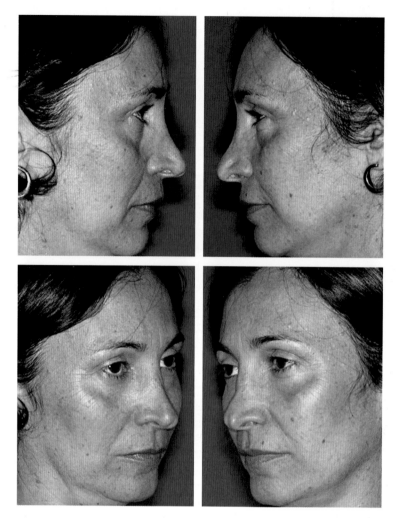

图 50-5

这位女性患者因顶板开放、倒 V 畸形及严重的鞍鼻就诊。

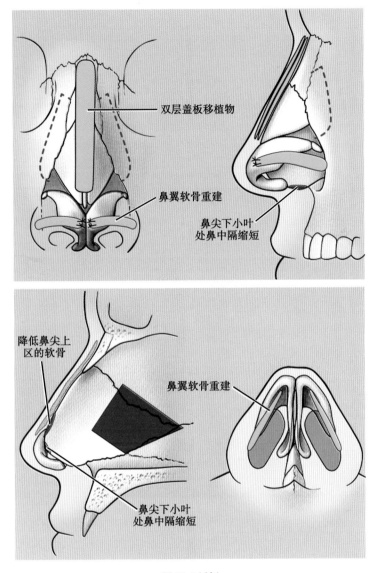

双层盖板移植物

鼻翼软骨重建

鼻尖下小叶
处鼻中隔缩短

降低鼻尖上
区的软骨

鼻翼软骨重建

鼻尖下小叶
处鼻中隔缩短

图 50-5(续)

　　经过闭合式入路释放软骨,用耳软骨重建鼻翼支架。经半贯穿切口,少量缩短鼻尖下的鼻中隔,鼻背脱套、降低中隔前角。进行了基底部及横行截骨。在鼻背表面,抵住鼻根部放置双层盖板移植物,并进行榫槽缝合。

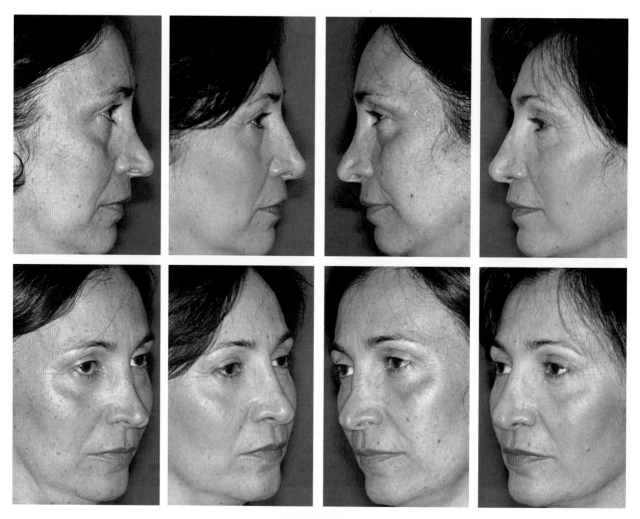

图 50-5(续)

　　术后 18 个月复诊时,用堆叠的耳廓软骨移植物重建的鼻背形成了轮廓分明的鼻根。经过重塑的鼻翼框架以及新的鼻尖位置形成了更加自然的下三分之一鼻锥,但是穹窿还有些不对称。

要　点

□ 术者要学会倾听。
□ 术者必须能够辨识出不合适的受术者。
□ 术者必须理解变形的鼻支架结构的解剖关系。
□ 术者应着眼于重塑正常结构。
□ 闭合式入路有其明显的优势应予以考虑。
□ 重塑表面外观可能比重建鼻支架更有效。
□ 可考虑用半固体层叠技术隆鼻。
□ 重建时可能需要用到耳软骨或肋软骨。
□ 如果鼻尖由于鼻中隔及下外侧软骨的过度切除而失去支撑,则必需重建远端的鼻中隔。
□ 手术计划合理,妥善执行,并取得好的手术效果,这就是最好的推销。

（甘承 译,李战强 校）

参考文献

1. Anderson JR, Ries WR. Rhinoplasty: Emphasizing the External Approach. New York: Thieme, 1986.
2. Palma P, Khodaei I, Tasman AJ. Guide to the analysis and assessment of the rhinoplasty patient. Facial Plast Surg 27:146, 2011.
3. Phillips KA. Body dysmorphic disorder: recognizing and treating imagined ugliness. World Psychiatr 3:12, 2004.
4. Sheen JH, Sheen AP. Aesthetic Rhinoplasty, ed 2. St Louis: Quality Medical Publishing, 1998.
5. Yoo DBI, Jen A. Endonasal placement of spreader grafts: experience in 41 consecutive patients. Arch Facial Plast Surg 14:318, 2012.
6. Palma P, Khodaei I. The rhinoplasty dichotomy. Facial Plast Surg 30:103, 2014.
7. Moon BJ, Lee HJ, Jang YJ. Outcomes following rhinoplasty using autologous costal cartilage. Arch Facial Plast Surg 14:175, 2012.
8. Kim JH, Jang YJ. Use of diced conchal cartilage with perichondrial attachment in rhinoplasty. Plast Reconstr Surg 2:20, 2015.
9. Palma P, Khodaei I. Hybrid rhinoplasty: the 21st century approach to remodeling the nose. Arch Facial Plast Surg 12:412, 2010.
10. Palma P, Khodaei I, Bertossi D, et al. Hybrid rhinoplasty: beyond the dichotomy of rhinoplasty techniques. Acta Otorhinolaryngol Ital 33:154, 2013.
11. Farkas JP, Lee MR, Lakianhi C, Rohrich RJ. Effects of carving plane, level of harvest, and oppositional suturing techniques on costal cartilage warping. Plast Reconstr Surg 132:319, 2013.
12. Wee JH, Park MH, Oh S, et al. Complications associated with autologous rib cartilage use in rhinoplasty: a meta-analysis. JAMA Facial Plast Surg 17:49, 2015.
13. Palma P, Khodaei I. Surgical management of the distorted caudal septum. Curr Opin Otolaryngol Head Neck Surg 22:52, 2014.
14. Boenisch M, Nolst Trenité GJ. Reconstructive septal surgery. Facial Plast Surg 22:249, 2006.

达拉斯鼻修复术：全球大师的杰作

Secondary Rhinoplasty *by the global masters*

51

鼻修复中如何降低风险？

Ira D. Papel

鼻修复是指解决初次鼻整形术后所遇到问题的一系列外科手术技术的统称[1]。这些可能会是简单问题,比如说软骨缘显露或骨性突起过高,也可能会是复杂的问题,比如说组织弱化或软组织缺失等,让修复的医生很难作出选择。控制患者的期望值非常重要,有时甚至要花比实际手术操作更多的时间。以一种系统的方式把分析、技术以及心理评估结合到一起,才能在鼻修复中获得成功的结果[1-4]。

患者评价

我对修复患者制定手术方案的原则,是尽量采用创伤最小的手段,以实现患者的目标。这意味着要保护结构和软组织,尽量少用移植物。把尽可能降低手术风险放在最优先的位置上。寻求鼻修复的患者常常感到沮丧,愤怒,或担心无法得到改善。需要对其中很多人进行教育,让他们接受现实。医生在初次面诊时就应该明白这一点,在早期谈话中就要试图去解决这些问题。要尽早发现那些期望不切实际的患者,手术也不要急着成单,以免将来互相伤害。

修复手术的时机取决于缺陷的特异性和严重性。未受周围组织水肿影响的小缺陷可早期修复。当医生预计需要大量的时间才能让软组织水肿消退时,建议等待 1 年再说。当有功能问题时,如有必要,可以缩短时间间隔。最后什么时间修复最好,还是医生自己说了算。

比较复杂的修复,涉及多个移植物时,推荐采用开放式入路。对于小问题,比如说鼻背的凹凸不平,或者鼻尖移植物的调整,做有限的闭合式入路,采用软骨间或软骨下切口就能顺利完成。

最好是保留和重新利用软组织。比如说可以采集穹隆间的软组织,将其保留下来,在手术快要结束时,用于覆盖鼻尖的软骨和移植物(图 51-1)。医生应该让正常的结构成分保留在原位,必要时可进行加固。在关键部位常需要利用自体软骨,但应将所用的量降低到最低程度。使用多个移植物可能会导致鼻子非常僵硬,并随着时间的推移,软组织收缩可以使早期不可见的移植物边缘显露出来。使用颞筋膜或真皮移植物,也有助于恢复以前的手术中皮肤和皮下组织被破坏的软组织厚度(图51-2 和图51-3)。

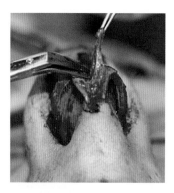

图51-1 采集穹隆间软组织

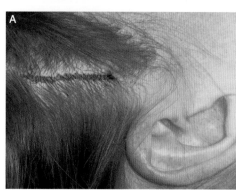
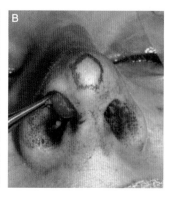

图51-2 用颞筋膜进行掩饰。A,采集颞筋膜的切口。B,在皮肤薄的患者软骨表面放置筋膜

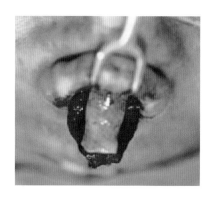

图51-3 用同种异体皮作为鼻背衬垫

调整

在过去25年里,我的初次鼻整形返修率为10%。到目前为止,这些修改案例最常见的问题是鼻背凹凸不平。可能是骨,也可能是软骨,常发生于鼻缝点。调整时常通过内入路进行,包括打磨骨性部分或用小刀片修剪软骨部分。细小的软骨突起可以在局麻下用针头刮一下就解决了。

第二常见的修改指征是鼻尖不对称[5]。导致其出现的原因包括瘢痕挛缩影响鼻尖位置、移植物移位、鼻翼退缩或鼻小柱扭曲等。通过软骨下缘切口修剪软骨移植物,复位鼻尖移植物,或添加更多的软骨来平衡鼻尖,可以矫正不对称。鼻翼退缩可能需要通过鼻翼缘切口插入一个复合移植物。复合移植物从耳甲艇侧面采集,雕刻成为适合软骨下缘切口的形状。大小取决于鼻翼退缩的程度。移植物一般长度在 10～12mm，宽度 5～6mm。将其嵌入，用5-0 镀铬肠线间断缝合固定。

第三个指征是矫正歪鼻后，偏斜仍然存在[6-8]。骨移动量不足、上外侧软骨持续凹陷或尾侧鼻中隔偏斜都是可能的原因。矫正包括再次行截骨术，在凹陷处做盖板移植物，或将鼻中隔尾侧端缝合到前鼻棘上进行矫正（图 51-4）。

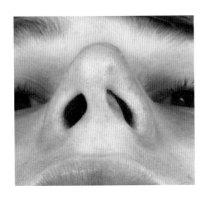

图 51-4　鼻中隔尾侧偏斜

始终不要忘记预防第一的原则。反复检查和触诊鼻背通常可以防止出现鼻背的不规则。即使是 1mm 的不规则，几个月以后也会显现出来。鼻尖不对称的预防是更为复杂的问题，有很多可能的原因。注重下外侧软骨位置和形状的细节就是最好的预防措施。盖板移植物就是缝合到位后也可能会出现移动，因此将其显露出来的时候一定要多次检查，将皮肤重新放回后，在缝合之前能显示出问题。鼻尖缝合可能导致在原本不存在的地方出现不对称，所以医生应该探查内侧脚和外侧脚的作用[5]。如果医生不专门去找的话，鼻尖的缝合线还可能会被遗漏而导致副作用。

歪鼻矫正后偏斜持续存在，是鼻整形的梦魇[6]。即使经过充分分析，操作完美，术后精心护理，仍然有一小部分的鼻子会出现偏斜[7]。只有做得更好才能实现预防。我发现在突起的鼻骨表面进行中间截骨会很有帮助，我经常会经皮完成这一操作。对于上外侧软骨的凹陷，我常会使用撑开移植物，有时这个移植物还是双层的。在截骨和撑开移植物之外，可能在侧壁的凹陷上方还需要放置盖板移植物（图 51-5）。把鼻中隔尾侧端设置在中线上经常会遇到挫折，但如果不这样做会导致鼻尾部偏斜明显。将其固定到前鼻棘的骨膜上，或在骨性突起中穿个洞来缝合固定，这一般都行得通。鼻中隔尾侧端位置是在矫正歪鼻的一个主要因素，必须在初鼻或鼻修复中进行优先处理[2]。

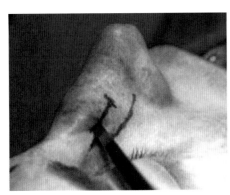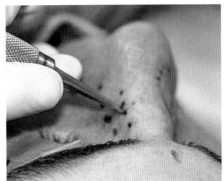

图 51-5　通过中间截骨降低骨外侧壁凸起

并发症

在我遇到的新的鼻修复患者中最常见的三个并发症是：

- 鼻尖突出度和鼻背高度不足
- 中鼻拱支撑弱，有狭窄和鼻阻塞
- 鼻尖不稳定，外鼻阀塌陷

鼻尖突出度是一个有魅力的鼻子的重要组成部分[5]。鼻尖突出度不足会形成一个圆形的轮廓，从各个角度都可以看得到。弥补这个缺陷，会有很深远的外观美学效果，而操作相对比较简单。在所有的鼻整形术中，要预防鼻尖突出度不足，需要确认鼻小柱复合体和鼻中隔尾侧端的力量，以及穹窿相对于鼻背中线的位置。修复一个突出度不足的鼻尖，需要使用鼻尖盖板移植物、鼻小柱支撑移植物、外侧脚窃取技术，或榫槽技术等（在极个别情况下）（图 51-6）。

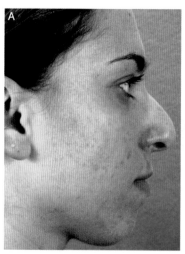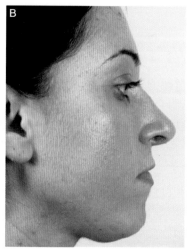

图 51-6 鼻尖突出度不足的处理。A，这名患者在做了初次鼻整形术后，鼻尖突出度不足。B，进行了鼻修复后，这名患者的鼻尖突出度增加，鼻尖上区残留的驼峰被降低

中鼻拱如果塌陷会出现外观和功能上的问题。一般来说，一个稳定且直的中鼻拱看起来和用起来都会很好。在传统的鼻整形手术中，会将驼峰去除，对侧壁进行截骨内推。对于鼻软骨长、鼻骨短、之前中鼻拱过于狭窄的患者，容易在远期出现中鼻拱的功能不全。意识到中鼻拱塌陷的可能性，将有助于防止远期的问题。医生应该用撑开移植物，保持上外侧软骨和背侧鼻中隔之间的强度和宽度（图 51-7）。

在初次鼻整形中，另一个常未被意识到的问题是，下外侧脚的力量和位置。以往外侧脚的过度切除很常见，从长远的观点来看，会导致外鼻阀薄弱。在初次手术后几年内这些问题都不会太明显。直到 20 世纪 90 年代，很多外科医生学习到的仍然只是保留 2~4mm 的外侧脚。除了外侧脚的尺寸和强度，位置也必须加以考虑。如果外侧脚朝向头侧，那么在外侧的支撑力是最小的。在这种情况下，如果做了头侧的边缘切除，只能保留少量的软骨来做支撑，会导致支撑损失。小心地保留外侧脚，明智地使用鼻翼铺板移植物，或外侧脚支撑移植物，能实现好的轮廓和力量。在某些情况下衬里和软骨都必须进行补充，此时需要从耳采集复合移植物（图 51-8 和 51-9）。

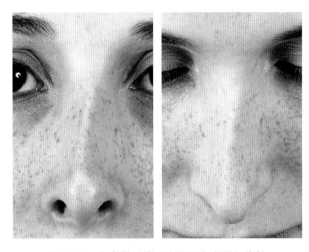

图 51-7 中鼻拱过窄,顶板开放畸形和偏斜

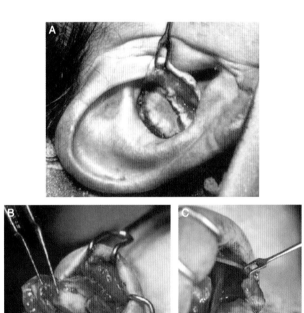

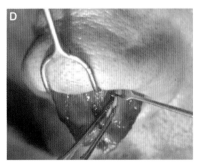

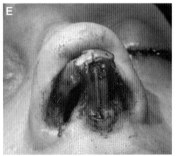

图 51-8 鼻翼移植物。A,采集耳甲艇软骨用于移植。B,放置鼻翼铺板移植物用于支撑外侧脚。C,掀起前庭皮肤,放置外侧脚支撑移植物。D,放置外侧脚支撑移植物。E,用鼻翼铺板移植物、鼻小柱支撑移植物和鼻尖盖板移植物重建鼻尖

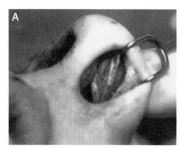
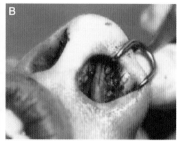

图 51-9 复合移植物。A,放置复合移植物的切口。B,放置从耳朵采集的复合移植物并固定

一些鼻修复患者在鼻背的各个方面都已经产生了明显的损害。最好是用一个单独的移植物来重建骨性鼻背,中鼻拱和尾侧端。在这种情况下,最理想的状态是用自体肋移植物兼作背侧撑开移植物(图 51-10)。另一个选择是用颞筋膜包裹软骨颗粒作为鼻背移植物。这些移植物的优势在于,能够覆盖一个不规则的表面,且不需要医生雕刻移植物底面来匹配(图 51-11)。

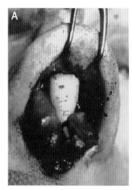
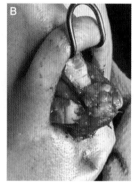

图 51-10 肋软骨移植物重建鼻背。A,放置自体肋软骨鼻背移植物。B,用自体肋软骨移植物重建鼻背和鼻翼

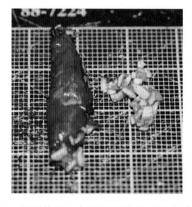

图 51-11 用颞筋膜包裹软骨颗粒做成的鼻背移植物

案例分析

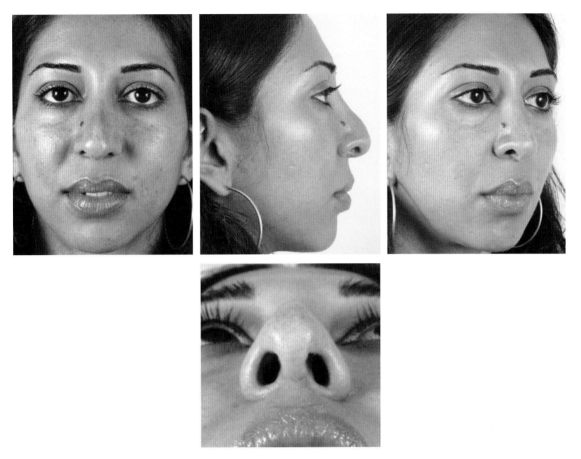

图 51-12

这位 24 岁的女性，做了鼻整形术后 2 年。她关注的是一个仍然存在的驼峰畸形、呼吸困难、鼻尖过宽，和过度的鼻孔外漏。检查显示有鹦鹉嘴畸形，突出度不足，鼻小柱跳进，以及穹窿间部位过宽。鼻腔内，鼻中隔左偏，中鼻拱狭窄，不稳定。

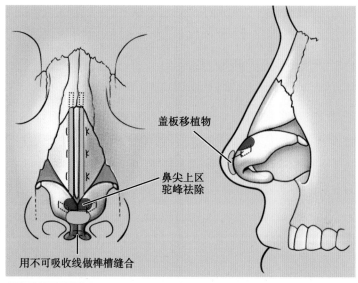

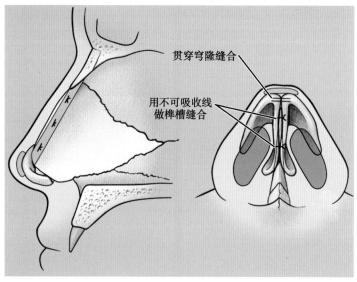

图 51-12（续）

　　从她原来的鼻小柱切口重新打开,去除鼻尖上区的驼峰,保留黏膜。在鼻中隔成形术中采集鼻中隔软骨,作为撑开移植物放置。松解内侧脚,采用榫槽法将其固定在更靠头侧的位置。用贯穿穹隆缝合和压碎的中隔软骨做成的盖板移植物,重做鼻尖表现点。

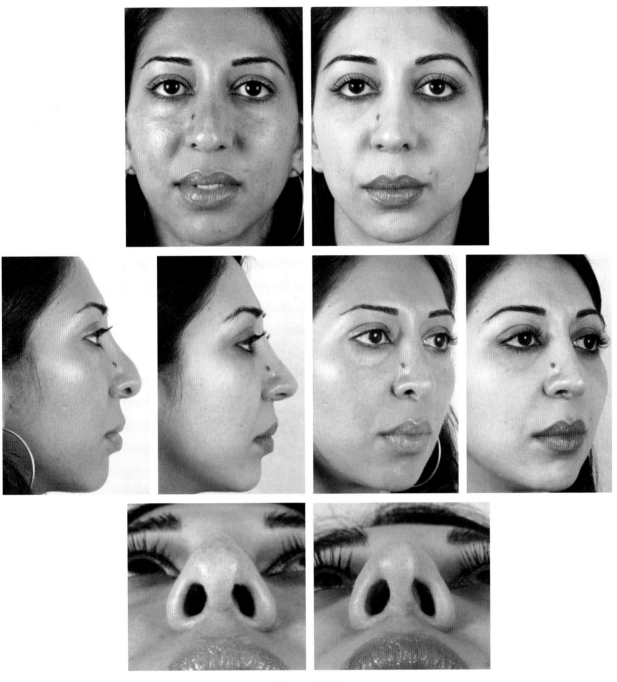

图 51-12（续）

　　术后 7 年，她的中鼻拱塌陷得到矫正，重建了平滑的鼻背美学线。鼻尖表现点更清晰。侧面观上可见平滑的鼻背，以及微微上翘的鼻尖上区转折。鼻尖旋转度得到改善，鼻翼退缩被矫正。

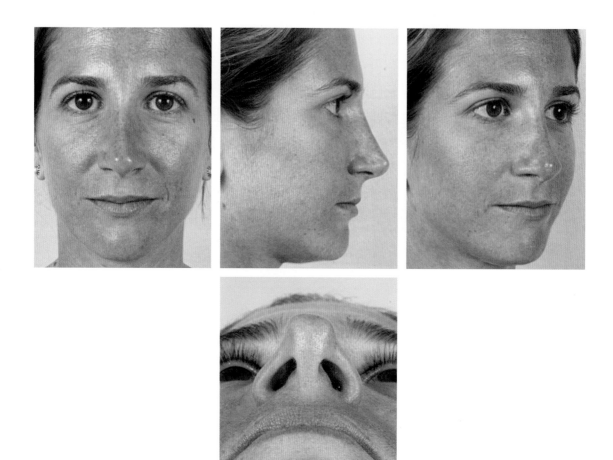

图 51-13

　　这名 33 岁的患者已经做过两次鼻整形和鼻中隔成形术。她觉得鼻子窄,双侧阻塞。在呼吸时她的外侧脚会随之塌陷。在之前的手术中一侧的耳廓软骨已经被取掉。

　　检查发现,中鼻拱过薄,有倒 V 畸形。两侧鼻翼向内侧靠,缺乏支撑。鼻尖穹隆间的位置过宽。之前的手术中,鼻中隔软骨已被切除,右耳没有可用的软骨。

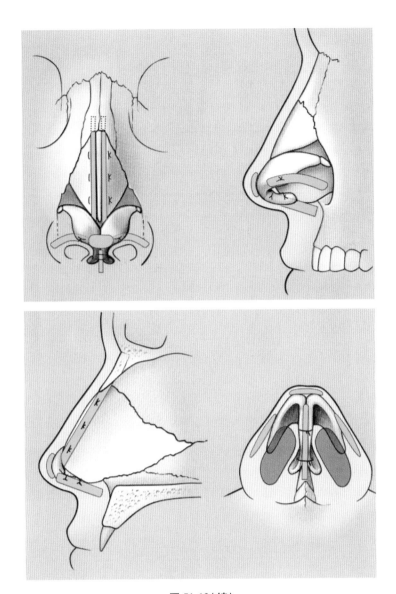

图 51-13(续)

手术修复需要采集自体肋软骨，以提供充分的移植材料。采用开放式入路进行鼻修复，放置了撑开移植物、双侧外侧脚支撑移植物，以及鼻小柱支撑移植物。

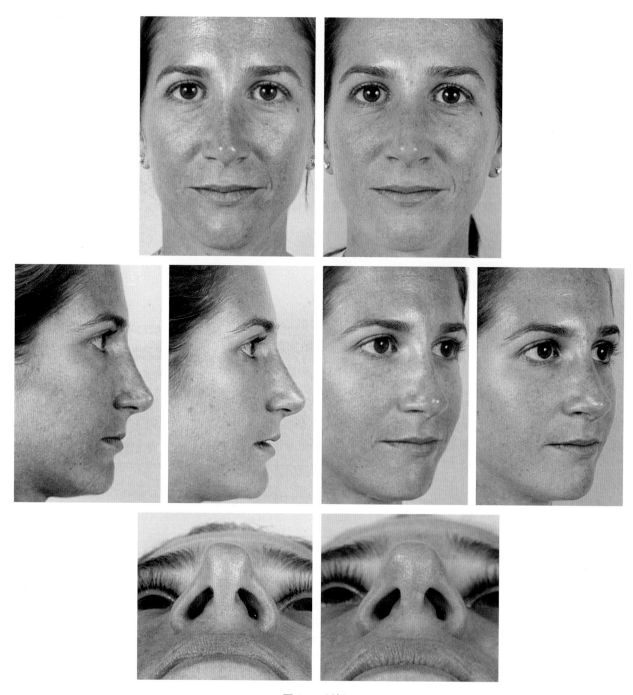

图 51-13(续)

　　术后 18 个月。她过窄的中鼻拱和倒 V 畸形被矫正,重建了平滑的鼻背美学线。基底位视图显示鼻翼缘现在已被矫直,轻度的鼻尖不对称已得到矫正。

要　点

- 保留和恢复鼻结构是鼻修复的成功关键。所有外观漂亮,功能良好的鼻子,都会有共同的结构特性:强有力的中线鼻中隔支撑,宽度充分且稳定的鼻骨,通畅的中鼻拱以及稳定的上外侧软骨,对称的下外侧软骨,合适的突出度以及有充分外侧支撑的鼻尖。[8]

- 在初次鼻整形中皮肤软组织罩常已被破坏。鼻修复医生常需要补充软组织,当然也需要保留残留的组织覆盖支架。鼻手术后,软组织罩可能在多年后还会有变化。这种可能性必须纳入手术计划,以获得稳定的远期效果。

- 在鼻修复手术中应尽量减少或避免使用合成材料。即使在有最大的软组织覆盖的完美条件下,仍然会有感染和外漏的重大风险存在。在修复患者中,这些风险更大。几乎所有患者都有一些可用的软骨、骨或软组织可用于修复手术。降低风险是成功的治疗计划的一部分。

- 要尽可能温柔地对待皮肤软组织罩、软骨和骨。包括尽量避免夹捏组织、过度牵拉、无保护的电凝止血或在过大张力下缝合切口。尽量少用镊子或其他工具挤压软骨,防止损伤。要用锋利的骨凿进行截骨,而且只限于在绝对需要的地方进行。尽量利用自然组织层次,以减少出血,预防淋巴管破坏,保护血管和神经,减少瘢痕形成。

- 一定要注意预防“手术”痕迹。要把保持自然特征作为手术的首要目标,比如强有力的鼻背,正常的鼻尖突出度,正常的鼻尖旋转度,足够的鼻背宽度,以及有力的鼻翼自然弧度等。

- 修复手术的计划必须包括获得足够的材料。无论是中隔软骨,耳软骨,肋软骨,筋膜,或骨,患者必须理解采集和使用这些材料的必要性。在手术中需要材料的情况下,最好有多个选项。

- 成功的手术是治疗开始前准确诊断的直接结果。医生必须考虑患者的临床过程,评估以前操作的缺点,并制定一个初步的行动计划。这个计划必须与患者分享,以确保医患目标一致。

- 建立良好的医患关系在许多方面会很有好处。仔细回答有关的解剖畸形,功能性的问题,可能的移植物,风险,愈合的正常过程,以及现实的期望等,可以防止术后再来问这些问题。医生花更多的时间来讨论这些因素,患者就能更好地经历正常的愈合过程,以及面对并发症。这种沟通在整个术后期间还应继续。

- 所有手术都有风险。一般来说操作越复杂,风险越高。在鼻修复中,只需要完成必要的任务;医生应在实现既定目标的前提下,选择尽可能简单的操作。

- 持续随访和再次评估是评价手术效果的关键。稳定的拍照及定期检查,能展示随时间过去出现的效果,帮助医生培养特定操作对特定情况是否有效的意识。

（李战强　译）

参考文献

1. Papel ID. Secondary rhinoplasty. In Papel ID, ed. Facial Plastic and Reconstructive Surgery, ed 3. New York: Thieme, 2010.
2. Papel ID. Facial analysis and nasal aesthetics. Aesthetic Plast Surg 26(Suppl 1):S13, 2002.
3. Shipchandler TZ, Sultan B, Ishii L, et al. Aesthetic analysis in rhinoplasty: surgeon vs. patient perspectives: a prospective, blinded study. Am J Otolaryngol 34:93-98, 2013.
4. Papel I. Interlocked transdomal suture technique for the wide interdomal space in rhinoplasty. Arch Facial Plast Surg 7:414-417, 2005.
5. Papel ID. A graduated method of tip graft fixation in rhinoplasty. Arch Otolaryngol Head Neck Surg 121:623-626, 1995.
6. Roxbury C, Ishii M, Godoy A, et al. Impact of crooked nose rhinoplasty on observer perceptions of attractiveness. Laryngoscope 122:773-778, 2012.
7. Shipchandler TZ, Papel ID. The crooked nose. Facial Plast Surg 27:203-212, 2011.
8. Haack J, Papel ID. Caudal septal deviation. Otolaryngol Clin N Am 42:427-436, 2009.

52

鼻修复手术的系统方法

John Jared Christophel ■ *Stephen S. Park*

过去,接受过鼻整形手术的患者由同一位医生再次为其实施鼻整形手术称为再次鼻整形手术(secondary rhinoplasty),由其他医生为其再次实施鼻整形手术称为鼻修复手术(revision rhinoplasty)。现在,无论前后两次手术是否为同一位医生实施,所有的再次鼻整形手术均统称为鼻修复手术(secondary rhinoplasty)。

鼻修复手术是我们临床工作中最为困难的手术之一。鼻修复手术的各个方面,包括患者期望、解剖评估、修复时机、手术方案及手术操作均可能遇到问题。术前难以做出准确的解剖学诊断,因此手术方案会不可靠。手术方案的具体实施也会遇到麻烦,因为存在解剖层次混乱、瘢痕组织增生以及解剖学标志缺失等问题。术后恢复过程不确定因素增加。本章中,我们会对这些问题介绍我们的观点,包括患者评估以及有助于解决具体问题的技术方法等。

一般概念

鼻修复手术中一个重要概念是合理的术前设计。这包括设计接受鼻修复手术的工作模式。其中一个就是在初次手术面诊时就告知患者存在修复的可能性。就我们做的所有手术中,鼻整形手术返修率最高(5% ~7%);在初次手术前与患者沟通修复率的事情,患者心理有所准备,就不容易把修复看作是手术"失败"。告知患者术后有可能出现恢复期延长以及软组织挛缩等情况,也可以帮助患者安心度过术后第一年的恢复期,而不是急于寻求手术修复。详细记录手术过程也非常重要。我们用简图做手术记录,用特定的颜色表示切除、移植以及缝合等,将简图扫描归入患者的电子病历。如果是给我们自己手术的患者实施修复手术,这些简图会非常有用,能够提供比文字记录更多的信息。

在有过一次欠佳的手术经历后,绝大多数寻求修复的患者会试探性地就医,期望值也会更谨慎。初次手术前如果面诊沟通适当,有助于缓和这种情绪。但是,有些患者的心理情况复杂。接诊医生要警惕患者是否患有体像障碍,另外,如果患者认为先前的手术医生十恶不赦,而将修复手术医生看成救世主,这也要引起接诊医生注意。患者会对之前的手术医生表现出一定程度的不满。有的患者会希望修复医生能够认可这种对先前医生的苛责。但如果接诊医生认可这种想法,反而会适得其反。接诊医生要弄清患者的根本诉求,初次手术出了什么问题,哪里导致患者不满意。面诊时要对三个问题作出具体判断:患者寻求修复的动机是什么,患者期望达到怎样的效果,患者的依从性如何。医生通过面诊能够了解患者寻求修复的动机,但还要明确这个动机是否与解剖学问题相符,而不是别有用心。我们会让患者在镜子前逐一核实问题以达成医患共识,必要时会辅以图像模拟,图像模拟有助于讨论患者希望通过修复手术获得怎样的形态变化效果。患者依从性也是必需的,对于手术后容易出现外伤的患者,例如竞技运动员或带小孩的母亲,要在术前做充分辅导。

患者评价

寻求修复的患者曾接受过手术,大多数健康情况足以再次接受手术,但有必要例行常规的化验查体,发现潜在的健康情况的变化。对于鼻子情况的评估,可以从患者自己描述所在意的问题开始。医生坐在患者前方,患者一手持镜一手拿着棉签,并回答医生的询问:"请告诉我你对自己鼻子的看法——喜欢的和不喜欢的都可以讲出来。"先让患者自己描述所在意的问题,之后再由医生进行临床检查。这样医生就能了解患者寻求修复的动机以及期望获得怎样的改善。如果患者在意的问题(无论是美学问题还是功能问题)确实有对应的解剖学原因,就意味着患者主诉与临床诊断相符。但如果患者纠结于小瑕疵,例如轻微的不对称,医生就要谨慎。或者,如果患者没有明确的想法而只是期望获得医生"专业"的判断并解决所有问题,这样的患者也不适合安排手术。

寻求修复的患者另一个常见主诉是对鼻子静态的形态外观没有不满,但是不喜欢微笑时候鼻子的形态。

患者自己描述完所在意的问题之后,我们会让患者看着镜子,由我们拿着棉签向患者指出按照面部系统分析所做出的判断(表52-1)。医生要按步骤进行分析以免遗漏,避免被其他的明显的问题分散注意力或是被患者误导。分析包括三个视角:正面观、侧面观、基底位观。

表 52-1 鼻部系统分析

正面观	侧面观	基底面观
1. 患者身高	1. 鼻根	1. 鼻尖与眉的关系
2. 鼻部皮肤质地/皮脂分泌情况	a. 上睑沟(鼻根起始点)	2. 三角形或梯形
3. 面部对称性	b. 鼻额角:115°～130°	a. 小叶:三分之一
4. 三庭	2. 前额斜度	b. 鼻小柱:三分之二
a. 发际中点	3. 额突度	3. 不对称
b. 眉间	a. 唇-额角度	4. 鼻尖
c. 鼻唇交点	4. 鼻背轮廓	a. 对称
d. 颏下点	a. 男性可以略凸	5. 鼻小柱宽度
5. 五眼	b. 女性可略凹	6. 鼻中隔尾侧端
a. 鼻翼基底(内眦间距)	c. 直	7. 鼻孔
6. 鼻背美学线	5. 鼻长度	a. 对称
a. 从眉到鼻尖表现点的平行线	6. 鼻尖突出度	b. 梨形
b. 沙漏样	7. 鼻尖旋转度	c. 与中线成45°

续表

正面观	侧面观	基底面观
7. 单独评估鼻部的三部分	8. 鼻翼-鼻小柱关系	8. 前庭
a. 弯曲/扭曲/对称	a. 正常：2～3mm	a. 反折
（从眉间点到颏下点画线）	b. 鼻小柱悬垂	b. 下鼻甲
b. 宽度	c. 鼻翼小叶悬垂/退缩	c. 穹隆角
c. 球形鼻尖与夹捏鼻尖		d. 鼻阀塌陷
i. 判断 LLC——凹陷，凸起，垂直走行		i. 内鼻阀/外鼻阀
d. 触诊鼻中隔前角		ii. 动态/静态
e. 鼻尖反弹性		
i. LLC 完整性		
f. 鼻尖表现点		
i. 对称		
ii. 宽度		
g. 鼻小柱/鼻翼（"飞翔的海鸥"）		

LLC，下外侧软骨

正面观先观察面部整体情况。评估面部对称性，如果存在半侧颜面异常，会加重或导致初次手术效果不佳。观察面部三庭五眼比例。我们会关注眶区骨骼轮廓、面中部突出度、上切牙位置、下颌骨对称性等。之后我们会关注面部按五眼比例划分包含鼻子的中间区域，将鼻子在垂直方向三等分，观察每一部分的中线位置、宽度、表面有无不规则、表现点情况、轮廓情况、鼻背美学线情况等。一定要注意面部是不是有不对称，因为手术前患者常不会在意这一问题，而在术后却异常关注。在一张不对称的脸上放一个笔直的鼻子会不协调，不美观。

侧面观上，我们会先观察鼻子周围结构的情况，包括颏突出度、额头轮廓以及鼻根位置等。初次手术效果不佳可能与忽视了这些情况有关，如果再次忽视就可能重蹈覆辙。计算机模拟会对此有所帮助，例如模拟假体隆颏后的效果。之后再分析鼻部情况，还是将鼻子分成上中下三部分进行观察，对每一部分评估突出度、旋转度、有无凹陷等。多数鼻修复手术患者的鼻翼-鼻小柱关系都存在不同程度的异常，表现为侧面观鼻小柱显露过多或鼻翼退缩。侧面观可发现的其他较常见问题还包括：鼻尖支撑力丧失，鼻尖突出度不足，假性驼峰，鼻小柱双转折不自然，鹦鹉嘴畸形等。这些问题都有对应的解剖原因，在后文介绍。

基底位的情况通常不被患者注意，但是从临床角度考虑，对鼻修复患者评估基底位情况非常重要。从基底位可以更清楚地评价鼻尖宽度、鼻尖形态、对称性，以及突出度。还可以观察鼻翼基底宽度、鼻翼轮廓、鼻尖小叶-鼻小柱比例。要注意内侧脚长度和踏板位置。如果内侧脚长且踏板位于鼻槛位置，那么在不切断或不重叠内侧脚踏板的情况下，降低鼻尖突出度的可能性就很小。相反，如果内侧脚短，容易出现鼻尖支撑力丧失，导致鼻尖突出度降低或鼻尖下旋。最后还要检查外侧脚的情况，特别是留意外侧脚远端有无向鼻气道内打折的问题。即使不存在鼻气道狭窄，只要进行鼻尖缩窄的操作（如穹隆捆绑缝合）就要特别关注外侧脚的内收程度，因为这个操作有可能加重外侧脚内折甚至引起鼻气道堵塞（图 52-1）。

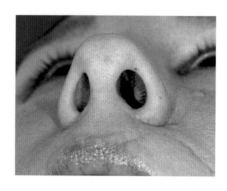

图 52-1   外侧脚内折

随着计算机成像技术不断进步,在患者评估过程中,这项技术的使用也日益成为常规。而且软件的售后服务也越来越好,价格也降低了。使用计算机成像技术能够吸引患者,但它更重要的作用应该是服务于医患沟通,帮助达成医患共识,以及发现一些体格检查时未注意到的解剖异常。有医生担心使用计算机成像技术会使患者对手术效果产生不切实际的期望;应该是由医生来保持现实。随着三维成像技术的价格更加亲民,我们也期望三维技术能更多应用于鼻整形手术领域。

调整

从表面的形态问题分析内在的解剖原因

从术前分析评估过渡到手术方案设计,关键步骤是要明确导致外观异常的、隐藏在皮肤深层的解剖结构问题是什么。相同的外在表现可能对应着不同的内在问题,也就对应着截然不同的矫正方法,所以做出正确的解剖学诊断才能确定合理的修复方案。手术时要注意内在的解剖问题是否与术前照片所见的外在形态相对应,可以将患者的术前照片挂在手术室墙上。将患者外在的复杂鼻部形态特征与内在的骨软骨支架问题对应起来,是难得的提高诊断能力的机会。

歪鼻的情况要从上中下三段分别进行分析。上三分之一偏斜是由鼻骨异常造成,通过视诊和触诊进行评估。中三分之一轮廓不对称常由鼻中隔背侧端偏曲造成,也可能由上外侧软骨不对称造成(图 52-2)。中鼻拱形态明显不对称时,制订方案时要重视,因为矫正这个问题时需要充分暴露并拆解原结构,使用各种移植物和缝合法进行重建。这种程度的背侧鼻中隔操作,通常最好还是通过开放式入路完成。

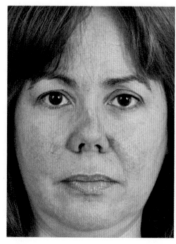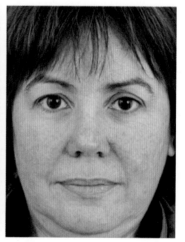

图 52-2   这名患者右侧中鼻拱塌陷,背侧鼻中隔扭曲。采用开放入路,术中使用了软骨夹板移植物和铺板移植物

鼻上三分之一形态问题常由鼻骨异常引起。如前所述,鼻骨偏斜或不对称会导致鼻外观扭曲。当骨性鼻背过度切除时,鼻缝点过低,会造成假性驼峰。相反,骨性鼻背去除不足会出现驼峰残留。外侧截骨内推不充分会遗留顶板开放畸形,并导致鼻上三分之一与中鼻拱衔接中断,出现阴影,产生倒 V 畸形(图 52-3)。骨性鼻背轮廓不规则并非都是由于鼻骨位置异常造成,如果打磨造成骨膜缺损也可能导致细微的轮廓不规则,可以通过进一步磨平或放置移植物掩饰进行矫正。

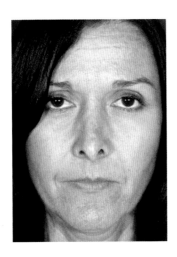

图 52-3　驼峰去除后中鼻拱重建不当,出现倒 V 畸形。上外侧软骨逐步凹陷,导致鼻中隔背侧端轮廓显形以及鼻骨尾侧端轮廓显形

鼻中隔背侧与上外侧软骨之间的关系异常,会导致中鼻拱形态问题。驼峰去除后,中鼻拱夹捏或狭窄会导致沙漏样畸形。该畸形常伴有内鼻阀的阻塞。造成该畸形的解剖原因是驼峰去除时,上外侧软骨与鼻中隔背侧之间的连接被分离,同时又未获得可靠的重建,上外侧软骨向内逐渐塌陷。此外,鼻中隔软骨背侧向两侧自然外张,发挥类似撑开移植物的功能(图 52-4)。驼峰去除时这个外张也被去除,进而导致中鼻拱的缩窄。所以要使用撑开移植物维持中鼻拱宽度,预防功能问题出现,这与获得美学改善同等重要。一些患者接受驼峰去除术,术后 30 余年或更长时间后出现中鼻拱夹捏畸形和鼻气道阻塞的情况并不少见。

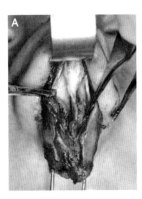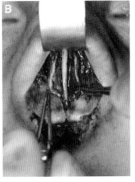

图 52-4　A,鼻中隔背侧向两侧的自然外张。B,驼峰去除后的鼻背宽度

鹦鹉嘴畸形也是鼻修复手术常遇到的情况。鹦鹉嘴畸形是鼻下三分之一的形态问题,其特征是鼻背轮廓呈前凸的曲线,鼻尖上区突出度超过鼻尖与鼻背连线。鼻尖上区瘢痕组织过度增生会导致鹦鹉嘴畸形,但更常见原因是鼻中隔前角软骨过多(图 52-5)。鼻尖在鼻整形术后可能出现一系列并发症。不对称愈合是常见的令人沮丧的并发症之一。挛缩力不对称会引起鼻尖偏斜。鼻尖形态不对称可表现为鼻尖表现点在垂直方向上的、在水平方向上的或者在突出度上的不一致。两个外侧脚不一致也可能导致鼻尖不对称

（图 52-6）。通常认为左右外侧脚的切除量一致就能保证对称,但更重要的是留下的左右外侧脚要一致。采用闭合入路暴露程度受限且结构释放不充分,在进行下外侧软骨头侧缘修剪时很容易出现过多的横向切除,这一点要引起注意。鼻尖轮廓出现孤立的、生硬的鼓包会引起患者注意,被患者称为"囊肿"。这个问题是中间脚软骨量异常导致,有可能在手术后多年才出现,即瘢痕挛缩引起软骨屈曲成角,皮肤薄时更容易被发现。患者皮肤薄时,在鼻尖表现点对应部位衬垫软骨膜移植物可预防这个问题。

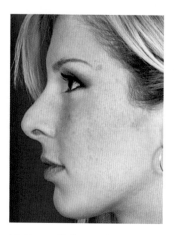

图 52-5　鼻尖上区突出度超过鼻尖与鼻背连线,出现鹦鹉嘴畸形

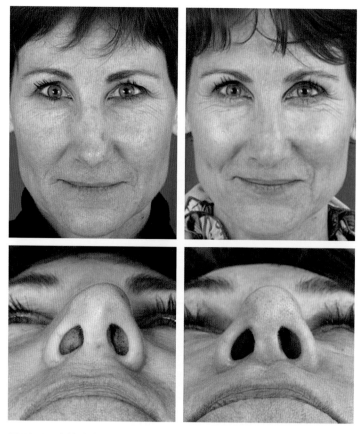

图 52-6　女性患者,40 岁,有鼻骨骨折史,曾接受闭合入路驼峰去除术。基底位可见明显的鼻尖不对称。修复手术后 3 年的随访照片

外侧脚切除过度会造成鼻翼缘退缩和鼻翼小叶塌陷。这种过度切除的操作曾经是缩小鼻尖的主流做法。这样做会破坏卷轴区,导致外侧脚逐渐向头侧移位,鼻翼缘会伴随着外侧脚一同向头侧移动,进而出现鼻小柱显露过多。这样做还可能引起内鼻阀和外鼻阀之间的鼻侧壁塌陷,也就是原先卷轴区对应的区域塌陷,进而出现功能问题。

外鼻阀或鼻前庭狭窄很少见,但如果鼻内切口对合不当、鼻小柱过宽、鼻翼小叶夹捏畸形或者 Weir 切除过度时就有可能出现狭窄。这个问题不一定会造成美学或功能缺陷,但是术前检查时要注意。

手术方案设计

完成鼻部分析以及解剖学诊断之后,综合所获得的信息进行手术方案设计。鼻修复手术方案设计过程中有一些原则需要注意。

怀疑的解剖学病因会确定特定的手术操作选择,手术操作既有主要作用又有次要作用(或副作用)。例如,中间脚弧度过钝造成的鼻尖过宽,可以通过穹隆捆绑缝合改善。穹隆捆绑缝合的主要作用是缩窄中间脚角度、细化鼻尖。次要作用包括鼻尖突出度增加、外侧脚打折,或缝合过紧出现中间脚屈曲成角导致鼓包出现。除了主要作用和次要作用外,一些操作还有可能影响面部整体协调性。某个部位形态改变后,会因为错觉而对其他部位带来影响,例如假体隆颏有可能缓和鼻尖过度突出的问题。从这个方面考虑,有时会需要医生调整最初的手术方案(框 52-1)。

框 52-1　鼻修复手术术前评估和方案设计

1. 患者主诉(形态特征)
2. 医生体格检查(解剖学诊断)
3. 方案设计——手术操作的主要作用
4. 手术操作的次要作用(或副作用)和整体影响
5. 回顾形态特征

修复手术的时机因人而异。大部分医生建议初次手术 1 年后考虑修复手术,但也可以根据患者情况和所修复部位不同而有所变通。鼻尖软组织挛缩所需恢复时间长,而外侧的偏斜也不会随着时间延长而自行改善。另如截骨不充分或者鼻骨偏斜,就没有必要再等,期待患者接受这样的畸形可能会加剧敌意。

鼻修复手术入路选择要保守。初次鼻整形术后解剖层次不清晰,使得组织分离过程变得困难,且愈合过程的可控性降低。因此,手术医生要减少手术创伤,选择更直接到达解剖异常部位的路径。有些问题如果可以通过闭合入路放置掩饰性移植物的方式矫正,就不要采用开放入路,因为后者需要更广泛地分离软组织,远期变化不好控制。

皮肤薄的患者必须注意保护。鼻部皮肤薄的患者接受鼻整形手术会出现两种情况:皮肤本身的变化以及皮肤深层结构的不规则显露。鼻整形术后皮肤本身的变化包括皮肤萎缩或变薄,以及血管增生和皮肤颜色改变等。皮肤厚时,皮肤深层解剖结构异常不易显形,但皮肤薄时则容易显形并困扰患者。虽然不能把薄皮肤变厚,但是可以放置颞筋膜等软组织移植物进行改善,效果可靠持久。

必要时使用非解剖性移植物。根据瘢痕增生和挛缩的程度,必要时要在原本没有软骨的部位放置软骨移植物以增加结构完整性和加强支撑。

医生要对可能的意外情况做好准备。修复手术过程中有可能遇到一些既往手术记录未描述清楚的意外情况。术者要在既定手术方案上随机应变,例如从耳部或鼻中隔另行采集软骨。所以要在签署手术同意书时,有预见性地包涵更多内容。

降低肋软骨使用的门槛。鼻修复手术会使用更多的软骨移植物而不是进行结构切除,但可用的软骨量(如鼻中隔软骨等)常常不足。耳软骨可用于掩饰,但其强度不足以做结构支撑。自体肋软骨可提供足够的移植材料。经放射线照射的异体肋软骨也被一些医生成功使用。50 岁以内且无肋软骨采集禁忌(如肺部疾病)的患者,我们会首选使用肋软骨。不能采集肋软骨的患者,我们会使用经射线照射的异体肋软骨,在吸收和卷曲方面还没遇到过大问题。

并发症

小调整

术后即刻偏斜

歪鼻畸形的治疗非常具有挑战性,修复手术难度更大。术后即刻轻微的不对称很常见,并非个案。可能是水肿程度不对称所致,会慢慢缓解。即使手术时已将形态调正,但鼻子有向原有偏斜恢复的趋势,这有可能是软组织罩的记忆效应。此外,做修复的患者术后都恨不得拿尺子去量鼻子直不直。

医生要评估术后即刻偏斜程度并判断其原因。一些接受截骨矫正的患者再次出现鼻骨偏斜,其原因可能是截骨不到位,骨块偏斜,或是骨块内移。有的需要再次手术矫正,有的轻微偏斜也可以在恢复期通过手指按压矫正。

鼻尖上区水肿

鼻尖上区水肿持续时间会比鼻上三分之二区域水肿持续的时间长,进而呈现出鹦鹉嘴畸形的外观。可以用力按压鼻尖上区 1 分钟观察有无凹陷,以区分是水肿,还是瘢痕组织或软骨过多。如果鼻尖上区水肿持续时间超过 3 个月,可以在水肿区域真皮下注射皮质类固醇激素治疗,但一定要非常保守。

鼻背轮廓轻微异常

随着软组织水肿完全消退,手术 1 年后鼻背轮廓轻微的不规则就会显现。如果查体判断不存在严重的结构异常,并且轮廓问题轻微,就可以通过闭合入路用打磨的方式治疗凸起,用筋膜或碎软骨移植物治疗凹陷。

大调整

对鼻下三分之二进行手术干预做大调整的话，通常就得采用开放入路。

歪鼻

鼻上三分之一偏斜持续存在，通常是由于截骨不到位所致。但其根本原因常常是既往外伤导致的鼻骨本身形态扭曲。初次鼻整形时可能已经对骨块做了整体移动。要解决鼻骨本身的扭曲，还需要做中间截骨。但是，这样广泛的截骨可能会造成粉碎性骨折和不稳定。如果出现粉碎骨块，我们会采用缝线引导的方法，在粉碎骨块深面填塞一段时间（1 周）（图 52-7）。如果截骨造成分段骨折，用这个方法也会有效。

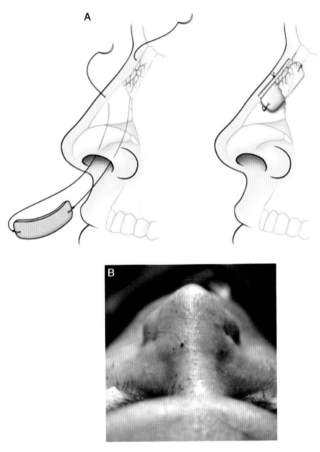

图 52-7　A，临时放置聚乙烯醇膨胀止血海绵支撑鼻骨粉碎骨块。B，缝线从左侧鼻背穿出，引导止血海绵定位，收紧后在 Steri-Strips 胶布表面打结

造成鼻上三分之一扭曲的另一个原因是鼻骨额突偏斜或骨性鼻中隔偏斜。这两个结构是鼻骨的基点，如果存在初次手术时未被矫正的异常时，也会导致偏斜残留。

矫正鼻骨额突偏斜要做激进的截骨。一种方法是用 2mm 骨凿经皮在鼻根区做鼻骨额突骨折，形成三段可移动的骨。另一种方法是按次序截骨，首先利用支点撬动塌陷的鼻骨，之后在对侧做朝向额骨的直线截骨，利用额骨为支点撬动鼻骨额突（图 52-8）。

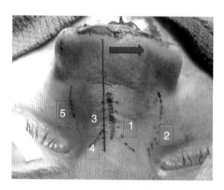

图 52-8 截骨。依次序截骨,利用支点撬动,矫正鼻骨额突偏斜。做内侧(1)和外侧(2)截骨,外推下陷的右侧鼻骨。朝向额骨做直线截骨(3),以此为支点向右侧撬动鼻骨额突。完成对面内侧(4)和外侧(5)截骨

矫正骨性鼻中隔偏斜时要注意其与筛骨顶相连,不要造成脑脊液漏。我们认为传统的鼻中隔剪在松动之前,无法剪断这个骨性结构。建议使用双关节 Gorney 鼻中隔剪,该剪刀刃为锯齿形利于截骨,且剪刀前端窄,便于紧贴鼻骨深面进入,进而从筛骨垂直板上释放骨性鼻中隔。

中鼻拱扭曲的可能原因包括初次手术期间畸形矫正不充分,或者原本笔直的鼻子因医源性问题出现偏斜。

初次手术导致原本笔直的鼻子出现扭曲有两方面原因。其一,驼峰去除,必须暴露鼻中隔背侧,其与上外侧软骨之间的连接被分开,驼峰去除后鼻中隔背侧原本隐藏的畸形就显露出来了。其二,初次手术恢复过程中,中鼻拱两侧创面愈合与挛缩程度不对称。

矫正中鼻拱形态的方法有两种,其一是结构分解再重建,另一是鼻背轮廓掩饰。

采用结构分解再重建的方法时,要先注意鼻上三分之一是否居中笔直,因为即使是轻微的骨性鼻背偏斜,也会将扭曲传递到鼻中、下三分之一。如果确定鼻上三分之一居中笔直,就可以对扭曲的鼻中三分之一按照分段法做结构分解。首选开放入路,有时在分离过程中松解挛缩瘢痕就可以使软骨支架回正。充分暴露后,分离鼻中隔背侧端与上外侧软骨之间的连接,在鼻中隔黏软骨膜下广泛分离。可以用一块薄的骨性鼻中隔做夹板移植物矫正鼻中隔背侧的扭曲。有时候对中鼻拱的组成结构做适当的位置调整就可以对齐,但大多数情况下需要使用撑开移植物。撑开移植物可以叠层,层数越多效果越牢靠持久。无论层数多少,均需将上外侧软骨用水平褥式缝合重新固定于鼻中隔背侧上。矫正鼻中三分之一扭曲时,我们发现定位缝合会很有帮助。这样的缝合可以对抗原有的扭曲力量,迫使鼻中隔恢复至中间位(图 52-9)。

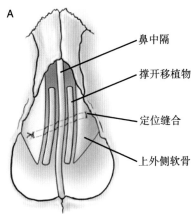

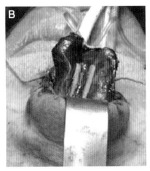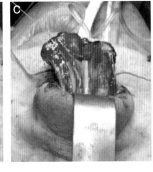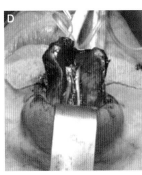

图52-9　A,定位缝合对抗鼻中隔矢状位扭曲。B,鼻中隔向右侧偏斜,放置撑开移植物,未做缝合。C,一般缝合法固定撑开移植物之后,鼻中隔尾侧端朝向左侧,未做定位缝合。D,穿过上外侧软骨、撑开移植物和鼻中隔做定位缝合,调直鼻中隔

采用掩饰性方法矫正轻微的中鼻拱偏斜,严重的偏斜需填充鼻背。对于轻微偏斜,可以采用闭合入路,在缺陷部位对应区域精确地分离出腔隙,在腔隙内放置小片软骨移植物矫正缺陷,恢复对称性。对于存在结构缺损的严重扭曲,就需要使用鼻背盖板移植物。如果不存在鼻气道阻塞,就不用分解中鼻拱,只用盖板移植物即可。如果存在鼻气道阻塞,就需要分离上外侧软骨与鼻中隔软骨之间的连接,将上外侧软骨固定于盖板型撑开移植物外侧,重建鼻气道。

倒 V 畸形

驼峰去除手术数年后可能出现倒 V 畸形。采用闭合入路去除驼峰时,上外侧软骨不能重新固定于鼻中隔背侧端。随时间延长,挛缩引起上外侧软骨凹陷,导致鼻骨尾侧缘轮廓显形而在鼻背出现倒 V 样外观。如果倒 V 畸形不伴鼻气道阻塞,可以采用闭合入路用掩饰性方法改善鼻背轮廓问题。但更常用的方法是采用开放入路逐步分解原有结构,使用撑开移植物重建中鼻拱,复位塌陷的鼻外侧壁并固定。

鼻根、鼻背低

鼻根位置低的问题很少被患者看作是美学缺陷,面诊时容易被忽视。患者注意到的常常是假性驼峰,并要求做驼峰去除手术。如果这样做,让鼻背高度迁就于低的鼻根高度,会更加重轮廓不协调。修复手术需要使用移植物重建鼻背形态,移植物长度要从鼻根延伸至中鼻拱,必要时需相应增加鼻尖突出度。

可以用筋膜、压碎的软骨或雕刻的鼻中隔软骨作移植物垫高鼻根,移植物在鼻背骨软

骨交界处要过渡柔和。也可以用筋膜或与筋膜相似的组织包裹碎软骨做鼻背填充。鼻根移植物术后移位可能性大,即使是手术数月后也存在移位可能,这和鼻根部鼻骨形态有关。为避免移位,腔隙一定要做得小一点,特别是腔隙的尾侧边。缝合固定可能会比较困难,但是值得考虑。

可以采用内入路放置压碎的小片软骨,或放置筋膜包裹的软骨碎末垫高鼻背。不过,大多数鼻修复手术都需要用肋软骨做移植物。肋软骨雕刻要细致,因为垫高鼻背后包裹移植物的皮肤罩被绷紧,轮廓不规则容易显露。理想状态下,移植物在中鼻拱处要略窄一点,以实现较好的鼻背美学线。移植物头侧端要逐渐缩窄,并紧密贴合鼻根部位的骨膜下腔隙里。将移植物缝合固定在鼻背上,使移植物尾侧端位于外侧脚头侧缘深面,这样鼻背轮廓过渡自然,且有助于抬高鼻尖和外鼻阀。鼻尖上区不要过度填充,确保鼻尖是鼻背轮廓的高点。在两内侧脚之间放置鼻小柱支撑移植物,下至前鼻棘。与放置小的掩饰性盖板移植物不同,进行鼻背重建时要将中线结构固定于前鼻棘上,以提供可靠的中线支撑。所以重建后与正常鼻子比起来,鼻尖活动度会降低,而且摸起来会显得硬。

可以采集第十或第十一浮肋,雕刻为骨软骨移植物充填鼻背。放置该移植物时需注意的事项如前文所述,特殊点在于此移植物的骨性部分能与鼻骨融合,并且不会随时间延长而出现卷曲。使用此移植物符合 Gillies 原则,即相同组织替代相同组织。用两根克氏针做经皮固定,3 周后取出固定针(图 52-10)。

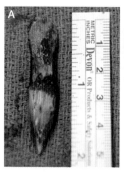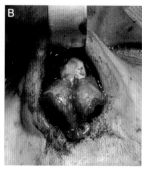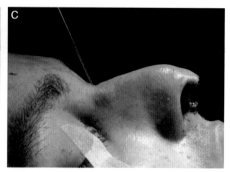

图 52-10　A,雕刻好的肋骨软骨移植物。B,将下外侧软骨定位于合适位置并缝合于该移植物的软骨部分。C,用一或两根克氏针做经皮固定,接近皮肤表面剪断克氏针并用夹板覆盖

假性驼峰和鼻尖下垂

鼻尖支撑力逐渐丧失,且突出度降低会造成假性驼峰畸形。随着鼻尖突出度逐渐降低,但鼻中隔前角位置不变而显得凸出,导致鼻背侧面轮廓呈现外凸的弧形。如同患者会忽视鼻根低的问题一样,患者也不会注意到假性驼峰问题是因为鼻尖突出度不足所导致,而是反复强调对驼峰的关注。恢复鼻尖突出度的方法很多,需要根据患者情况进行个性化选择。有的患者可选择鼻尖盖板移植物或帽状移植物,有的患者则需要整体调整鼻尖位置。体格检查有时难以明确鼻尖结构异常的具体问题,所以鼻修复手术时术者要有准备地掌握各种恢复鼻尖突出度的方法。

外侧脚窃取可以有效地增加鼻尖突出度(以及上旋鼻尖)并同时细化鼻尖表现点。鼻修复手术矫正迟发性鼻尖下垂时很少需要缩窄鼻尖,而是要向前"推进"下外侧软骨,并将其可靠地固定于鼻中隔尾侧端或其他中线支撑结构上,以恢复鼻尖突出度。如果鼻中隔尾侧端不足,则需要使用鼻中隔延伸移植物。也可以使用支撑于前鼻棘的延伸型鼻小柱

支撑移植物,但用这个方法患者可能会听到移植物与前鼻棘摩擦发出的声音,或是在微笑时上唇出现横行褶皱。无论采用哪种结构作为尾侧端的支撑,在固定下外侧软骨时都需要使用长效缝合线。向前推进下外侧软骨还可能导致鼻尖向头侧旋转,这个变化通常患者可接受。

鼻尖鼓包

鼻尖鼓包常出现于中间脚位置,为此处软骨量异常导致软骨屈曲所致。可以用切除法、掩饰法或重建法治疗。

用切除法时,在软骨屈曲处切开前庭黏膜,于软骨深面向两侧分离。在屈曲处切断软骨,软骨断端重叠缝合。这样可以加强软骨薄弱区。在软骨重叠部位放置碎软骨掩饰成角,并柔和鼻尖表现点。穹窿垂直断开或鼓包切除会降低鼻尖突出度。

如果不需要降低鼻尖突出度,就不建议采用切除法,而是采用盖板移植物等掩饰法进行处理。

也可以直接修复和加强鼓包。切开并分离前庭黏膜,在中间脚深面放置小片软骨移植物加强新的中间脚轮廓,并缝合固定。

鼻翼-鼻小柱不协调

鼻翼退缩或鼻小柱悬垂会导致侧面观鼻小柱显露过多。鼻翼-鼻小柱关系异常的鼻修复患者大多都存在鼻翼退缩问题。鼻翼退缩通常由外侧脚切除过度导致,也可能是由于外侧脚位置异常或各种不当的外侧脚缝合所致。除外这些手术操作,引起鼻翼退缩最常见的原因是鼻翼小叶各组织层的挛缩,包括内侧衬里以及鼻翼小叶本身。鼻翼结构向头侧旋转,再加上内侧衬里的挛缩,会导致鼻翼表面皮肤内卷。

对于轻度鼻翼退缩,可以使用鼻翼缘轮廓线移植物,克服轻度的鼻翼缘软组织差异(图52-11)。更激进的方法是把外侧脚向尾侧方向移位,并用铺板移植物或外侧脚支撑移植物加强支撑,避免异位,但是这个方法不能解决衬里缺损。

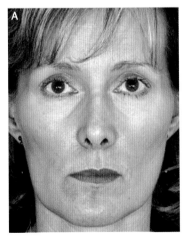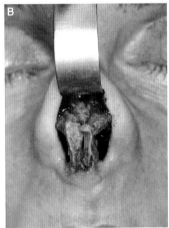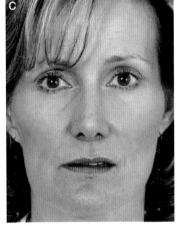

图52-11　A,初次鼻整形术后出现鼻翼缘轻度退缩,鼻小柱过度显露。B,术中见外侧脚被过度切除,鼻尖左侧的鼓包。C,做了双侧鼻翼缘轮廓线移植物,和鼻小柱榫槽缝合固定,术后6个月

对于中重度鼻翼退缩,治疗重点是重建缺失的前庭衬里,以及向尾侧延伸鼻翼小叶结构。因为鼻前庭衬里延伸性弱,所以在修复时需使用复合组织移植物,既增加衬里组织量又提供支撑力。耳甲艇复合组织是理想的移植物材料。供区创面小可直接缝合,供区创面大可使用耳后岛状皮瓣或游离皮片移植修复创面。

鼻翼-鼻小柱关系异常的鼻修复手术患者,有少数人存在鼻小柱悬垂问题,治疗方法与初次手术的矫正方法相似。如果需要大量切除鼻中隔软骨尾侧端时,需要采用贯穿切口,同时切除膜性鼻中隔和鼻中隔软骨尾侧端,注意避免损伤内侧脚。要将内侧脚牢靠地固定在新的鼻中隔软骨尾侧端,避免出现鼻尖突出度降低或鼻尖下旋。另一种方法是在内侧脚和鼻中隔尾侧端之间,通过榫槽缝合的方式把鼻小柱向后推。为了获得退缩量还需要广泛分离鼻中隔黏软骨膜,分离范围甚至要达到鼻槛和鼻底位置。衬里是瓶颈。

鼻气道阻塞

鼻整形术后出现鼻气道阻塞的原因很多,要通过全面详细的病史采集和体格检查判断其解剖学原因。最常见原因是鼻背或鼻侧壁塌陷。其他原因还包括鼻尖下垂、鼻腔内蹼状瘢痕、瘢痕性狭窄或粘连等。治疗时要根据实际情况选择针对性的修复方法,而不要企图用某个单一方法解决所有问题。功能性鼻背重建与美学性鼻背填充不同,前者需要更为可靠的结构重建方法,在前文已有介绍。鼻侧壁塌陷可使用具有强有力的铺板移植物进行治疗,移植物要足够长,跨过塌陷区并支撑在骨性梨状孔上。对于瘢痕增厚所致的鼻气道阻塞,需要做细致的分离和打薄。鼻侧壁组织分离和组织修薄是一项有难度的操作。一定要闭合死腔,可以用缝合或衬垫的方式。我们常用的方法是在鼻侧壁内外放置夹板,贯穿缝合固定,类似三明治样夹住外侧壁以闭合死腔,固定1周。

假体相关并发症

假体在鼻整形手术中的使用已有很长历史,被世界很多地区接受。但是,在某类人群或鼻子某个部位成功使用的经验,不能被盲目推广到其他人群或鼻子的其他部位。亚洲人群皮肤厚,用假体垫高鼻背的鼻整形术很常见。但必须警告:西方人鼻部皮肤薄,放置假体后组织张力大。假体有感染和外露的风险(图52-12和图52-13)。注射填充物的使用也日益普遍,但存在引起皮肤坏死和畸形等严重并发症的风险。用不同假体材料作外侧壁铺板移植物的情况在美国很常见,这样做也会引起一些非特异性并发症的出现。有的患者会主诉存在肿胀感、皮肤发红、疼痛、发痒、异物感或其他不适。为了缓解症状,必要时不得不取出假体,改用自体软骨。

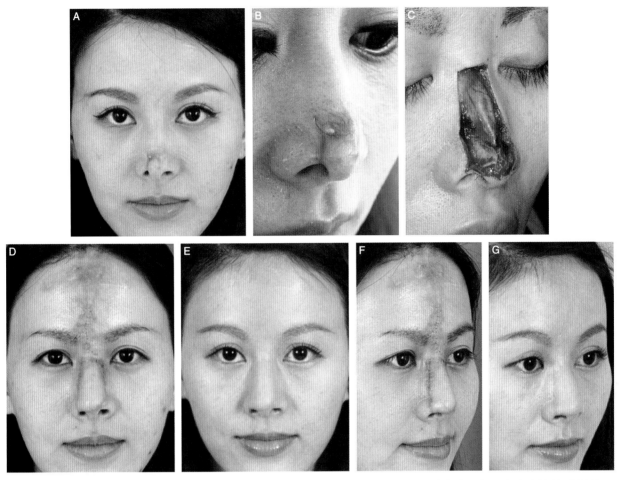

图 52-12　A 和 B,亚洲患者,注射不明性质的填充材料后出现鼻部皮肤坏死。C,去除瘢痕和坏死皮肤,用额部皮瓣修复鼻创面。D ~ G,手术后 1 个月和 3 个月随访照片

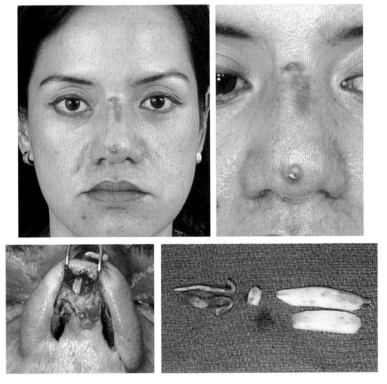

图 52-13　鼻假体外露。假体材料不明

结论

鼻修复需要专业的判断、设计和操作。即使是最有经验的鼻整形专家也不能说完全掌握了鼻修复手术。但是医生要在初次鼻整形中通过适当的术前方案设计、解剖学病因判断、修复术中评估以及术后效果随访等方面的不断总结,提高专业能力。

案例分析

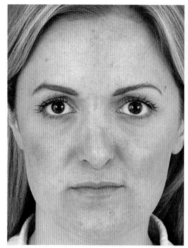
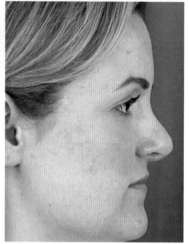
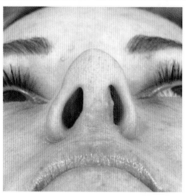

图 52-14

患者曾做过三次鼻整形,查体见鼻背过度切除,鹦鹉嘴畸形,鼻下三分之二扭曲。左侧穹隆软骨曾被离断,曾使用过鼻背软骨移植物,和鼻小柱支撑移植物,都已被取掉。右侧鼻骨外扩,设计了右侧的不全骨折。在双侧鼻中隔黏软骨膜下广泛分离,调整内侧脚位置,以榫槽缝合到鼻中隔上,去除多余的鼻中隔软骨尾侧端,最终向头侧旋转鼻尖并缩短了鼻长度。

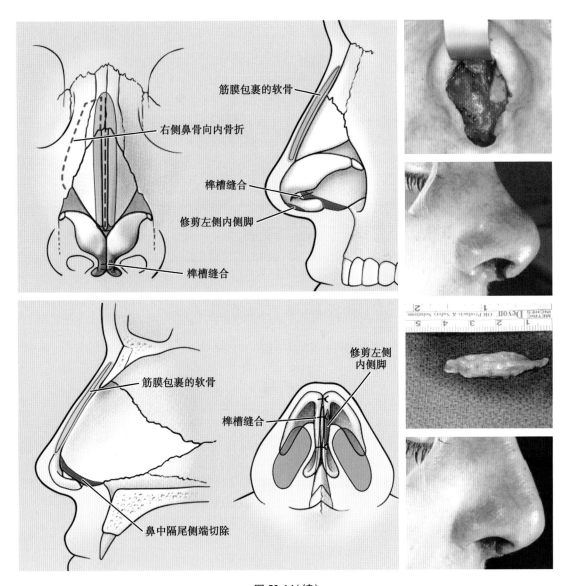

图 52-14(续)

　　采集右侧颞筋膜,包裹软骨颗粒填充鼻背。修剪鼻尖瘢痕组织,重塑鼻尖轮廓,修剪鼻中隔前角的软骨。从左侧内侧脚突出部位去除多余的软骨,因为其加宽了鼻小柱。

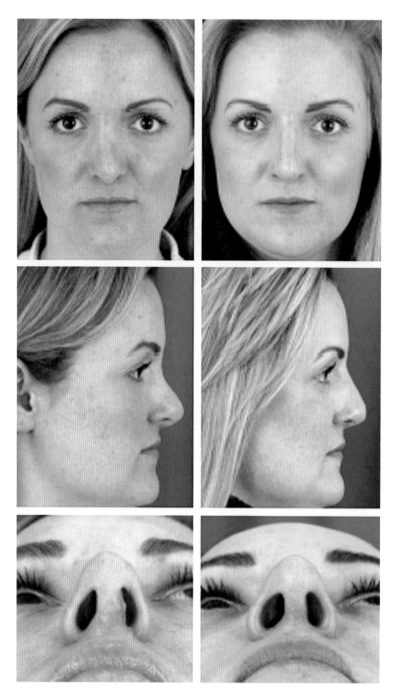

图 52-14(续)

术后 1 年,侧面观上鼻背突出度增加且轮廓改善。鼻背轮廓的凹凸不平和左侧凹陷获得矫正,鼻背轮廓对称性改善。鼻尖居中,支撑性和对称性改善,鼻通气功能改善。

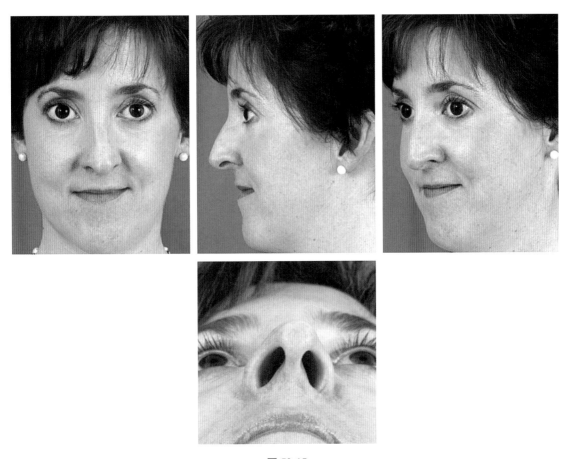

图 52-15

　　患者40岁,有鼻骨折史,曾接受闭合入路驼峰去除术。患者主诉鼻尖轮廓不美观,要求修复。查体见双侧鼻尖鼓包。

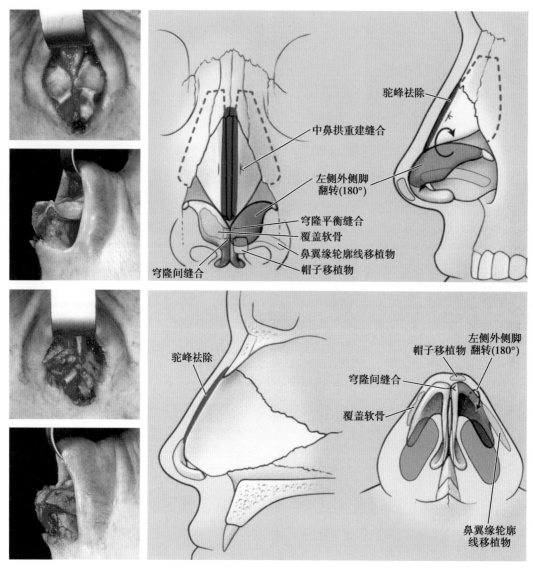

图 52-15(续)

操作如下：

■ 鼻背驼峰降低

■ 双侧内外截骨

■ 上外侧软骨缝合,重建中鼻拱

■ 右侧外侧脚重叠

■ 左侧外侧脚翻转穹隆平衡缝合

■ 穹隆间缝合

■ 左侧帽状移植物

■ 左侧鼻翼缘轮廓线移植物

■ 右侧鼻翼碎软骨移植物

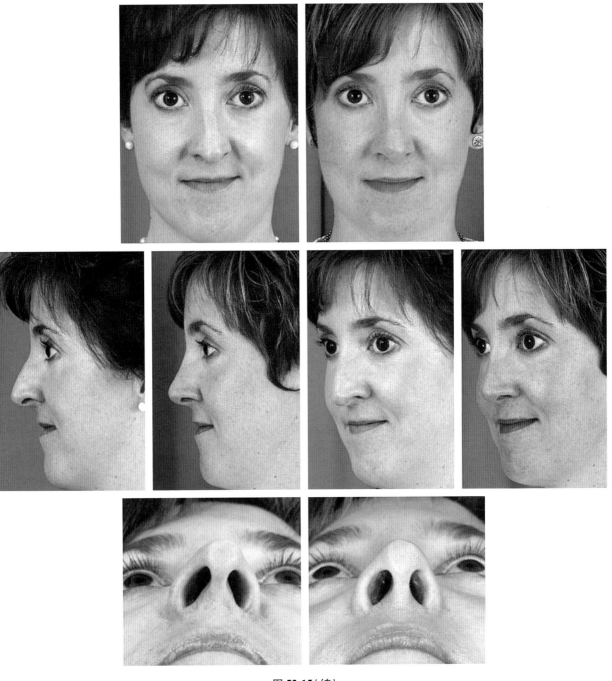

图 52-15（续）

　　术后 3 个月,通过一系列移植物和缝合方法进行重建后,鼻尖对称性明显改善。鼻尖和鼻背协调、形态自然。

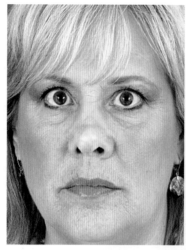
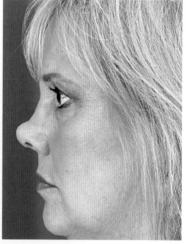
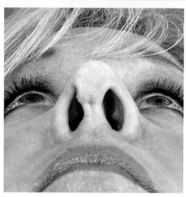

图 52-16

　　患者曾做过 6 次鼻整形,最后一次手术采用开放入路,用多孔聚乙烯材料做鼻中隔支撑移植物、铺板移植物和鼻尖移植物。

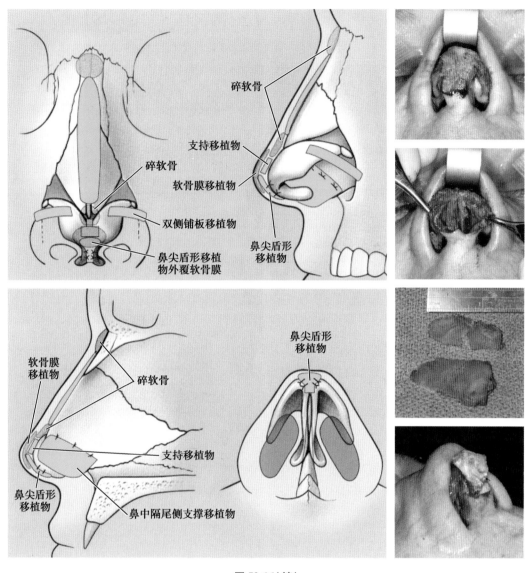

图 52-16（续）

　　术中鼻部多处可见 Medpor 假体。鼻中隔软骨两侧均可见到。还有用这个东西做成的"鼻背盖板移植物"，以及"鼻中隔尾侧延伸移植物""双侧铺板移植物"等，统统取掉。采集左侧第八肋软骨，做成鼻背盖板移植物、鼻中隔尾侧端支撑移植物、鼻尖盾形移植物、鼻尖支撑移植物以及双侧铺板移植物。鼻尖覆盖软骨膜移植物，柔和盾形移植物轮廓。在鼻背盖板移植物尾侧端的下方放置碎软骨，改善鼻尖上区凹陷。在鼻根放置碎软骨，柔和鼻背盖板移植物与鼻骨之间的过渡。

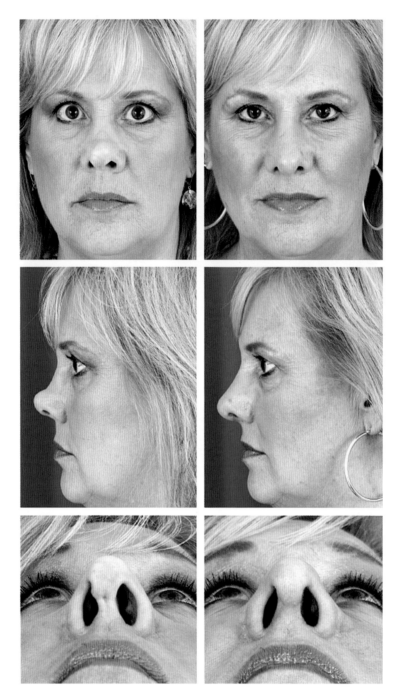

图 52-16(续)

　　术后 2 个月,鼻背形态获得重建且支撑良好,鼻通气功能恢复正常。所有假体均被取出,换成了自体组织。鼻子形态不再突兀,且对整体的面部表情都带来了积极影响。

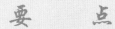

要　点

- □ 合理的术前规划,包括初次手术面诊时就要告知患者存在二次手术修复的可能。
- □ 手术记录要详细。
- □ 要理解患者对鼻子形态的关注点。
- □ 要全面且透彻地弄清楚初次手术效果不美观的原因(例如鼻根低或颏后缩)。
- □ 手术方案设计时需要明确导致外在形态异常的内在结构问题。
- □ 要理解初次手术操作的副作用(如外侧脚头侧修剪可能引起鼻翼退缩)。
- □ 要降低假体取出的门槛。
- □ 降低肋软骨使用的门槛。
- □ 要对术中意外情况做好准备。
- □ 患者必须建立合理的手术目标和期望值。

（王睿恒 译,李战强 校）

参考文献

Christophel JJ, Hilger PA. Osseocartilaginous rib graft rhinoplasty: a stable, predictable technique for major dorsal reconstruction. Arch Facial Plast Surg 1:78-83, 2011.

Christophel JJ, Park SS. Complications in rhinoplasty. Facial Plast Surg Clin North Am 17:145-156, 2009.

Christophel JJ, Park SS. Structural support and dynamics at the tip. Facial Plast Surg 28:145-149, 2012.

Park SS. Fundamental principles in aesthetic rhinoplasty. Clin Exp Otorhinolaryngol 4:55-66, 2011.

Park SS, Hughley BB. Revision of the functionally devastated nasal airway. Facial Plast Surg 28:398-406, 2012.

达拉斯鼻修复术：全球大师的杰作

Secondary Rhinoplasty *by the global masters*

53

在鼻修复中取得稳定效果

Santdeep H. Paun ■ *Gilbert J. Nolst Trenité*

随着社会化媒体的出现,增加了公众对美容外科各个方面的认识,包括对修复手术的需求和愿望,这些新一代的患者对术后效果变得更为挑剔。大量关于美容外科的文章也增加了期望值。随着技术的发展,现代鼻整形医生必须不断追求最终的术后效果,让挑剔的患者和医生都满意。鼻修复仍然是现代鼻整形手术中最具挑战性的项目之一,实际上,在面部美容手术中,它被认为是最复杂的一个。

本章着重介绍了在鼻修复中最为困难,技术上最具挑战性的各个方面,指出如何识别和矫正常见问题,以实现可控的和满意的远期效果。

当然,鼻修复是一个非常复杂的话题,本章只是对我们所喜欢技术的一个概述。

患者评价

病史和体格检查

对于要求做鼻整形手术的患者进行术前评估,这个重要性怎么强调也不过分,但是对于要求做鼻修复的患者,还有其他的额外因素要考虑。如果要详细地讨论面部分析,这已经超出了本章的范围,我们假定读者已经对相关概念有了一个全面的了解。

一定要完全了解手术之前的外观与功能的病史,做过的手术操作,以及术后每年的变化细节。以前的照片能够帮助确定患者的关注点。在咨询的早期就要说清楚患者的焦虑和期望值,确保它们很具体,而不是对之前效果模糊的不满意。评估专家需要确保这样的期望是可行的,患者的愿望是现实的,并和可预见的可能术后结果保持一致。如果存在任何疑问,对敏感的咨询患者要谨慎,必要时转诊精神科,推迟手术。要确定合适的手术指征,才能因此实现可能的改善。然后和患者讨论手术入路和方法,并记录在案。

在确定手术计划之前,一定要诊断出深层的解剖畸形。观察外观和触诊同等重要,特别是评估皮肤软组织罩和小的鼻背不规则时。在这些部位,进一步细分的深层骨骼支撑,软组织厚度和瘢痕,以及外覆皮肤的纹理等,将有助于阐明解剖和结构畸形。鼻内检查可辅以内镜评估确定剩余的鼻中隔偏斜、粘连、鼻阀的问题,以及黏膜病变等。常倡导做Cottle操作,但是这个操作是非特异性的,可以用一个探针或棉签把外侧脚向外拨,也是一个很好的鉴别方式。

心理问题

鼻子位于面部正中,也处于最突出的部位,使鼻子成为面部识别最为独特的器官。鼻子外观的微小变化都可以引起整个面部的巨大改变,和所有鼻整形患者进行讨论时,都要强调这一点。鼻子可以代表文化、种族和象征性的身份,这些心理意义不能低估[1]。

鼻修复患者还会出现和原手术相关的心理问题,这些在初次咨询中就要认识到并加以解决[2]。在这种情况下一定要区分开,哪些术后效果,是真实存在的,哪些只是患者这么认为的。虽然前者会比较容易处理(假设期望值比较现实),但是在后面的情况下,一定不能让患者对修复术后的效果抱有幻想。必须建立医患关系和相互信任,为之后的咨询以及传达现实的修复手术效果打下基础。如果医生认为不能有可预见的改善,不管患者怎么软硬兼施,最好都不要手术。特别是男性患者,这是公认的难对付的患者,已经有大量报道了[4]。

鼻修复的时机

手术后1年内不要进行修复的概念仍然普遍有效,但是对于小的畸形、容易诊断的畸形如截骨欠佳等可以考虑提前,这种手术做了不会影响大局,但是可以减轻患者的焦虑[5,6]。其他有些畸形也可以提前解决,包括初次手术后会可能变得更明显的鼻翼基底过宽,鼻翼退缩,以及小的鼻背骨畸形等,只需要做少量的软组织分离即可。但是随着时间的推移,瘢痕组织会逐渐成熟,这样可以降低手术后因组织愈合不良导致进一步畸形的风险。因此大多数修改手术最好都尽量往后推,把这个原因向患者解释清楚,可以让她情绪上更平稳些。修复手术时,瘢痕组织软、成熟,可以便于分离解剖。经过一年后,支架结构表面的皮肤收缩也已经完成,这时可以发现皮下的凹凸不平,但是这个过程也可能会持续数年,特别是皮肤较厚的类型。鼻尖的修复手术可能需要推迟到超过12个月,因为充分的愈合和软组织挛缩也可能还没完成。

存档

数码相片适合计算机存档,并已成为公认的规范文件。电脑模拟在过去的几年里发展得非常迅速,甚至在计算机和移动设备上,最基本的照片成像软件也可能实现简单的变形。事实上,患者越来越善于创造自己"理想"的数码图片。加上无处不在的"自拍",个人从来没有像现在这样重视对照片的满意度。

专门为此而设计的程序,对于显示患者可能的改变以及术后的结果非常有用。侧面观上轮廓的详细设计相对直接,用二维的软件就能实现,但是新一代的三维图像处理变得越来越流行,因为它能让患者全面观察到自己可能的术后效果,也能显示正面观和鼻尖部位精致的效果。一般来讲,把效果模拟得稍微欠佳一点,总比模拟得不切实际、无法实现要强。

手术设计

入路

有限的组织分离,可以降低对皮肤软组织罩血运损害的风险,在修复手术中这一点特别关键,因为之前的解剖已经形成了瘢痕组织。皮肤软组织罩可能已经变薄,并和底层结构附着牢固,特别是经过多次手术,之前鼻背应用过移植物以后。有时候可能需要仔细的锐性分离,以防穿破皮肤。特定部位的充填最好在精确的腔隙中进行,有限的分离能更容易判断移植物的理想位置。因此对小的畸形来讲,闭合式入路因为软组织分离得较少而更为理想,可以用于矫正小的骨性鼻背结构凹凸不平。

开放式入路需要分离的软组织会更多,但是,因为它可以提供无与伦比的视野,可以观察到鼻部的结构解剖,所以在这一点上打了个平手。它在修复手术中的最大的好处,是能够准确诊断不明显的深层解剖结构。[7]我们喜欢用这种入路做绝大多数重建性的调整,特别是鼻尖。最近的切口改进和手术技术,已经克服了一个早期对经鼻小柱瘢痕的批评;在鼻尖上的皮肤水肿消退延迟,以及任何鼻尖突出度的丧失,可以通过一个鼻小柱支撑移植物或鼻中隔延伸移植物保持支撑,进行对抗。

鼻中隔

如果在初次手术中已经取掉了一大块软骨,鼻中隔的修复手术会很困难,要小心有穿孔的风险。在初次手术采集了软骨后,那些没有用到的,我们喜欢把它压碎后进行放回。这样可以预防黏软骨膜瓣对上后形成瘢痕,修改手术时能够便于操作,如果需要时还可以采集[8]。这样降低鼻中隔穿孔的风险,并能提供额外的软骨支撑。对于矫正不足的鼻中隔偏斜,特别是鼻背侧广泛的畸形修复,可能需要把整个鼻中隔软骨复合物取出,进行体外重建后放回。可以在 PDS 板的帮助下完成,把所有切下来的软骨碎片固定在上面,然后将复合移植物放回到鼻中隔瓣之间,再将残留的骨和软骨支架缝合到一起。

不可预测性

在修复手术中,可能有意外的发现。软组织挛缩和瘢痕可能模仿深层结构畸形,哪怕是经过了精心的策划,医生也必须要审时度势,调整手术方案,以解决所发现的异常。当制定术前方案时,为了矫正这些无法预见的畸形,首先要保证能够采集足量的软骨,以用于掩饰的目的。

移植

虽然自体鼻中隔和耳软骨是最常用的修复手术移植物,但是肋软骨几乎可以提供无限量的移植材料。理想状态下采集第六到第八肋骨,以取得一长条用于重建鼻背,但是较小的单个移植物,也可以从乳房下皱襞一个小切口采集。耳廓软骨的自然弯曲弧度,让其很适合重建外侧脚,但是当需要比较直的材料的时候,比如撑开移植物和支撑移植物,这就不是一个优点了。如果需要时可以用水平褥式缝合,矫直自然弧度。围绕肋软骨的中心进行均衡的雕刻,而不是雕刻周边部位,可以把肋软骨的卷曲降到最小。[9,10]将软骨斜切片,数层堆起来做成一个锥形的移植物,这是一个很好的选择,似乎可以降低卷曲的可能性[11]。

采集颞筋膜,可以用作一个有价值的软组织覆盖,以掩饰小的不规则。这在皮肤非常薄的患者中会很有用,可以给放入鼻背和鼻尖部位的软骨移植物增加覆盖,帮助消掉边缘。

假体有感染和外漏的风险,所以一般不太建议,特别是对于年轻的患者,这种风险终身存在,出现并发症几率更高。

调整

当然,鼻修复的范围很广,因此在一章之内不能完全涉及。下面会详述在鼻修复中常会遇到的畸形以及其矫正方式。在我们的临床实践中,最常见的三个修复手术的指征是:鹦鹉嘴畸形,软骨塌陷和鼻尖部位夹捏,鼻中 1/3 倒 V 畸形—所有的问题,如果手术设计得好,都是可以预防的。

皮肤软组织罩畸形

关于皮肤软组织罩的手术原则,和皮肤分型有多厚有关。无论是初次鼻整形还是鼻修复,在正确的手术层次上进行分离,都可以预防手术后的瘢痕形成以及软组织的厚度差别。

皮肤非常厚的患者可能会不满意于术后的轮廓表现不清,应该事先告知以降低期望值。修剪深层软组织时,可以用多齿的 Brown-Adson 镊夹拔皮下区域(图 53-1),只去除那些疏松组织即可。使用剪刀锐性分离可能会损伤到真皮下血管网;一定要谨慎,因为皮肤和软组织的改变是永久性的,矫正起来会很麻烦。手术后 2、6 和 12 周时,在皮下进行皮质类固醇(曲安奈德)注射,可以降低软组织鹦鹉嘴畸形形成的风险(图 53-2)。

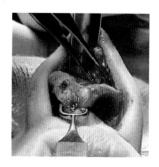

图 53-1 用多齿的 Brown-Adson 镊谨慎地夹拔皮下脂肪

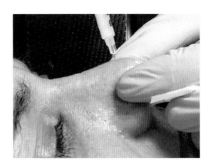

图 53-2　在一位皮肤较厚的患者，鼻尖上区皮下部位注射曲安奈德

皮肤较薄的患者术后易出现红斑，微小的不规则也容易被看到。用软组织掩饰移植物做衬底，如颞筋膜，能很好地进行预防，但是用脱细胞真皮基质也能替代。

上三分之一畸形

切除不足

用骨凿、锉或动力设备，能很容易地矫正上 1/3 的切除不足[12]。小的骨碎片随着时间推移，会进一步形成视觉上或可触摸到的凹凸不平，因此也应该被清除掉。脱细胞真皮基质（如 Alloderm）、颞筋膜移植物、或轻轻压碎的鼻中隔软骨可以有效覆盖可能残留的不平整[13-15]。

截骨畸形

截骨不充分、不对称、位置不正确，或单侧截骨，会导致骨性鼻背偏斜残留，或顶板开放畸形。可能需要做矫正性的截骨松动青枝骨折，以矫正不对称和偏斜，减少在鼻骨上截骨位置过高造成的阶梯畸形，或关闭和复位开放的顶板等。这种外侧截骨，可以在鼻腔内进行，也可以经皮进行，后者可以提供更精确的矫正。尽管采取了这样的措施，顶板开放仍然会持续存在，此时可以通过插入一个撑开移植物，以消除潜在的间隙。当第一次截骨过高，进入了偏厚的额骨时，可能出现跷跷板畸形，也就是向内骨折时，鼻骨上方的部分向外移动。这种畸形可以通过靠上的经皮截骨进行预防和矫正，以理想的形状进行有控制的骨折。

可能需要做鼻腔内或经皮的中间截骨，以矫正由于鼻骨长度不等而造成的偏斜（图53-3）。这个截骨线可以平行于外侧截骨线，但是必须在外侧截骨之前先完成，因为一旦鼻骨松动后，中间的骨折就很难形成了。

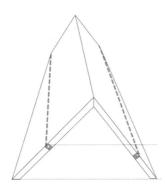

图 53-3　行中间截骨（绿色虚线）以矫正偏斜的鼻锥

过度切除

鼻额角过深会模拟短鼻的外观。矫正时需要沿着缺损的长度,进行软骨移植[17,18]。在这个部位放置移植物,可能会随时间而显现,所以医生必须要把它的边缘进行打磨,并用软组织进行掩盖。如果过度切除范围包括了整个鼻背,显示需要用更长的移植物来覆盖这些部位(图53-4)。从残存的鼻中隔或耳廓采集的移植物可能不够长,头尾方向不能沿着鼻背整个舒展开。颞筋膜包裹软骨颗粒是一个很好的替代品,能够沿着整个缺损的长度进行塑形。[19]最近我们喜欢用组织胶,把软骨颗粒做成一个花生糖一样的植物。[20](图53-5)这样不需要再单独做一个颞部的切口来采集筋膜,而移植物的长度也不会受到影响。这样的移植物很少容易被看见,因为它们的边缘是圆形的,但是皮肤非常薄的患者中,还是要非常小心,仍然可能会有一些凹凸不平会显露出来。

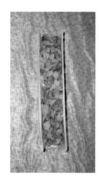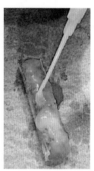

图53-4 用切开的5ml注射器作为模具制作软骨颗粒

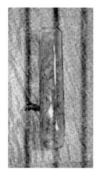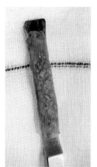

图53-5 把切好的软骨,填入切开的五毫升注射器里,然后用组织胶覆盖,做成花生糖样的移植物,可以被塑形为理想的形状

移植物有明显的感染风险,而且最终可能会出现外漏。自体组织是首选,术前术后一定要给予患者抗生素。

中三分之一畸形

鹦鹉嘴畸形

鹦鹉嘴畸形可能由软组织或软骨导致,在手术之前很难发现原因。一旦确诊后,软组织切除相对简单,但是可能会出现复发,通过在修复术后早期鼻尖上区皮下间断注射皮质类固醇(曲安奈德),加上鼻尖上区用胶布粘贴,可以降低发生率[21]。

鼻部中间 1/3 软骨切除不足,加上骨性鼻背偏低,鼻中隔前角相对较高,以及术后鼻尖支撑丧失,鼻尖突出度降低,也会表现为鹦鹉嘴畸形。在直视下连续降低解剖组分,可以重建合适的鼻背轮廓。

鞍鼻

一般认为,鞍鼻是因为对鼻中隔软骨过度切除的结果,破坏了必须保留 10mm 背侧和尾侧中隔软骨的 L 形支撑,不能维持支撑力导致。在很多情况下,可如前所述在一个小的腔隙里放入多层的盖板移植物,矫正这个问题。如果需要时,可以用组织胶或经皮缝合,将移植物固定到位。取下夹板时可以将此缝线拆除。

鼻尖上区凹陷,也可能是因为上次鼻中隔手术做得欠佳,鼻中隔尾侧端已经从前鼻棘上脱位。如果这个部位不能用强有力的缝合重建,软骨可能会向后旋转,从而失去其对鼻中间三分之一的背侧支撑。最好是将鼻中隔后角重新放回其正确位置上,从而在前鼻棘和键石区之间重建鼻中隔的两点支撑[22]。

倒 V 畸形

倒 V 畸形是鼻背驼峰祛除后支撑力不足,上外侧软骨过度切除或向内下方塌陷的结果。鼻子显示出一个"被冲蚀的"的外观与突起的鼻骨尾侧缘。可能出现相关的内鼻阀塌陷,并导致鼻阻塞。撑开移植物是解决这种畸形的一种有效方法,可以改善鼻阀的功能不全。这些软骨条要纵向放置在上外侧软骨和鼻中隔之间。虽然这些软骨之间的黏膜常被分开,但根据 Sheen 的原始工作,应该避免这样做,宁愿把撑开移植物放在黏膜外[16]。功能的改善一直难以客观量化,但可以预期会有主观的改善。通过开放式入路放置可以准确地观察和固定,但是需要的时候也可以通过内入路放置到非常紧的黏软骨膜下腔隙中,用组织胶或经皮经中隔缝合固定[23]。单侧放置撑开移植物还可以矫正鼻背的不对称。自体组织撑开瓣是一个有效和简单的替代方法,不需要额外再找软骨[24]。做鼻背的分段祛除,降低软骨鼻背时,将上外侧软骨从中隔软骨在黏膜外分开[25]。降低鼻中隔软骨,保持上外侧软骨的完整性,向内反折,形成自体组织撑开瓣,模仿撑开移植物的作用。

下三分之一畸形

鼻尖畸形的调整会很复杂,需要合理的观察解剖和面部美学分析。遇到的问题可以简单分为旋转度不足或旋转度过大,突出度不足或突出度过大,宽度问题和鼻尖自身畸形等。大部分的技术依赖对鼻尖三脚架概念的理解。对正常三脚架中任何一部分进行操作,都可能会导致可预测的鼻尖突出度和旋转度的改变,本章后面会用一些例子进行解释。

旋转度相关畸形

无论是计划做内入路还是开放式入路,都预期会有鼻尖下垂,因为二者都会破坏鼻尖的一些支撑机制。旋转度不足的鼻尖可以以三脚架概念为基础,通过不同的操作改善。旋转度改变常会与一些连带的突出度变化相关。

外侧脚窃取技术,加上外侧脚向内侧补充,使用穹窿缝合,可以形成鼻尖突出度和旋转度。[26]相反,外侧脚横断和重叠(即外侧脚瓣/叠合技术)会产生旋转度与突出度下降。这种技术通常用于缩短鼻子,以及鼻尖突出度过大时。丰满移植物和鼻小柱支撑移植物,也常被用于制造旋转的错觉。

鼻尖过度旋转常是初次手术中综合因素的结果,中隔前角的切除,以及下外侧软骨头侧过度修剪造成塌陷,也许还会加上其他涉及外侧脚的旋转操作。这种情况下矫正的选项有限,软组织会限制反向旋转的程度。主要的处理办法是放置鼻中隔尾侧延伸移植物,以有效地延长鼻子。用延长型撑开移植物来稳定鼻中隔复合体,然后把下外侧软骨向下旋转,并固定到延伸移植物上。还是利用三脚架的概念,内侧脚横断重叠会产生反向旋转,但是这么做也会降低鼻尖的突出度。最后在鼻尖下小叶放置移植物会带来反向旋转的错觉,增加鼻子的长度,但是最好是作为其他操作的补充。这个技术不适用于皮肤薄的人,她们在鼻尖区放置移植物会很容易被看得见。

突出度畸形

在鼻整形术中,常需要获得鼻尖的突出度。开放式和闭合式两种入路都会导致手术后的鼻尖下垂,所以一定要尝试保持足够的鼻尖突出度。穹窿缝合通常用来增加三角形外观,缩小鼻尖,增加鼻尖表现点,也可以增加一点突出度。如果单独使用,可以少量增加突出度和旋转度。当需要进一步的突出度时,外侧脚窃取就是一个主力技术,但是同时也会带来鼻尖的旋转。缝线不能打结过紧,因为这会产生夹捏效果。

鼻中隔-鼻小柱榫槽缝合技术是进一步的选择,可以同时设置鼻尖突出度和旋转度[27]。这种方法的一个缺点是鼻尖太硬,缺少移动性,但是大部分患者都可以耐受。如果内侧脚距离鼻中隔尾侧端过远,这个技术可能会导致一定程度的鼻小柱退缩和鼻尖的过度旋转。鼻中隔延伸移植物可以用来解决这个问题,还能额外增加鼻尖复合体的稳定性。

最后,结构移植是一种有效的策略。鼻小柱支撑移植物可以帮助加强原本较薄弱的内侧脚,从而形成突出度,但最好和其他技术一起联合使用,因为单靠它自己可能无法对抗术后的挛缩。在上外侧软骨和鼻小柱之间使用永久缝线,可以在这个点上提供稳定性。在皮肤较厚的患者身上使用盾形和鼻尖移植物,可以在突出度不足的鼻尖上形成最终的细化。

在鼻修复手术中,较少遇到张力鼻尖的突出度降低。全贯穿切口在向后拐到鼻中隔尾侧端时,会断开内侧脚踏板的附着,从而断开鼻尖的主要支撑机制,可以预计在术后会出现一些鼻尖的突出度降低,这样矫正这个畸形就会更容易了[28]。这可能需要联合内侧脚、外侧脚或两者兼有的横断和重叠,这取决于所需要的旋转度。单靠外侧脚瓣技术就可以降低突出度和增加旋转度,同样的,内侧脚瓣技术也可以降低和反向旋转鼻尖。如果旋转度不需要改变,可以做等量的两区域重叠,从而抵消旋转度的变化。

也有人描述过前鼻棘切除,但是会有出血和鼻小柱退缩的可能性[28]。

鼻尖自身畸形

鼻尖夹捏畸形

到目前为止,夹捏鼻尖的常见原因是医源性的下外侧软骨减弱,是因为对头侧边缘的过度切除,随后造成整个鼻翼条带变弱。一定要记住:保留比去除要更有用;我们建议至少保留 6mm 的软骨支撑,但是多保留一点会更好。过度积极的穹窿缝合,使得鼻尖走向出现改变,会导致穹窿区域出现切迹,诱发鼻尖夹捏畸形。

外侧脚应该在鼻翼缘后方略微向外凸起,在穹窿区柔和地变圆;特别是鼻翼外侧壁不能有夹捏。对于小的畸形,通过闭合式入路就可以在初次手术中放置支撑移植物,或矫正之前过度积极的鼻尖缝合。软骨下切口就可以充分释放下外侧软骨,进行复位,并按需要进行调整。小的特定腔隙可以允许插入铺板移植物,以矫正由于软骨变薄弱而导致的凹陷。由于外侧脚本身凹陷导致的孤立的美学畸形,可以把下外侧软骨从前庭皮肤上完全释放进行矫正。在紧靠穹窿部位外侧做切口,把外侧脚翻转过来,这样凹陷就会变成凸起。然后把重建的、旋转过来的外侧脚,缝回到内侧脚上。

开放式入路可以准确评价下外侧软骨的走向、完整性和力量,用鼻中隔软骨或耳软骨做成鼻翼铺板移植物或外侧脚支撑移植物进行加固,可以为变弱的下外侧软骨提供稳定性和力量,从而矫正畸形的美学和功能问题。鼻翼缘轮廓线移植物可以在正面和基底面,进一步形成凸度和鼻尖圆形轮廓。

鼓包形成

下外侧软骨在穹窿区突起会形成鼓包。当之前手术中头侧条带去除过度,缩窄穹窿不充分时,皮肤薄、鼻翼软骨强壮以及鼻尖分叉的三联征会导致鼓包形成[29]。术后这个部位瘢痕挛缩导致畸形出现。

治疗方案包括修整或切除突起部位,下外侧软骨缝合重建。用掩饰移植物覆盖此部位,也有助于矫正所有的轻微残余畸形。

鼻翼退缩

过度的头侧修剪,会因为愈合过程中出现的挛缩导致鼻翼退缩。建议至少要保留 6mm 的软骨条,但是如果软骨本身就较窄时,这个也不是绝对的。如果前庭黏膜没有保留,这也会导致挛缩,促进进一步的退缩。通过软骨下切口做一个合适的腔隙,放入软骨移植物,可以改善小的缺陷。更严重的畸形,通常用对侧耳甲腔做成软骨复合移植物[30]。将其放置在鼻翼缘和遗留的下外侧软骨之间的空隙中,这样可以让鼻翼缘向尾侧移动。另一种方法是在上外侧软骨和下外侧软骨之间,分离出一个间隙,放置一个结实的隔离物(理想状态为鼻中隔和肋软骨),将外侧脚向尾侧推。

鼻小柱悬垂或退缩

鼻小柱悬垂很可能代表了之前手术操作失败。可选方案包括切除鼻中隔尾部或膜性鼻中隔,如果这些是主要的原因的话。但是如果有内侧脚突出的话,切除内侧脚尾侧部分,或垂直断开也可以解决畸形。把内侧脚以榫槽方式缝合到鼻中隔上,也是一个有效的替代方法[27]。

鼻小柱退缩是初次手术中,鼻中隔尾侧端过度切除的结果。这个部位支撑力缺乏,会导致随时间逐步退缩。在内侧脚之间缝合固定一个鼻小柱支撑移植物是一个处理选项,就像在切牙骨部位放置丰满移植物一样。更大幅度的退缩可以用鼻中隔软骨延伸移植物改善。这些都可以设计,要么解决整体的退缩,或者解决上半部分或者解决下半部分,根据鼻尖所需的旋转度而决定。

返修率

我们整体的返修率大概在7%到8%。这个比例包括了初次鼻整形和鼻修复的案例。很显然,这些比例取决于第一次手术的复杂程度。我们会尝试在第一次手术完成时,尽量找出所有可能的畸形,然后在那次手术中进行必要的调整,这是为什么我们在进行鼻整形术时,不限时间的原因。

并发症

修复手术的并发症要高于初次的手术。最常见的包括因为皮肤罩被多次掀起而导致的软组织变薄和凹凸不平,移植物移位和外显,以及感染的可能等。要确保移植物被充分固定,注意打薄边缘并进行掩盖,额外增加软组织覆盖也能降低风险。在手术层面上做细致的分离,保证移植物有充分的软组织覆盖,能够确保鼻背皮肤软组织罩顺利愈合。皮肤的凹凸不平很难矫正,一定要注意这一点。

结论

鼻修复所涉及的手术技术复杂,技术组合很多,需要彻底了解与鼻整形有关的解剖、手术原则以及恢复过程。在最初的手术中就修改自己的手术是正确的,因为只有在初次手术中矫正所有的畸形或不规则,总是要比在未来的几个月和几年内承担风险要强。尽管如此,虽然随着经验的增加会降低返修率,但是手术后瘢痕形成的不可预测性,会让修复手术成为每位鼻整形医生工作的一部分。虽然有很多技术是一样的,但是修复手术需要处理的问题更多,有可能是来自患者方面,也有可能与手术相关。当手术层面被消掉后,瘢痕组织就成为正常。

精心评估、设计及外科手术技术操作,对于获得良好的远期效果必不可少。

案例分析

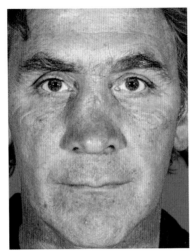 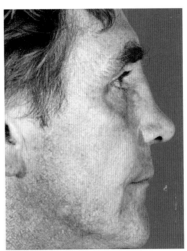

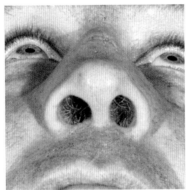

图 53-6

　　这名 48 岁的男子在术前有鼻外伤史。患者有鼻塞问题,鼻背有明显塌陷,偏向右侧。他形容他的鼻子像拳击手一样。

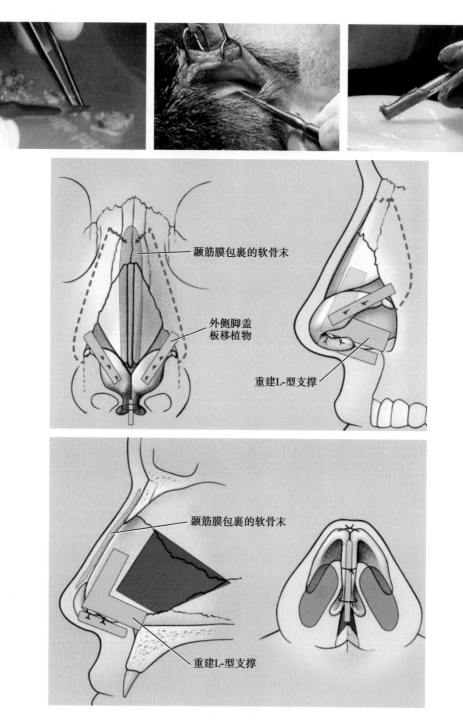

图 53-6(续)

　　用剩下的鼻中隔软骨,采集耳软骨给他做了鼻修复。用鼻中隔重建 L 形支撑,筋膜包裹颗粒软骨移植物做盖板,鼻小柱支撑移植物,加上轻度鼻尖突出度降低,做了内侧和外侧截骨。

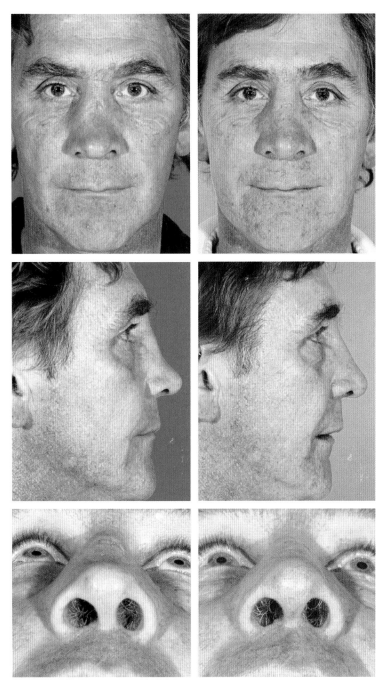

图 53-6（续）

术后 2 年。鼻轮廓得到明显改善，无鞍鼻畸形。鼻外观变直，功能明显改善。

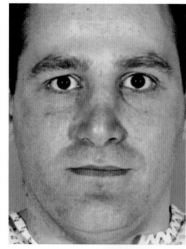
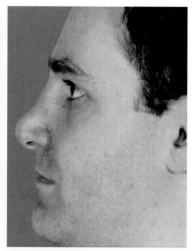
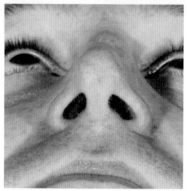

图 53-7

这名 32 岁男性之前的手术中,鼻中间三分之一复合体和外侧脚被过度切除,导致倒 V 畸形和外侧脚夹捏。

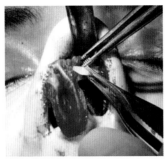

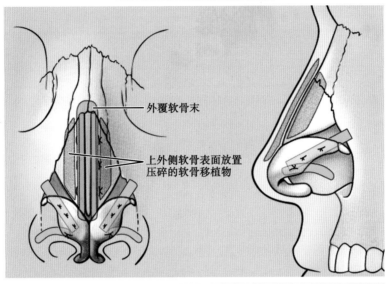

外覆软骨末

上外侧软骨表面放置
压碎的软骨移植物

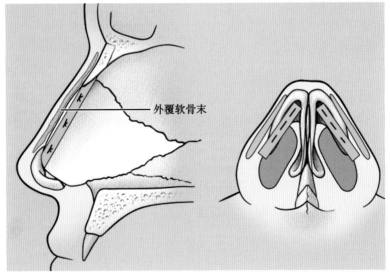

外覆软骨末

图 53-7（续）

　　用双侧撑开移植物、上外侧软骨表面外覆压碎的软骨，再重叠软骨颗粒移植物，外侧
脚支撑移植物和鼻翼缘轮廓线移植物进行了鼻修复。请注意术中图片是另一位做同样移
植过程的患者。

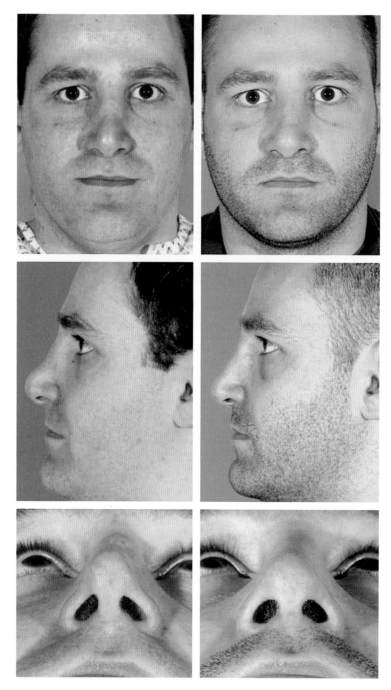

图 53-7(续)

术后 3 年。明显的倒 V 畸形和过度切除得到满意矫正,鼻尖夹捏减少,外侧脚轻度塌陷得到改善。

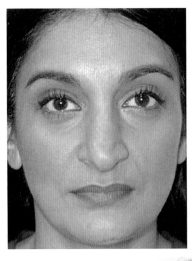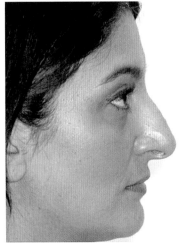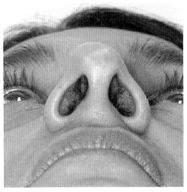

图 53-8

　　这名 38 岁的患者之前做过有限的闭合式鼻整形,以矫正鼻中隔畸形和歪鼻。她希望矫正鼻背驼峰以及鼻尖畸形,她不喜欢鼻尖过度突出和下垂。

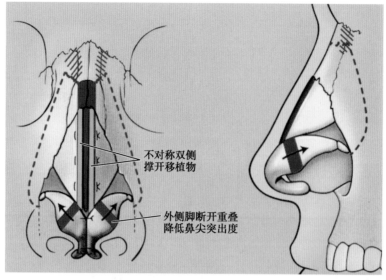

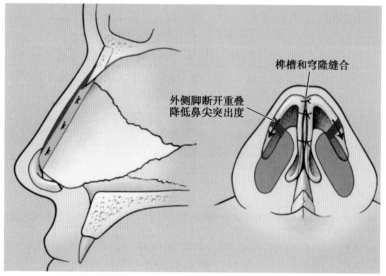

图 53-8(续)

　　鼻修复中,降低软骨和骨性鼻背,双侧不对称撑开移植物,内侧和外侧截骨,用榫槽法上旋鼻尖,通过外侧脚重叠和穹隆缝合降低了鼻尖突出度。

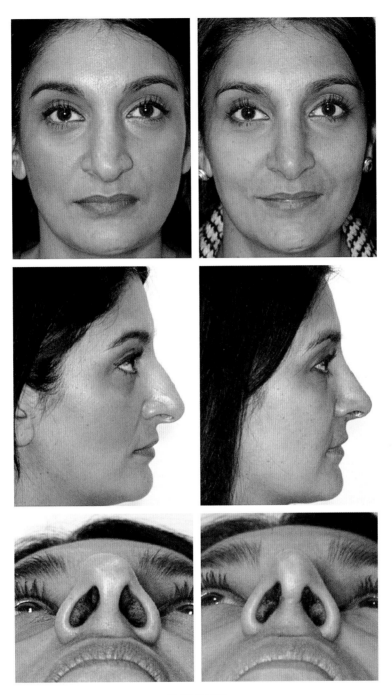

图 53-8(续)

　　术后 18 个月。鼻背轮廓得到显著改善,鼻背降低,鼻尖突出度降低,重建了漂亮的鼻翼-鼻小柱关系。鼻尖变窄,轻度旋转。

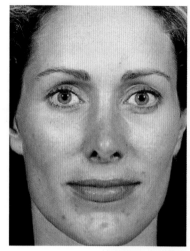
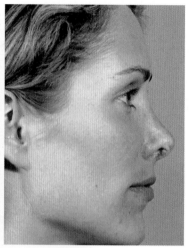
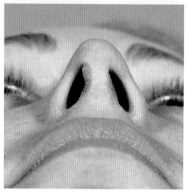

图 53-9

　　这名 30 岁的患者有短鼻,因为之前的手术导致鼻尖过度旋转,鼻背过度降低。她剩下的鼻中隔偏斜,鼻小柱脱位到右侧。

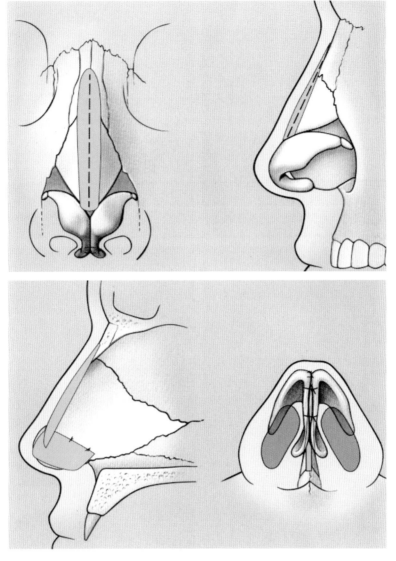

图 53-9（续）

　　鼻修复采用开放式入路,用鼻中隔延伸移植物将鼻背延长,鼻尖轻度下旋,从软骨鼻中隔做成鼻背盖板移植物以充填鼻背,重新对齐鼻中隔尾侧端。

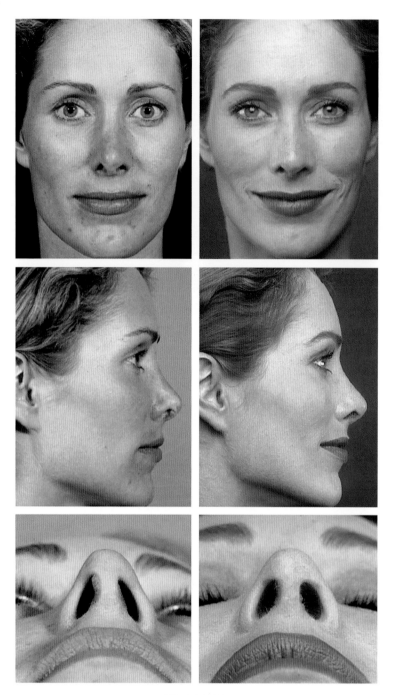

图 53-9(续)

　　正面显示鼻子反旋,鼻孔外漏减少。因为尾侧鼻中隔脱位导致的鼻小柱畸形得到矫正。

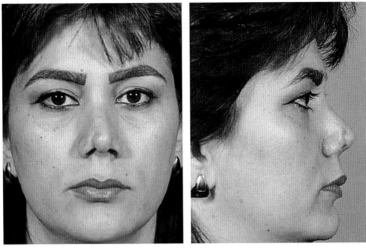

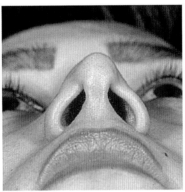

图 53-10

　　这名48岁患者在之前的手术中,双侧外侧脚和周围的软组织被过度切除,出现了明显的鼻尖畸形。她鼻尖有夹捏畸形,右侧为重,深层前庭皮肤有瘢痕形成。

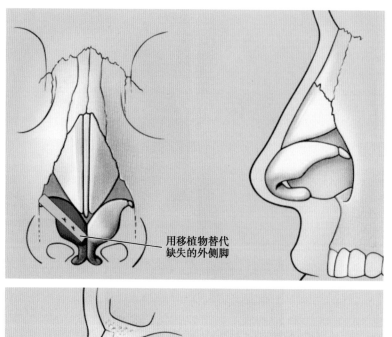

用移植物替代
缺失的外侧脚

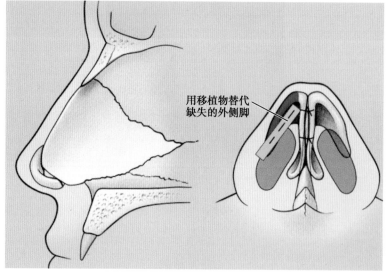

用移植物替代
缺失的外侧脚

图 53-10（续）

　　通过开放式入路进行鼻修复，切除了右侧鼻翼前庭和皮下的瘢痕组织，用耳廓复合组织移植物替换了缺失的外侧脚和衬里。

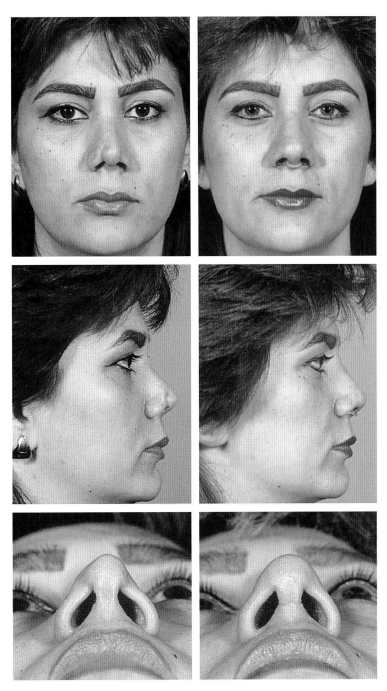

图 53-10(续)

术后 2 年,明显的鼻尖夹捏畸形得到很大改善,前庭狭窄得到矫正。

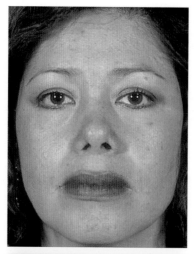

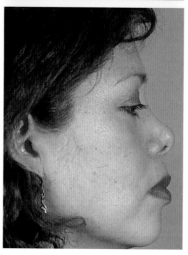

图 53-11

　　这名 34 岁的患者在鼻整形术后出现前庭狭窄，导致鼻塞。鼻尖出现明显的过度旋转，鼻背被过度切除，在侧面出现了不美观的滑雪道外观。鼻尖有一些夹捏，因为对下外侧软骨头侧过度修剪后，剩下的外侧脚变得薄弱。

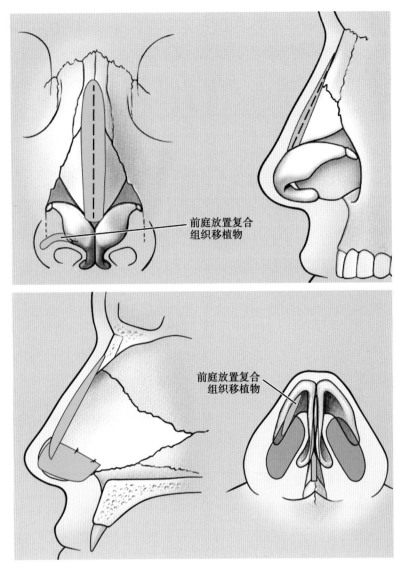

前庭放置复合
组织移植物

前庭放置复合
组织移植物

图 53-11(续)

通过开放式入路进行了鼻修复,切除了右侧前庭区的瘢痕组织,放置耳廓复合组织移植物矫正前庭狭窄,用鼻中隔延伸移植物延长鼻子,将鼻尖向下旋转,用耳软骨做了鼻背盖板移植物。

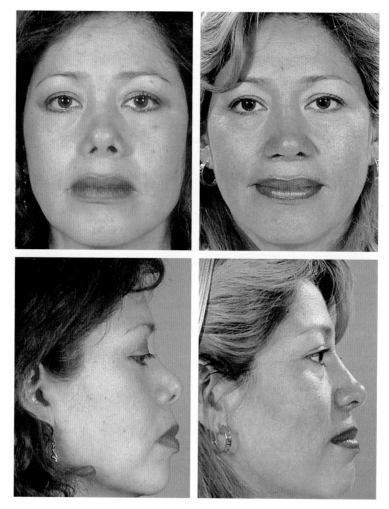

图 53-11（续）

　　显示术后 2 年效果。她的鼻尖明显反旋，重建了鼻背高度和鼻背美学线，形成了非常理想的侧面轮廓。鼻前庭的狭窄得到矫正，鼻通气得到改善。

要　点

- 术前评估是很重要的,但在修复术中,一定要尽力去清楚了解之前做了什么才会导致结构变化,仔细评价皮肤软组织罩非常重要。
- 对于一个寻求鼻修复的患者来说,之前手术得到意外或不希望结果,在情绪方面可能会变得失控。很难区分哪些是有潜在心理疾病的患者,哪些仅仅是对之前的效果感到焦虑。
- 期望值管理包括确定修复手术的局限性,特别是有瘢痕组织形成的、畸形明显的患者,要和患者充分讨论,弄清楚哪些是可以改善的。
- 医生必须期待意外。尽管仔细的分析能够帮助预测深层的畸形,但是当骨和软骨结构显露出来的时候,修复手术从来不会丧失它令人惊讶的能力。一定要在有意外发现时调整手术方案。
- 改变常规操作意味着,尽管个人喜爱的技术形成最主要的基础流程,鼻修复必须要改变这种做法,即使这需要从舒适区中走出来,以实现最有利的结果。
- 必须适应外科原则。可能一位鼻修复医生已经完全掌握了标准的鼻整形操作流程,但能够调整这些流程,解决问题才是最重要的。
- 鼻修复医生经常会遇到错位、变形或组织过度切除的部位。如果不太容易矫正,就要和平常的正常做法反着来,直接进行切除,用软组织和软骨移植物进行重建。在鼻修复手术中,要比初次手术更需要采集、雕刻和准确放置和固定这样的移植物的能力。
- 一般来讲,修复手术需要更广泛的操作,这会使手术后的恢复期延长。在这个时间之内,患者会很焦虑,需要进行耐心的咨询,向其保证随着时间延长,软组织会逐渐得到改善。
- 鼻修复可能需要辅助措施,包括通过按摩、类固醇注射和胶布粘贴来处理瘢痕组织。患者可能还需要其他的手术,如颏成形术或其他面部手术来帮助实现最佳的整体效果。
- 修复手术会变成医生自己的。鼻修复后,患者不可避免地会忘记在之前的手术中发生了什么,只会关心最近的一次手术。在某些情况下,手术改善可能会很明显,但仍然受限于之前的手术导致的问题。当见到一个专家级医生时,尽管术前充分沟通,患者的期望值仍然会很高,所以鼻修复医生会不可避免地承担全部的后果。

（李战强　译）

参考文献

1. Paun S. Rhinoplasty in patients from South Asia. In Cobo R, ed. Ethnic Considerations in Facial Plastic Surgery. New York: Thieme, 2016.
2. Ambro BT, Wright RJ. Psychological considerations in revision rhinoplasty. Facial Plast Surg 24:288-292, 2008.
3. Vuyk HD, Zijlker TD. Psychosocial aspects of patient counseling and selection: a surgeon's perspective. Facial Plast Surg 11:55-60, 1995.
4. Rohrich RJ, Janis JE, Kenkel JM. Male rhinoplasty. Plast Reconstr Surg 112:1071-1085; quiz 1086, 2003.
5. Vuyk HD, Watts SJ, Vindayak B. Revision rhinoplasty: review of deformities, aetiology and treatment strategies. Clin Otolaryngol Allied Sci 25:476-481, 2000.
6. Parkes ML, Kanodia R, Machida BK. Revision rhinoplasty: an analysis of aesthetic deformities. Arch Otolaryngol Head Neck Surg 118:695-701, 1992.
7. Nolst Trenité GJ, Paun P. External rhinoplasty. In Gleeson M, Watkinson J, eds. Scott Brown's

Otolaryngology, vol 3, ed 7. London: Arnold, 2004.

8. Nolst Trenité GJ. Grafts in nasal surgery. In Nolst Trenité GJ, ed. Rhinoplasty: A Practical Guide to Functional and Aesthetic Surgery of the Nose, ed 2. The Hague, Netherlands: Kugler, 1998.

9. Harris S, Pan Y, Peterson R, et al. Cartilage warping: an experimental model. Plast Reconstr Surg 92:912-915, 1993.

10. Kim DW, Shah AR, Toriumi DM. Concentric and eccentric carved costal cartilage: a comparison of warping. Arch Facial Plast Surg 8:42-46, 2006.

11. Taştan E, Yücel ÖT, Aydin E, et al. The oblique split method: a novel technique for carving costal cartilage grafts. JAMA Facial Plast Surg 15:198-203, 2013.

12. Becker DG, Toriumi DM, Gross CW, et al. Powered instrumentation for dorsal nasal reduction. Facial Plast Surg 13:291-297, 1997.

13. Jackson IT, Yavuzer R, Silverstein P. AlloDerm for dorsal nasal irregularities. Plast Reconstr Surg 107:559-560, 2001.

14. Guerrerosantos J. Temporoparietal free fascia grafts in rhinoplasty. Plast Reconstr Surg 74:465-475, 1984.

15. Larrabee WF. Open rhinoplasty and the upper third of the nose. Facial Plast Surg Clin North Am 1:23-38, 1993.

16. Sheen JH. Spreader graft: a method of reconstructing the roof of the middle nasal vault following rhinoplasty. Plast Reconstr Surg 73:230-239, 1984.

17. Gunter JP, Rohrich RJ. Augmentation rhinoplasty: dorsal onlay grafting using shaped autogenous septal cartilage. Plast Reconstr Surg 86:39-45, 1990.

18. Tardy ME Jr, Schwartz M, Parras G. Saddle nose deformity: autogenous graft repair. Facial Plast Surg 6:121-134, 1989.

19. Daniel RK, Calvert JW. Diced cartilage grafts in rhinoplasty surgery. Plast Reconstr Surg 113:2156-2171, 2004.

20. Tasman AJ. Advances in nasal dorsal augmentation with diced cartilage. Curr Opin Otolaryngol Head Neck Surg 21:365-371, 2013.

21. Hanasono MM, Kridel RW, Pastorek NJ, et al. Correction of the soft tissue pollybeak using triamcinolone injection. Arch Facial Plast Surg 4:26-30; discussion 31, 2002.

22. Paun SH, Nolst Trenité GJ. Revision rhinoplasty: an overview of deformities and techniques. Facial Plast Surg 24:271-287, 2008.

23. André RF, Paun S, Vuyk H. Endonasal spreader grafts placement: the use of endonasal spreader grafts as a treatment for internal nasal valve insufficiency. Arch Facial Plast Surg 6:36-40, 2004.

24. Oneal RM, Berkowitz RL. Upper lateral cartilage spreader flaps in rhinoplasty. Aesthet Surg J 18:370-371, 1998.

25. Rohrich R, Muzaffar A, Janis J. Component dorsal hump reduction: the importance of maintaining dorsal aesthetic lines in rhinoplasty. Plast Reconstr Surg 114:1298-1308, 2004.

26. Kridel RW, Konior RJ, Shumrick KA, et al. Advances in nasal tip surgery: the lateral crural steal. Arch Otolaryngol Head Neck Surg 115:1206-1212, 1989.

27. Kridel RW, Scott BA, Foda HM. The tongue-in-groove technique in septorhinoplasty: a 10-year experience. Arch Facial Plast Surg 1:246-256, discussion 257-258, 1999.

28. Bull TR. The over-projected nasal tip. In Nolst Trenité GJ, ed. Rhinoplasty: A Practical Guide to Functional and Aesthetic Surgery of the Nose, ed 2. The Hague, Netherlands: Kugler, 1998.

29. Gillman GS, Simons RL, Lee DJ. Nasal tip bossae in rhinoplasty. Etiology, predisposing factors, and management techniques. Arch Facial Plast Surg 1:83-89, 1999.

30. Tardy ME Jr, Toriumi DM. Alar retraction: composite graft correction. Facial Plast Surg 6:101-107, 1989.

54

鼻修复：分析和常见失误

Hardik K. Doshi ■ *Steven J. Pearlman*

鼻整形一直被认为是一个艺术行为，要通过建筑学方面的原理去理解。应用建筑学的基本原理，包括感受结构、支撑以及空间相互关系，是手术成功最为重要的部分。在有效进行的鼻整形术中对结构洞察的重要性，要遵循建筑学的格言，"形式服从功能"，这句话是由 19 世纪雕刻家 Horatio Greenough[1] 提出的，并在现代主义运动中，由建筑师 Louis Sullivan[2] 进行推广的。特别是要理解鼻部解剖的细微差别，通过透视其在面部的美学表现，以及它在呼吸当中的功能，可以帮助预防手术后的并发症，提升鼻修复的效果。因此我们使用的手术操作，应该在提升鼻部美学的同时，改善或至少保持鼻部的功能，在鼻修复中应重建外形与功能。

患者评价

患者期望值管理

外科手术成功与否的评价标准，根据手术类型的不同而不同。比如说，一个肿瘤手术的成功，首先要取决于肿瘤被完全切除。但是鼻整形不但要依靠专家进行定量的结果评价，也要由患者满意度进行定性的评价。结果鼻修复就发展成为了一个专业领域，外科大夫不但要处理被改变的解剖形态，还要小心地去处理患者或她们的家人所表现出的心理问题。此外，如果一个可做可不做的手术出现了结果不满意，一般大家都不会像因为治病出现问题那样宽容。

和其他的美容手术比起来，鼻整形术的满意度是最低的[3]。另外，一个做鼻修复的患者，可能会对之前失败的鼻整形仍然抱有焦虑，想获得能够感受得到满意效果，便更为困难。值得注意的一点是，患者满意度和她之前做了多少次鼻整形术之间，存在着明确的反比关系[4]。这样便强调，必须对患者进行全面的评估，包括非正式的心理评估，以准备处理这名患者手术后的社会心理后遗症。

要想了解患者的期望值,首先要会倾听患者的需求,并通过个体的观察来了解问题的所在。理解患者的动机,以及对于所关注点的解剖基础,能够让医生更好地做好准备,处理深层的问题,并实现更佳效果。有研究显示,在寻求鼻修复的患者当中,美学和功能问题排头三位的是:鼻尖不对称、鼻阻塞、中鼻拱的弯曲。但是从纯美学的观点上看,头三个要求修复的理由分别是鼻尖不对称、中鼻拱弯曲,以及鼻上 1/3 的凹凸不平,比例依次下降。有意思的是,这些结果和医生所发现的最常见的头三位术前畸形不同,分别是:鼻尖不对称,上 1/3 凹凸不平,中 1/3 弯曲[3]。

也许是因为医生在术前检查患者时,会用手指触摸,从而导致上 1/3 的凹凸不平报告增加[5]。不管怎么说,这个研究还是强调了在寻求修改的患者和专家意见之间的分歧。这也强调了倾听患者的必要性,并应让她们参与一个患者和医生关注点的对话,以得到一个合理的、令人满意的手术方案。

在可视化工具辅助下的咨询,对于理解患者预期的鼻整形改变,有非常珍贵的价值。虽然在术前检查照片进行解释仍然非常重要,但是这个过程缺乏一个动态的操作,而这对于在美学方面取得一致性非常关键。有一段时间我们在鼻修复中,不使用计算机模拟成像。

但是如果使用计算机模拟,就可以改进“我们做什么样的工作可以实现患者需求”这样的对话。比如说,一个人之前有鼻背过低、过度切除,但是在和一个小鼻子生活了好几年后,可能并不喜欢对鼻背进行充填。[5]此外,计算机模拟还可以帮助患者经历愈合过程,并提供了一个讨论手术干预时机的通道。有报道称,组织改变和瘢痕形成一直会延续到手术后两年,有一些医生建议,再次手术的时间应推迟到整个恢复到达平台期为止[6]。最终,创造一个大家都能接受的视觉蓝图,以及双方都同意的时间安排,会共同获得双方都能接受的目标,减少误解,并增加团队中的信任感。

鼻部分析

鼻整形曾经只是一个纯粹的缩小过程——把所有的鼻结构缩小到最低或最小[5]。反过来讲,这会让鼻整形成为一个破坏性手术[5]。但是在过去的几年中,已经出现了理念上的改变,要做出自然的、有弹性的鼻子,并要和“形式服从功能”的理念相符[4]。反过来说,医生必须牢记,在不同的性别或不同人种中,没有一个万能的鼻部形态存在。鼻整形不是按照一个刻板的样本执行,或按照少数几个预制的公式来完成。操作的策略在于解决特定的畸形,无论是鼻腔内部还是外鼻,调整结构时要尽可能少地干扰自然解剖。有一个线性关系始终存在:畸形越复杂,手术治疗方案也越复杂[5]。因此当评估鼻腔解剖时,医生应该使用一个有序的而且可重复的流程。

鼻子应该按照标准和系统的模式来进行评估。我们喜欢按照一种自上而下或从头至尾的分析方法,以保证鼻子的三个主要亚单位已被仔细地进行评估——上 1/3、中鼻拱和鼻三脚架。如果可能的话,在每一个标准化的术前照片(正面,侧面,微笑,斜面和基底面)上,都应该对这三个部分进行分析。在正面观上,医生能全面地观察到鼻子的这三个主要部分,以及和面部其他五官的相互关系。其对于评价上、中和下拱顶的宽度、鼻背和鼻尖偏斜、鼻尖表现点、外侧脚软骨的位置、鼻翼沟阴影、鼻翼宽度、皮肤厚度,以及种族特性等,会特别有帮助。侧面观能帮助观察鼻骨长度、鼻缝点位置、鼻背弧度、鼻尖上区突起、鼻突出度和旋转度、鼻小柱-小叶关系、鼻翼位置和颏突出度等。基底面观可以帮助观察鼻尖突出度、鼻尖宽度、鼻翼弧度、鼻小柱-小叶关系、鼻中隔尾侧偏斜、内侧脚和踏板位置,以及外鼻阀结构等。斜视图能进一步印证这些分析,并增加对鼻尖表现点的评判。微笑视图能提供有关鼻尖动态的信息。其他有时有用的照片,是颏向下,或俯视图。总的来说,通过使用这种有序的分析方法,可以正确地找出鼻面部的比例失衡,并准确设定手术目标。

外观与功能

在建筑学中,"形式服从功能"这条原则,最先是由 19 世纪中叶雕刻家 Horatio Greenough[1] 提出,在现代主义建筑运动中,由 LouisSullivan[2] 和他的学生 Frank Lloyd Wright 进行了推广。这种结构完整性的理念,之后被引进了鼻整形领域,出现在被认为是里程碑式的,Johnson 和 Toriumi 编著的《开放式鼻整形》一书中[7]。当应用到鼻整形领域中,这个简单但有力的概念强调了：所有鼻部外形的调整,都应该保持或重建鼻部的最基本功能——呼吸。研究显示,患者寻求鼻修复的第二大常见原因就是鼻阻塞[8]。因此,作为一名鼻整形医生,在对局部的骨、软骨和软组织进行形态塑形时,必须对此牢记在心。鼻腔涉及功能方面最为重要的解剖结构,就是内鼻阀和外鼻阀。

鼻子的功能,是对吸进的气体在达到肺部之前,进行加湿、过滤、加温。鼻阀是对通过鼻气道的气流进行调节的最主要装置,由 Mink[9] 在 1963 年首次描述,认为是上外侧软骨(ULCs)和下外侧软骨(LLCs)的连接。通过进一步的研究,鼻阀被分为内外两个部分。内鼻阀被描述为：上界为上外侧软骨的尾侧缘,内侧为鼻中隔,外侧为下鼻甲头部,受鼻肌影响。在白人鼻子中,这个构成内鼻阀的角,应为 $10° \sim 15°$。内鼻阀是鼻气道最窄的部分(平均横截面积为 0.73cm),当处理鼻功能时,需要最为关注[10]。外鼻阀一般被认为是内鼻阀之前的区域,一直到鼻槛。在正常吸气时,负压通过鼻阀传递,检验鼻结构的内在完整性,以防塌陷。伯努利的气流理论,再加上泊肃叶阻力定律,说明通畅鼻腔的截面积下降,会最终导致气流的阻塞[8]。因此鼻整形的目标是,那些作为 Sterling 阻力器的结构都应该保留或进一步增加。

移植材料选择

在过去的几年中鼻整形手术的目标,已经扩大到不但需要美学效果,还要对鼻支架进行力量的加强。要实现这两个目标,修复的医生必须理解之前为追求美学效果进行的操作缺点,采用恢复措施以进行有效介入,并预防未来出现的并发症。Perkins 和 Tardy[11] 将鼻修复中常见的缺陷分为三类：初次手术做得不足,鼻缺陷矫正过度,以及移植物放置失败。在进行鼻修复时,做得过度和移植物放置失败都强调支架支撑的重要性。幸好,鼻整形医生现在有各种各样的支持移植物可供选择,但必须要权衡各自的利弊得失。

在可支撑鼻部解剖结构的理想材料方面,医生已经寻找了数十年。理想的移植物应该容易获得,供区造成的并发症最小,或最好没有。移植物应该容易进行塑型并保持其体积和力量,要和所替代的组织性质相匹配。移植物应不易移位,但如果必要时可容易取出。理想的移植物应和周围环境有良好的生物相容性,不会导致过度的瘢痕形成,尽量降低炎症和感染发生的几率。植入物不应有传染疾病的风险,相对惰性[5,12]。虽然没有理想的物质存在,但根据不同的用途和医生的偏好,一些移植物会有其独特的优点。广泛地讲,今天的移植物或假体经常是可交换的,要么是有机的,要么是合成的。

有机移植物,要么从患者自身组织(自体移植物),或从其他人(同种异体移植物),人类尸体(尸体),或动物(异种移植物)采集。骨、软骨、筋膜和脂肪,都会用于鼻部,也都取得不同程度的成功[13]。如果需要,可以从患者的鼻中隔、耳朵或肋骨采集自体软骨,一般按照这个优先顺序进行。自体材料的好处是感染和炎症的风险低。鼻中隔软骨的优点是在术野内采集,有足够的韧性和可塑性。其主要缺点是数量有限,如果没有保持充分的 L 形支撑,可能会导致鞍鼻畸形。此外在鼻修复中,如果之前已经做了黏膜下切除术,还有一个挑战是可用的软骨量有限。但是医生在鼻修复中,还是应该考虑一下鼻中隔,因为在很多情况下,还是会遗留足够的软骨用于采集。

耳软骨对供区造成的创伤次之,因为很容易到达组织,如果操作适当的话,采集后不会造成后续的畸形。当处理鼻部凸起轮廓时,耳软骨弯曲的形状有时会很有利,比如鼻翼支撑和鼻尖盾形移植物等。当需要充填塌陷的上外侧软骨时,常把这个材料做成蝴蝶形或八字形进行应用。另外如果需要处理严重的鼻翼缘退缩时,可以把耳廓软骨和外敷的皮肤一起采集,做成复合移植物。但是与透明软骨构成的中隔软骨不同,耳软骨由膜性软骨构成,其内在薄弱,不易扁平化。因此,把耳软骨用做撑开移植物以矫正歪鼻,作为延长的鼻背盖板移植物充填鼻背,或用做鼻小柱支撑移植物支撑鼻尖时,极少能成功[5]。

当需要大量的移植材料,做成多个移植物时,如复杂的鼻修复,肋软骨是主力。因为能获得很长的、有力的、大片的软骨,所以这些移植物常被用于矫正弯曲的鼻中隔或鞍鼻。肋软骨常被雕刻用于鼻部这些目的,已经报道的其他用途包括切牙骨前充填、尾侧支撑、鼻翼板条和鼻尖盖板移植物。使用自体肋软骨的主要缺点在于卷曲、供区损伤和患者的接受程度。另一个可能的问题是在年龄较大的患者中,肋软骨可能出现钙化。因此有人选择用放射线照射尸体来源的肋软骨,以消除供区损伤[14,15]。传统的意见报告,尸体肋软骨移植物的吸收率高到不能接受[16]。相反,Kridel 和 Konior[14] 报告的吸收率为 3.25%,这是可以接受的。但因为患者厌恶同种异体移植物,医生接受度较低,可用量有限以及成本过高等,限制了它的使用。

骨移植物,从颅骨顶板或髂嵴采集,也被报道可用于矫正面部畸形,但是它们硬度过高,而且相关供区并发症发生率高,限制了它们的使用。对大多数医生来讲,这些技术更多的只是传说。

从颞肌采集的筋膜,当分层放置时,可以提供 2~3mm 厚的组织,能少量充填鼻背或鼻根[5,17]。

最后,由 Daniel 和 Calvert[17] 所倡导的,将自体肋软骨、鼻中隔或耳软骨切成小丁,包在颞筋膜内,可用作平滑变形鼻背轮廓的工具。这些移植物,不会像从肋软骨采集的整块鼻背盖板移植物一样出现卷曲。为了改善形状,Tasman 和 Paez[18] 曾经报道把切成颗粒的软骨塑形,用组织胶将其牢固地粘在一起,做成鼻背盖板移植物(图 54-1)。

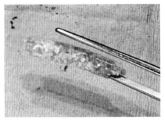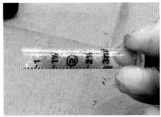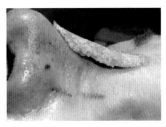

图 54-1 自体软骨被切成小方块,用纤维蛋白胶基质粘合到一起。用 3ml 注射器做出移植物原型,后续可进行塑形,作为鼻背盖板移植物进行放置

合成的移植材料,从硅橡胶到孔径大小不等的聚合材料,在缺少有机材料,或患者或医生不接受供区损伤时进行应用。合成材料的优点包括容易获取,量很丰富,大小与形状预制,有不同的厚度和长度,随着时间推移能够保持体积等。合成材料的主要缺点包括感染、炎症,移位和漏出的风险较高[19]。比如说,假体材料放置得靠近黏膜表面或手术切口时,可能导致细菌增殖或延迟的暴露。另外因为鼻子处于面部突出的位置,受到创伤的风险更高,可能导致假体移位或漏出。这些并发症更常见于合成材料中。因此大多数外科医生会选择在加强中鼻拱或鼻三脚架时,避免使用假体,如鼻小柱支撑移植物、鼻中隔尾侧延伸移植物、鼻翼铺板移植物或撑开移植物等[5]。另外在鼻修复患者中,因血运减少、皮肤薄,软组织瘢痕化而风险更高,使得假体可见、移位,和外漏的几率增加[12]。

一开始硅橡胶假体很流行,因为硅橡胶有生物惰性,易于取出。但是随着时间推移,发现它会形成纤维包膜,使之无法和周围组织相容,导致移位或外漏[20,21]。甚至在放置多年后,仍然可能出现外漏。孔隙更多的材料,如膨体聚四氟乙烯(ePTFE)、多孔高密度聚乙烯(PHDPE),后来也得到应用,因为它们可以让组织向内生长,无包膜形成,形成更好的固定。但是这种明显的整合优势,在鼻修复中成为了一个障碍。软组织向内生长,也让这个假体更难以取出,特别是 PHDPE,有可能对皮肤软组织罩造成损伤。PHDPE 会更硬,更多用于结构性支撑,但也比 ePTFE 结合组织更为紧密,如果需要进一步调整或必须取出时,会比 ePTFE 更困难[19]。当这种材料用作支撑和盖板移植物时会出现外漏,比例高达 3.9%[22,23]。在鼻根处,ePTFE 是一个很好的假体。这种成功率可能和移植物距离鼻黏膜和手术切口较远,放在降眉间肌下一个比较紧的腔隙中有关。总体而言,合成材料仍被广泛地应用于亚洲人的初次鼻整形,作为鼻背充填,甚至包括鼻尖的 L 形支撑,因为这些病人的皮肤更厚,能更好地保护假体,假体显形和移位的可能性较小[5]。

鼻中隔和鼻背调整

鼻中隔作为唯一的承重结构,并和几乎每一个鼻部亚单位都直接相连,它是鼻功能结构、美观和位置最为核心的部分。预防鼻部塌陷的最重要部位是键石区——筛骨垂直板和鼻背中隔软骨相接处[24]。此外,调整鼻中隔的高度和长度,会直接影响鼻部的外形,而重新放置鼻中隔(偏斜的鼻中隔),可以直接改变呼吸气流。因此在初次鼻整形和鼻修复中,最关键的任务是优化立体结构比例,包括重新校准鼻中隔,以提升外观和功能。

重建鼻中隔,特别是在多次手术后,即使在最有经验的高手手里也是一个巨大的挑战。一个成功的鼻整形医生在定制鼻中隔手术方案时,必须要理解患者寻求鼻修复的最常见理由:鼻尖畸形、鼻阻塞和鼻中间 1/3 部分的扭曲。在所有的三个理由中,鼻中隔的形状和位置都起着关键作用。对鼻尖部不满意的最常见理由包括旋转度、突出度、或对称性的问题[25]。作为矫正措施之一，对鼻中隔尾侧端的操作常能戏剧化地改善鼻尖美学。比如说，确保鼻中隔牢牢附着在上颌骨鼻嵴，而不是转向一侧，就能降低鼻小柱和鼻尖偏斜的比例。此外，在自然的鼻中隔上通过悬臂方式使用鼻中隔尾侧延伸移植物，能矫正鼻尖突出度和旋转度，同时提供支撑力。对于鼻阻塞和中间 1/3 的变形，也可以通过矫直背侧鼻中隔增加鼻阀的横截面积，同时形成美学上令人满意的连续的鼻背美学线。要保证鼻背充分的调直，特别是严重歪鼻情况下，必须用软骨做成的延长型撑开移植物进行矫正。必须采用足够长，有足够力量的鼻中隔和肋软骨，以矫正弯曲的背侧鼻中隔。耳廓软骨则无法达到这个目的，因为其天生力量不足。但是如果只是用于增加中鼻拱的体积，耳廓软骨也可以用作撑开移植物。另外，如果已经做了充分的矫直，仍然有鼻中隔弯曲时，可以用鼻背盖板移植物进行遮盖。

Gunter 和 Rohrich[26] 多年来通过各种改良的报告，推广普及了鼻背盖板移植技术。他们描述了如何使用鼻中隔软骨，形成各种各样的形状（倒 V 结构、A 形结构、倒 U 结构）等，以柔和鼻背。要确定是否有充填鼻背的指征，需要构建一条连接内侧眉脊到鼻尖表现点之间的弧形曲线。鼻背应该在两眼之间实现充分区分，在女性侧面观上应位于从鼻额角到鼻尖表现点连线之后两毫米。此外，鼻额角应该位于重睑皱褶之间睫毛线上方，如果这个角度偏低，需要进行充填。这些参数在男性不适用，一般来讲鼻背需要更靠上。在 Sheen 等[27] 所定义的短鼻骨综合征患者中，即骨性鼻锥小于从鼻额角到鼻中隔前角长度的 1/3，应该考虑做鼻背盖板移植物[26]。

在过去的十年中，以自体材料充填鼻背的技术突飞猛进，每种技术都表现出不同程度的成功。每一种方法都有其明显的优缺点。这需要由鼻整形医生根据每位患者的具体需求，来权衡利弊。鼻整形医生已经使用了支架结构的鼻中隔软骨移植物，雕刻的肋软骨，预制假体，包裹在颞筋膜中的软骨颗粒，以及最近出现的，用纤维蛋白胶基质悬浮的软骨颗粒[17,18]。在鼻修复手术中，鼻中隔软骨量常不足，使其无法应用作为鼻背移植物，自体肋软骨会出现卷曲和吸收，假体会移位和外漏，而颞筋膜包裹的软骨颗粒可能因吸收导致表面出现凹凸不平。而且，包裹在颞筋膜中的软骨丁周围出现的挛缩，会造成鼻背出现"香肠样"外观。目前，如果没有足够长的鼻中隔软骨片可用时，我们会选择按照 Tasman 和 Paez 的描述，把切成丁的软骨，混合到纤维蛋白胶基质中做成鼻背盖板移植物[18]。已证明可以相对容易地做出一个稳定且形状合适的植物，比较柔软，便于塑形，放置后可以实现和谐的鼻背充填。这种被切成丁的软骨假体实际上模拟了硅橡胶或 ePTFE 预成型的假体。硅橡胶假体的模具可以用作软骨丁假体的模板。但是这种方法的远期后遗症仍然还不确定。

上三分之一：骨性鼻锥

鼻上三分之一，称为骨拱，包括成对的鼻骨与深层的骨性鼻中隔，称为筛骨垂直板。上 1/3 包括鼻部结构中最重要的连接—键石区。键石区将筛骨垂直板和四边形软骨端部分区分开来[5]。有报道称，骨拱凹凸不平是寻求鼻修复的患者中排第三的常见理由。Vuyk 等[25] 称骨锥低平是这个部位最常见的异常情况。在鼻修复患者中，医生可能会遇到鼻背宽度增加，这是因为过度去除鼻背驼峰导致的顶板开放畸形。鼻背上部的宽度可以用外侧截骨，将两侧鼻骨拉拢而降低，同时通过盖板移植物对轮廓进行进一步的细化。但是如果把两侧鼻背顶板拉的过紧，可能导致鼻部的夹捏，从而使内鼻阀横截面积降低，造成随后的鼻阻塞[28]。鼻修复中另一个可能遇到的骨性鼻背畸形是鞍鼻畸形，这是由于被一个过陡的角度,过度切除鼻背而造成。(图54-2)撑开移植物或上三分之一支撑可以预防这种功能障碍出现。通过打磨可以磨平骨性鼻背的凹凸不平。鼻骨不会像打磨木家具那样反应。可以在鼻背移植物上方放一个颞筋膜垫,或薄层的 AlloDerm,以掩盖小的凹凸不平,并给鼻部皮肤下方提供一个衬垫[5]。

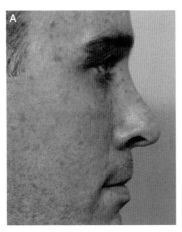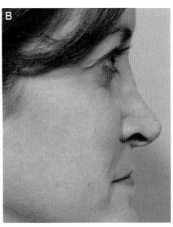

图 54-2 A,鼻背过度凹陷导致鞍鼻畸形。B,键石区过度切除导致的鞍鼻畸形

为了降低过度切除的风险,可以在去除驼峰时采用保守的截骨或锉的方式,直到获得大量的经验和技巧。除了外科手术造成的畸形,不可预测的愈合也会导致硬结形成,会被视作驼峰去除不彻底,甚至导致移植物移位。令人遗憾的是,还没有明确的方法来阻止这样的结果。

其他常见的骨锥异常及其治疗和预防技术已列于表54-1 中。

表 54-1 骨锥畸形:预防及处理

解剖畸形	病 因	预 防	治 疗
顶板开放	截骨不充分	小心祛除驼峰	外侧截骨,鼻背盖板移植物
鼻锥过宽	骨-软骨连接处过度切除	小心祛除驼峰	外侧或双平面截骨,鼻背盖板移植物
鞍鼻	过度截骨/截骨线过陡	分开去除骨和软骨,可以考虑只做打磨	鼻背盖板移植物
鼻骨夹捏	鼻骨薄弱,截骨不当	高-到-低外侧截骨	延长型撑开移植物,支撑
鼻背过高	切除不足;骨再生	不断评估侧面轮廓	小心切除
骨凹凸不平	打磨不足,皮肤薄	小心打磨,同时冲洗	覆盖筋膜或 AlloDerm 的鼻背盖板移植物
移植物异位	腔隙过大,贴合不牢	腔隙要紧,小心选择移植物,进行固定	缝合固定,换移植物
持续成角	骨性鼻中隔高位偏斜	充分暴露整个鼻中隔	鼻交叉截骨,延长型撑开移植物,PDS 板,定位缝合

中鼻拱

中鼻拱主要由鼻中隔和成对的 ULCs 构成。鼻子的中间三分之一作为鼻美学和功能的一个关键区域,是因为鼻背的凹凸不平大多数都出现在这里,而且这个区域还包括了内鼻阀[8]。一个弯曲的中鼻拱被认为是在寻求鼻修复患者中,排第二位的美学关注点,Vuyk 等描述称侧面轮廓高和鼻子过窄,是最常见的美学异常[3,25]。手术后容易出现中间 1/3 畸形的患者,是那些皮肤薄、上外侧软骨长且薄弱、鼻骨过短及张力鼻的患者。张力鼻是因为鼻子过高,侧面轮廓鼻背鼻中隔过凸,相应的中鼻拱狭窄,导致鼻阀碰到一起。张力鼻畸形是很容易被发现的,因为往往是人还没进房间,鼻子已经进来了。在检查时,鼻侧壁会随呼吸出现反复的塌陷[4,29]。

对于张力鼻患者,进行驼峰去除时需要非常小心,因为把 ULCs 分离和放置到背侧鼻中隔后,可能导致术后倒 V 畸形(图 54-3)。为了支撑这个部位,有些医生会推荐重新把上外侧软骨缝回背侧鼻中隔,而其他人更喜欢放置预防性的撑开移植物,八字移植物,蝴蝶移植物或外张缝合[8,30-32]。我们在大多数患者中首选撑开移植物。其他理论上可能造成内鼻阀损害的原因包括:进行鼻尖调整,行头侧修剪时将 ULC 从 LLC 上脱位,低到低外侧截骨而不是高到低,以及异常的瘢痕挛缩等[8]。

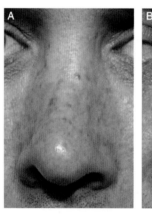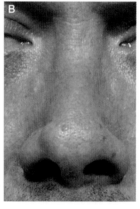

图 54-3 A,因为上外侧软骨相对于鼻骨出现头侧塌陷,而出现的背侧鼻中隔偏斜和倒 V 畸形。B,因为鼻背被过度切除,没有足够的支撑,而使中鼻拱变窄,出现倒 V 畸形

鞍鼻畸形是鼻修复中,另一个常见的中鼻拱异常。出现这种畸形风险最高的患者是那些鼻背过度降低,导致骨性鼻锥凹陷的人。如果鞍鼻畸形出现在键石区下方,骨性高度正常,可能是因为 L 形支撑的背侧和尾侧保留小于 1 cm,皮肤厚,软骨本身比较弱。鼻中隔软骨与筛骨垂直板之间的骨软骨连接断开,可能出现在手术操作环节中,如打磨、鼻中隔切除以及截骨等。

如前所述,整个鼻背的复杂鞍鼻畸形,可以通过钝性骨凿撬起,或以片状方式仔细打磨进行预防。严重的鞍鼻畸形,可以通过各种移植物如自体或放射线照射的肋软骨,做成鼻背盖板移植物,用切成小丁的软骨包裹在颞筋膜中,或悬浮在纤维蛋白胶基质中,或通过假体材料如 ePTFE 和 PHDPE 等进行充填[14,17,18,22,23]。再重复一次,必须根据解剖畸形,患者和医生,的偏好对每种植物或假体的优缺点进行权衡。通常用支撑性的撑开移植物,将背侧中隔软骨再次悬吊回鼻骨和(或)ULCs,可以处理键石区以下的鞍鼻畸形。通过鼻骨进行钻孔,可以再加一层保险。其他的处理方式包括压碎的小的软骨移植物,但是这些移植物可能会随着愈合而变得卷曲和显露。用全长的鼻背移植物,能够让鼻背变得平滑。我们也会用组织胶将切成丁的软骨做成小的移植物[18]。

鹦鹉嘴畸形是指在鼻尖上区有可察觉的凸起,可以被分为软骨性的原因或软组织的原因。软骨性的鹦鹉嘴畸形是因为鼻中隔高度过高,背侧鼻中隔软骨切除不足,骨性鼻背过度切除,鼻尖自身力量较弱,或下外侧软骨被过度切除,向头侧易位,导致鼻尖突出度下降和旋转(图54-4)。软组织性的鹦鹉嘴畸形,是本身鼻尖上区软组织量过多,皮肤较厚,或异常的皮下瘢痕形成[8,33]。

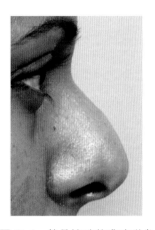

图54-4　软骨性鹦鹉嘴畸形鼻根较低,鼻根从瞳孔中点开始,而不是从眉间或上睑皱褶开始,再加上鼻中隔前角较高,以及鼻尖突出度不足和下垂

预防鹦鹉嘴畸形的技术包括实现结构平衡和消除死腔。对于鼻中隔前角过高的患者,去除足量的软骨。为了保持轮廓平直,在鼻缝点附近去除的软骨要少一些,因为这个部位的皮肤比鼻尖上区更薄。如果用 Foman 剪刀进行这个操作,医生的手腕要轻微下垂,让剪刀尖和鼻背呈一个倾斜的角度,以实现最终的平直轮廓。如果鹦鹉嘴畸形是因为鼻尖突出度丧失而导致,可以通过联合使用鼻尖移植物、鼻小柱支撑移植物和(或)下外侧软骨重新定位,来重建鼻尖突出度和旋转度[34]。如果鼻尖上区的丰满度是因为皮肤厚导致,需要审慎的打薄,可以用纤维蛋白胶或在鼻尖上区延长胶布粘贴,帮助消除残留的死腔。术后鼻尖瘢痕形成可以用文献中报道的方法,进行曲安奈德注射。鼻尖上区瘢痕形成超过 6 个月,也可以联合曲安奈德和5-氟尿嘧啶注射治疗[17,33,36]。

驼峰去除后显露出的鼻背高位偏斜,是鼻修复中另一个可能的挑战。这种畸形是那些高位鼻中隔偏斜的患者,在鼻背降低后,鼻骨和ULC附着下降的结果。这可能是鼻整形术后直鼻变歪的另一个令人费解的原因。本来原来的鼻中隔弯曲回到了中线上,但驼峰降低让鼻子的背侧顶点降到了一个更低的位置上,而这个点就可能会偏离中线。其他可能导致原先平直的鼻中隔变弯的原因包括:不对称的 ULC 切除,截骨不匀,不规则的瘢痕形成,以及保留的 L 形支撑很弱,出现扭曲等。再次联合应用撑开移植物和鼻背盖板移植物,能提供平衡的支撑,处理或遮盖错位的部分。水平褥式缝合可以帮助矫直背侧鼻中隔。另一个帮助矫直弯曲的中鼻拱技术是使用定位缝合,即在偏斜侧缝线穿过 ULC 时,位置较低,然后将 ULCs 固定到撑开移植物和背侧鼻中隔上。这样可以把鼻部的偏斜侧向上拉,作为另一个支撑来矫直鼻部中间和下 1/3。对于更复杂的、难治性偏斜,可以使用 PDS 板来支撑自然鼻中隔的背侧和尾侧[24]。

最常见的中鼻拱异常及其治疗和预防技术均列在表 54-2 中。

表 54-2　中鼻拱畸形:预防及处理

解剖畸形	病　因	预　防	治　疗
鹦鹉嘴畸形	软骨:鼻中隔高度过高 骨:鼻背过度切除 鼻尖:支撑薄弱	小心切除骨和鼻中隔软骨,保留鼻尖突出度	软骨:切除鼻中隔前角的软骨 骨:鼻背盖板移植物 鼻尖:加强支撑,增加突出度和旋转度;
	软组织(皮肤厚,瘢痕)	皮肤厚的患者软骨要多切除些	贴胶布,注射激素
倒 V 畸形	祛除驼峰后将 ULC 外推	保留 ULC/鼻中隔的连接	撑开移植物,ULC 内翻瓣
内鼻阀塌陷	张力鼻,ULC 薄弱,低-到-低截骨,瘢痕	高-到-低截骨,预防性支撑(撑开移植物)	撑开移植物,鼻翼铺板移植物,八字移植物,蝴蝶样移植物,外张缝合,悬吊缝合
鞍鼻	背侧鼻中隔切除过度,截骨过多	分段切除鼻背,逐步降低背侧鼻中隔	鼻背盖板移植物
鼻背偏斜	鼻中隔高位或中央偏斜,瘢痕	完全暴露鼻中隔	延长型撑开移植物,PDS 板

ULC,上外侧软骨

鼻尖三脚架

鼻子下方 1/3,主要由鼻中隔尾侧端和成对的下外侧软骨组成,LLC 又分别由内侧脚、中间脚和外侧脚构成。总的来说,内侧脚向内与鼻中隔和鼻棘的附着,LLC 拱的固有强度,以及外侧脚与 ULCs 尾侧在卷轴区的附着,构成了鼻三脚架的主要支撑机制[4]。了解这些相互关系非常重要,因为鼻尖畸形是患者寻求修复手术的第一条理由。Vuyk 等[25]报道称,最常见的鼻尖畸形为突出度不足和旋转度不足。此外,帕克斯和他的同事们报告说,鼻尖鼓包是鼻三脚架术后最常见到的不规则[37]。鼻尖鼓包的特征是,LLCs 穹窿部分不规则的突起,是因为在皮肤过薄的个体软骨过高,瘢痕挛缩,或穹窿出现分叉和外张导致[37-39](图 54-5)。预防鼻尖鼓包的形成,包括保留外侧脚高度至少 7mm,避免在单独穹隆缩小缝合时收得过紧,以及使用穹窿间缝合,以保持自然的三角形鼻尖头侧的一致性。鼻尖鼓包的处理包括鼻翼移植物、鼻延长、贯穿穹窿缝合、用压碎的软骨或筋膜做鼻尖盖板移植物等。往往联合使用以获得理想效果。

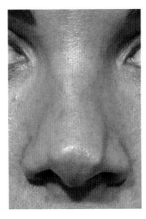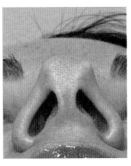

图 54-5　瘢痕挛缩后,见到鼻部穹隆不规则的分叉,鼻尖扭曲而呈现的鼻尖鼓包

　　鼻尖突出度不足的第一个原因是因为手术切口(软骨间切口,贯穿切口),会让鼻尖支撑机制变弱或完全被破坏。这些切口再加上外侧脚切除,会导致三脚架不稳定,如果再有相对的瘢痕挛缩,会进一步加重[25]。鼻整形术后突出度不足可能会出现在过高的鼻中隔尾侧端切除,内侧脚薄弱和过短,外侧脚薄弱和过长等情况下。最终来讲,LLCs 的力量和位置对鼻尖表现点是最重要的。手术干预包括鼻小柱支撑移植、外侧脚支撑移植物、鼻中隔尾侧延伸移植物,可单独使用或联合使用以重建突出度。但是在过去的几年中,当需要鼻尖突出度和支撑时,鼻中隔尾侧延伸移植物已逐渐成为我们的第一选择。加长型的盾和鼻尖盖板移植物,也可以用于增加或重建鼻尖突出度。外侧脚窃取和穹隆断开会帮助重建鼻尖突出度,但常和鼻小柱支撑移植物或鼻中隔尾侧延伸移植物一起使用。[40]有一些手术操作,能够矫正过度突出的鼻尖,如鼻尖松解,内侧脚或外侧脚重叠,以及穹隆截断等。

　　鼻尖过度突出一般是术前评估不充分,或对标准的降低突出度的操作抱有过高期望。处理方式和初次鼻整形相似,都是使用渐进的技术,逐渐降低突出度。首先做全贯穿切口,然后将鼻脱套,降低鼻尖。接下来做外侧脚和/或内侧脚重叠。最后使用穹隆截断。随着鼻尖缝合技术的发展,我们观察到有一些预期的鼻尖突出度损失,会随着穹隆缩窄,而恢复鼻尖力量和突出度。

　　鼻尖的过度旋转是由于对 LLCs 的切除或过度切除导致。外侧脚向内打折,过度的尾侧鼻中隔修剪,也是导致鼻尖过度旋转的原因。在鼻修复时重建外侧脚长度和力量,或延长鼻中隔的长度,有助于对抗过度旋转[37,41]。下外侧软骨过度切除会导致外侧脚变弱,外鼻阀横截面积降低,以及不满意的美学效果(过度旋转),和不理想的功能(阻塞)。此外,缩窄鼻穹隆,加上鼻翼缘和鼻翼基底畸形,也被报告为产生外鼻阀塌陷的罪魁祸首[42]。

　　鼻翼畸形的原因,在于外侧脚向头侧异位,或薄弱,或凹陷。另外,外侧脚过度切除、瘢痕形成、凹陷或未被发现的向头侧移位,会导致鼻翼缘退缩和缩窄。从美学上讲,鼻翼结构较弱的患者,看上去他们的鼻孔外张增加,像是粘上去的一样,感觉他们的鼻尖过宽。这种像粘上去的感觉,是因为从鼻尖向鼻翼缘延伸的鼻翼沟加深了。患者往往表现出对这个部位的不满,但是却无法具体表达,看上去,鼻翼和鼻尖被不自然的阴影分开,打断了从鼻尖到鼻孔的自然曲线。从颏下视图看,鼻翼曲线在鼻尖下方向内走近,进一步显示了这一缺点。实际上,这种鼻尖和鼻翼分开的错觉,是因为鼻翼到穹隆的融合点被降低了。一般当第一次建议做鼻翼移植时,患者不愿意接受,会认为鼻尖会变得更宽。在鼻翼沟下方,用一个棉签进行抬高,就能演示这个改变。另外在计算机模拟时,把这个折痕隐藏掉,也能显示出鼻尖-鼻翼轮廓改善。通过放置外侧脚支撑移植物、鼻翼铺板移植物、鼻翼缘轮廓线移植物或外侧脚头侧翻转瓣,或重置下外侧软骨,可以重建外侧脚支撑。这些操作有助于重建鼻子下 1/3,从鼻尖到鼻翼的自然曲线。同样的,处理鼻翼缘退缩,包括放置鼻翼缘轮廓线移植物,以延长这个部位。可以用带齿的镊子,检查鼻翼皮肤的松弛性,决定采用哪一种类型的移植物。轻到中度的退缩,没有皮肤限制,可以用鼻翼缘轮廓线移植物、重置外侧脚、或在外侧脚尾侧缘放置外侧脚支撑移植物进行处理。但是严重的鼻翼缘退缩,需要更复杂的操作,比如采用复合移植物来延长这个部位。

表 54-3 下三分之一畸形:预防及处理

解剖畸形	病因	预防	治疗
突出度过大	LLC 过大;鼻中隔尾侧延伸移植物或鼻小柱支撑移植物过大;穹隆缝合时增加了突出度	移植物大小要合适	内侧脚或外侧脚重叠,鼻中隔尾侧端切除
突出度不足	三脚架支撑薄弱,鼻中隔尾侧端切除过多	鼻中隔尾侧端切除时要小心,要考虑 LLC 的活动性和切除	鼻中隔尾侧延伸移植物,鼻小柱支撑移植物,盾形移植物,穹隆缝合
过度旋转/朝天	LLC 打折处过度切除,鼻中隔尾侧端过度切除	鼻中隔尾侧端/LLC 切除时需小心,缝合位置需适当	LLC 移位,外侧脚支撑移植物,延长型撑开移植物,与鼻中隔尾侧延伸移植物连接
旋转度不足/下垂	内侧脚弱/短,LLC 长/朝向头侧,鼻中隔尾侧端过大	对鼻尖三脚架的操作/切除要有限制	鼻小柱支撑移植物,内侧脚榫槽固定,LLC 头侧修剪/重置朝向,鼻中隔尾侧端切除
鼓包	LLC 切除过多,穹隆瘢痕	保留至少 7mm LLC 宽度,穹隆缝合不可过紧	贯穿穹隆缝合,鼻尖移植物;盖板掩饰移植物
鼻翼退缩	LLC 切除过多,LLC 异位,瘢痕	LLC 的切除和位置需适当	外侧脚支撑移植物,鼻翼轮廓移植物,LLC 移位,复合组织移植物
鼻翼基底过宽	做完鼻尖反旋和鼻尖下垂后,未能缩小鼻孔	鼻尖加强	鼻槛切除,鼻小柱支撑移植物
鼻翼基底过窄	鼻槛切除过多或瘢痕	鼻槛切除要尽量少	Z 成形,缝合固定
鼻小柱悬垂	内侧脚或鼻中隔尾侧端过多	尾侧延伸移植物大小需合适	内侧脚或中隔尾侧端切除
鼻小柱退缩	内侧脚或鼻中隔尾侧端切除过多,切牙骨退缩	小心切除内侧脚或鼻中隔尾侧端	鼻小柱支撑移植物,鼻中隔尾侧延伸移植物,切牙骨前移植物

LLC,下外侧软骨

　　鼻小柱的常见畸形通常包括鼻中隔尾侧端的过短(退缩)或过长(悬垂)。鼻小柱退缩可能缘于对鼻中隔尾侧端或前鼻棘的过度切除,而鼻小柱悬垂可能由鼻中隔尾侧端过长,或内侧脚凸起造成。鼻小柱过短可以用鼻小柱支撑移植物或鼻中隔延伸移植物进行矫正。鼻小柱悬垂可以谨慎祛除鼻中隔尾侧端,可以做,也可以不做前鼻棘祛除,再把内侧脚以榫槽方式与之缝合固定[38,44]。

一个全面的下 1/3 畸形以及它们各自处理及预防措施,已列在表 54-3 中。

鼻部皮肤

在鼻修复中,最后的处理是外面覆盖的皮肤。鼻整形术后,薄的皮肤常因为包膜挛缩而变得更薄。带来的结果是会从外面见到深层的骨和软骨轮廓。看见所有的边缘和凸起。有意思的是,厚的皮肤在手术后常会变得更厚。要处理过薄的皮肤,预防可能的包膜挛缩,需要在皮肤下面放置一个缓冲层,使其变厚变软。当说到患者皮肤支撑时,我们称之为"地毯衬垫"。在鼻尖上方可以把薄的、压碎的软骨,用作衬垫移植物。对整个鼻背和鼻尖来讲,可选择项包括颞筋膜、AlloDerm、耳后筋膜或采集肋软骨时取下的软骨膜[5]。

鼻修复方法总结

多年来,鼻修复已发展成为一个专门的亚专业领域。每个操作流程都需要一个精密而确定的方法,以改善鼻部的外观。要想解决问题,首先必须理解患者的动机,以及对解剖结构基础不满之处。通过开诚布公的对话,再加上专家意见,就可能设置一个现实的目标,通过可行的方案,让患者本人和医生都能得到感情上和现实中都能接受的效果。除了患者的反馈之外,鼻部的分析还包括使用计算机模拟成像,在手术前制定方案。鼻解剖宏观亚单位全面分析应按照"自上而下"的方法,使用这些直观工具。坚持保持内鼻阀和外鼻阀最佳形态,在美学操作之后保留呼吸功能。在之前分离过的鼻子上再次手术,需要采用移植物对结构进行加强。对于移植物的考虑涉及是否可用、数量、质量、放置、融合和风险[5]。鼻中隔应被视为所有鼻部构造的核心基础,也是绝大多数移植物的附着位点。处理上三分之一时,骨性鼻锥应审慎地打磨,以防过度切除,外侧截骨加上鼻背盖板移植物,以矫正所有的顶板开放畸形和过宽畸形[4]。中鼻拱包括了内鼻阀和大多数植物放置的位置。撑开移植物和鼻背盖板移植物能分别帮助预防或恢复鼻阻塞,并提供合适的外形轮廓[6,26]。鼻尖三脚架值得关注,因为它是鼻修复的主要原因[3]。要尽一切努力恢复其形状和位置,同时加强三脚架的整体强度。虽然有各种各样的手术技术可用于鼻修复,但最好的治疗是防患于未然。

在鼻修复中会遇到的常见畸形,以及它们的解决措施被列入表 54-4 中。

表 54-4　鼻修复中常见处理措施

问题*	位置	措施
鼻背充填	上、中三分之一	鼻背盖板移植物(悬浮于纤维蛋白基质中的软骨颗粒)
支撑中鼻拱	鼻中 1/3	撑开移植物,蝴蝶移植物
鼻翼支撑/外鼻阀修复	鼻下 1/3	外侧脚支撑移植物(中隔软骨),外侧脚头侧翻转瓣,耳廓软骨,LLC 重置
矫正鼻翼缘退缩	鼻下 1/3	耳廓缘移植物;将支撑移植物放到 LLC 尾侧;重置 LLC
鼻尖突出度/延长	鼻下 1/3	鼻中隔尾侧延伸移植物

* 按复杂性递增顺序列出。LLC,下外侧软骨

调整

鼻整形技术在过去的几十年里发展迅速,超过了面部整形领域的其他所有手术。几乎每隔几年就会有模式的转变,再加上患者的选择和期望值增加,鼻修复变得更为常见。在文献中发表的返修率从 5% 到 15% 不等[45]。解决一个修复案例的时候,医生不但要分析之前的解剖结构改变以及随后的结构变化,还要更进一步地寻找确定患者的最终目标。因此在和修复患者进行咨询时的核心在于确定功能和美学问题。客观上,Adamson[46]发现对于那些寻求鼻修复的患者中,50% 的人有一个单一畸形,30% 有两个畸形,20% 有三个或更多的畸形。在主观上,由第一作者(S. J. P.)的研究表明,患者第一不满意的是鼻尖不对称,第二是鼻阻塞,第三是中鼻拱的弯曲。最后,一旦患者和医生已经合作确定了外在的和内部的问题,就可以采用一个加上了预防措施的手术方案来矫正鼻子。

并发症

不幸的是,当处理修复鼻时,之前手术所采用的技术已经打断了中鼻拱的支撑组织,使上外侧软骨变得不稳定,导致鼻阀塌陷[47-49]。据报道,鼻缩小整形术后,内鼻阀截面积平均减少高达 25%[12]。例如,软骨间切口或头侧修剪 LLCs 会破坏 ULC 尾侧缘和 LLC 头侧部分之间的附着提供的支撑[48]。鼻背驼峰祛除,鼻骨不全骨折,ULC 在鼻骨下方的融合点,以及过于积极的打磨,都会导致中鼻拱塌陷,这是因为打断了 ULC 和鼻中隔内侧与鼻骨的附着,导致典型的倒 V 畸形[8,48]。比低-到-低的方式进行外侧截骨,会导致 ULC 向内侧移动,以及鼻阀缩小[50]。

除了手术操作外,由于先天性解剖欠佳,患者在标准鼻成形术后可能会出现鼻阻塞的内在风险。例如,相关解剖因素包括鼻骨过短、ULCs 长且薄弱,或张力鼻畸形[29]。其他也可能导致内鼻阀损害的手术操作包括祛除过大的鼻背驼峰和缩窄过宽的鼻子。

为了实现漂亮美观的鼻子,这些手术操作有一些是必须要做的,在鼻整形的过程当中,必须要采用预防措施以保持局部功能,例如做保守的软骨切除(鼻背驼峰,外侧软骨),做高-到-低-高的截骨,而更常见的是进行结构加强[8]。在初次鼻整形中作为有效的预防支撑机制和在修复手术中作为治疗作用的技术,包括撑开移植物、外侧脚支撑移植物、鼻翼铺板移植物、蝴蝶移植物、八字移植物、外张缝合、悬吊缝合等[28,30,32]。曾经是鼻修复中最主要的技术,现在在初次手术中变得越来越常见。

最终,通过预防性干预和平衡的重新排列过程,可以实现最佳的功能结果。再强调一次医学中的一句格言:上医治未病。

案例分析

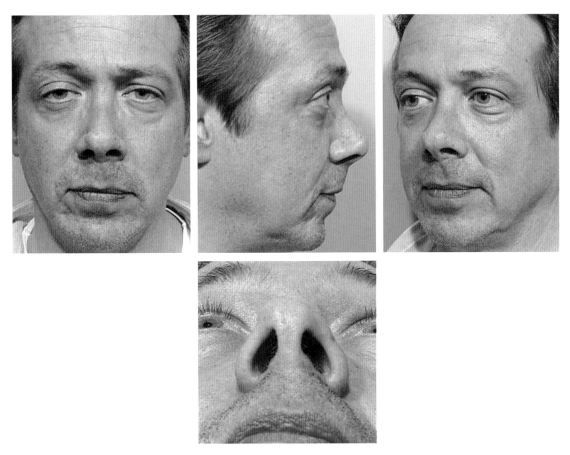

图 54-6

　　这名 45 岁男性在 26 年前曾行鼻中隔整形术。他有复发性鼻窦炎和头痛。在美学上,他感觉他的鼻子不够阳刚,鼻尖尖端朝上。

检查结果如下：

■ 内鼻：他的鼻中隔在中线上，下方有一个突起，而且很硬，显示全他的鼻中隔软骨全部或大部分都还在。通过支撑后，内鼻阀和外鼻阀都得到改善。

■ 正面视图：
　　－上三分之一正常。
　　－中间三分之一过窄，向右成角。
　　－鼻尖向右成角，有蒜头鼻。

■ 鼻小柱-鼻尖

■ 下小叶：高

■ 鼻长度：短

■ 侧面轮廓：
　　鼻根：低
　　－鼻背：略高
　　－鼻尖上区：高

■ 鼻尖突出度：好

■ 颏下：正常

■ 鼻翼：正常

■ 皮肤厚度：中等

手术操作包括：

1. 鼻中隔尾侧延伸移植物
2. 双侧加长型撑开移植物
3. 外侧脚置换移植物，因为外侧脚缺失了
4. 鼻尖盾形移植物，用耳廓软骨膜覆盖
5. 鼻根放置膨体聚四氟乙烯假体

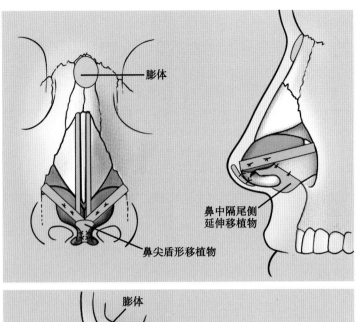

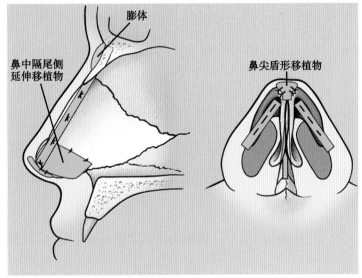

图 54-6(续)

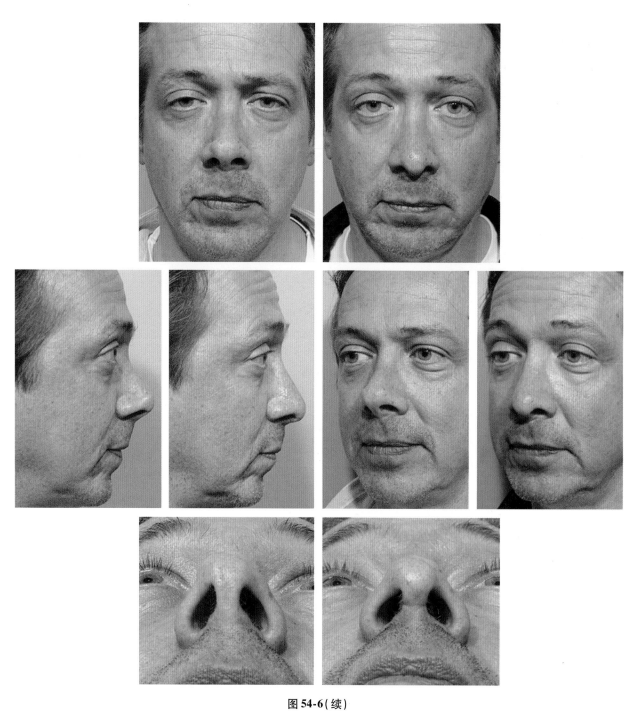

图 54-6(续)

术后 1 年,鼻子变直。他的侧面轮廓改善,鼻尖突出度下降,向下旋转。

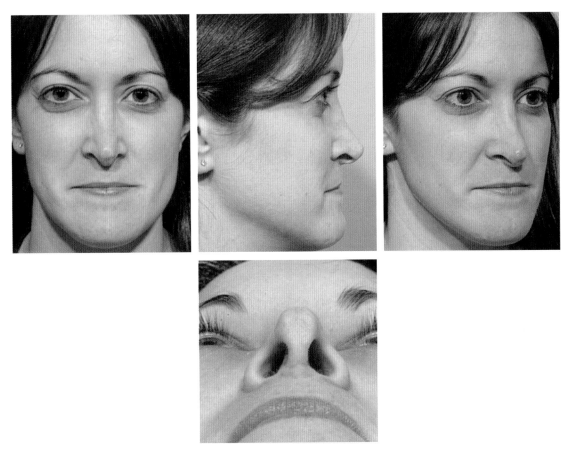

图 54-7

　　这名 31 岁女性曾于 5 年前行鼻中隔成形术。她觉得她的鼻子现在"太凹,看起来像一个滑雪道"。她还主诉有鼻孔不对称。

初步检查显示如下：

- 鼻内：鼻中隔居中，柔软，说明之前做过黏膜下切除术。内鼻阀和外鼻阀过窄，通过支撑后均得到改善。
- 正面视图：
  - 上三分之一，左侧鼻骨低于右侧。
  - 中间三分之一过窄
  - 鼻尖不对称，有鼻尖鼓包，鼻翼沟深，双侧鼻翼退缩。
- 鼻小柱-鼻尖下小叶：长
- 鼻长度：长
- 侧面轮廓：
  - 鼻根：正常
  - 鼻背：鞍鼻畸形
  - 鼻尖上区：低
- 鼻尖突出度：好
- 颏下：正常
- 鼻翼：窄
- 皮肤厚度：薄

手术操作包括：

1. 采集肋软骨作移植物
2. 用鼻中隔尾侧延伸移植物和延长型撑开移植物重建 L 形支撑
3. 外侧脚支撑移植物
4. 外侧脚向尾侧重置
5. 鼻翼轮廓线移植物

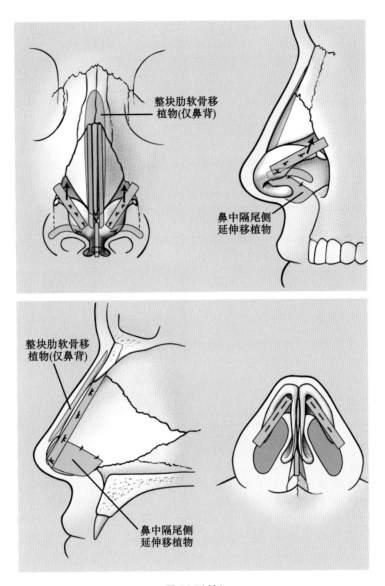

图 54-7(续)

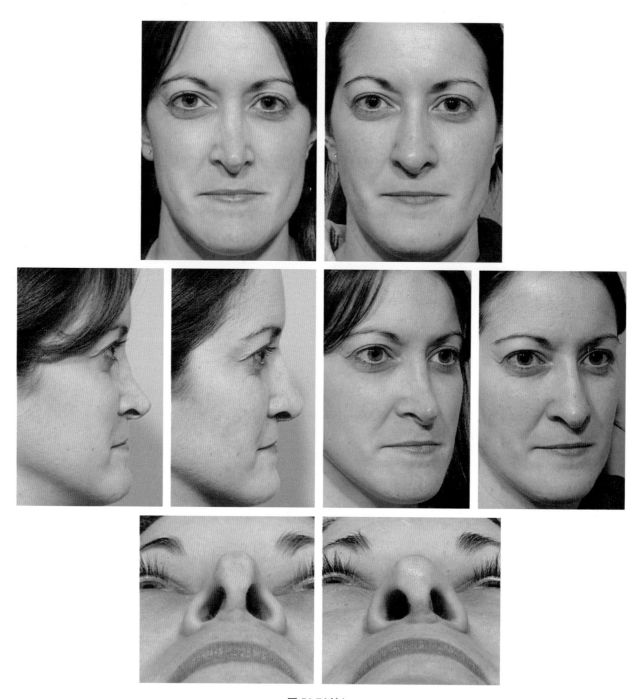

图 54-7(续)

术后 1 年,她过度降低的鼻背得到了矫正。鼻翼缘有力、平直,鼻尖夹捏畸形外观得到矫正。

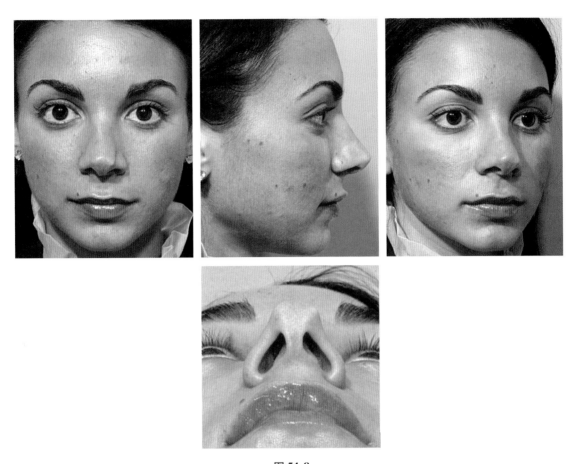

图 54-8

　　这名 24 岁妇女做过两次鼻整形,上次手术距离此次鼻修复已经 5 年。她主要关注鼻骨显形,鼻尖上有凸起。

检查结果如下：

■ 内鼻：鼻中隔居中，较硬。内鼻阀和外鼻阀过窄，通过支撑后均得到改善。
■ 正面视图：
 –上三分之一可见鼻骨边缘，向右侧倾斜。
 –中三分之一向左倾斜。
 –鼻尖向右成角，不对称，有鼻尖鼓包和鼻翼沟加深。
■ 鼻小柱-鼻尖下小叶：正常
■ 鼻长度：正常
■ 侧面轮廓：
 –鼻根：正常
 –鼻背：正常
 –鼻尖上区：低
■ 鼻尖突出度：右侧过度突出，超过左侧穹隆
■ 颏下：正常
■ 鼻翼：窄
■ 皮肤厚度：薄

手术操作包括：
1. 采集鼻中隔和耳廓软骨以及颞筋膜
2. 打磨鼻骨
3. 外侧截骨
4. 双侧延长型撑开移植物，左侧比右侧厚
5. 内侧脚覆盖：右侧6mm，左侧4mm
6. 外侧脚支撑移植物
7. 鼻小柱支撑移植物
8. 盾形移植物
9. 颞筋膜移植物用作鼻尖上方的衬垫
10. 鼻翼成形术

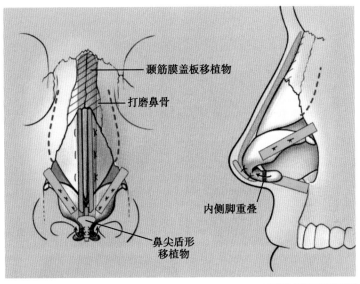

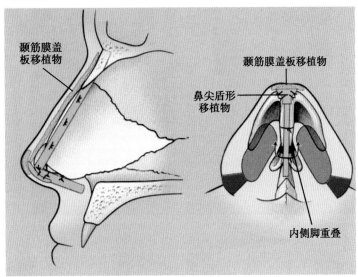

图 54-8(续)

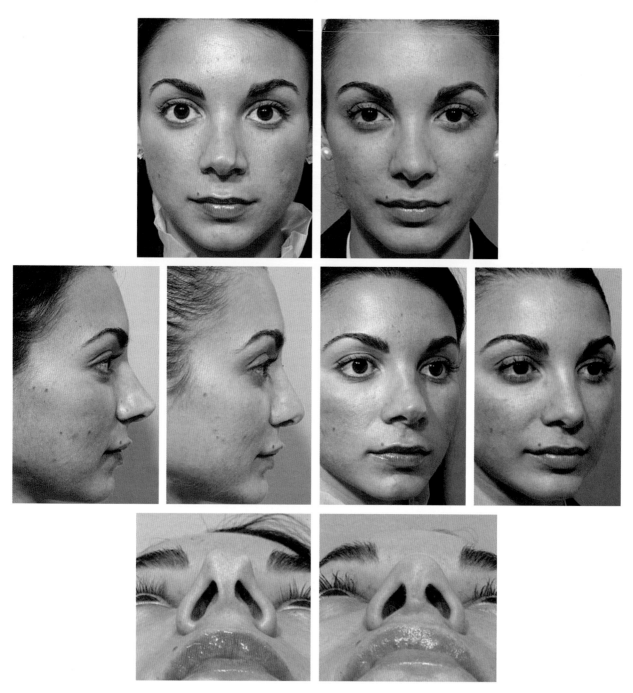

图 54-8（续）

　　术后1年，她的鼻背美学线光滑、对称。从鼻尖到鼻翼缘的生硬过渡已经淡化。鼻尖突出度降低，显得更光滑，更均衡。

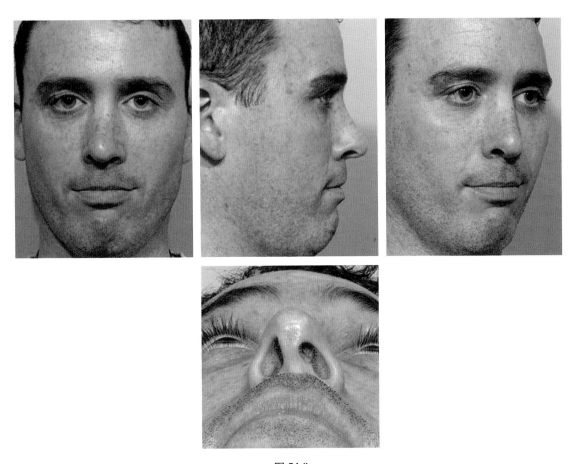

图 54-9

这名 36 岁男性有复发性鼻窦炎。在这次鼻修复术前 16 年,他曾经做过开放式修复陈旧性鼻骨骨折和鼻中隔偏曲。医生告诉他,他的鼻子在手术中"散架"了。第一次手术后两年,他进行了一次鼻修复,用右侧耳廓软骨矫直他的鼻子。他出现鼻窦炎和"塌"鼻。

初步检查结果如下：

■ 鼻内：鼻中隔偏斜、不规则，软骨中央部分缺失。内鼻阀和外鼻阀较窄，通过支撑后均得到改善。

■ 鼻中隔尾侧端：顶点向右拐。

■ 正面视图：

–上三分之一有顶板开放畸形，左侧鼻骨高于右侧。

–中间三分之一向右成角，有倒 V 畸形。

–鼻尖不对称，向右成角。

■ 鼻小柱-鼻尖下小叶：正常

■ 鼻小柱：正常

■ 鼻长度：短

■ 侧面轮廓：

–鼻根：低

–鼻背：鞍鼻畸形

–鼻尖上区：正常

■ 鼻尖突出度：好

■ 颏下：鼻小柱扭曲

■ 鼻翼：正常

■ 皮肤厚度：中等

■ CT 扫描：鼻中隔严重偏斜，右中鼻甲气化，排除鼻窦炎

手术操作包括：

1. 采集鼻中隔和耳廓软骨以及颞筋膜

2. 延长型撑开移植物

3. 外侧脚支撑移植物

4. 外侧脚向尾侧重置

5. 鼻小柱支撑移植物

6. 用包裹在颞筋膜中的软骨颗粒作鼻背盖板移植物。

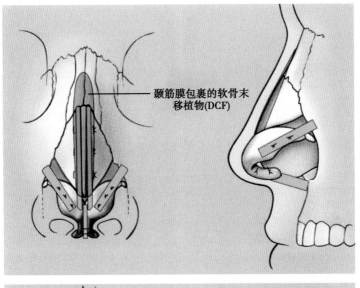

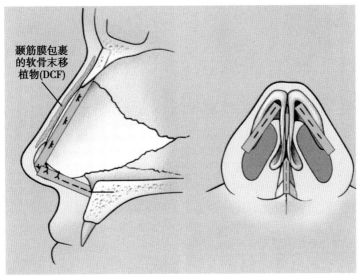

图 54-9(续)

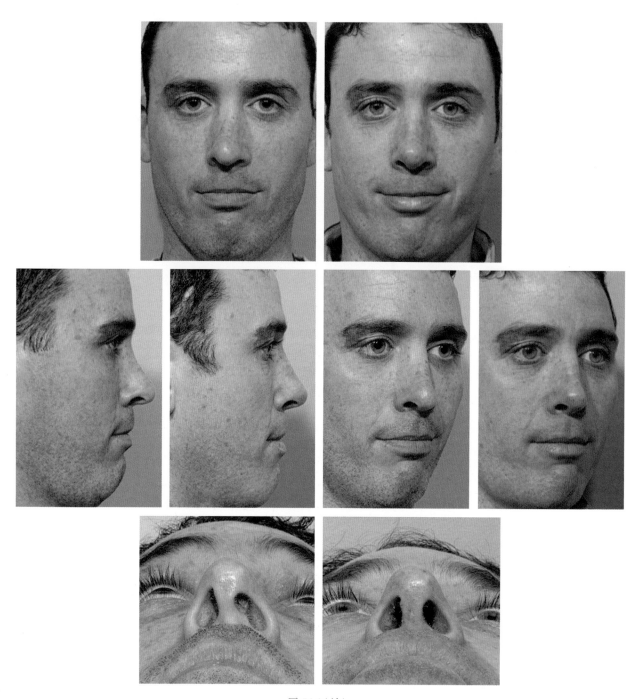

图 54-9（续）

　　术后 1 年,鼻背变直,向右偏斜得到矫正。过度降低的鼻背侧面轮廓得到改善。鼻中隔尾侧偏斜和鼻孔不对称得到显著改善。

要　　点

- 医生应从三个层次解决鼻修复问题：①找出问题；②想出解决办法；③纳入预防措施。
- 医生可以通过倾听患者的关注，通过对话和直观辅助展示现实的结果，从而管理患者的期望值。
- 医生应该少说多做。
- 全面的鼻部分析应该通过系统的可重复的方式，按从头侧到尾侧的顺序进行。
- 外形应服从内部功能。
- 确定移植物来源时，要根据所需要的力量、位置、数量以及患者和医生的偏爱来决定。
- 鼻中隔是整个结构的顶梁柱。
- 当降低鼻背时，必须通过打磨和部分截骨仔细地去除驼峰，避免整片的鼻背软骨和骨切除。
- 处理中鼻拱时，必须保留或重建内鼻阀的功能。
- 医生必须尊重三脚架，恢复其形状和位置，同时加强所有组件的力量。

（李战强　译）

参考文献

1. Greenough H. Form and Function: Remarks on Art. Berkeley: University of California Press, 1947.
2. Sullivan L. Autobiography of an Idea. New York City: Press of the American Institute of Architects, 1924.
3. Yu K, Kim A, Pearlman SJ. Functional and aesthetic concerns of patients seeking revision rhinoplasty. Arch Facial Plast Surg 12:291-297, 2010.
4. Pearlman S, Talei B. An anatomic basis for revision rhinoplasty. Facial Plast Surg 28:390-397, 2012.
5. Adamson PA, Constantinides M, Kim AJ, Pearlman S. Rhinoplasty: panel discussion. Facial Plast Surg Clin North Am 22:25-55, 2014.
6. Sheen JH. Secondary Rhinoplasty: Aesthetic Rhinoplasty. St Louis: CV Mosby, 1978.
7. Johnson CM, Toriumi DM. Open Structure Rhinoplasty. Philadelphia: WB Saunders, 1990.
8. Pearlman S, Baratelli R. Avoiding complications of the middle vault in rhinoplasty. Facial Plast Surg 28:310-317, 2012.
9. Mink JP. Le nez comme voie respiratorie. Presse Otolaryngol (Belg) 21:481-496, 1963.
10. Grymer LF. Reduction rhinoplasty and nasal patency: change in the cross-sectional area of the nose evaluated by acoustic rhinometry. Laryngoscopy 105:429-431, 1995.
11. Perkins SW, Tardy ME. External columellar incisional approach to revision of the lower third of the nose. Facial Plast Surg Clin North Am 1:79-98, 1993.
12. Adamson PA, Ansar K. Grafts and implants in rhinoplasty—techniques and long term results. Oper Tech Otolaryngol Head Neck Surg 19:42-58, 2008.
13. Vuyk HD, Adamson PA. Biomaterials in rhinoplasty. Clin Otolaryngol 23:209-217, 1998.
14. Kridel RW, Konior RJ. Irradiated cartilage grafts in the nose. A preliminary report. Arch Otolaryngol Head Neck Surg 119:24-30, 1993.
15. Burke AJ, Wang TD, Cook TA. Irradiated homograft rib cartilage in facial reconstruction. Arch Facial Plast Surg 6:334-341, 2004.
16. Welling DB, Maves MD, Schuller DE, et al. Irradiated homologous cartilage grafts. Long-term results. Arch Otolaryngol Head Neck Surg 114:291-295, 1988.
17. Daniel RK, Calvert JW. Diced cartilage grafts in rhinoplasty surgery. Plast Reconstr Surg 113:2156-2171, 2004.

18. Tasman AJ, Paez GS. The diced cartilage glue graft for radix augmentation in rhinoplasty. JAMA Facial Plast Surg 17:303-307, 2015.

19. Winkler AA, Soler ZM, Leong PL, et al. Complications associated with alloplastic implants in rhinoplasty. Arch Facial Plast Surg 14:437-441, 2012.

20. Shirakabe Y, Suzuki Y, Lam SM. A systematic approach to rhinoplasty of the Japanese nose: a thirty-year experience. Aesthetic Plast Surg 27:221-231, 2003.

21. Yang J, Wang X, Zeng Y, et al. Biomechanics in augmentation rhinoplasty. J Med Eng Technol 29:14-17, 2005.

22. Romo T III, Sclafani A, Sabini P. Use of porous high-density polyethylene in revision rhinoplasty and in the platyrrhine nose. Aesthetic Plast Surg 22:211-221, 1998.

23. Rini T III, Kwak ES, Sclafani AP. Revision rhinoplasty using porous high-density polyethylene implants to reestablish ethnic identity. Aesthetic Plast Surg 30:679-684, 2006.

24. Boenisch M, Nolst Trenité GJ. Reconstruction of the nasal septum using polydioxanone plate. Arch Facial Plast Surg 12:4-10, 2010.

25. Vuyk HD, Watts SJ, Vindayak B. Revision rhinoplasty: review of deformities, etiology and treatment strategies. Clin Otolaryngol Allied Sci 25:476-481, 2000.

26. Gunter JP, Rohrich RJ. Augmentation rhinoplasty: dorsal onlay grafting using shaped autogenous septal cartilage. Plast Reconstr Surg 86:39-45, 1990.

27. Sheen JH, Sheen AP. Aesthetic Rhinoplasty, ed 2. St Louis: Quality Medical Publishing, 1984.

28. Sheen JH. Spreader graft: a method of reconstructing the roof of the middle nasal vault following rhinoplasty. Plast Reconstr Surg 73:230-239, 1984.

29. Johnson CM Jr, Godin MS. The tension nose: open structure rhinoplasty approach. Plast Reconstr Surg 95:43-51, 1995.

30. Park SS. The flaring suture to augment the repair of the dysfunctional nasal valve. Plast Reconstr Surg 101:1120-1122, 1998.

31. Clark JM, Cook TA. The "butterfly" graft in functional secondary rhinoplasty. Laryngoscope 112:1917-1925, 2002.

32. Guyron B, Michelow BJ, Englebardt C. Upper lateral splay graft. Plast Reconstr Surg 102:2169-2177, 1998.

33. Hanasono MM, Kridel RW, Pastorek NJ, et al. Correction of the soft tissue pollybeak using triamcinolone injection. Arch Facial Plast Surg 4:26-30; discussion 31, 2002.

34. Byrd HS, Constantian MB, Guyuron B, et al. Revision rhinoplasty. Aesthet Surg J 27:175-187, 2007.

35. Conrad K, Yoskovitch A. The use of fibrin glue in the correction of pollybeak deformity: a preliminary report. Arch Facial Plast Surg 5:502-507, 2003.

36. Davison SP, Dayan JH, Clemens MW, et al. Efficacy of intralesional 5-fluorouracil and triamcinolone in the treatment of keloids. Aesthet Surg J 29:40-46, 2009.

37. Parkes ML, Kanodia R, Machida BK. Revision rhinoplasty. An analysis of aesthetic deformities. Arch Otolaryngol Head Neck Surg 118:695-701, 1992.

38. Bagal AA, Adamson PA. Revision rhinoplasty. Facial Plast Surg 18:233-244, 2002.

39. Romo T III, Sonne J, Choe KS, et al. Revision rhinoplasty. Facial Plast Surg 19:299-307, 2003.

40. Foda HM, Kridel RW. Lateral crural steal and lateral crural overlay: an objective evaluation. Arch Otolaryngol Head Neck Surg 125:1365-1370, 1999.

41. Pearlman SJ. Revision rhinoplasty from the patient's point of view. Plast Surg Pract Oct 3, 2011.

42. Constantian MB. The incompetent external nasal valve: pathophysiology and treatment in primary and secondary rhinoplasty. Plast Reconstr Surg 93:919-931; discussion 932-933, 1994.

43. Boahene KD, Hilger PA. Alar rim grafting in rhinoplasty: indications, technique and outcomes. Arch Facial Plast Surg 11:285, 2009.

44. Kridel RW, Scott BA, Foda HM. The tongue-in-groove technique in septorhinoplasty. A 10-year experience. Arch Facial Plast Surg 1:246-255; discussion 257-258, 1999.

45. Kamer FM, McQuown SA. Revision rhinoplasty. Analysis and treatment. Arch Otolaryngol Head Neck Surg 114:257-266, 1988.

46. Adamson PA. The failed rhinoplasty. In Gates G, ed. The Current Therapy in Otolaryngology—Head and Neck Surgery. Toronto: Decker, 1990.

47. Ballert JA, Park SS. Functional considerations in revision rhinoplasty. Facial Plast Surg 24:348-357, 2008.

48. Sykes JM. Management of the middle nasal third in revision rhinoplasty. Facial Plast Surg 24:339-

347, 2008.

49. Ballert JA, Park SS. Functional rhinoplasty: treatment of the dysfunctional nasal sidewall. Facial Plast Surg 22:49-54, 2006.

50. Guyuron B. Nasal osteotomy and airway changes. Plast Reconstr Surg 102:855-860; discussion 861-863, 1998.

达拉斯鼻修复术：全球大师的杰作

Secondary Rhinoplasty *by the global masters*

以目标为导向的鼻修复方法

Scott Shadfar ■ *Stephen W. Perkins*

鼻整形要获得成功,首先要彻底理解鼻的立体解剖学以及导致继发鼻畸形的原因。鼻修复是一个非常困难和细致的手术过程,鼻整形医生必须能够适当的评价和矫正这些已经接受过鼻整形术的患者的畸形。患者可能出现多种畸形,需要主刀医生拆除和重建整个小叶以及内外鼻阀,以矫正偏斜、骨性鼻锥以及中间软骨拱的异常情况。

现在鼻整形对效果的评价已经发生了改变,现在的重点是结实的结构支撑,以及通畅的鼻腔气流,因为即使是最为美观和精致的鼻整形术后效果,也可能会被功能不佳而破坏。每位外科医生都需要不断进步,以实现更为精细的效果,着眼于在每一个病例中预防远期并发症。在鼻修复手术中,操作的复杂性增加,要求更为精密的手术操作,幸运的是这些技术方法,已经能够更清楚地描述和定义[1]。

患者评价

术前检查和分析

每位患者的评价从评估患者的目标以及期望值开始,确保它们是现实的,或者医生认为是合适的。相关的病史应该包括之前所做过的鼻部手术,明确的外伤,呼吸困难以及在美学方面的要求。另外,医生应该搞清楚患者希望矫正哪些之前手术留下的东西。

医生要能够准确地诊断畸形,并把它们和深层的鼻部解剖对应起来。只有这样,医生才能够预判出,通过哪些必要的手段才能恢复解剖畸形,并获得更为自然和美观的结构。回顾一下从初次鼻整形手术开始,到目前为止的手术记录,可以帮助确定可能的缺陷,以及现有畸形或功能损害的原因。

检查应包括观察、触诊,以及通过照片分析鼻部结构。还要对鼻内进行静态和动态的检查,包括外鼻阀、鼻中隔、鼻甲,以及内鼻阀等,并加以记录。改良的 Cottle 操作,可以帮助诱发患者在鼻阻塞部位上的反馈。

皮肤厚度对所有鼻整形患者都很重要,但是在鼻修复中更为重要。皮肤薄的患者,或有"包膜挛缩现象"的患者,可能会出现明显的凹凸不平,或者深层鼻结构的"锐利"边缘,缺乏其中的纤维脂肪性软组织覆盖。医生应考虑以自体软组织覆盖,或用同种异体材料如脱细胞真皮基质,在骨或软骨结构和软组织罩之间充当屏障。与之相反,皮肤厚偏油性的患者,应该担心鼻小叶形态表现不佳。应该评估皮肤的厚度,以及对于最终效果会产生什么影响,并向患者作出解释。

修复时机

如果可能的话,最好是在初次鼻整形以前,就要和患者讨论可能的修改手术时间,让她理解最终的效果要花上一年才能够显现,但是大多数要求修改的患者,都等不了那么长时间[2]。如果这个手术要是由外面的医生做的话,就更为困难了。所呈现的畸形,必须和掀起皮肤软组织罩的困难程度相当,鼻修复的时机,也要小心谨慎的选择。虽然鼻背畸形常在术后早期就会出现,但是也有很多小的畸形在 6~9 个月内都看不见,一直要到水肿完全消退才会显现。[1]鼻骨外张复位可能需要早期介入,术后 2~3 个月就可进行。鼻尖的凹凸不平出现时间较晚,有时甚至在鼻整形术后数年才出现。我们一般会在术后六个月才进行鼻背或鼻锥的不平整修复,鼻尖的异常常要推迟到术后十二个月进行。这样可以让鼻尖软化,如果必须做鼻修复的时候,掀起软组织也更容易。

如果术后出现持续的鼻尖上区或必备的水肿,我们会选择间断使用皮下注射糖皮质激素曲安奈德,以 10mg/ml 浓度,小量(0.1cc)注射进入正在发展的纤维化组织中[3]。每个月注射一次直到好转为止,通常需要 2~4 次注射。这些辅助操作手段,可以让医生对患者进行安抚,同时留出时间让组织愈合,直到可以进行修复手术。要告诫患者在术后早期就进行修复,可能导致误诊、不必要的手术、或增加术后瘢痕[1]。

选择合适的手术方式

适当的手术方式常由畸形类型决定。我会预先把常见的鼻修复畸形按照初次鼻缺陷一样进行分类,将其分为手术欠佳,或过度去除支撑结构导致的畸形[1]。最常见的鼻修复指征都列在了框 55-1 中。

框 55-1　鼻修复指征

骨性鼻锥

遗留的骨性驼峰或突起

过度切除的骨性鼻背

鼻背塌陷和鞍鼻畸形

鼻背骨脊

顶板开放畸形或凹陷

不完全截骨导致的鼻锥体过宽、成角、过度狭窄,或阶梯畸形

中鼻拱相关畸形

背侧鼻中隔持续弯曲或偏斜

歪鼻加上外侧软骨塌陷或凹陷

继发于上外侧软骨退缩和塌陷的夹捏和沙漏畸形

框 55-1　鼻修复指征(续)

软骨鼻背去除不足,鹦鹉嘴畸形
鼻尖上区鞍状畸形
内鼻阀塌陷
短鼻/朝天鼻
鼻背移植物或假体不规则、不对称、卷曲、吸收或感染
鼻下端移植物畸形或不对称
鼻尖过度旋转
鼻尖突出度不足
鼻中隔尾侧端、上外侧软骨、下外侧软骨、鼻背过度切除
手术外观明显
鼻中隔缺失,挛缩
小叶重建
鼻尖不对称(轮廓不平,鼻尖过窄或过宽)
鼻翼不对称或鼻翼外张
鼻尖过度突出或过度旋转
鼻尖突出度
不足或旋转度不足
鼻翼塌陷和退缩
异常肥大
鼻翼-鼻小柱不协调
外鼻阀塌陷

我们只在微小畸形如鼻背凹凸不平只需要打磨,修剪过多的软骨,或需要做精确的腔隙,放置移植物以掩盖畸形的患者中采用内入路。这些技术更常用于改善美学问题或畸形。

对于有严重的功能结构或美学畸形的患者,采用开放式入路。这样可以实现广泛的暴露,在直视下精确放置和固定所有必需的移植物。更广泛地暴露,可以提供更多的机会以使用某些移植技术,从而给医生提供更多的方法进行处理,实现更精细的效果,并预防远期的并发症。另外在鼻修复中,因为深层鼻翼软和中鼻拱软骨结构与皮肤软组织罩之间的瘢痕形成和附着,掀起时会非常困难。开放式入路可以让医生一丝不苟地按照下外侧软骨的轮廓,向头侧分离,并保持在筋膜下层次,和合适的皮肤软组织罩厚度。

移植物来源和材料

评估鼻修复患者时,将她们分类进入到之前所提及的畸形分组,可以让医生判断是否需要采用必需的移植手段。寻求鼻修复的患者常需要用到移植物,到底是选用自体移植物或选用同种异体移植物还是假体,必须和患者进行讨论。

自体材料

在鼻整形术中首选的自体移植材料是鼻中隔软骨。鼻中隔软骨容易获取,其厚度、柔韧性、通用性、以及可靠的远期效果,使之成为一种理想的鼻修复移植材料。在鼻修复术中,软骨可以整块作为盖板移植物使用或切成小丁、压碎,甚至磨碎后进行充填,或实现柔和的过渡。但是因为必须在尾侧和背侧保留一个 1 ~ 1.5cm 的 L 形支撑,鼻修复患者身上可用的软骨常少得可怜。鼻整形医生也喜欢用自体软骨作为结构性支撑移植材料,因为这些移植物可以避免潜在的免疫反应,排斥以及可能的漏出,感染风险也较低。[4]

当患者可用的鼻中隔软骨很少,甚至没有时,我们会使用耳软骨进行鼻再造。和中隔软

骨一样,耳廓软骨很容易在头颈区采集到,从后方入路采集时,几乎没有伤口可见。我们会检查患者的耳朵,确定是否有一个耳朵更突出,如果是这样的话,从那个更突出的耳朵采集软骨,因为采集耳软骨可能导致供区耳与乳突间的突出度有轻微的降低。[4]最常用的部位是耳甲艇和耳甲腔,可以从双侧完成采集,提供丰富的软骨量,实现鼻背和鼻下小叶的重建。其他耳软骨移植物包括使用复合移植物进行鼻翼重建,可以从前方入路,在对耳轮前脚下方采集耳甲艇的皮肤。在某些情况下,耳软骨的韧性和弯度,使之不是一个太理想的移植材料,比如需要撑开移植物,或需要一个薄的鼻小柱支撑移植物的时候,但是在做鼻翼小叶重建时,其弯曲弧度会很有利,可以模仿鼻翼的自然曲率,也可以做成鼻尖帽状或下小叶移植物。

软组织移植物可以掩盖移植物或自然鼻软骨的边缘。无论是从鼻部还是耳后采集的纤维脂肪组织,或者是颞筋膜,在鼻修复中,这些移植物都能柔和支架与软组织之间的交界。那些继发于瘢痕形成、挛缩或类固醇注射,而导致皮肤变薄和萎缩的患者,是理想的应用人群。软组织覆盖还会帮助预防包膜挛缩现象,降低移植物外漏的风险,并预防突起的形成[4,5]。通过发际线内一个水平颞部切口,采集颞筋膜。向下分离到闪闪发光的白色颞深筋膜,可以采集到相当大的一片,在使用筋膜前,将深层的肌肉附着锐性切除掉。筋膜可以用于包裹切成丁或压碎的软骨,或者是像之前描述的一样,做一个简单的屏障或覆盖[6,7](图55-2)。

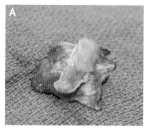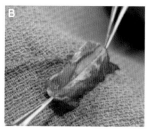

图 55-1 A,切成丁的耳软骨;B,颞筋膜包裹的移植物,用于充填鼻背

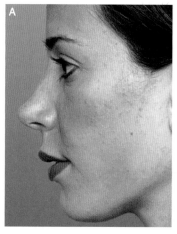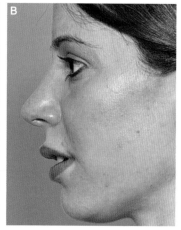

图 55-2 A,这名 33 岁的妇女在鼻整形术后出现持续的突出度过大和过度旋转。B,鼻修复 4 年后,包括降低鼻尖突出度,将鼻尖反旋,并用切成丁的耳软骨,包在颞筋膜内充填鼻背

肋软骨在鼻修复中的使用已经获得了极大的青睐,因其量大,柔软,易雕刻,坚强有力。但是肋软骨有可能出现卷曲和吸收,还有报道称可能出现移位[8,9]。肋软骨的其他缺

点包括，硬、供区瘢痕、疼痛、感染、血肿或气胸，所以，我们在鼻修复中更喜欢使用耳软骨。只有在所有的鼻中隔和耳软骨都已经耗竭的情况下才使用。我们不喜欢用颅骨骨片，因为充填鼻背后会造成鼻结构特征性过硬。

同种异体移植物

对于需要充填鼻背的中度至重度鼻畸形，鼻中隔或耳软骨不足时，一个合理的选择是同种异体移植物，如用放射线照射的同种异体肋软骨。这种材料量很丰富，也不需要从远处的术区采集，也没有和采集相关的风险，使之成为一个理想的移植材料。但是也有几名作者也报告了其有卷曲吸收和移位的倾向。虽然理论上有传染疾病的风险，但目前为止还没有病例报道。我们在异体肋软骨上经验有限，其不能和宿主长合，导致移位和感染。而且，因为成本的增加，以及获得同种异体肋软骨上的困难，进一步限制了我们在鼻修复中对同种异体材料的使用。

如前所述，类似于自体软组织的材料，如脱细胞真皮或尸体组织基质，如AlloDerm，可以让医生掩饰鼻背和鼻小叶的移植物。脱细胞真皮基质的制备和加工，使其具有高度生物相容性，无免疫原性，能最终置换宿主组织，使组织向内生长，移位、外漏和感染非常罕见[13-15]。这些移植物的形式是水化片材，可以让医生进行多种定制，可以卷、可以折叠、或者多层叠到一起。这种类型的移植物最常用于鼻背充填，但已经证明移植物会有部分吸收，限制其在鼻背的充填量不能超过 $2 \sim 3mm^4$。其他的应用包括修复鼻中隔穿孔，消除鼻骨之间的粘连，以及在皮肤薄的个体身上覆盖软组织罩等[13,16]。

假体

有很多患者都缺乏合适的自体材料进行移植，要么是因为外伤造成了软骨破裂，要么是因为以前的鼻部手术耗竭了。另外从鼻部以外的部位采集软骨，会增加手术时间，供区的并发症，可能的卷曲以及轮廓凹凸不平等，这些都会在某些情况下，阻碍其应用。在这种情况下，应用假体进行鼻背充填是合理的。

膨体聚四氟乙烯（ePTFE）（Gore-Tex）最先在血管外科领域获得广泛推广，应用了数十年，安全性极高[17-19]。这为在面部整形手术中应用膨体聚四氟乙烯推开了一扇门。ePTFE独特的几何结构由相互交织的小节和有弹性的碳氟聚合物纤维构成[17,18]。其构成的微孔材料，可以让组织向内有限生长，同时保持其形态和稳定性，而且如必要时，也容易取出[20-22]。在过去的25年里，数位作者已经表明膨体是一个临床上安全，容易获得，相对便宜的假体，可以在面部和鼻部手术中，成为一个可控的自体移植物的替代产品，而且具有长期有效性[17,18,23-26]。假体分为1mm、2mm和4mm的片状，可以叠在一起充填鼻背，放在耳软骨上，或进行覆盖掩饰。（图55-3）我们会在植入前将假体泡在抗生素溶液里，而且绝不在鼻下端使用膨体，因为鼻下端是活动结构，有从切口漏出的风险[1]。要和患者讨论感染以及卷边导致的轮廓凹凸不平的风险，特别是那些有包膜挛缩现象的患者。

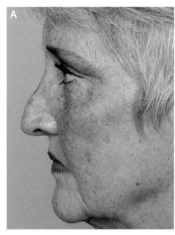
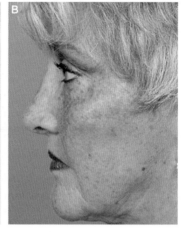

图 55-3 A,这名患者有医源性的鼻骨过度切除和软骨鼻背切除不足的问题。B,用 Gore-Tex 充填鼻背,去除残留的软骨驼峰后

其他用于鼻整形的假体材料,包括多孔的高密度聚乙烯 PHDPE 和硅橡胶假体等。PHDPE 具有较大的平均孔径,促使纤维组织向内生长,从而导致牢固的附着,降低移位的几率,但是如果需要取出时,会非常困难[27]。硅橡胶假体刚好相反,其会产生一个包膜囊,这会让取出时非常容易,但是因为移位而导致的假体外漏会是一个问题[15]。这些假体常会过大,而且有外露或感染的倾向,限制了它们在鼻修复中的应用[25]。

解决缺陷的系统方法

中鼻拱畸形和内鼻阀破坏

中间软骨拱,从上外侧软骨与鼻骨下表面的附着处开始,向尾侧延伸到下外侧软骨重叠处或卷轴区。大部分的鼻整形都需要去掉一个突出的鼻背软骨突起或驼峰,这包括将上外侧软骨与鼻背软骨性鼻中隔的附着松解释放。这种关系被破坏,而留下一个没有支撑的中鼻拱,会导致鼻中部缩窄,或上外侧软骨内下方塌陷出现的沙漏样畸形,或随时间发展成倒 V 畸形(图 55-4)。

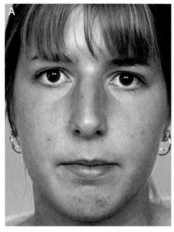
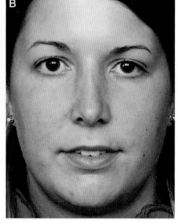

图 55-4 A,这名 22 岁的患者曾经用内入路做过驼峰去除。B,术后四年出现了明显的倒 V 畸形。没有使用撑开移植物

另外在中鼻拱,在鼻中隔和上外侧软骨的尾侧缘连接处,加上下鼻甲的头侧,构成了内鼻阀。在鼻整形术中,这个区域会因为鼻背降低,截骨,头侧修剪,或卷轴区断开而被破

坏,或因为遗留的鼻甲肥大,或鼻中隔偏斜而缩窄。要学着找出这些高风险患者:鼻骨短,上外侧软骨长且弱,皮肤薄,鼻拱狭窄突出等,发现它们能帮助降低这个部位的并发症发生几率。

对于存在沙漏畸形,上外侧软骨退缩和塌陷的患者,可以通过内入路或外入路,在上外侧软骨和鼻骨连接处放置掩饰性的盖板移植物。在内下方塌陷,不管有或者没有相关的内鼻阀破坏时,使用自体软骨做成的撑开移植物,会有好处并起到治疗效果。撑开移植物能被用于解决单侧的不对称或可见的中鼻拱畸形,凹陷或沙漏样畸形,也可以发挥间隔移植物的作用,增加内鼻阀横截面积,从而改善功能[29]。也可以在把鼻部皮肤重新放回以前,放置轻柔压碎的盖板移植物解决真正的凹陷,帮助遮掩所有的假性偏斜[1]。

撑开移植物的放置,可以通过内入路或外入路。我们会在一开始使用 Anderson-Mc-Collough 剥离子,在黏软骨膜下把上外侧软骨从鼻中隔上剥离下来。用 11 号刀片释放上外侧软骨,分离黏软骨膜下腔隙,保证其能容纳撑开移植物。移植物通常厚约 1 ~ 2mm,长约 15 ~ 18mm,用 30G 短针头将其固定到位,然后用 5-0 PDS 以水平褥式法缝合到位。如果需要的话,可以把移植物叠到一起加宽,或延长超过鼻中隔前角,解决鼻尖旋转度问题[28](图 55-5)。

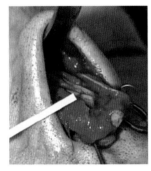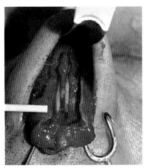

图 55-5　延长型撑开移植物,可用于将鼻下端向尾侧旋转,并增加鼻长度

另外,当缺少移植材料的时候,如果患者有一个高的软骨性鼻背突起,可以用多余的上外侧软骨背侧突起的内侧缘,做成自体撑开瓣[30,31]。切透上外侧软骨,这样上外侧软骨的边缘就能向内翻转,并直接缝合在残留的 ULCS 或鼻中隔上,在保留软骨的同时支撑中鼻拱[1,32]。

鼻翼塌陷和鼻翼退缩

在鼻修复中,常会见到鼻翼的并发症或畸形,患者常会在初次鼻整形后数年出现,有鼻翼夹捏畸形,外侧脚打折,也许还会有外鼻阀塌陷和气道损失。通常这和患者为了细化过宽或球形鼻尖,进行常规头侧修剪后,自然的下外侧软骨回弹性有关,但是在下外侧软骨头侧边缘过度切除的病例中,也会看见塌陷,其对远期外鼻阀损害没有任何抵抗力。此外,类似的操作还可以导致鼻翼退缩,我们在后面会进一步讨论。医生应该考虑到使用耳软骨进行鼻翼重建的可能优点,耳甲艇和耳甲腔,有自然弧度或凸度[33]。

鼻翼重建的骨干和加强,可以通过使用鼻翼铺板移植物,外侧脚支撑移植物,或鼻翼缘轮廓线移植物以及复合移植物等,解决鼻翼退缩问题。在少数情况下,也可以考虑外侧脚翻转瓣;但是因为一般最初的鼻整形手术以后,头侧缘的软骨都会很稀缺,这些操作的使用会受限。鼻翼铺板移植物和外侧脚支撑移植物都能通过开放式或闭合式入路放置,但是通过开放式入路能更容易地放置外侧脚支撑移植物,这是我们的首选。鼻翼铺板移植物一般放置在鼻阀中间区域,可用于解决外侧脚打折,矫正鼻翼凹陷,改善鼻翼轮廓[34,35]。

从技术上讲,显露下外侧软骨后放置鼻翼铺板移植物,以外侧为基础做一个合适的腔隙(图55-6)。用之前采集的软骨做成移植物,以盖板的形式放置,支撑外鼻阀(图55-7)。用5-0单乔缝线,以褥式方式,经前庭将移植物缝合到位,缝合2~3处以固定移植物。然后修剪移植物塑形[36]。

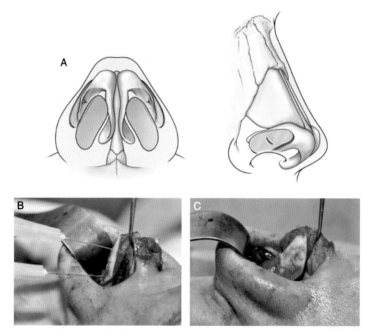

图55-6 A,鼻翼铺板移植物以覆盖方式放置。B,用30G针头把耳廓软骨做成的鼻翼铺板移植物固定到位。C,用5-0 Monocryl以褥式法将移植物缝合到位

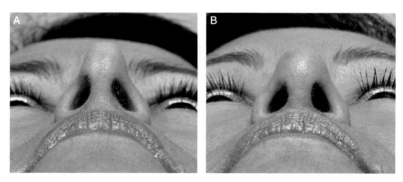

图55-7 A,无支撑的鼻翼。外侧脚翻转瓣和支撑。B,用鼻翼板条移植物矫正,改善轮廓,增加鼻翼,术后1年效果

外侧脚支撑移植物是一种更坚强有力的移植物,以抵抗吸气时外侧鼻翼的收缩或塌陷,并可专门用于矫正外侧脚凹陷或向头侧错位[36]。外侧脚支撑移植物也需要暴露下外侧软骨,但是分离时要在其下表面进行,从头侧边缘开始把前庭皮肤从外侧脚上剥离下来。

用5-0 Monocryl 直接把移植物缝合到外侧脚下表面[36]。

鼻翼缘畸形和难看的退缩或切迹,起因于外侧脚屈曲,外侧脚过度切除,下外侧软骨外侧到穹隆的中断(鼻翼缘条带),外侧脚被完全去除,或远期的挛缩压过了本身薄弱的外侧脚。Tardy 和 Toriumi[37]描述了退缩的解剖基础,其和头侧修剪造成的组织空隙有关,在某个点上带来了相对的不稳定,会让鼻翼缘向相对稳定的上外侧软骨移动[1]。

鼻翼缘退缩,可以根据程度不同,采用几种移植技术进行矫正。轻度的切迹和退缩(小于2mm),可以使用鼻翼缘轮廓线移植物,在没有风险或永久改变下外侧软骨的情况下进行矫正(图55-8)。这个简单方法的不足之处在于轮廓凹凸不平、切迹持续存在、移植物移位、移植物断裂等[38]。

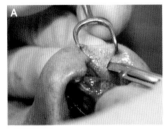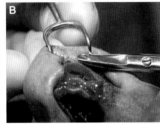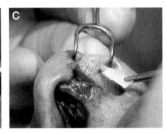

图55-8 矫正薄弱或部分退缩的鼻翼缘。A,鼻翼缘切口。B,分离腔隙。C,放置鼻翼缘轮廓线移植物

大多数鼻翼缘轮廓线移植物常通过鼻前庭面的一个小切口放入。沿边缘锐性剥离一个腔隙,小心不要延伸进入软三角区。将之前采集到的鼻中隔软骨碎片,做成平缓的锥形,或边缘压碎后插入此腔隙中,然后用5-0普通肠线,间断缝合切口。

中度的退缩(2~4mm),常需要使用鼻翼铺板移植物,以矫正鼻翼缘畸形[39]。对于严重畸形(大于4mm),我们首选耳甲艇软骨及其外附的皮肤组成的梭形复合移植物(图55-9)。将这个移植物沿着退缩最大的部位插入到软骨下切口,通过补充前庭皮肤缺损的方式,把退缩的边缘向下推[1]。用5-0普通肠线,将移植物间断缝合到位。在最严重的情况下,除了复合移植物以外,还必须同时做一个鼻翼铺板移植物。

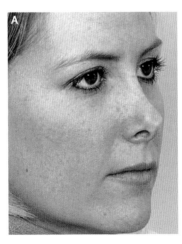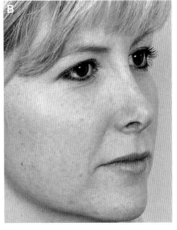

图55-9 A,鼻翼退缩。B,用从耳甲艇采集的耳廓复合移植物矫正后

鼻翼-鼻小柱不协调和鼻小柱悬垂

鼻翼-鼻小柱不协调和鼻小柱悬垂,常和鼻翼退缩有关,但也可能缘于鼻翼退缩和内侧脚向尾侧突出,或鼻中隔软骨向尾侧突出(图55-10)。因为对这些原因当中的每一个进行处理都会影响到其他部分,所以医生应准确地对其进行诊断。如果有鼻翼退缩,要如上所述进行处理。

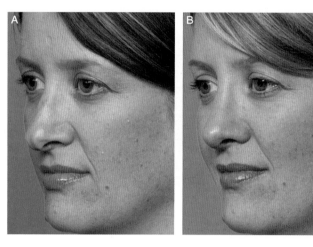

图55-10 A,鼻翼-鼻小柱不协调。B,除了外侧脚支撑移植物以外,加上两侧的软组织三角移植物和鼻翼缘移植物,以改善鼻翼力量、轮廓以及从鼻尖到鼻翼缘的过渡

当有鼻中隔向尾侧突出时,通过简单的缩短软骨部分进行矫正,可以做或不做膜性鼻中隔切除。这样可以让内侧脚更靠头侧。如果内侧脚仍然过度突出,可以修剪内侧脚的尾侧缘,而且还可以把内侧脚靠头侧缝合到更美观的位置上。内侧脚经常会有弧度,需要将其断开,并向头侧再次缝合,以打断导致畸形的自然曲率。这样能让鼻小柱看上去更直,尤其是使用了鼻小柱支撑移植物用于改进鼻翼鼻小柱关系时。软组织三角移植物将会平滑从鼻小柱到鼻翼之间的过渡(见图55-10)。

鼻尖畸形

球形鼻尖或鼻尖过宽

如前所述,出现鼻尖畸形的患者都是因为容积缩小不足,或鼻尖缩小技术选择不适当造成。患者自身因素也可能导致,特别是皮肤过厚,偏油性,或瘢痕过度形成。我们采用分步方式解决过宽和过于突出的鼻尖,从头侧修剪开始,做单侧或双侧穹隆缝合,如果仍然存在不对称或过度丰满时,做外侧脚跨越缝合。软骨切除操作,如穹隆断开用于减少鼻尖容量的方法,在鼻修复中很少使用,因为鼻修复中过度切除更为常见。

所有的穹隆缝合技术开始前,都要先把前庭皮肤从两侧中间脚的下表面剥离下来。游离后,单侧穹隆缝合从轻柔的夹捏穹隆到一起开始,使用可吸收缝线,如5-0 Monocryl,作水平褥式缝合重塑穹隆。双穹隆技术使用不可吸收缝线,如透明的5-0 Prolene,以水平褥式方式缝合,把线结放在穹隆内侧。外侧脚跨越缝合,要用5-0透明Prolene,在外侧脚最内侧部分的头侧缘,紧挨穹隆最上方,作水平褥式缝合[40]。术中要对所有的褥式缝合进行必要的调整和松解,以达到预期效果。

蒜头鼻形成

鼻修复患者中非常常见的一个现象是出现像门把手一样凸起的部分,被称为鼻尖鼓包。这些对应于通过皮肤可见的软骨结构。在软骨厚,穹隆分叉,皮肤薄,曾做过软骨劈开或软骨内切口的患者中很常见[1,41]。变得薄弱的软骨结构受瘢痕挛缩力的作用,会趋于恶化,随时间的推移变得逐渐明显(图55-11)。

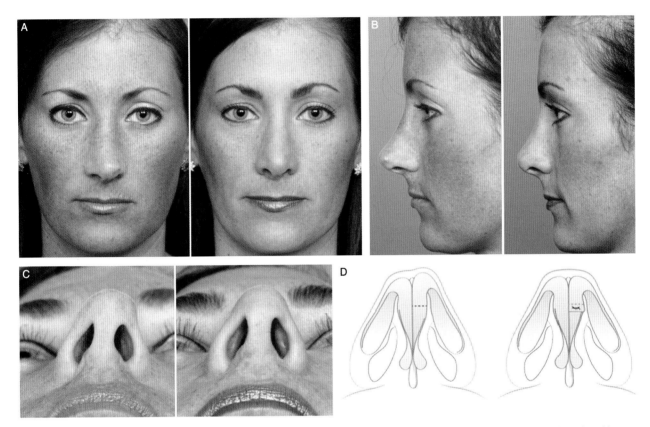

图55-11 A~C,这名皮肤薄的患者术后出现左侧鼻尖鼓包,鼻尖过度突出、不对称、扭曲,以及两侧内侧脚长度不等。手术矫正方法包括内侧脚重叠,用脱细胞异体真皮基质覆盖,以及鼻尖细化等。这是她远期随访效果。D,内侧脚重叠技术

鼻尖鼓包可以通过开放式或闭合式入路矫正。通常必须松解释放挛缩的瘢痕,穹隆也要从前庭皮肤上剥离下来。不对称和成角的突起,可以通过锐性成角软化的方法解决,把穹隆缝到一起,使用双穹隆技术,或通过使用软骨和软组织掩饰移植物,如盖板或盾形移植物等[42]。另外,如果之前的过度切除很明显,可以采用鼻中隔或耳软骨做成鼻翼铺板移植物,稳定下外侧软骨,加强软骨以对抗进一步的瘢痕挛缩和鼻尖鼓包形成[1]。

旋转度不足

鼻尖下垂,可能源于鼻尖旋转度不足,下外侧软骨三脚架内侧脚部分因医源性原因导致支撑力丧失,或外侧脚过长将鼻尖向下推导致。

当鼻尖下垂的主要原因是支撑力丧失时,需要整块的鼻小柱支撑移植物以提供支撑,预防内侧脚打卷,延长下外侧软骨三脚架的这个部分。但外侧脚部分导致鼻尖旋转度不

足和鼻尖下垂时,做软骨塑形的操作,如外侧脚横断和重叠,这可以增加鼻尖旋转度,从而减少鼻尖下垂,还能同时降低鼻尖突出度,在这部分患者中基本都需要。[44]这个方法可以实现可控的分步鼻尖旋转,可以通过内入路或外入路完成。

要完成外侧脚横断和重叠,医生必须将外侧脚释放,掀起前庭皮肤,有指征时做头侧修剪。从头侧到尾侧横断外侧脚,将软骨的前嵴重叠到外侧脚上,并用可吸收的5-0 Monocryl缝合固定,小心把线结隐藏起来。尾侧常会有一块多余的三角形软骨,锐性将其切除,恢复鼻翼轮廓。

在必要的旋转之外,其他的技术包括在鼻唇角使用丰满移植物,切断将鼻中隔肌,以及应用鼻尖移植物以增加鼻尖突出度等。所有这些技术都能改善鼻与上唇之间的美学关系[1]。

鼻尖过度突出

鼻尖过度突出的患者,可能是继发于医源性的切除不足,软骨鼻背塌陷,或对于初次鼻整形鼻尖操作术后效果预期不足,比如,全贯穿切口。内侧脚过长常会对降低突出度的操作不敏感,可以通过使用Lipsett操作,或内侧脚重叠的方式解决(见图53-11)。内侧脚覆盖是一种有效的降低突出度的方式,还能矫正与突出度过大相关的内侧脚弯曲。虽然这种技术通过开放式入路能更容易操作,但也可以通过闭合式入路完成。这种技术可以单侧或双侧使用,还可以术中调整因为内侧脚长度不等导致的穹隆高度差。

掀起前庭皮肤后,沿内侧脚切开。然后将软骨重叠,用6-0 PDS以水平褥式方式缝合到位,可以固定两个点。

其他技术包括利用外侧脚横断和重叠,这样能降低突出度并增加旋转度。在鼻过度突出的患者,可能必须做直接的穹隆截断以降低穹隆高度,在皮肤薄的和鼻修复的患者中,需要使用掩饰移植物以预防鼻尖鼓包形成[1]。

鸟嘴畸形

鹦鹉嘴畸形形成的主要机制包括,鼻背骨性部分过度切除,软骨鼻背切除不足,鼻尖支撑丧失或鼻尖上区部位瘢痕过度形成。医生应找出鼻尖和鼻尖上区比例不协调的原因。

在骨性鼻背过度切除的病例中,使用盖板移植物可以帮助改善鼻背轮廓,并让中鼻拱和骨拱协调。同样的,如果软骨鼻背过多并突起,只需要做简单的切除,就可以矫正畸形。如果鼻尖下垂和支撑力丧失,带来鹦鹉嘴畸形的感觉,医生能按之前解决鼻尖旋转度不足的技术进行操作(图55-12)。如果鼻尖上区出现瘢痕,我们首选药物处理,皮下连续注射皮质类固醇激素曲安奈德,以10mg/ml的浓度小量(0.1cc)注射进入纤维组织中。如果注射的方法不成功,可能必须对鼻软组织做手术切除,保留软组织罩的肌肉部分,以防止出现过度水肿,瘢痕形成或可能的鼻部皮瓣坏死[1]。所有的这些技术都可以通过开放式或闭合式入路完成。

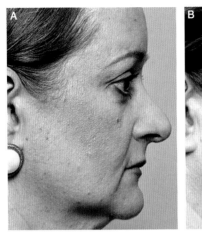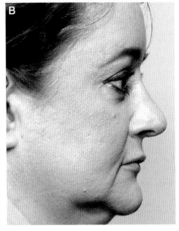

图 55-12　A,术后鹦鹉嘴畸形。B,降低鼻尖突出度,将鼻尖向上旋转,并充填鼻背和鼻根后得到改善

鼻尖过窄

为实现两个鼻尖表现点,需要建立穹隆间的角度和穹隆之间的关系,但是,患者可能会出现鼻尖过窄,导致单一鼻尖畸形。这种畸形最常见于皮肤薄,软骨较弱,做了穹隆夹捏的操作,如使用穹隆间缝合后的个体[42]。同样,在穹隆去除的情况下,如果内侧脚被缝合到了一起,或外侧脚重叠后,出现在鼻尖下小叶的最前点,正常的穹隆分叉没有得到保持,也会导致同样的畸形[1]。

可以在做穹隆间缝合之前,利用穹隆间或穹隆下移植物,在不会过度缩小穹隆的情况下,重新再造正常走向的穹隆结构(图 55-13)。同样的,一个盾形的鼻尖移植物也能作为支持移植物,把穹隆结构和外侧脚分开。在使用这些类型的移植物时,医生应能识别患者的皮肤厚度,使用盖板移植物进行遮盖。Gunter[47]也曾经描述过一个改良的穹隆间移植物,使用鼻中隔软骨条夹住外侧脚的头侧边缘位置,从而保持穹隆间的宽度。当处理穹隆间不协调时,我们首选开放式入路,以保证对称性,便于放置和固定移植物。

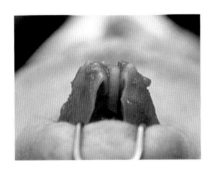

图 55-13　放置一个穹隆间移植物

歪鼻矫正

确实可控地矫正歪鼻,是鼻整形术中最为困难的一个部分,有几位作者已经描述了歪鼻矫正的流程[48-50]。患者可能会有鼻尖或中鼻拱的软骨偏斜,或鼻锥的骨性偏斜。

矫正鼻尖的偏斜,常规依靠矫正鼻中隔尾侧端的偏斜,要应用将鼻中隔尾侧端放回中线上的技术[51]。下外侧软骨的不对称也会导致鼻扭曲的表现。断开软骨,如单侧内侧脚或外侧脚横断重叠,或穹隆去除,可以帮助解决下外侧软骨的不对称。

中间软骨拱的凹陷,常会带来偏斜的感觉,使用掩饰移植物,或把上外侧软骨在撑开移植物的帮助下向外推,可以减轻畸形。其他原因包括鼻中隔软骨背侧偏斜,可以在凹面应用撑开移植物。Gubisch 描述了一种在这个部位进行广泛操作的体外鼻中隔成形方法,但是我们并不认为必须在这个部位做广泛分离。

骨性鼻锥的畸形,包括过宽、外张或鼻骨的偏斜。这些畸形可以联合应用内侧斜行和外侧截骨进行矫正。对于过宽外张的鼻骨,可能需要做内侧中间截骨,但在极少数情况下,如果仍然还有鼻根点到鼻缝点的偏斜,可以选择鼻根横行截骨术。有时,骨性鼻锥的凹陷和偏斜,只需要压碎的或磨碎的软骨移植物就能掩盖。

延长短鼻或低鼻

短鼻的定义是,鼻背长度相对于面部其他五官结构过短,或从鼻根到鼻尖表现点之间的距离过短。有好几种测量方法用于描绘鼻部的理想长度,但是医生在评价患者时应该理解突出度、旋转度以及鼻翼-鼻小柱关系之间的相互作用[1]。在这部分人群中还要找出有无气道功能损害的情况,因为中鼻拱的薄弱可能带来内鼻阀的塌陷。

短鼻畸形的可能原因包括,鼻中隔尾侧端的过度切除,上外侧软骨过短,下外侧软骨过度切除,骨性鼻背过度切除,手术外观过重或与瘢痕挛缩有关的鼻中隔缺失等。延长短鼻所需的技术,因畸形的原因而有所不同,但每项技术都会提供额外的支撑和结构元素,以改善功能和美学效果。

使用之前描述的鼻背充填技术,包括软骨盖板移植物,筋膜包裹的软骨颗粒,假体或脱细胞异体真皮基质等,医生能够为过度切除的鼻背进行必要的重建,或阻止其发展[53]。在鼻中隔尾侧端过度切除的情况下,我们采用开放式入路,放置鼻中隔尾侧延伸移植物,并常和延长型撑开移植物联合使用,以延长鼻长度,降低鼻下端的旋转度(图 55-14)。这能帮助重建鼻中隔 L 形支撑,作为支撑和放置的鼻尖或三脚架的基石。有多种鼻尖移植物可用于稳定下外侧软骨,遮盖凹凸不平,增加鼻尖或鼻尖下小叶的长度,并帮助实现反向旋转。同样的,鼻翼铺板移植物也能为外鼻阀提供支撑,同时向尾侧下推鼻尖[1]。

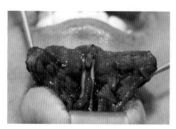 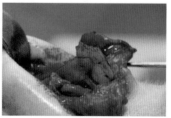

图 55-14 鼻中隔尾侧延伸移植物与延长行撑开移植物联合应用

我们常使用加长型的盾形移植物和鼻尖下小叶移植物,以增加突出度,并在鼻尖下小叶实现更多的长度(图 55-15)。当与鼻小柱支撑移植物联合应用时,鼻尖可以得到完全的支撑和加强。放置盾形移植物时,把适当修剪的片状移植材料缝合到内侧脚的尾侧缘,向上刚好超过穹隆。这些移植物需要用6-0长效可吸收线固定最少四个点。

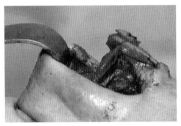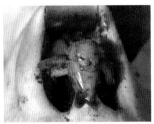

图 55-15　应用双盾形移植物进行全小叶重建的术中所见

全小叶重建

全小叶重建的指征已列在框 55-1 中。把之前所描述的所有技术汇集起来,就可根据每个特定的畸形,用于全小叶重建。

我们做全小叶重建的主要流程,从使用盾形移植物开始,当有指征时,用加长型盾形移植物增加突出度,或用双盾形移植物,既增加突出度,又增加长度。如果鼻尖下小叶区域需要加长时,可以使用鼻尖下小叶移植物。我们也主张使用支持移植物,以防止盾形移植物向头侧旋转,并充填鼻尖上区所有的死腔。最后要判断是否需要在软组织三角内使用支撑,如果需要过渡时,可以采用软组织三角移植物(见图 55-10)。

鼻修复患者之间的一个共同关注点是关于功能,使用鼻翼板条,外侧脚支撑以及外侧脚翻转移植技术,利于鼻翼的稳定和支撑,或在下外侧软骨缺失的情况下进行替代。当必须进一步增加鼻尖下小叶轮廓,进行延长或增加突出度时,如前所述,我们依靠盾形移植物来充填小叶和鼻尖区域。还可以追加压碎或磨碎的软骨移植物,掩盖轮廓的凹凸不平,或消除穹隆间分叉。

请遵循之前提到的警告:应修剪穹隆或鼻尖移植物的边缘;在穹隆上方缝合纤维脂肪软组织,颞筋膜或软骨膜;在穹隆周边的填充移植物或盖板移植物周围,放置压碎的软骨,以帮助掩饰(图 55-16)。

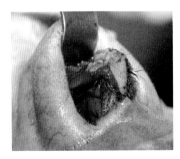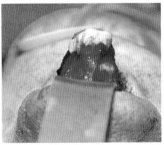

图 55-16　使用软组织覆盖移植物遮盖穹隆轮廓成角

调整

回顾我(S. W. P.)过去16年在初次鼻整形方面的经验,开放式入路中,进行调整的最常见情况包括:与压碎的软骨移植有关的鼻背轮廓凹凸不平(8.1%),术后鼻尖不对称(4.0%),骨锥偏斜(3.4%)。轮廓凹凸不平的原因,与移植物分布不匀有关,也可能是因为软骨细胞的增生,随着时间推移导致轮廓不平整。医生应仔细地把移植物放置在软组织罩下方,并实现平滑过渡,防止出现轮廓的凹凸不平。

与术后鼻尖不对称和鼻背偏斜有关的调整,都存在于术前就有鼻尖不对称或鼻背偏斜的患者中,也反映了在初次鼻整形术中要完全矫正这些畸形的难度。这些部位的返修率,与其他做初次鼻整形的同行相同。

并发症

轮廓改善

鼻骨锥的并发症或效果欠佳,可能继发于未充分切除或过度充填,两者都会导致残留的鼻背凸起。与之相反,其他的轮廓畸形类型,可能缘于过度的骨或软骨驼峰降低,从而导致鞍鼻,留下一个明显手术过的"滑雪道"样的外观。如果初次手术时,医生未能充分外侧截骨,调整的患者可能会有顶板开放畸形,或骨性鼻锥的偏斜残留。

侧面轮廓上明显切除不足的部位,可以通过内入路进行仔细的矫正改善,无论是骨性的还是软骨的。矫正鞍鼻畸形会非常困难,常需要联合使用自体材料和假体,如前所述充填鼻背轮廓。

之前曾认为,脱细胞异体真皮基质移植物,对于皮肤薄的修复患者是理想的材料,但是在我们的经验中,这样的移植物并不持久,患者会继续发生包膜挛缩现象。[1,54]目前我们使用软骨盖板移植物(压碎的或磨碎的),以解决鼻背凹陷,或使用包裹在颞筋膜内的软骨颗粒作为遮盖移植物,以获得长期持久的效果(见图55-1和图55-2)。在软骨缺乏,使用假体如Gore-Tex的情况下,是一种合适和安全的鼻背充填替代方法。必须注意轮廓细节,以保证最自然的外观,并尽量减少术后的并发症。

案例分析

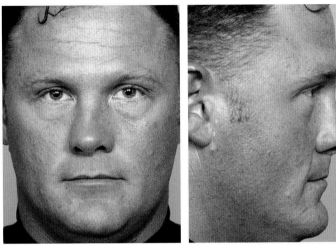

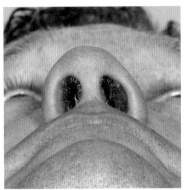

图 55-17

这名 35 岁做鼻修复的男性,有鼻锥偏斜和鼻尖不对称。

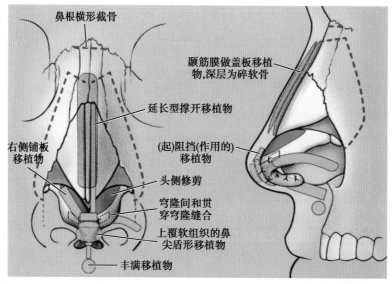

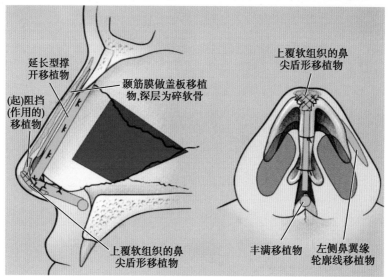

图 55-17(续)

修复包括右侧再次行外侧截骨,鼻根横行截骨,鼻翼轮廓线移植物,和鼻背充填。骨性鼻锥的畸形,可以联合内侧斜行和外侧截骨进行矫正。

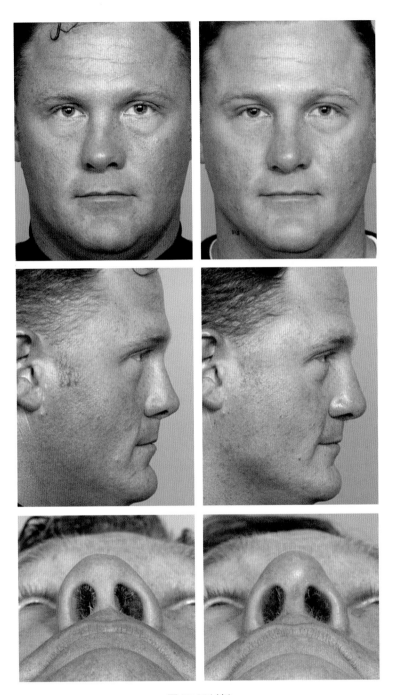

图 55-17（续）

术后 3 个月，严重偏斜、鼻背轮廓、鼻尖不对称和畸形等得到明显矫正。

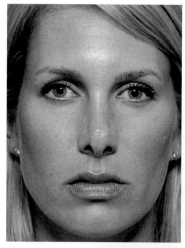
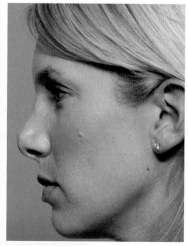
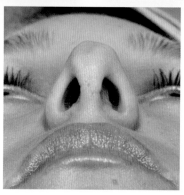

图 55-18

　　这名 36 岁妇女有医源性的短鼻、朝天鼻和低鼻。短鼻畸形可能包括鼻小叶过度旋转,鼻尖突出度不足,鼻背相对过度切除或未发育,双转折结构被夸大,以及鼻翼退缩,鼻翼-鼻小柱不协调等。

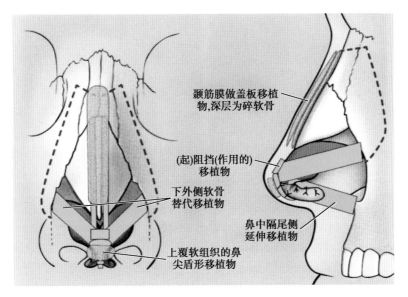

图 55-18(续)

手术矫正包括鼻中隔尾侧延伸移植物和延长型撑开移植物。

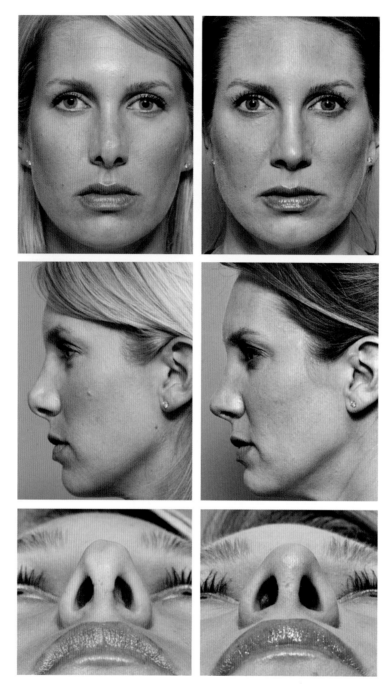

图 55-18(续)

术后 12 个月,她的鼻子得到充分延长,鼻尖旋转度和突出度得到矫正。

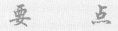

- ☐ 现代鼻整形的结果评判已经发生了变化,焦点放在固体结构支撑和通畅的气流上。
- ☐ 相关的鼻病史应该包括讨论之前所做过的鼻部手术、明确的外伤、呼吸困难以及在美学方面的要求等。
- ☐ 要告诫在术后早期就进行修复,可能导致误诊、不必要的手术,或增加术后瘢痕。
- ☐ 开放式入路对于有严重功能、结构或美学畸形的患者,最为理想。
- ☐ 自体软骨是鼻修复中理想的结构移植材料。
- ☐ 软组织移植物可以掩盖移植物或自然鼻软骨的边缘。
- ☐ 撑开移植物能被用于解决单侧的不对称或可见的中鼻拱畸形,凹陷或沙漏样畸形,也可以发挥间隔移植物的作用增加内鼻阀横截面积,从而改善功能。
- ☐ 矫正鼻尖的偏斜,常规依靠矫正鼻中隔尾侧端的偏斜,要应用将鼻中隔尾侧端放回中线上的技术。
- ☐ 鹦鹉嘴畸形形成的主要机制包括,鼻背骨性部分过度切除,软骨鼻背切除不足,鼻尖支撑丧失或鼻尖上区部位瘢痕过度形成。
- ☐ 短鼻畸形可能包括鼻小叶过度旋转、鼻尖突出度不足、鼻背相对过度切除或未发育、"双转折结构"被夸大或鼻翼退缩、鼻翼-鼻小柱不协调等。

（李战强　译）

参考文献

1. Perkins SW. Rhinoplasty: Thomas Procedures in Facial Plastic Surgery. Shelton, CT: People's Medical Publishing, 2011.
2. Webster RC. Revisional rhinoplasty. Otolaryngol Clin North Am 8:753-782, 1975.
3. Hanasono MM, Kridel RW, Pastorek NJ, et al. Correction of the soft tissue pollybeak using triamcinolone injection. Arch Facial Plast Surg 4:26-30; discussion 31, 2002.
4. Brenner MJ, Hilger PA. Grafting in rhinoplasty. Facial Plast Surg Clin North Am 17:91-113, vii, 2009.
5. Guerrerosantos J. Nose and paranasal augmentation: autogenous, fascia, and cartilage. Clin Plast Surg 18:65-86, 1991.
6. Baker SR. Diced cartilage augmentation: early experience with the Tasman technique. Arch Facial Plast Surg 14:451-455, 2012.
7. Daniel RK. Diced cartilage grafts in rhinoplasty surgery: current techniques and applications. Plast Reconstr Surg 122:1883-1891, 2008.
8. Adams WP Jr, Rohrich RJ, Gunter JP, et al. The rate of warping in irradiated and nonirradiated homograft rib cartilage: a controlled comparison and clinical implications. Plast Reconstr Surg 103:265-270, 1999.
9. Strauch B, Wallach SG. Reconstruction with irradiated homograft costal cartilage. Plast Reconstr Surg 111:2405-2411; discussion 2412-2413, 2003.
10. Weber SM, Cook TA, Wang TD. Irradiated costal cartilage in augmentation rhinoplasty. Oper Tech Otolaryngol 18:274-283, 2007.
11. Clark JM, Cook TA. Immediate reconstruction of extruded alloplastic nasal implants with irradiated homograft costal cartilage. Laryngoscope 112:968-974, 2002.
12. Welling DB, Maves MD, Schuller DE, et al. Irradiated homologous cartilage grafts. Long-term results. Arch Otolaryngol Head Neck Surg 114:291-295, 1988.
13. Jackson IT, Yavuzer R, Silverstein P. AlloDerm for dorsal nasal irregularities. Plast Reconstr Surg 107:559-560, 2001.
14. Gryskiewicz JM. Waste not, want not: the use of AlloDerm in secondary rhinoplasty. Plast Re-

constr Surg 116:1999-2004, 2005.

15. Sajjadian A, Naghshineh N, Rubinstein R. Current status of grafts and implants in rhinoplasty: part II. Homologous grafts and allogenic implants. Plast Reconstr Surg 125:99e-109e, 2010.

16. Kridel RW, Foda H, Lunde KC. Septal perforation repair with acellular human dermal allograft. Arch Otolaryngol Head Neck Surg 124:73-78, 1998.

17. Conrad K, Gillman G. A 6-year experience with the use of expanded polytetrafluoroethylene in rhinoplasty. Plast Reconstr Surg 101:1675-1683; discussion 1684, 1998.

18. Conrad K, Torgerson CS, Gillman GS. Applications of Gore-Tex implants in rhinoplasty reexamined after 17 years. Arch Facial Plast Surg 10:224-231, 2008.

19. McAuley CE, Steed DL, Webster MW. Seven-year follow-up of expanded polytetrafluoroethylene (PTFE) femoropopliteal bypass grafts. Ann Surg 199:57-60, 1984.

20. Maas CS, Gnepp DR, Bumpous J. Expanded polytetrafluoroethylene (Gore-Tex soft-tissue patch) in facial augmentation. Arch Otolaryngol Head Neck Surg 119:1008-1014, 1993.

21. Neel HB III. Implants of Gore-Tex. Arch Otolaryngol 109:427-433, 1983.

22. Park CH. Histological study of expanded polytetrafluoroethylene (Gore-Tex) implanted in the human nose. Rhinology 46:317-323, 2008.

23. Godin MS, Waldman SR, Johnson CM Jr. The use of expanded polytetrafluoroethylene (Gore-Tex) in rhinoplasty. A 6-year experience. Arch Otolaryngol Head Neck Surg 121:1131-1136, 1995.

24. Godin MS, Waldman SR, Johnson CM Jr. Nasal augmentation using Gore-Tex. A 10-year experience. Arch Facial Plast Surg 1:118-121; discussion 122, 1999.

25. Winkler AA, Soler ZM, Leong PL, et al. Complications associated with alloplastic implants in rhinoplasty. Arch Facial Plast Surg 14:437-441, 2012.

26. Yap EC, Abubakar SS, Olveda MB. Expanded polytetrafluoroethylene as dorsal augmentation material in rhinoplasty on Southeast Asian noses: three-year experience. Arch Facial Plast Surg 13:234-238, 2011.

27. Wellisz T. Clinical experience with the Medpor porous polyethylene implant. Aesthetic Plast Surg 17:339-344, 1993.

28. Toriumi DM. Management of the middle nasal vault in rhinoplasty. Oper Tech Plast Reconstr Surg 2:16-30, 1995.

29. Porter JP, Toriumi DM. Surgical techniques for management of the crooked nose. Aesthetic Plast Surg 26(Suppl 1):S18, 2002.

30. Gruber RP, Perkins SW. Humpectomy and spreader flaps. Clin Plast Surg 37:285-291, 2010.

31. Gruber RP, Melkun ET, Woodward JF, et al. Dorsal reduction and spreader flaps. Aesthet Surg J 31:456-464, 2011.

32. Byrd HS, Meade RA, Gonyon DL Jr. Using the autospreader flap in primary rhinoplasty. Plast Reconstr Surg 119:1897-1902, 2007.

33. Johnson CM, Toriumi DM. Open Structure Rhinoplasty. Philadelphia: Saunders, 1990.

34. Chua DY, Park SS. Alar batten grafts. JAMA Facial Plast Surg 16:377-378, 2014.

35. Toriumi DM, Josen J, Weinberger M, et al. Use of alar batten grafts for correction of nasal valve collapse. Arch Otolaryngol Head Neck Surg 123:802-808, 1997.

36. Perkins SW. The evolution of the combined use of endonasal and external columellar approaches to rhinoplasty. Facial Plast Surg Clin North Am 12:35-50, 2004.

37. Tardy ME Jr, Toriumi D. Alar retraction: composite graft correction. Facial Plast Surg 6:101-107, 1989.

38. Boahene KD, Hilger PA. Alar rim grafting in rhinoplasty: indications, technique, and outcomes. Arch Facial Plast Surg 11:285-289, 2009.

39. Alexander AJ, Shah AR, Constantinides MS. Alar retraction: etiology, treatment, and prevention. JAMA Facial Plast Surg 15:268-274, 2013.

40. Perkins SW, Sufyan AS. The alar-spanning suture: a useful tool in rhinoplasty to refine the nasal tip. Arch Facial Plast Surg 13:421-424, 2011.

41. Tardy ME Jr, Cheng EY, Jernstrom V. Misadventures in nasal tip surgery. Analysis and repair. Otolaryngol Clin North Am 20:797-823, 1987.

42. Perkins SW, Hamilton MM, McDonald K. A successful 15-year experience in double-dome tip surgery via endonasal approach: nuances and pitfalls. Arch Facial Plast Surg 3:157-164, 2001.

43. Anderson JR. A reasoned approach to nasal base surgery. Arch Otolaryngol 110:349-358, 1984.

44. Kridel RW, Konior RJ. Controlled nasal tip rotation via the lateral crural overlay technique. Arch

Otolaryngol Head Neck Surg 117:411-415, 1991.

45. Lipsett EM. A new approach surgery of the lower cartilaginous vault. AMA Arch Otolaryngol 70:42-47, 1959.

46. Guyuron B, Poggi JT, Michelow BJ. The subdomal graft. Plast Reconstr Surg 113:1037-1040; discussion 1041-1043, 2004.

47. Gunter JP. Tip rhinoplasty: a personal approach. Facial Plast Surg 4:263-275, 1987.

48. Stepnick D, Guyuron B. Surgical treatment of the crooked nose. Clin Plast Surg 37:313-325, 2010.

49. Byrd HS, Salomon J, Flood J. Correction of the crooked nose. Plast Reconstr Surg 102:2148-2157, 1998.

50. Rohrich RJ, Gunter JP, Deuber MA, et al. The deviated nose: optimizing results using a simplified classification and algorithmic approach. Plast Reconstr Surg 110:1509-1523; discussion 1524-1525, 2002.

51. Dobratz EJ, Park SS. Septoplasty pearls. Otolaryngol Clin North Am 42:527-537, 2009.

52. Gubisch W. Extracorporeal septoplasty for the markedly deviated septum. Arch Facial Plast Surg 7:218-226, 2005.

53. Sandel HD IV, Perkins SW. Management of the short nose deformity in revision rhinoplasty. Facial Plast Surg 24:310-326, 2008.

54. Toriumi DM. Autogenous grafts are worth the extra time. Arch Otolaryngol Head Neck Surg 126:562-564, 2000.

达拉斯鼻修复术：全球大师的杰作

Secondary Rhinoplasty *by the global masters*

鼻修复效果优化

Volney Pitombo ■ *Palmyra J. Geissler*

> 鼻整形术的最高标准需要技术和艺术。艺术本质上是私人的和直观的,这使鼻整形不仅仅是技术上的挑战,更使其成为一个创造性的艺术。
>
> JH Sheen[1]

鼻修复患者常需要更多的关注和特殊照顾,因为她们的美学关注点除了严重的解剖畸形外,常常还有情感方面的问题。因此,细致准确的术前评估就显得尤其重要。清楚了解患者的主诉,准确地评估鼻缺陷,可以让医生设计一个合适的手术方案。这对于实现满意的效果必不可少[1-3,5]。

患者评价

医生必须仔细聆听患者的倾述,因为鼻修复患者常痴迷于自己的鼻子,分析每一个细节。正如 Malbec 说的,"手术前患者用镜子看自己,手术后用放大镜看自己。"[4]有时,她们会从朋友和其他不可靠的来源寻求建议和信息,并常发展成一种不切实际的鼻子缺陷印象。在听取患者的诉求后,医生应评估不满的原因是否建立在真实或不真实的事实上。一个可靠的方法是观察她们所说的"鼻子轻微缺陷"。如果这些缺陷被夸大了,她们可能对畸形存在误解,即使效果再好,手术结果也有可能不满意。

应要求患者来门诊进行第二次,甚至第三次面诊。我们告诉她们,一定要在初次面诊时看着照片(正面,侧面,基底面和斜面),和她们一起进行评估。通过这个工具,我们有机会把患者的注意力集中到真正的缺陷上,改善她们的理解,让她们知道哪些是手术可以实现的。一些患者认为这些照片并没有显示出在现实中困扰她们的是什么。这种反应可能揭示了她们的期望值与现实距离有多远。应该谢绝给这些患者手术,因为她们很可能会对结果不满意。

评价有三个组成部分:
1. 详细的病史

2. 体格检查
3. 面部和鼻部分析

详细的病史

患者往往不考虑之前手术的信息,在咨询过程中常不愿意讨论;但是医生必须有针对性的询问。一个例子是假体材料的处理(如爱贝芙)。这几年这个东西在巴西变得越来越流行,并可能导致严重并发症。

病史应该包括直接的询问和间接的观察。医生应注意患者如何描述与以前医生的关系;如果患者好像没有道理地愤怒和怨恨,医生应考虑要不要接这个患者,因为他或她可能是一个不太愿意合作的病人。在手术前应要求患者携带照片。这样可以让医生更深入地了解她们原来的主诉和愿望。

查体

第一步是全面评价面部,以及鼻与其他面部五官的平衡性。所有缺陷都应小心注意,如颏部畸形、颏部后退或突出,以及颧骨、上颌骨和下颌骨的位置。这些面部结构应该处于平衡状态,因为每一个都会影响其他五官的表现。举例来说,当下巴后缩时,鼻子会显得过度突出。但实际上,问题在于下颌后缩。这种不和谐应提醒患者要注意,需要进行矫正以改善鼻整形的效果。还要注意种族和家族特征。

然后集中进行鼻部检查,开始仔细评估鼻部皮肤的特性,如厚度和皮脂腺是否丰富等。皮肤厚、皮脂腺丰富的鼻子,最终的效果可能并不理想,因为其塑形能力较差,难以贴合支撑结构和移植物。一定要向患者进行仔细的解释,并设定合适的期望值,因为较厚的皮肤可能会覆盖掉已经实现的细化效果。此外,这些患者的鼻尖软骨支撑往往较弱。

与之相反,应该告诉皮肤薄的患者,即使是很小的不规则也很难被隐藏。在这些患者中,医生应考虑用筋膜移植物覆盖底层结构。

面部和鼻部分析

检查完皮肤后,医生应评估鼻部形状[3,5]。按照有组织的顺序,从上到下评估,会更容易。从鼻根开始,医生观察其是否太浅或太深。鼻根过浅会不美观,特别是对女性轮廓而言。医生应计划在修复术中降低过浅的鼻根。但是当鼻根过深时,应使用移植物进行充填。

接下来进行鼻背的分析。在对其大小和形状进行批判性分析后,应仔细触诊,判断有无凹凸不平和凹陷。医生应注意鼻背是否太窄或太宽,有无因为截骨过高造成的过陡的畸形。

一个美观的鼻子应该呈现出从眉毛到鼻尖的流畅的鼻背美学线。在检查过程中观察这两条线,确定它们是否看起来笔直,有无偏斜。

向下检查直到中鼻拱,可能发现倒 V 畸形。这是由于上外侧软骨被过度切除,使之向内侧鼻中隔移动,导致内鼻阀缩窄。这在之前做过鼻背降低,又没有做合适的上外侧软骨重建的患者中会特别明显。

在皮肤较薄的患者,术后几个月就会看到倒 V 畸形。但是在一个皮肤较厚的患者,可能需要一年多畸形才会变得明显。

下一个分析的结构是鼻尖上区转折,我们认为是一个美丽的鼻形中最重要的方面。当这个部分被夸大时,会在鼻尖和背侧鼻中隔间形成一个很大的坡度,这常是鼻中隔尾侧端前部被过度切除的结果。与之相对的问题是鼻尖上区丰满,或称为鹦鹉嘴畸形。这两者都会导致轮廓不理想。我们观察到鼻尖上区丰满有两个主要原因。第一是背侧鼻中隔被过度切除,形成了一个死腔,充满瘢痕组织后,导致鼻尖上区形成硬块。第二则刚好相反,因为鼻中隔前角切除不足,造成了鼻尖上区的突起。两者都会导致不好看的效果。同样的畸形需要不同的解决方案,这取决于造成它的原因是什么。因此准确诊断病因,对于正确解决畸形必不可少(图 56-1 和图 56-2)。

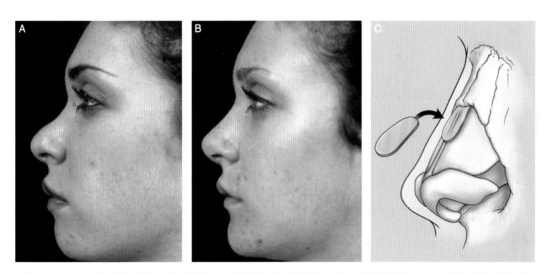

图 56-1　这名 25 岁的患者在之前的手术中做了过度的驼峰去除,导致球形鼻尖。A,因为鼻中隔过度切除所导致的鼻尖上区畸形。B,从鼻尖和鼻尖上区去除纤维组织,鼻背放置软骨移植物后 24 个月随访。她的鼻背美学得到改善,鼻尖得到细化。C,手术技巧。手术通过开放式入路进行

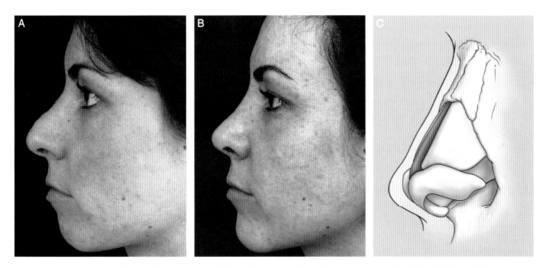

图 56-2　这名 27 岁的鼻修复患者有鼻背的凹凸不平和轮廓畸形。A,因驼峰去除不足导致的鼻尖上区畸形。B,从鼻尖和鼻尖上区去除纤维组织,去除残留驼峰后 36 个月随访。鼻背被矫正。C,手术技术,通过闭合式入路完成

鼻尖

鼻尖是鼻修复中最常见的缺陷位置。好的突出度、旋转度、形状以及表现点是好看的鼻尖最主要的特征[6-9]。一般说来，鼻尖超过鼻背 2mm，就是充分的突出度。检查开始时，先要判断鼻尖支撑机制的完整性，并确定这些是否能够提供足够的鼻尖突出度。鼻尖也可能过宽或过窄。如果其过宽，其中的原因可能是 Pitanguy 韧带被从内侧脚松解释放了。如果过窄，可能是贯穿穹隆缝合过紧，或者对下外侧软骨头侧的修剪可能已经过度。突出度可能表现为不足或过度。在这个部位最常见的畸形，通常是与下外侧软骨大小差异相关的不对称。如果之前做过移植物，不对称的原因可能是移植物移位。

鼻基底

先分析鼻翼基底特征，如不对称和大小（例如，太宽还是太窄？）。然后检查鼻孔和鼻小柱，看看有无鼻孔不对称，鼻小柱是否偏斜，鼻尖下小叶体积是否过大。注意踏板位置，并评价鼻小柱和鼻翼缘的关系。鼻小柱有可能相对于鼻翼缘出现悬垂或退缩，一定要注意到这些特征。有时退缩的鼻翼缘可以造成鼻小柱悬垂的外观，反之亦然。

鼻功能评价

在鼻修复患者中常会遇见静态和动态的鼻阀塌陷。应该注意鼻阀塌陷特征如鼻侧壁夹捏，倒 V 畸形和鼻翼退缩；医生应观察病人进行正常和经鼻深呼吸时的表现。这个简单的操作可以确认鼻阀塌陷的诊断。应仔细检查鼻中隔与鼻甲的位置。影像学检查如鼻内窥镜和 CT 能在鼻修复患者中观察到一些异常情况的部位，如鼻中隔偏斜，下鼻甲肥大、粘连、和鼻中隔穿孔等；成像也可以用于检查内鼻阀是否通畅。

手术技术

当怀疑深层鼻支架支撑结构有缺损或观察到严重的不对称时，采用开放式入路。切口从下外侧软骨下缘开始，一直延续到内侧脚前缘，鼻小柱最窄处。然后和穿过鼻小柱的倒 V 切口与对侧切口相连。然后从鼻尖和鼻背小心的掀起软组织，保持分离平面尽可能靠近软骨膜，骨性部分在骨膜下层次分离。去除所有的假体材料。然后对鼻部支架进行细致分析，以确定可能的移植物来源。以指导下一步的手术方案。

大多数要求鼻修复的畸形，都是由于过于积极的鼻支架过度切除导致。因此常常需要增加软骨移植物以重建结构。有三个可用的软骨供区：鼻中隔、耳、肋软骨。最好的选择是鼻中隔软骨。但是之前做过鼻整形术的患者，常很难取得足够的鼻中隔材料用于重建。大多数时候，它已经在以前的手术中被用掉了，只能找到一点残存。我们的第二选择是耳软骨。因为耳软骨的弹性和可塑性好，我们在大多数鼻修复患者中都使用耳软骨做移植物，尽管其也有一些缺点，需要采用专业的技能来进行合理的利用。耳软骨会弯曲，结构较弱，因此必须进行相应的塑形和加强。根据所需要的移植物量，可以从双侧耳进行采集，如果处理得好，不会导致耳朵变形。采集耳软骨时可以从前入路或后入路。后者是首选，因为瘢痕很容易被耳朵掩盖。

采集的第一步是标出可以安全取出的区域。我们从描出对耳轮的轮廓线开始，这需要被保留。接下来，耳甲腔前面用 5ml 含 1∶100,000 肾上腺素的 1% 利多卡因进行浸润麻醉。针头须插入软骨膜和软骨之间进行水分离，这样可以更容易地采集移植物。然后对耳甲腔的后方也进行浸润。浸润完成后,在耳甲窝内侧对耳轮做标记,保留对耳轮边缘内侧的软骨,以支撑支架结构。然后在耳后切开皮肤。切口一直到达软骨,采集时保持软骨膜和后方软骨的黏附。

　　将耳甲窝内的软骨和软骨膜都和乳突筋膜分离开。继续向上分离,直到标记的对耳轮边缘。在耳甲后方画一条圆形的线,然后可以安全地采集这块移植物。用15号刀片切穿软骨膜和软骨,然后分离耳廓软骨前方的软骨膜,将其环形切开并去除。充分止血后,用5-0尼龙将耳廓软骨锚定到乳突筋膜上。5-0尼龙连续缝合关闭切口,在耳甲窝内放填塞包扎,用一针缝线穿透尾侧的乳突皮肤,然后从耳甲窝再穿回来,打结以消灭死腔(图56-3A~E)。

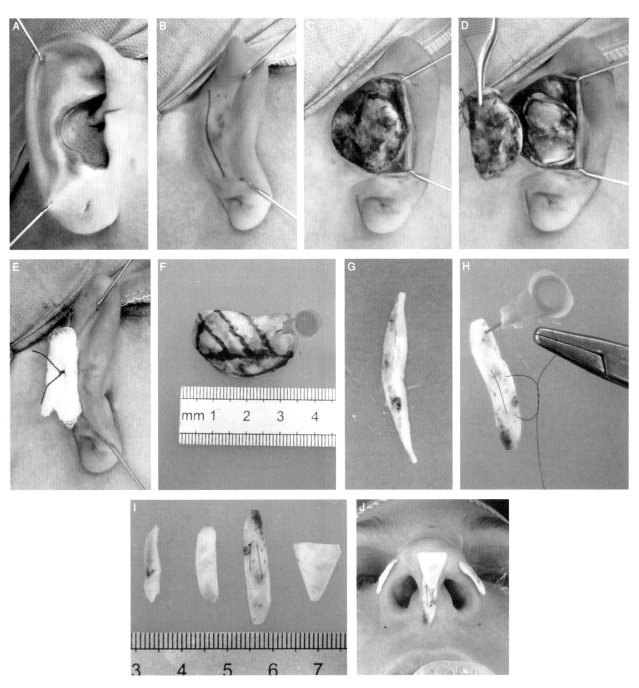

图56-3　A~E,采集耳廓软骨。**F~J,**耳廓软骨雕刻后得到多个移植物:笔直的鼻小柱支撑移植物,两侧鼻翼缘轮廓线移植物,以及鼻尖移植物

采集到软骨后,可按需要对移植物进行塑形。包括鼻尖移植物,鼻小柱支撑移植物,撑开移植物,下外侧软骨移植物,以及鼻背移植物等。其中一些部位可以利用所采集软骨的自然弯曲弧度。其他的移植物如鼻小柱支撑移植物,则需要更直的形状。在对软骨进行塑形时,必须十分小心,需要专门的技能。我们通过水平褥式缝合,去除大部分弯曲弧度,使之更直更有力。第一针应垂直于软骨长轴。第二针沿软骨向上约10mm。然后把缝线的两端打结,增加软骨支撑力并去除软骨的自然弯曲弧度(图56-3F ~ J)。

雕刻过程完成后,大多数移植物都可以使用了。但是有两个例外,一个是鼻根移植物,一个是鼻背充填移植物,我们会增加颞筋膜,以取得规则的、触摸不到、不显形的移植物。

调整

我们的返修率约为8%。我们有三个主要的调整指征:
1. 鼻尖表现欠佳
2. 鼻翼退缩
3. 粘连

在我们的返修病例中,绝大多数(85%)是鼻尖表现点不清晰,更常见于皮肤厚、下外侧软骨薄的情况下,而这些特征则广泛地存在于我们南美洲的患者中。

在剩下的返修患者中,10%是鼻翼退缩,5%是鼻甲和鼻中隔的粘连。

鼻尖表现欠佳

鼻尖表现点是一个漂亮鼻子最理想的特征。好的鼻尖表现点包括四个标志:上面有一个满意的鼻尖上区转折,下面有一个理想的小柱-小叶角,以及两侧两个鼻尖表现点。两个鼻尖表现点与鼻尖上区和小柱-小叶角的连线应组成两个等边三角形(图56-4)。皮肤厚度也起着重要的作用,皮肤厚和油性的患者会隐藏深层软骨的形状,导致鼻尖表现不佳。

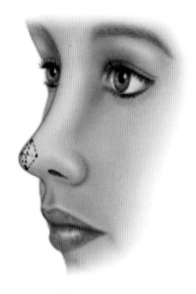

图56-4 鼻尖形状上方由鼻尖上区转折确定;左右穹隆确定突出度,向外形成鼻尖表现点;下方由小柱-小叶角确定。这些解剖结构应该形成两个等边三角形

　　矫正应使用开放式入路进行,实现鼻尖的广泛显露。所有的纤维组织和瘢痕组织均应去除,并用下列软骨移植物取代:①一个稳定鼻尖的鼻小柱支撑移植物;②一个位于鼻尖,略高于穹顶的三角形移植物,以突出此部位,加强鼻尖表现点[6-9](见图56-6)。

　　要实现理想的鼻尖上区转折,穹隆应位于背侧鼻中隔平面以上8mm。我们通过详细的术前鼻部分析,已经降低了返修率。此外,对于皮肤更厚的患者,我们更趋向于选择开放式入路,而不是做闭合式入路,而闭合式入路是我们在初次鼻整形术中的首选。通过这种方法,我们大幅度地降低了因为鼻尖表现欠佳的返修率。

　　此外,为减少鼻尖上区丰满度,特别是本来软组织较厚或患者皮肤较厚的情况,我们采用皮质类固醇注射,按10mg/ml注射曲安奈德。如果患者出现持续性水肿,局部注射0.1ml用于减少瘢痕形成和炎症。必须注射到皮肤和软骨之间的皮下层中。如果在正确的层次进行注射时,不会遇到阻力。为了优化效果,我们在治疗的基础上,还要在夜间用微孔胶带(3M),在此部位粘贴六周或更长时间。至少一个月后,如果鼻尖上区仍然存在丰满度,再进行第二次注射。除了注射以外,我们还要指导患者在夜间继续用胶带贴鼻子。

鼻翼缘退缩或不对称

　　鼻翼退缩的主要原因是软骨支撑不足。这可能由外侧脚错位,外侧脚量不足,或用缝合矫正鼻翼突起畸形导致[10,11]。矫正包括加固鼻翼,外侧脚向下转位,如果必要的话,再加上鼻翼缘轮廓线移植物。我们通过闭合式入路放置鼻翼缘轮廓线移植物,矫正中度鼻翼退缩。我们首先用含1:100 000肾上腺素的利多卡因注射鼻翼。在外侧脚前部尾侧面做一个切口。用一把精细剪,尽可能靠近鼻翼缘,通过撑开的方法作一个腔隙。准备好一个长14mm,宽2~3mm的软骨片。将软骨前面做成斜面,尾侧做成圆形,以方便插入。将移植物推入到位。如必要时,可逐渐增加腔的大小,以容纳移植物。移植物的前端不能超过穹隆最突出的部分,以防鼻尖出现意外加宽。腔隙用5-0尼龙线缝合。

　　预防鼻翼退缩最好的方式,就是始终进行细致的鼻部检查和分析。当我们观察到有外侧脚错位,如下外侧脚方向垂直,以及下外侧脚薄弱时,我们会在初次手术操作中,预防性使用鼻翼缘轮廓线移植物。

　　鼻翼退缩第二常见原因是使用缝合技术矫正下外侧脚凸起。如果必须用缝合技术矫正外侧脚凸起时,缝线不宜打结过紧。我们会采用开放式入路进行矫正,先松解之前的缝合,然后再做一个新的缝合,打结较松。如果通过这个操作还不能矫正畸形,我们会增加外侧脚移植物。如果在初次手术中医生做缝合时,能小心控制外侧脚凸度,可以预防这个畸形出现(见图56-8)。

粘连

　　粘连是鼻黏膜创面愈合过程中的结果,常见于下鼻甲和鼻中隔之间。小心操作可以预防这个问题。但是我们也在没有做过鼻中隔和鼻甲手术的患者中见到过这种情况。在这种情况下,粘连的形成是由纱布填塞引起的。我们在鼻整形术后,会避免使用常规的鼻腔填塞进行预防(图56-5)。

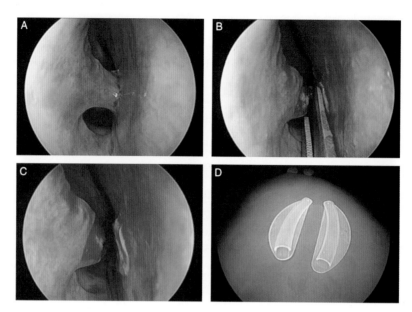

图56-5   A,在鼻甲和鼻中隔之间观察到的粘连。B,松解粘连。C,粘连处理完成后。D,鼻腔内放置夹板以预防复发

并发症

在我们的经验中,最常见的并发症是出血(特别是鼻甲)和感染。

鼻出血是一种非常罕见的并发症,但是我们确实有一些患者在鼻整形术后出现出血。在这些情况下,她们也做了鼻甲鼻中隔成形术,以改善鼻腔的气流。我们相信是因为我们在鼻甲头侧所做的工作导致的出血。我们通过填塞鼻腔来控制每例鼻出血。不需要再次手术进行控制。

我们已经采取了措施,通过使用鼻内窥镜来帮助更好地解决功能问题,实现止血,并预防并发症。我们也使用电动切割器,一种利用鼻甲头侧的一个小洞,抽吸去除肥大鼻甲上的多余组织的设备,同时也保护了黏膜。这比黏膜切除的创伤更小,有助于把鼻甲缩小到正常大小,改善气流。

一些措施可以帮助控制术后出血,包括抬高患者头部、面部冰敷、限制活动等。

感染也极为罕见。我们有一些患者,鼻尖术后超过 2 个月还红肿。我们开始标准的口服抗生素治疗,但是没有效果。在所有病例中,发红和肿胀一开始消退了,但后来又复发。我们不得不进行更积极的治疗,包括切开、引流脓性物质、做细菌培养,根据药敏指导抗生素治疗。只有一例导致了鼻梁凹陷,需要做一个软骨移植物进行矫正。

更常见的,尽管也不多,是鼻小柱基底的局限性感染。它可能是缝线反应,可以很容易地用抗生素软膏和去除缝线进行治疗。

我们认为感染的主要原因之一是使用了永久性缝线。我们常用 5-0 尼龙线来对软骨进行塑形。现在我们已经换成可吸收的 5-0 PDS 以预防感染的问题。

案例分析

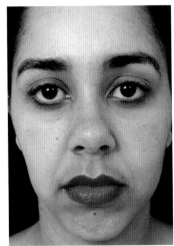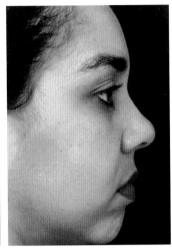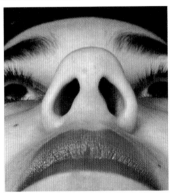

图 56-6

　　这名35岁的妇女,希望做初次鼻整形,以解决鼻尖过宽过圆,鼻背过宽和鼻翼基底过宽的问题。她的皮肤偏厚。

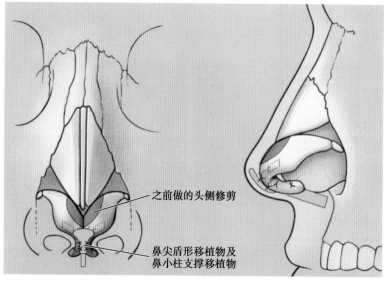

之前做的头侧修剪

鼻尖盾形移植物及
鼻小柱支撑移植物

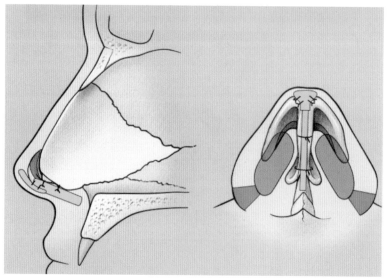

图 56-6（续）

　　手术通过闭合式（软骨释放）入路，包括下外侧软骨头侧修剪，穹窿间和贯穿穹窿缝合，鼻翼基底缩小，和鼻内低到高外侧截骨。

　　术后 12 个月随访，她的鼻翼基底得到矫正，鼻背美学线得到重塑，鼻尖更精致。但是她仍然不满意鼻尖缺乏表现点。

　　进行了再次调整。手术通过开放式入路进行，包括采集耳软骨，鼻小柱支撑移植物和鼻尖盾形移植物。

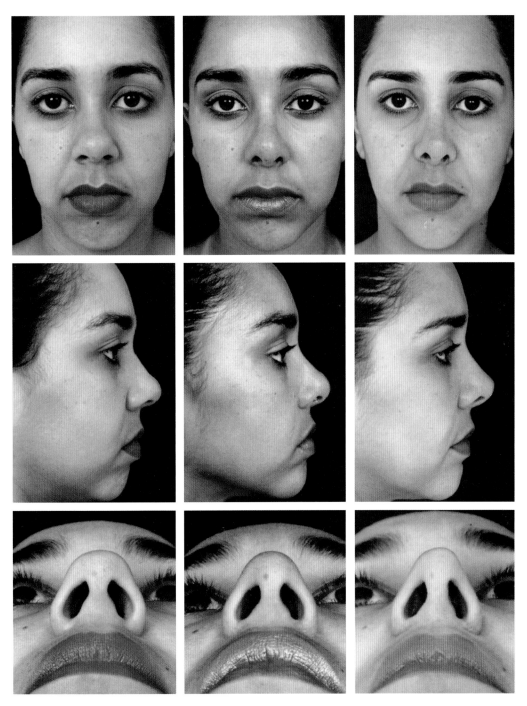

图 56-6(续)

7 年后随访,她的鼻尖得到改善。

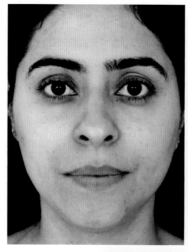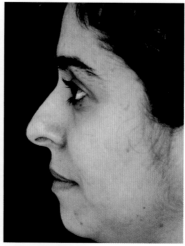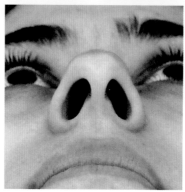

图 56-7

这名 36 岁的妇女做初次鼻整形时,希望解决鼻尖下垂和球形鼻尖,以及鼻背驼峰等问题。

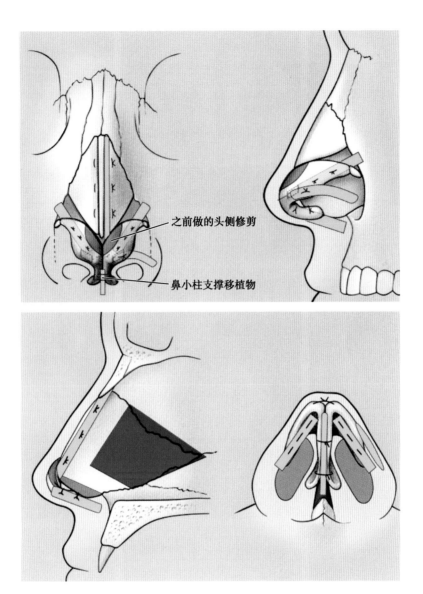

之前做的头侧修剪

鼻小柱支撑移植物

图 56-7（续）

　　手术通过闭合式（软骨释放）入路,包括鼻背驼峰分段祛除,鼻中隔尾侧端缩短,下外侧软骨头侧修剪,穹窿间和贯穿穹窿缝合,和鼻内低到高外侧截骨。术后 6 个月随访时,她对鼻尖不对称和鼻翼切迹不满意。

　　初次鼻整形后 15 个月进行了修复。手术通过开放式入路进行,包括松解之前的下外侧软骨裤式缝合,鼻中隔成形,采集软骨,放置左侧撑开移植物,鼻小柱支撑移植物,双侧外侧脚支撑移植物以及左侧的鼻翼缘轮廓线移植物。

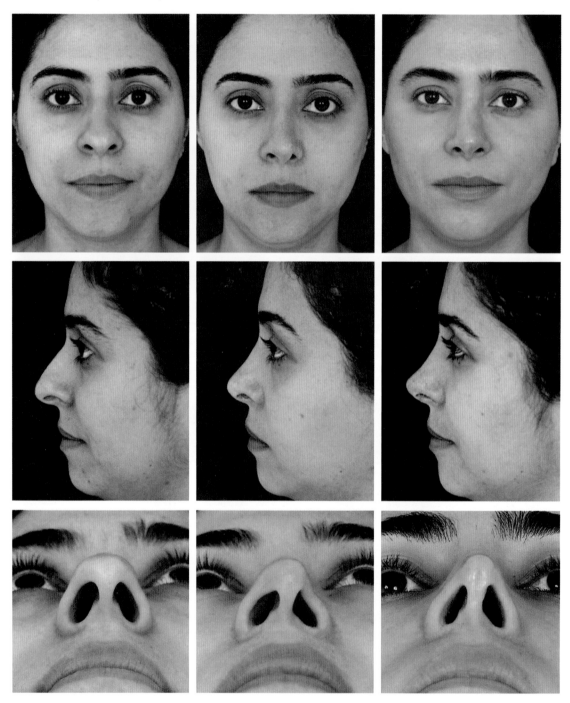

图 56-7（续）

　　术后 20 个月的随访时，她的鼻尖和鼻小柱偏斜得到了矫正。鼻翼得到重塑，鼻背美学线明显改善。

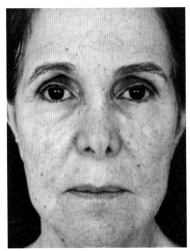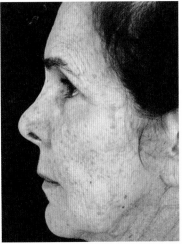
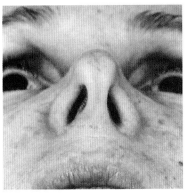

图 56-8

　　这名 66 岁的鼻修复女性,有鼻尖变形及气道功能障碍。之前的手术是 8 年前由另一名医生做的。这名皮肤薄的患者,中鼻拱过窄,鼻尖不对称,双侧鼻翼塌陷,由于外鼻阀塌陷而导致气道功能障碍。

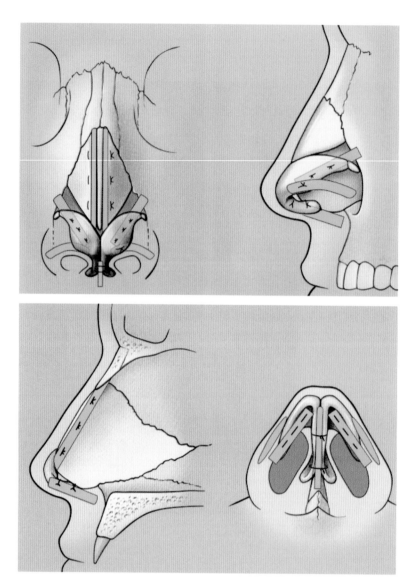

图 56-8(续)

手术方法包括通过开放式入路放置鼻小柱支撑移植物,双侧撑开移植物,双侧外侧脚支撑移植物,以及鼻翼缘轮廓线移植物。采集了双侧耳软骨。

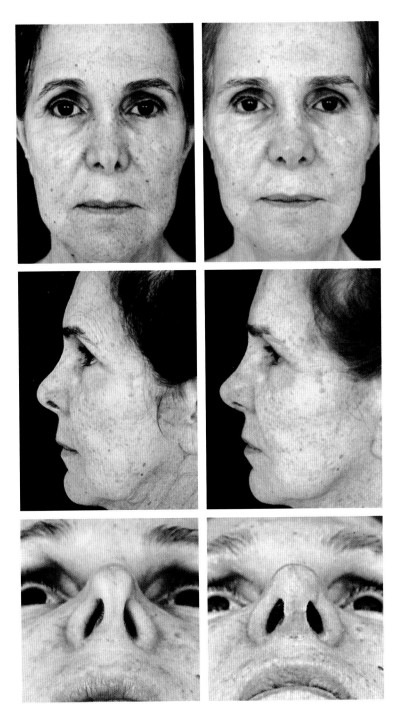

图 56-8(续)

在 25 个月的随访中,鼻翼塌陷和鼻翼切迹均得到矫正。同时,建立了满意的鼻背美学线和鼻尖形状。气道功能障碍得到纠正。

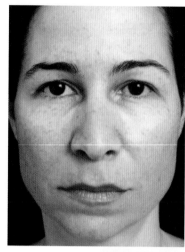
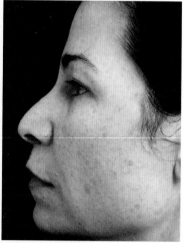
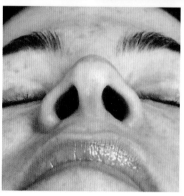

图 56-9

这名 51 岁的鼻修复妇女主诉鼻尖下垂。之前的手术是 5 年前由另一名医生做的。这名患者有球形下垂的鼻尖,鼻翼基底过宽,鼻孔不对称,以及鼻背驼峰。

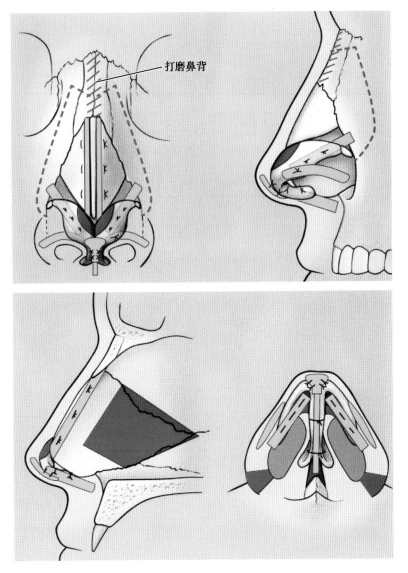

图 56-9(续)

　　手术通过闭合式入路完成,包括鼻背打磨,下外侧软骨头侧修剪,放置鼻小柱支撑移植物,盾形鼻尖移植物,以及鼻翼缘轮廓线移植物;缩窄鼻翼基底,经皮外侧低到高截骨。采集了耳软骨。

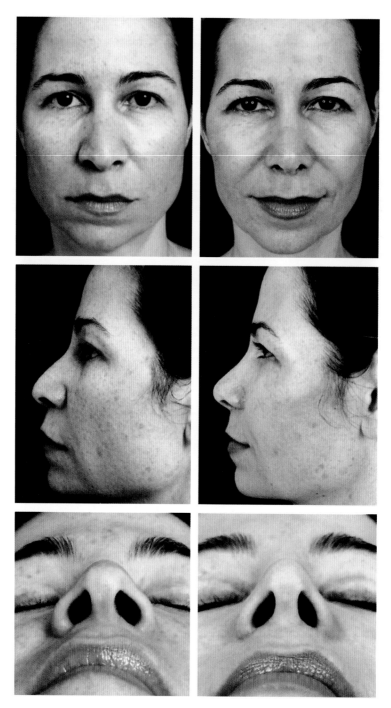

图 56-9（续）

术后 35 个月随访时，她的鼻尖表现点以及旋转度得到改善。她的鼻背轮廓，鼻翼基底形状及鼻孔形状均得到改善。

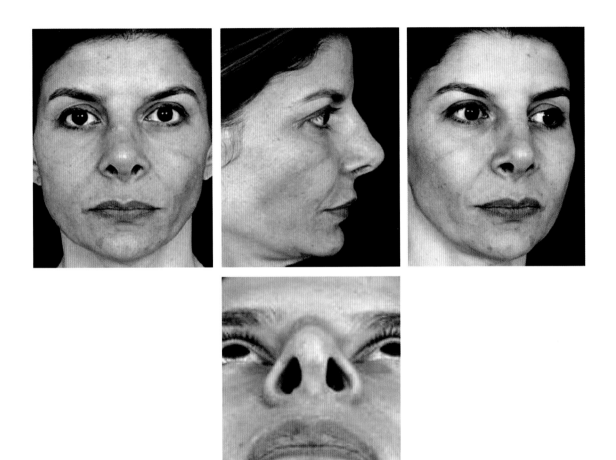

图 56-10

　　这名要求鼻修复的 48 岁女性,因为缺乏鼻尖表现点,鼻背变形,鼻尖位置不理想,以及鼻背皮肤病变而就诊。之前的手术是 3 年前由另外的医生做的,在两年前鼻背和鼻尖被注射了永久的软组织填充剂。这名患者鼻尖变形,鼻背美学线过宽和变形,鼻根过宽,鼻背上方不规则、过高,鼻尖过度旋转,双侧鼻翼退缩,鼻孔外露过多。她的鼻小柱-上唇角也过钝。另外,在鼻背上还有爱贝芙的外漏。

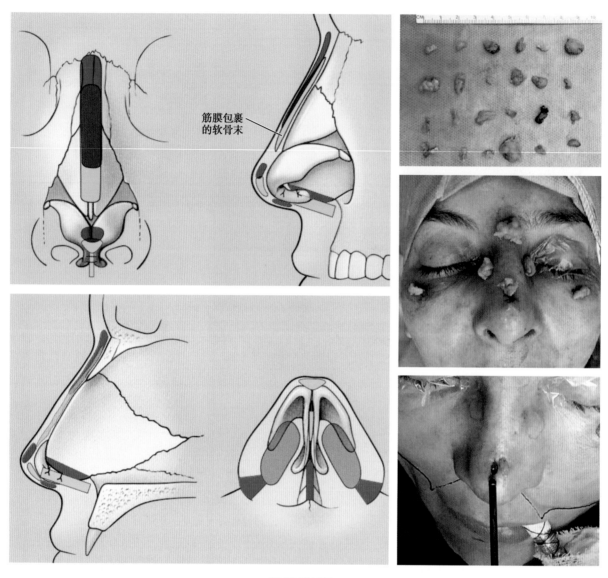

筋膜包裹
的软骨末

图 56-10（续）

　　手术包括通过开放式入路去除鼻根、鼻背、鼻尖和鼻小柱上的爱贝芙。从两侧采集耳软骨，被用于重建鼻小柱支撑移植物，在鼻尖做双三角移植物，在鼻背做筋膜包裹颗粒软骨移植物。切除下方的鼻中隔尾侧端，并收窄鼻翼基底。

　　手术后 20 个月，她出现了鼻背的不对称，在外侧壁、鼻根和鼻尖都出现了肿块，这是由于残留的填充剂（爱贝芙）刺激的进一步生长。我们认为局部炎症反应会导致病理的复发。必须得做第三次外科手术，从鼻根和鼻背去除填充剂。

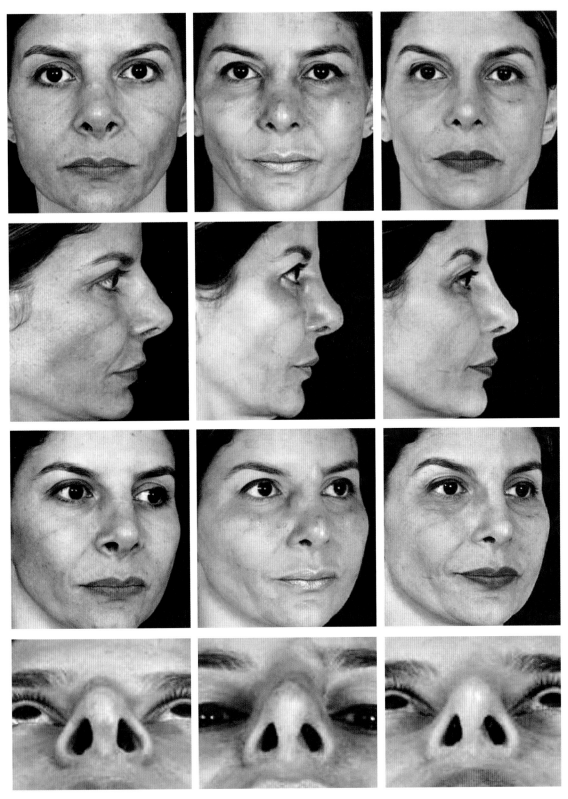

图 56-10（续）

第三次手术 12 个月后，患者鼻背变直，鼻背美学线对称，鼻尖表现点良好。

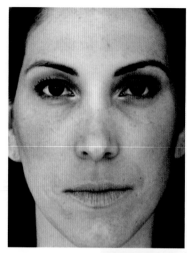
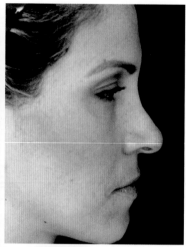
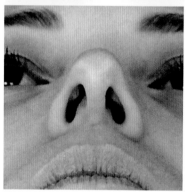

图 56-11

　　这名30岁女性因为鼻背过低,鼻尖不理想,希望做鼻修复。之前的手术是6年前由另一名医生做的。这名患者皮肤薄,鼻背低,鼻尖表现欠佳,鼻尖旋转度不足,鼻尖下小叶过大,双侧鼻翼薄弱。

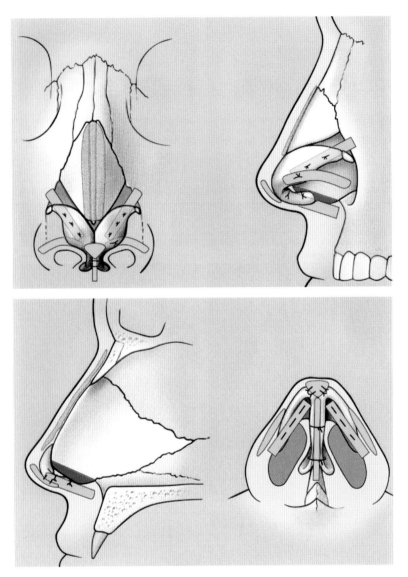

图 56-11（续）

　　手术方法包括通过开放式入路缩短鼻中隔尾侧端，放置鼻小柱支撑移植物，鼻尖放置三角形移植物，鼻根和鼻背放置筋膜包裹颗粒软骨移植物，双侧放置外侧脚支撑移植物和鼻翼缘轮廓线移植物。采集了耳软骨。

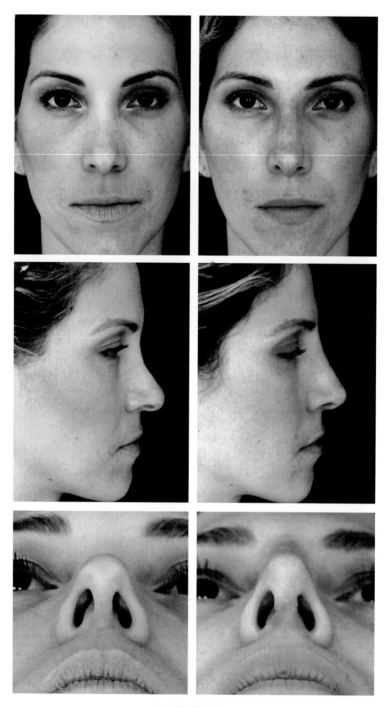

图 56-11(续)

在术后 36 个月随访时,鼻背美学线得到建立,鼻尖旋转度和鼻尖下小叶得到改善。

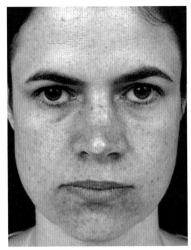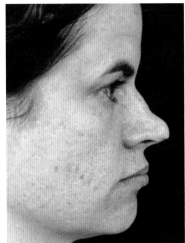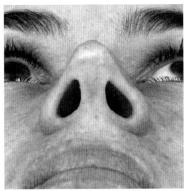

图 56-12

　　这名 42 岁女性因为鼻背凹凸不平和鼻尖扭曲寻求鼻修复。之前的手术是 4 年前由另一名医生做的。这名患者皮肤薄,鼻背过宽,凹凸不平而且低。鼻尖不对称,变形,显示鼻尖移植物错位。

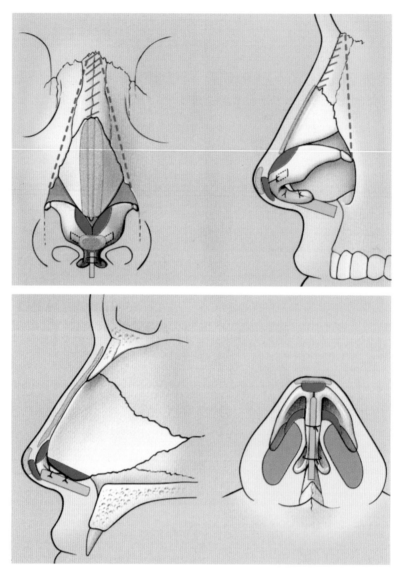

图 56-12(续)

手术操作包括通过开放式入路去除错位的鼻尖移植物,鼻背打磨,下外侧软骨头侧修剪,放置鼻小柱支撑移植物,鼻根和鼻背放置筋膜包裹的颗粒软骨移植物。穹隆间和贯穿穹隆缝合,颞筋膜覆盖鼻尖,鼻内做外侧低到高截骨。采集了耳软骨。

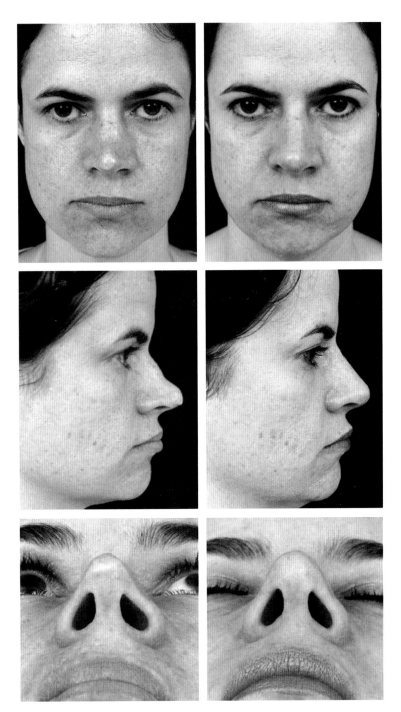

图 56-12(续)

15 个月后,她鼻尖和鼻背的凹凸不平得到矫正。

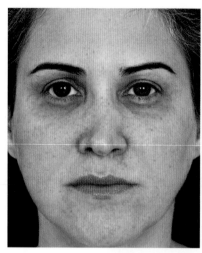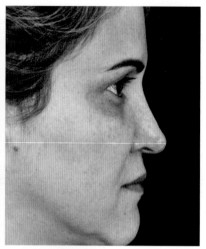

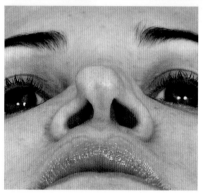

图 56-13

　　这名 42 岁女性因为鼻气道阻塞,鼻背以及鼻尖凹凸不平而希望做鼻修复。之前的手术是 6 年前由另一名医生做的。这名患者皮肤薄,鼻背过宽,凹凸不平而且低。她的鼻尖不对称,双侧鼻翼塌陷,截骨欠佳,左侧鼻骨错位。

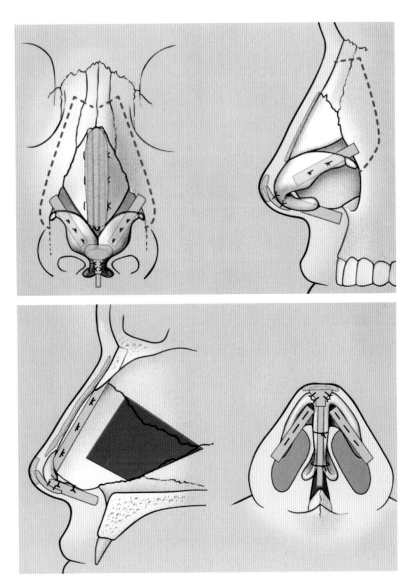

图 56-13(续)

　　手术通过开放式入路进行,包括鼻中隔成形术,采集软骨和筛骨;采集颞筋膜;放置双侧撑开移植物,鼻背放置包裹筋膜的软骨颗粒,双侧下外侧软骨移植物,鼻小柱支撑移植物,鼻尖移植物,筛骨移植物以提升右侧鼻翼,经内入路行外侧和内侧截骨。

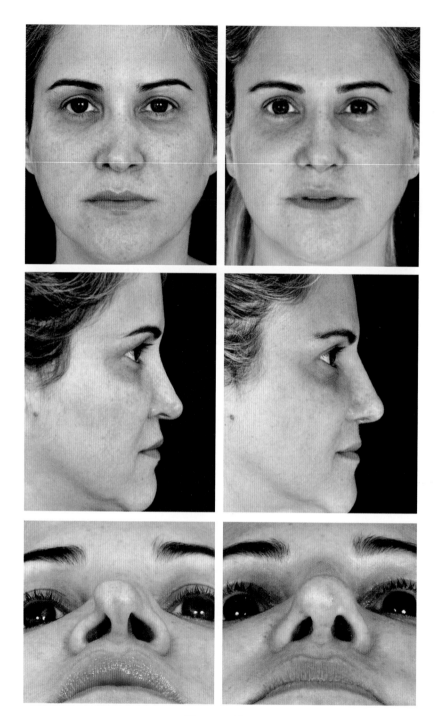

图 56-13(续)

　　术后 18 个月随访时,她的鼻背和鼻尖凹凸不平得到改善。同时,鼻尖下小叶也大为改善。

要　　点

□ 医生必须确保患者的期望值现实。理想的鼻整形,从动机很明确的,对鼻部外观有明确不满的患者开始。患者必须清楚地知道哪些是可行的,哪些是不可行的。

□ 准确的诊断是必需的。对畸形进行准确的分析,可以让医生制定合适的治疗方案,以解决功能和美学问题。

□ 外科医生必须培养出合适的审美观。要和每一位患者讨论什么是美,理想美学,并根据个人的审美标准制定一个计划。应该让患者本人来设定最终效果的目标,要记住鼻修复和初次鼻整形相比,灵活性更差。

□ 初次手术后一年之内不要做修复。患者往往会非常焦虑和沮丧,要求马上矫正。医生不能屈服于这些要求。鼻子的结构脆弱,特别是鼻尖支架,在瘢痕组织形成没有完成前,仍然会肿胀,解剖改变也不能显现出来。这样的患者就算过早手术,在肿胀完全消退后,还是会再做一次。只有在特殊情况下,如存在感染或异体材料需要被取出时,才会在这个时间要求前完成手术。

□ 当怀疑深层鼻支架支撑结构有缺损或观察到严重的不对称时,应采用开放式入路。

□ 分离范围应有限。鼻修复手术一般都要处理广泛分布的瘢痕组织。正常解剖也会出现变形,血供可能会受到影响。因此,解剖应只限于需要矫正的区域。

□ 掀起软组织时,必须仔细精心操作。瘢痕组织会扭曲正常的解剖结构,并可能破坏正常血供。医生处理这种精细结构时,必须如履薄冰,特别是外覆的皮肤。

□ 气流阻塞必须矫正。鼻修复患者通常都会有不同程度的鼻气道阻塞,有时是因为之前的医生在初次手术中对深层功能问题处理欠佳造成。其他原因包括鼻截骨后鼻阀功能障碍,导致鼻骨向内侧移位,会挪动下鼻甲和上外侧软骨,或破坏外鼻阀。

□ 只能使用自体移植材料。自体软骨是替代或加强所有鼻支架的最佳选择。我们在使用假体方面没有任何经验。与之相反,我们倒是取出了很多其他医生放入的假体材料。鼻子不是一个使用假体的理想位置,主要是因为没有足够的软组织覆盖。

□ 良好的医患关系至关重要。与初鼻患者相比,修复患者常要求更高。她们以前有过令人沮丧的经历,而且非常敏感。术后,她们需要通过额外的照顾和反复的保证,使她们能够树立信心,克服与手术结果期望有关的焦虑。

（李战强　译）

参考文献

1. Sperli AE, Neto JMP, Pitombo V. Refinamentos em Rinoplastia—Uma Visão Atual. Rio De Janeiro: Dilivros, 2009.

2. Rees TD, Baker DC, Tabbal N. Rhinoplasty Problems and Controversies: A Discussion With the Experts. St Louis: Mosby, 1988.

3. Rohrich RJ, Ahmad J. Rhinoplasty. Plast Reconstr Surg 128:49e-73e, 2011.

4. Malbec EF. Algunos errores cometidos en la rinoplastia. Prensa Med Arg 40:2470.

5. Rohrich RJ, Ahmad J, Gunter JP. Nasofacial proportions and systematic nasal analysis. In Rohrich RJ, Adams WP Jr, Ahmad J, et al, eds. Dallas Rhinoplasty: Nasal Surgery by the Masters, ed 3. St Louis: CRC Press, 2014.

6. Pitombo V. Rhinoplasty: nasal tip and the aging process. Oper Tech Oculoplast Orbit Reconstr Surg 3:74-80, 2000.

7. Ghavami A, Janis JE, Acikel C, Rohrich RJ. Tip shaping in primary rhinoplasty: an algorithmic approach. Plast Reconstr Surg 122:1229-1241, 2008.

8. Rohrich RJ, Liu JH. Defining the infratip lobule in rhinoplasty: anatomy, pathogenesis of abnormalities, and correction using an algorithmic approach. Plast Reconstr Surg 130:1148-1158, 2012.

9. Rohrich RJ, Hoxworth RE, Kurkjian TJ. The role of the columellar strut in rhinoplasty: indications and rationale. Plast Reconstr Surg 129:118e-125e, 2012.

10. Rohrich RJ, Raniere J Jr, Ha RY. The alar contour graft: correction and prevention of alar rim deformities in rhinoplasty. Plast Reconstr Surg 109:2495-2505; discussion 2506-2508, 2002.

11. Gunter JP, Friedman RM. Lateral crural strut graft: technique and clinical applications in rhinoplasty. Plast Reconstr Surg 99:943-952; discussion 953-955, 1997.

鼻修复术前设计的作用

Enrico Robotti

鼻修复手术的目的,简而言之就是恢复鼻功能和改善鼻外形,即重建鼻背和鼻尖,包括鼻背垫高或降低,鼻尖突出度增加或降低,以及鼻尖旋转度的调整等。我采用开放入路,因其暴露充分、视野清晰、术中诊断准确并且可以灵活变通地实施各项手术操作[1-6]。鼻子的美学和功能同等重要,均需重视[7,8]。自体组织移植物和假体的选择尚无统一的共识,但我倾向使用自体组织移植物,而不是假体[9]。

鼻修复手术失误可分为三类:操作遗漏、调整不到位或二者兼有。修复手术的目的可能会与初次手术的目的相同。之前手术造成的损伤可以改善,但无法恢复如初。采用模拟的方法与患者进行沟通,可以帮助建立合理的期望值。有些情况需要二期手术,但一定要在术前做好计划,并与患者沟通达成共识。

以往的手术记录可能难以获得,而且本身用处也不大。一定要做详细的临床评估,包括 CT 扫描和三维重建。根据术前评估制定详细的手术方案,并在术中进行确认,根据术中情况适时调整。

手术步骤:结构性鼻修复

我会按照如下步骤进行结构性鼻修复手术:
1. 根据术前设计,采集颞筋膜或肋软骨备用(如果术中临时决定,可以稍后采集)
2. 经鼻小柱切口
3. 充分分离鼻尖和鼻背,去除填充物和使用不当的移植物
4. 术中诊断,有可能需要调整原手术方案
5. 从鼻中隔前角开始分离和探查鼻中隔
6. 鼻中隔成形术(必要时):矫正残留的偏曲,采取鼻中隔软骨备用
7. 下鼻甲或中鼻甲手术(必要时)
8. 采集颞筋膜、肋软骨或耳软骨(如果计划需要采集,手术一开始就完成)

9. 鼻背:建立鼻背平台(截骨,使用动力工具调整骨骼形态,将原有鼻中隔或新构建的鼻中隔支撑结构居中并固定,使用撑开移植物或自体组织撑开瓣,或者联合使用这些技术);将鼻中隔L形支撑结构居中并与上外侧软骨以及前鼻棘固定,或是进行完全或部分的体外鼻中隔成形术

10. 重建鼻尖结构,调整鼻尖突出度,改善鼻尖形态(采用各种缝合法和移植物,重新构建穹隆和外侧脚结构)

11. 充填鼻背,调整鼻背轮廓(筋膜或筋膜包裹的软骨颗粒(diced cartilage and fascia,DCF)

12. 做好鼻背与鼻尖复合体的衔接和过渡(精细处理各种鼻尖移植物,建立良好的鼻尖上转折和鼻小柱-小叶角)

13. 临时缝合鼻小柱切口,观察鼻形态,做鼻背三点触诊

14. 调整鼻翼和内侧脚踏板(必要时)

15. 缝合切口,夹板固定

患者评价

已有很多文献详细介绍了如何对鼻修复手术病人进行术前评估[10-13]。适当的评估有三个重要目的:

1. 确定该患者鼻形态问题特征
2. 评估鼻支架发生了哪些解剖改变
3. 确定畸形是否能通过修复改善以及改善程度

初步评估

面诊时我会先听患者自己描述,同时观察其鼻部情况。一些医生建议对患者在意的问题按优先次序进行询问("最让你感到烦恼的问题是什么?"),而不要进行开放性讨论[5]。我会注意患者所关注问题的顺序。患者的想法要切合实际。如果接诊医生觉得患者有强迫症表现、反复无常或要求过分,要慎重考虑是否手术[10-12]。评估的目的是明确患者所在意的问题是什么,并判断修复手术能否获得改善。

恰当的评估需要花时间,但并不困难。良好的临床判断、对患者心理的理解、专注以及经验(包括从错误中汲取的经验)都很重要。术前我会安排两次面诊,如果存有疑虑也可能会安排第三次。初次面诊时要判断患者所在意的问题是否合乎常理。问题轻微,我不一定就不做手术。如果患者对效果的要求苛刻,改善轻微问题的难度就不亚于严重问题的处理(图57-1)。

关键是患者关注的问题要确实存在,并有对应的解剖学原因。要评估患者寻求修复的动机、对修复所持的态度以及依从性,还要评估患者所期望的效果是否可以达到。

临床检查

临床检查作出的判断有可能与患者关心的问题有出入[14,15]。检查过程中,我不会评价之前手术的医生,更不会给出负面评价。检查的顺序由上至下,从鼻根开始,到鼻骨、上外侧软骨、下外侧软骨以及鼻小柱。检查时要观察各个角度,包括基底位,注意以下问题:

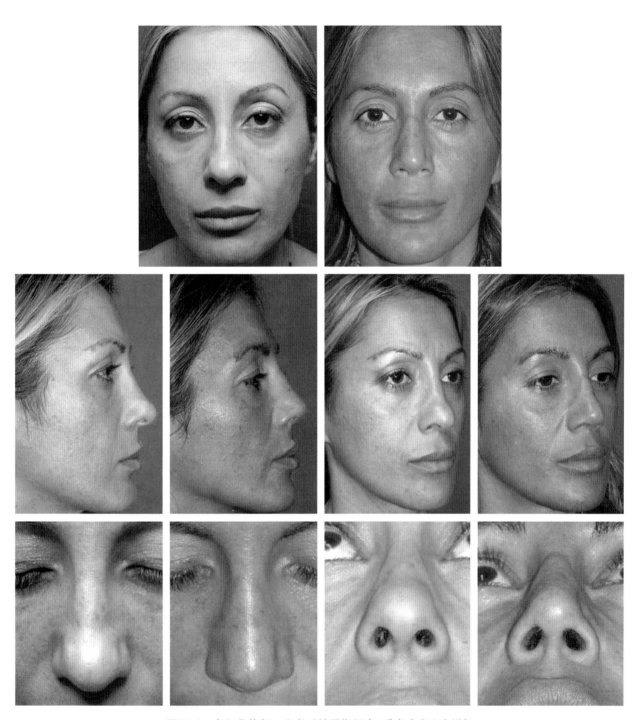

图 57-1　鼻细化修复。患者对效果期望高,手术难度也会增加

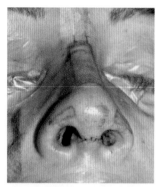

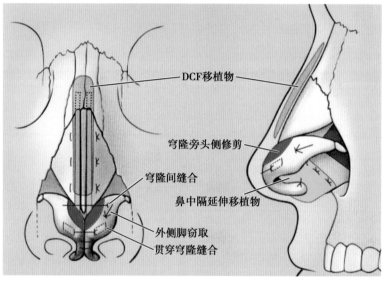

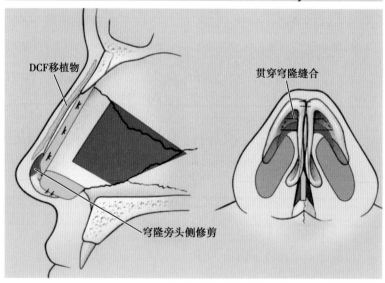

图 57-1（续）

- 鼻额角
- 鼻背高度
- 鼻背轮廓和宽度
- 鼻尖突出度和鼻尖对称性
- 鼻翼宽度,有无鼻翼退缩
- 鼻小柱显露情况
- 鼻小柱–小叶角的位置

检查有无如下畸形:
- 鞍鼻畸形
- 倒 V 畸形
- 鼻骨不对称
- 鹦鹉嘴畸形
- 鼻尖突出度过大或鼻尖下垂
- 外侧脚过度切除或切除得不对称
- 鼓包瘢痕

切除过度、切除不足或移位,这些问题可能同时出现,或互为因果[16-18]。之前手术前的照片可帮助医生了解鼻子结构的原有情况,了解以往手术做了什么以及为什么会出现问题。然后评估鼻功能情况[7,15]。

功能检查

我会使用长鼻镜,在可调焦头灯的照明下用棉签对内鼻阀进行检查,观察内鼻阀有无狭窄、粘连或吸气时的塌陷。之后观察外鼻阀情况,检查外鼻阀是否存在鼻翼塌陷或用力吸气时的局部支撑力不足,做记录并拍照。检查鼻中隔和鼻甲情况,第二次面诊时我会看CT 片。最后要检查皮肤罩情况,包括皮肤薄厚和质地,血管情况以及瘢痕程度。通过检查,做出合理准确的诊断,并据此设计手术方案。要判断患者主诉是否与临床检查所发现的问题一致。如果性价比不高,我会劝患者放弃。如果决定手术,我会清楚地告知患者当前存在的解剖学问题是什么,以及怎样设计手术方案,帮助患者理解为什么要手术以及手术效果是什么。我会向患者展示类似案例的术中照片和视频,帮助患者理解问题根源以及治疗的方法。这些术中照片很少会让患者感到不适。我会明确告知患者,她所在意的问题是否能够完全矫正,还是会有残留,如皮肤本身发生的改变以及瘢痕是否会存在。我还会指出其他解剖问题,如面部不对称等。如果计划分期手术,我会提前向患者说明,但很少会遇到这种情况。

可以用照片进行详细解释,但也不能忽视电脑图像模拟的作用。图像模拟有助于判断患者所期望的效果是否符合实际以及医生能否实现,是医患沟通达成共识的有力工具。我会对各个角度的照片进行模拟,包括斜位和仰头位,并在二次面诊时拿着它们与患者进行沟通。尽管目前也有三维模拟软件,但我认为还是二维模拟更好用,对细节的展示更清晰。

确定手术后,就要决定何时手术。我建议至少等到初次手术 1 年后,如果患者既往接受过多次手术并存在皮肤罩挛缩问题,就要再往后推。在等待期间,可以让患者时常用手指按摩和牵拉与深层结构粘连的皮肤。如果之前的手术采用的是开放入路,层次分离不合适,就会导致严重的瘢痕和水肿。我很少在初次手术后 1 年内就实施修复手术,除非畸形导致功能缺陷,引起社会和心理问题,且皮肤情况允许的情况下才会提前修复。

重建和修饰

面诊评估后,医生要决定对鼻子是进行结构重建还是轮廓修饰。少数情况下,不用做支撑结构的重建,而只需要做小调整即可,比如鼻子的整体情况良好,只需要将小片移植物精确地放置于腔隙中即可解决问题。这样的手术可以在局麻下采用闭合入路完成,可选择局部浸润麻醉,用牙科注射器带 27G 针头在缺陷区域周围倾斜进针缓慢注射麻醉药;也可选择区域阻滞麻醉,阻滞麻醉可避免或减少组织变形。对于键石区可触摸到的轻微骨性凸起,可以先尝试用 19G 针头斜面进行打磨,放置鼻尖移植物可突显鼻尖上转折,也可在鼻尖上转折区域放置移植物弱化该转折。

脂肪颗粒移植也有一些效果,但是我很少采用这种方式。这些技术需要的操作不多,如果用填充剂就能局部修饰或充填时连手术都不用做。目前,我的初次鼻整形手术返修率约为 6%。

大多数情况下,需要重新建立支撑结构,让皮肤软组织罩重新贴合,获得合适的鼻尖和鼻背形态。这需要术中充分分离,暴露解剖结构,完全重建。要建立长期稳定的结构,移植物是主流技术。掩蔽也是必要的。我常采用 DCF 移植物。它可修饰鼻背平台,但前提是要先用结构性移植物重建鼻背平台。

术前设计

通过术前检查做出详细的术前诊断,并以此设计手术方案。我会在病历中记录诊断情况,在 A4 纸大小的患者面部照片上标记手术方案后,挂在手术室里。

高质量的 CT 图像以及三维重建也很重要(图 57-2)。分析 CT 图像的轴位、冠状位和矢状位断层片,可以清晰地判断鼻中隔的偏斜情况及位置,可以定量分析鼻中隔软骨占鼻中隔整体的比例。通过 CT 图像可以了解鼻骨形状和其偏斜情况,据此设计实施对称性、不对称性或其他类型的截骨操作。我会将最重要的 CT 片和患者面部照片一起挂在手术室里。我认为 CT 结果比鼻镜检查更好。

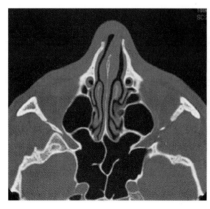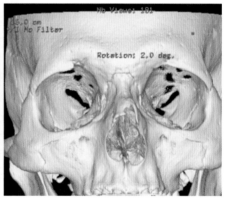

图 57-2　高质量 CT 图像能清晰地显示鼻中隔偏斜情况,以及骨性鼻背的形状和对称性

有时,我在术中完成鼻尖和鼻背的暴露后,会重新评估一下原来的手术方案,大多数情况下可确定原方案的合理性。但也存在更改术前诊断并调整原方案的时候,鼻修复手术比初次手术更容易出现这种情况。原因包括:

1. 鼻中隔残留量差异大,这取决于原有解剖情况(鼻中隔软骨和筛骨比例),也受既往鼻中隔成形术的影响。医生必须考虑在不损伤稳定性的前提下,可以采集多少鼻中隔软骨,是否有必要采集肋软骨等。初次面诊体格检查时,我会在头灯照明下用棉签仔细触诊鼻中隔,并结合 CT 片做分析,判断残留的软骨量。术中再次检查残留的鼻中隔软骨量。首先找到鼻中隔前角,之后在可供采取的残留鼻中隔黏软骨膜下分离腔隙。CT 扫描有可能找到鼻中隔后方未受既往手术损伤的残留鼻中隔软骨。当双侧黏膜相互粘连时,分离操作会很困难。如果残留的可用的鼻中隔软骨量不足时,要根据所需的软骨量做出下一步判断。我只在个别情况下使用耳软骨(通常是将其切碎使用或作为小片移植物使用),因为耳软骨本身会卷,韧性和强度也低。我会用肋软骨做结构移植物。如果术前已经确定需要用肋软骨,手术时我会先采取,对残留的数量有限的鼻中隔软骨也不会进行黏软骨膜分离,除非存在需要矫正的鼻中隔偏斜。

2. 经历过一次或多次鼻整形手术后,体格检查时会很难准确判断鼻尖结构的保留程度。所以要根据术中情况相应地调整手术方案,决定是调整双侧穹隆的 M 形号,还是只使用盖板移植物就够了。

3. 术前查体能够对骨软骨支架外覆的皮肤罩活动性做出判断,但术中还是可能会遇到意想不到的问题,一定要在放大镜下进行操作,必要时配合浸润性水分离,耐心找层次,这是个耗时费力的过程。

4. 术中还可能意外发现填充剂,包括非永久性、永久性或性质不明的填充剂,也可能影响术前制定的手术方案。填充剂可能损伤皮肤软组织罩,增加手术难度,延长手术时间。如果填充剂性质明确,包含透明质酸成分,可以注射透明质酸酶,溶解后再判断。假体也可能引发一些问题,以往手术记录会对使用的假体做记录。我会取出这些假体,除非它们已经和周围融为一体,且发挥的作用难以用天然组织替代,但这种情况很少见。比如经历过多次手术后,不得不用 Medpor 假体重建鼻骨的情况。

术中考虑

良好的术野照明(例如可变焦头灯)和适当的术野放大(2.5 倍,或个别情况下用 3.5 倍手术放大镜)对手术操作是关键(图 57-3)。时间、精确和耐心都是必需的。

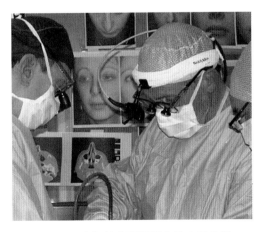

图 57-3　良好的术野照明和放大很重要

我大多数情况下都会采用经鼻小柱的倒 V 切口。分离鼻尖和鼻背组织时,操作要细致。分离层次在软骨膜上和骨膜下,如果不需要移动骨块位置,两侧的分离范围要达到上颌骨额突升支的根部。需要在残留软骨表面,正确的层次松解瘢痕组织,皮肤软组织罩厚度要均匀。分离过程中可结合浸润注射水分离,使用小的尖头成角剪刀和 15 号圆刀片做推进和切割操作,完成分离。在合适放大倍数的放大镜下操作,有助于从皮肤罩深面切除瘢痕组织,松解瘢痕可以软化皮肤罩,增加延展性。

自打我开始使用小巧的手术器械,例如小双头拉钩和精细的锋利剪刀后(图 57-4),手术操作水平明显提高。小双头拉勾,可单独使用也可成对配合使用,有助于暴露切口边缘,结合精细的锋利剪刀,便于形成放置鼻翼缘轮廓线移植物的小腔隙。我还喜欢用小巧的锐利剥离子。我已经多年都不再使用带保护的弯形骨凿,而是使用 2-4mm 宽的直骨凿。自固定型鼻小柱拉钩也是很好的手术器械,如 Gilbert Aiach 或 Nazim Cerkes 设计的那种,可以替代助手拉钩。另一种双头拉钩也很好,拉勾呈相对的弧形,手柄可以用小巾钳固定在包头的无菌巾上。要在硬的不打滑的雕刻板上雕刻软骨(我选的是硬的硅胶雕刻板,也可以用有一定厚度的可灭菌消毒的黑色橡胶雕刻板),雕刻时刀片要略倾斜。PDS 线最常用,其具有足够的强度和维持时间。个别情况下我会使用 Prolene(普理灵)线,比如将鼻中隔远端与前鼻棘的钻孔进行缝合固定时,或者下外侧软骨强硬而需要进行各种鼻尖缝合操作时也可以使用 Prolene(普理灵)线。无论是 PDS 线还是 Prolene(普理灵)线,都要用圆针而不是角针,因为角针可能会导致软骨进针点应力性断裂。术中要时常把皮肤罩放回,把指尖沾湿,做鼻背触诊检查。

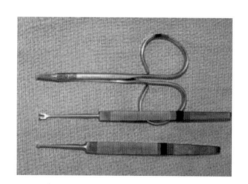

图 57-4　小巧的手术器械能增加操作的精确性

使用动力器械,可提升鼻整形手术操作的精确性。这在初次鼻整形手术中很明显,我会用特殊的骨凿进行外侧截骨。在鼻修复手术中也有类似的器械,比如来复锉或旋转磨头,可对鼻骨上残留的凹凸不平进行精确打磨。

皮肤问题

皮肤本身的厚度以及瘢痕情况是需要关注的问题。在一定程度上谨慎地"去脂肪"是可以的,特别是当鼻尖和鼻尖上区皮肤弹性低且皮脂腺旺盛时可以进行此操作。需要在手术放大镜下谨慎地切除深脂肪层和鼻部浅表肌肉腱膜系统(SMAS)[19]。分离层次不当会导致明显的出血和瘢痕化,所以要谨慎地以逐步推进的方式进行松解和切除,使皮肤罩重新贴合后轮廓均匀。此处可以用真皮移植,要么即刻完成,要么后期做一个小手术。

如果皮肤厚,就需要力量更强的支撑结构。还要与患者沟通,教育患者放弃对缩小抱有的不切实际的期望,向其告知术后水肿期有可能延长。手术后至少两个月内,晚上在鼻尖上区粘胶布都是有好处的。尽管有医生建议可注射皮质类固醇激素,但即使稀释后注射也可能引起真皮萎缩。

之前手术中,在真皮深层分离掀起皮肤罩后,可能导致皮肤表面的浅层毛细血管扩张。修复手术不能改善这个问题。可以用高频电热或脉冲染料激光进行治疗。

手术流程

移植物的作用

重新构建骨软骨支架是获得美学效果和功能改善的基础。要用结构移植物搭建美学形态[20-22]。移植物选材要合适,用材要充分,搭建要精细,同时要避免体积过大,导致轮廓圆钝。

移植物的最终需求,要在术中才能确定。已有文献对常用的移植物供区(鼻中隔软骨、耳软骨、肋软骨)进行了详细描述[1-6,20-22]。我常用的是颞深筋膜,既可以单独使用,也可以缝制成各种形式的 DCF 使用。需要大量软骨材料做移植物时,首选肋软骨。我会用照片向患者展示采取移植物时,在颞部或胸部留下的瘢痕,通常可以缓解其对瘢痕问题的担忧。

鼻背和鼻中隔:重建鼻背平台

首先要处理鼻骨和中鼻拱问题。相关问题常由截骨不当或过度切除导致,过度切除涉及的不只是某一个,而是多个解剖结构[23]。鞍鼻畸形可能由驼峰去除过度所致,也可能是由于医生忽视了鼻根低的问题,而误降低鼻背高度所致。鹦鹉嘴畸形可能是由于鼻中隔去除不足所致,谨慎地去除多余的鼻中隔软骨即可。

驼峰去除时,如果将鼻中隔软骨与上外侧软骨一并去除,会导致鼻中隔背侧 T 形结构缺失以及上外侧软骨短缩,上外侧软骨短缩后会朝向鼻中隔软骨的方向,向内侧塌陷。这会导致倒 V 畸形,特别是在鼻骨短的患者中,更易出现。还会造成内鼻阀变窄,吸气时上外侧软骨进一步向内塌陷使通气障碍加重。修复时必须重建鼻中隔背侧"T 形"结构增宽鼻背,比如利用撑开移植物。通常要将撑开移植物头侧端削成楔形插入骨性鼻拱。使用撑开移植物能否确实增加气流量,这一点仍存争议,有些医生主张使用弹簧样软骨移植物或钛合金种植体,以增加内鼻阀宽度。因为上外侧软骨已经被切短,所以自体组织撑开瓣或软骨膜-骨膜瓣的效果甚微[24,25]。

Daniel 和其他医生已对重建鼻背 L 形支撑的复杂方法和原则做了详细介绍[5,26,27]。重建的目的是建立新的正确的鼻背平台(图 57-5)。

调直鼻中隔并将其可靠地固定在中线位置,这是矫正偏斜和不对称的基础[28-32]。首先从鼻中隔前角开始广泛分离和暴露,不一定采用贯穿切口。之后评估鼻中隔的残留情况,通常需要在体外构建 L 形支撑,完全替换或部分替换残留的鼻中隔,即 Gubisch 介绍的体外鼻中隔重建术[28,31],部分替换时会保留与键石区相连的鼻中隔头侧段,但替换其他部分。

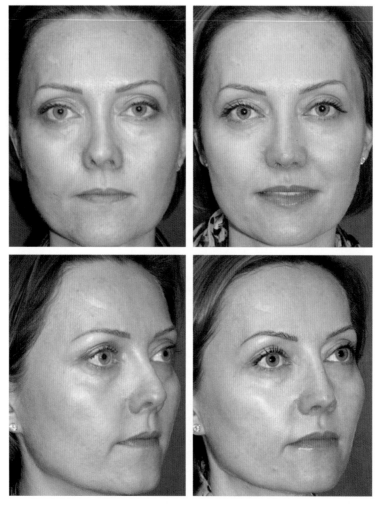

图 57-5 重新建立正确的鼻背平台,在其上方覆盖筋膜包裹的软骨颗粒,可以获得美观且对称的鼻背美学线。这就是 Rollin Daniel 倡导的复合重建原理。用肋软骨还可以做出外侧脚

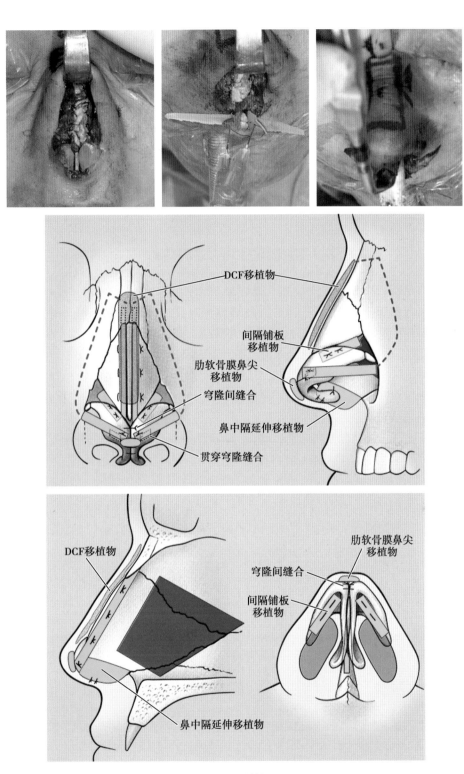

图 57-5（续）

要将 L 形支撑放置在中线上, 可靠地固定在前鼻棘结构上, 用不可吸收缝线穿过前鼻棘的钻孔做永久缝合。如果可用的鼻中隔软骨量不足或软骨存在缺陷, 就要用肋软骨或耳软骨重建 L 形支撑。

可以用鼻中隔延伸移植物或鼻中隔尾侧端替代移植物对鼻中隔远端进行加强和延伸[30,33,34]。通常将移植物与鼻中隔重叠放置并固定, 采集筛骨板磨薄作为夹板移植物辅助, 在筛骨板上钻小孔便于缝合和组织长入(图57-6)。筛骨板虽薄但强度大,并且能够承受间距小的多点打孔。此方法由 Gubisch 介绍并推广[28],我认为这比用 PDS 夹板的方法更可靠。

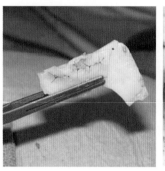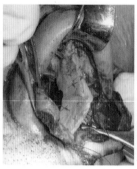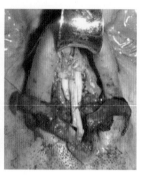

图57-6　薄的筛骨板钻孔后可作为理想的夹板移植物使用

将撑开移植物以夹板的方式放置于鼻中隔两侧可增加鼻中隔外侧宽度,也可以将撑开移植物放得超过鼻中隔背侧缘,这样可增加鼻背高度。两侧撑开移植物的厚度和朝向(头侧更厚或尾侧更厚)可以不同,还可以叠成双层。如果之前的手术保留了足够多的上外侧软骨,就有余地做单侧或双侧自体组织撑开瓣,以各种不同形式结合撑开移植物。

为了获得美观的鼻背美学线,必须重建鼻背平台。重新建立良好的支撑结构,关键是正确地进行充填或降低。

鼻根可能需要降低(用带保护套的磨头)或充填。有可能需要做截骨,处理顶板开放畸形(驼峰去除所致),并根据鼻骨情况判断是否需要进行不对称截骨。修复手术的再次截骨操作会相对容易,因为有残留骨痂。分析 CT 片,可以确定是需要将截骨骨块外推还是内推,用撑开移植物作衬垫会很有用(图57-7)。

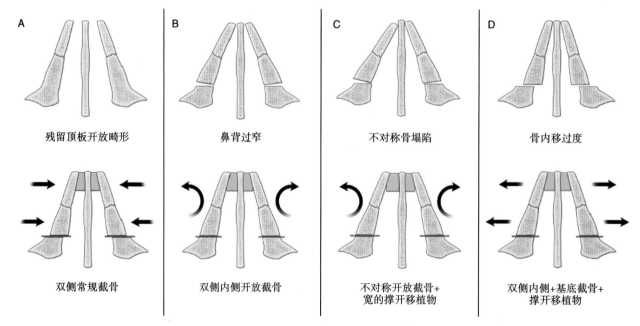

图57-7　鼻修复手术典型情况。撑开移植物用绿色表示。上排表示存在的问题,下排表示治疗方法。A,残留顶板开放畸形,做截骨内推治疗。B,鼻背过窄。做旁正中截骨外推或内侧斜行截骨外推。C,截骨欠佳,右侧骨块内陷,倾斜度大,左侧骨块相对垂直。做非对称截骨外推,且右侧撑开移植物比左侧撑开移植物更厚。D,双侧骨块内移过度。做双侧基底部截骨(外侧截骨)和顶部截骨(内侧截骨),外推骨块。实际病例中可能存在上述情况的不同组合或程度差异

截骨移位后将骨块缝合固定,比单纯使用撑开移植物的远期效果更可靠,后者有可能出现效果不稳定(图57-8)。

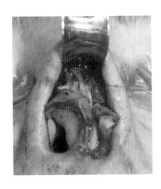

图57-8　用4-0 Prolene(普理灵)线将鼻骨缝合固定在合适位置上。线结埋在鼻中隔一侧或软骨膜瓣下,避免术后显形

为避免截骨后出现台阶畸形,我首选低到低外侧截骨。如果已经存在台阶畸形,我会在原截骨线的更低位做二次截骨,并用碎软骨或颞筋膜条掩饰原截骨线处残留的台阶畸形。

动力器械可以很好地去除一块楔形骨片,便于鼻骨内推;动力器械还可以在不破坏松动骨块稳定性的情况下,去除小的轮廓不规则(图57-9)。

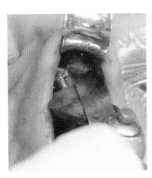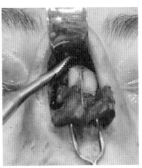

图57-9　用来复锯和骨锉去除小的楔形骨块,打磨不规则的凸起。薄的矢状锯(未展示)也很好用。

重建好鼻背平台后,要对其进行修饰。

鼻背最终修饰:碎软骨、筋膜或其他移植物

将颞筋膜和软骨碎末结合使用,已经成为我做鼻背轮廓最终修饰和中度充填鼻背的标准方法。

使用毛发移植刀片或病理长刀片将软骨切碎。可以将其描述为“切成细末”,因为软骨碎末要足够小,能够通过1ml注射器管。触诊颞肌,选择肌肉最明显处作为颞深筋膜采集切口的位置,切口长3～4cm,根据毛发情况切口可直可弯。颞深筋膜表面呈现有光泽的白色,容易判断,用宽的剥离子在筋膜表面做水平扫动,很容易完成广泛分离。通常采集3cm×4cm大小的筋膜,可以事先标记采集边缘,之后用剪刀边分离边采集。用剪刀细致地剥离筋膜深面残留的肌肉纤维,类似于全厚皮片修剪脂肪的操作方法。用4-0 Biosyn线缝合帽状腱膜,缝合时挂住肌层。4-0 Prolene(普理灵)线缝合皮肤切口,小纱布加压覆盖。

按照 Daniel 和 Sajadian 介绍的方法,将采集的筋膜折叠成"沙包"样填充鼻根,或用筋膜包裹碎软骨(DCF)填充鼻背[27,35,36]。我常用"定制"的 DCF 移植物。我喜欢把 DCF 的长度从鼻根延伸至鼻中隔前角,即全长型 DCF,使用时要准确测量,可靠固定,结合手指按压塑形(图 57-10)。可以在 DCF 上中三分之一交界处做 1~2 针褥式缝合,防止软骨碎末下滑,利于鼻根的填充。还可以将其缝制成"枕式"结构(图 57-11)。

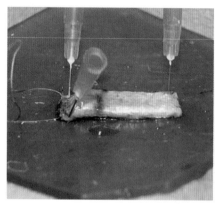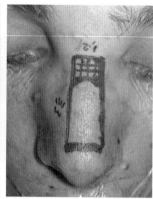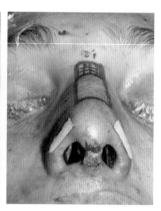

图 57-10　"定制"DCF。测量宽度和长度,精确定制。必要时可在中上三分之一交界处做褥式缝合,利于鼻根填充

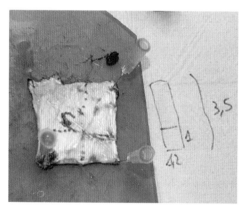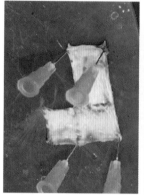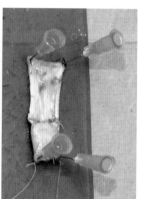

图 57-11　"枕式"结构着重垫高鼻根。移植物远端仅有一层筋膜

在鼻根和鼻尖上转折分别做经皮固定标记点。准确测量鼻背长度和宽度,据此定制 DCF。DCF 的长度从鼻额角向下延伸到鼻尖上转折起点,其宽度要恰好横跨所构建新鼻背平台的鼻背美学线,放置后不要有横向重叠(宽度)。DCF 的尺寸通常长 3~3.5cm,宽 1~1.2cm。尺寸精确对最终美学效果至关重要,不要过宽且两侧边缘不要太圆钝,要与鼻背美学线契合并呈轻微拱形。

使用 DCF 有两层原因:

1. 在鼻尖最终细化之前,可作为中度填充工具(皮肤罩不太紧张的情况下)建立鼻背最终高度。

2. 可作为轮廓细化工具,在两条鼻背美学线之间呈现合适的拱形。

在特定温度下血液可将软骨碎末黏在一起,也可用于填充[37](图 57-12)。Tasman 等[38]也用纤维蛋白胶这么干。但这种方法只能在皮肤罩不太紧张的情况下使用,可柔和过渡鼻背轮廓而不是真正充填。

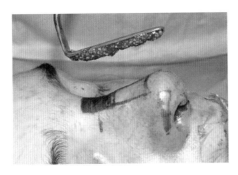

图 57-12　适当温度的血液是一种有效媒介,具有一定黏合力,将软骨碎末黏在一起

鼻尖结构重建和塑形

　　术前可以推测鼻尖支架情况,术中需要再次准确判断,必要时调整原有方案[14-16]。闭合入路鼻整形术后,下外侧软骨常可能受损、残留过多或被过度切除[18]。切除不足、切除过度、穹隆离断、鼓包以及不对称等是常见问题,会导致鼻子比例失调(图 57-13)。

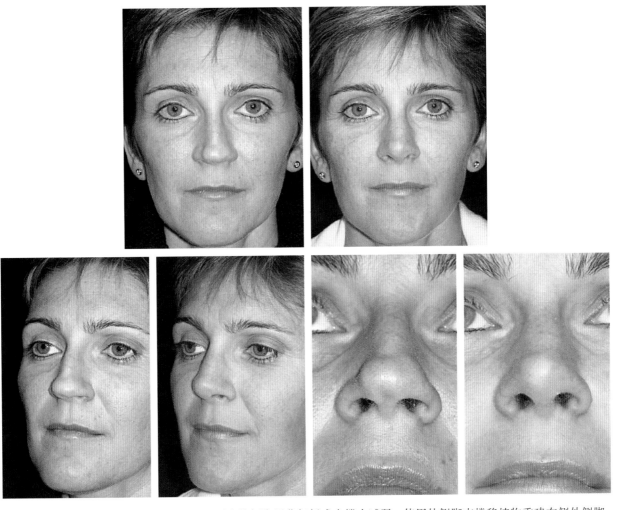

图 57-13　患者鼻尖右侧有明显的鼓包,原因为外侧脚屈曲打折或支撑力减弱。使用外侧脚支撑移植物重建右侧外侧脚。使用穹隆下跨越移植物确定双侧穹隆位置,恢复穹隆对称性。术后右侧斜位照片仍可见有小的轮廓瑕疵

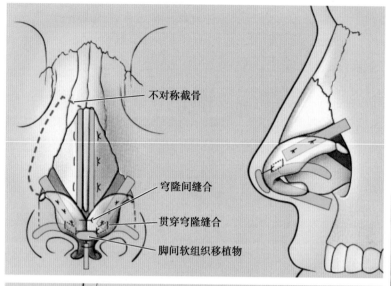

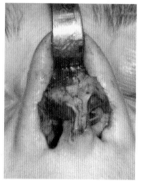

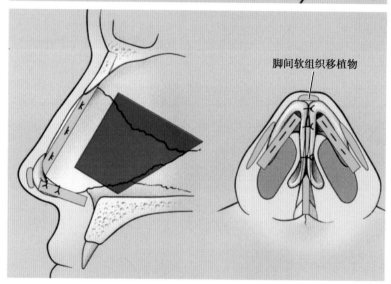

图 57-13(续)

鼻尖过度上旋、短鼻畸形以及鼻翼退缩问题,常继发于外侧脚头侧过度修剪[39,40]。类似问题的具体表现多种多样,无法在此一一详述。大多数情况的解决方案包括如下步骤:

1. 从基底开始,搭建鼻尖支撑(使用鼻小柱支撑移植物,鼻中隔延伸移植物,榫槽缝合等)

2. 使用各种缝合法,以及各种盖板移植物或内嵌移植物,对鼻尖进行塑形

3. 调直外侧脚并加强其支撑,改善鼻翼侧壁,获得合适的三角形形态[41]。

在初次鼻尖整形术中常用的操作在修复手术中同样有效,包括穹隆间缝合、贯穿穹隆缝合、半贯穿穹隆缝合、穹隆均衡缝合以及水平褥式缝合等[42-45]。

多种问题同时存在也很常见[14]。比如,外侧脚切除过度可能伴有突出度过大,或是相反,伴随鼻尖下垂。有时患者表现为球形鼻尖问题,术前认为是存在未被矫正的下外侧软骨向头侧异位(括号畸形),而实际却是鼻翼侧壁支撑不良。有时试图用头侧缘修剪改善鼻尖轮廓,但实际问题是外侧脚前凸后凹,而未被处理。

要注意鼻尖突出度和旋转度是否需要调整。我常使用各种类型的鼻中隔延伸移植物改善鼻尖突出度和旋转度(图 57-14 和 57-15)。

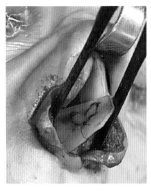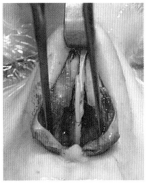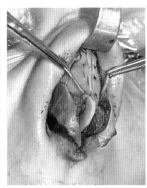

图 57-14 采集鼻中隔软骨制作鼻中隔延伸移植物。该移植物薄,但支撑力强。将上外侧软骨重新固定于鼻中隔背侧缘,重建鼻背。将之前掀起的软骨膜瓣复位

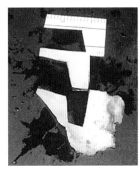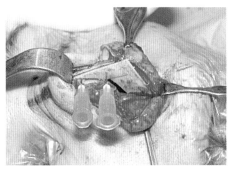

图 57-15 采集鼻中隔软骨制作 L 形鼻中隔延伸移植物。移植物的水平段与残留鼻中隔以侧面对侧面的方式重叠放置并缝合,移植物的垂直段牢固地缝合于前鼻棘上,这是一种改良的体外鼻中隔成形术

我会将鼻尖与鼻背做坚强固定,以免出现不可预测的远期效果,不采用非固定型鼻小柱支撑移植物。采用改良的体外鼻中隔成形术,在体外构建 L 形支撑结构,将其与键石区残留鼻中隔以侧面对侧面的方式重叠放置做固定,可获得很大的延伸量。

有时,也可单纯采用榫槽缝合法调整鼻尖位置[46]。但如果鼻子还是过长,就需要适当缩短鼻中隔,可能还需同时缩短外侧脚(切断后做重叠),或者做外侧脚窃取。

如果存在严重的短鼻畸形时,需要使用鼻中隔延伸移植物做坚强支撑,对抗软组织挛缩,把鼻尖维持在新的位置上。同时松解瘢痕粘连,增加黏膜延伸量,必要时需使用复合组织移植物。术中要不断评估调整鼻额角和鼻唇角后的美学效果。医生审美好,比理想的测量值和精确的角度更重要。

处理外侧脚时要做出两个基本选择:是调整 M 形弓,还是在现有基础上新建一个结构。

调整 M 形弓

调整 M 形弓的目的是改善原有外侧脚的形态和位置。我使用桥接移植物(片段

移植物）或"开关移植物"矫正外侧脚异常外凸或内凹的区域。外侧脚支撑移植物也很常用,该移植物薄,但支撑力强,使用时边缘要削成斜面。如果存在未被矫正的括号畸形,也可使用外侧脚支撑移植物延长原有的外侧脚并调整外侧脚位置[47]（图 57-16）。

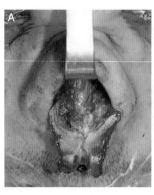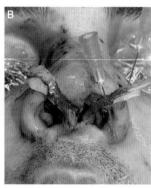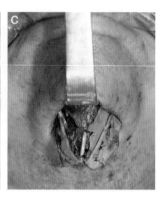

图 57-16 A 和 B,用外侧脚支撑移植物塑形残留的外侧脚并加强其支撑。完全游离外侧脚调整其位置。C,用较宽的外侧脚支撑移植物调直原有外侧脚,在上外侧软骨与外侧脚之间的间隙中放置移植物

Rohrich 等[48]介绍使用鼻翼缘轮廓线移植物为鼻翼侧壁吸气时的薄弱点进行加强支撑。Gruber 等[49]介绍在外侧脚的恰当位置,做合适跨度的水平褥式缝合可调直外侧脚。Guyuron 等[50]介绍穹隆下跨越移植物可调整并固定穹隆间距,均衡两侧穹隆高度。有时还需要在软三角区使用移植物（图 57-17）。

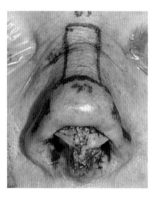

图 57-17 用鼻中隔软骨制作小片长条状移植物放置于双侧软三角区

构建新结构

建立新结构就是在严重受损的残存外侧脚表面构建新的外侧脚复合体。可以完全按照原有解剖构造重建新的外侧脚,也可以按照 Davis[51]介绍的方法构建"固定型鼻翼轮廓缘移植物"（图 57-23）。这种鼻翼轮廓缘移植物与传统型鼻翼轮廓缘移植物不同,传统型是放在非解剖性腔隙内,而固定型的前端与中线支撑结构相连,可将鼻尖和鼻翼侧壁稳定衔接。

鼻中隔软骨是制作这些移植物的首选材料。残留鼻中隔软骨量不足时,可以同时采集肋软骨与鼻中隔软骨"混搭"使用,但优先用鼻中隔软骨制作外侧脚移植物和鼻中隔延

伸移植物。

　　笔直的鼻翼侧壁、美观的鼻翼轮廓以及外侧脚头侧缘朝向尾侧缘的合理角度,是初次鼻整形和鼻修复共同追求的效果[41]。

　　鹦鹉嘴畸形是常见问题。通过视诊和触诊可以估计其原因,术中充分暴露后予以证实:①软组织切除过度导致死腔内严重瘢痕化,或是②鼻中隔远端切除不足。

　　患者常常抱怨鼻尖大,一再要求进一步缩小鼻尖。这是不可取的。必须教育患者需要重建结构。

鼻背和鼻尖衔接

　　术者要判断鼻尖与鼻背的衔接情况,鼻尖上区转折是否合适。我很少使用预定的测量值,而是在临时缝合鼻小柱切口后,依靠自己的审美,通过视诊和触诊(沾湿手指做鼻背三点检查)对鼻轮廓做判断和评价。使用鼻中隔延伸移植物或榫槽缝合将鼻尖和鼻背坚强连接,能够降低远期效果的不确定性,使上述判断简单明了。鼻尖和鼻背彼此不再独立后,手术远期效果更可控。患者可能会在意鼻尖比之前更硬,但这通常不是主要问题。

　　为了避免鼻翼缘退缩复发,可能有必要根据 Gruber[52] 介绍的方法在上外侧软骨尾侧缘和外侧脚头侧缘之间的间隙中放置鼻翼铺板移植物。可以用鼻中隔软骨或肋软骨做成薄的软骨片充当此移植物。

鼻尖最终修饰

　　需要对重建的鼻尖结构做最终修饰,特别是皮肤薄或局部有瘢痕时。这项操作耗时少,但可显著提高手术效果。如果采集了颞筋膜,可以从中修剪一小块筋膜做掩饰性盖板移植物,移植物可向下延伸至鼻尖下小叶以及两内侧脚边缘之间的区域。如果采集了肋软骨,也可以用肋软骨膜来做。有时可将外侧脚头侧修剪获得的窄软骨片,取 1~2 条以不同方式放置修饰鼻尖轮廓,用 6-0 PDS 线缝合固定。通常将其竖直放置于内侧脚之间的缝隙中,也可向头侧端延伸,凸显鼻尖表现点(图 57-18)。

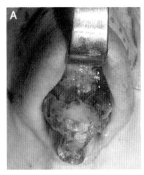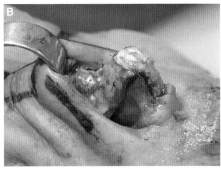

图 57-18　A,外侧脚头侧修剪要保守,修剪下的窄软骨条可精确放置作为鼻尖结构移植物使用。可用于鼻尖和鼻尖下小叶结构,也可以填充在内侧脚之间。B,筋膜移植物可用于相同目的。常规的术后措施包括夜间贴胶布,随访至少 1 年

最终评判

切口缝合后,可以通过缝线之间的缝隙向软三角、鼻尖或鼻尖下小叶部位塞入软组织或碎软骨,做最终修饰。这样可以让开放入路也具有闭合入路的优势:复位皮肤罩之后对轮廓做判断。必要时做鼻翼楔形切除,切除区可位于鼻槛、鼻翼或双侧。还要关注内侧脚踏板情况,必要时可切除踏板远端部分,或将两踏板拉拢缝合或切除两踏板间软组织。我会常规用 Doyle 夹板做鼻中隔固定,但也更喜欢在鼻中隔黏膜间做贯穿褥式缝合。

通常手术 1 年后效果趋于稳定,但如果患者曾经历多次手术,瘢痕明显或皮肤厚的话恢复期会延长。

其他问题

鼻修复手术组织分离难度增加且操作耗时。对于已经存在的瘢痕组织,根据实际情况,可利用亦可切除,也可不做特殊处理。通常不存在血供问题。

我决不用假体,所以也没有遇到过文献上提到的感染和外漏。对于同种异体或动物源性脱细胞真皮作为盖板移植物的使用,我也没有经验。我认为所有患者都具有足够的供区,提供合适的自体组织材料。

近来,我开始采用注射少量玻尿酸的方法矫正轻微凹陷或是柔和移植物边缘。对于我实施初次鼻整形手术的病人术后出现鼻根高度不足的问题,而患者不愿再接受手术修复时,我也会用玻尿酸注射治疗,治疗效果良好且持久。

重点:肋软骨的使用

肋软骨在鼻修复中优点突出,用途广泛。只要鼻中隔量不够,我会毫不犹豫地选择肋软骨,因为耳软骨缺乏大多数移植物需要的结构强度。其可制成鼻小柱支撑移植物、鼻中隔延伸移植物、软骨间隔移植物、外侧脚支撑移植物以及软骨颗粒等。

对于女性患者,我在乳房下皱襞做切口(包括做过乳房假体的患者),其位置比隆乳手术切口的位置更靠内侧,但仍隐藏于乳房下皱襞内。切口太靠外侧会对应肋骨骨性部分而不是软骨部分。对于男性患者,我会直接在采集的肋软骨表面做切口。可以通过很短的切口采集肋软骨,但术中操作就会对切口严重牵拉,造成切口愈合不良,遗留的瘢痕虽然短但会增宽。我宁可选择 4~5cm 长的线性瘢痕,也不希望出现 2cm 长的宽瘢痕(图 57-19)。

已有文献详细介绍了肋软骨采集技术以及采集过程中应遵循的原则[54],包括:沿着肌纤维走行方向将肌肉尽可能地撑开,而不要将肌肉切断;通过颜色差别以及针头触诊区分骨和软骨;采集足够长度的圆柱状肋软骨;肋软骨深方的软骨膜不要采集,肋软骨表面的软骨膜可以采集。正压通气检查胸膜是否完整。可以通过留置针滴注长效局麻药控制疼痛。采集后我会立即将肋软骨切成片,切割时使用毛发移植刀片或者病理宽刀片(根据肋

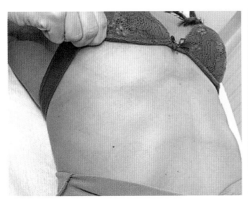
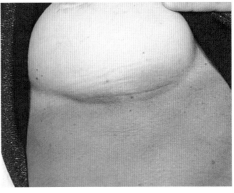

图 57-19　女性患者采集肋软骨的切口,瘢痕并不明显。可以选择之前隆胸手术的乳房下皱襞切口

软骨厚度选择),根据肋软骨形状做纵向或斜向切割。有时也可以直接将软骨雕刻成 L形。最后将不同长度和厚度的肋软骨片全部浸泡在生理盐水中(图 57-20 和图 57-21)。

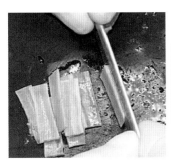
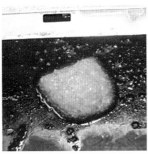
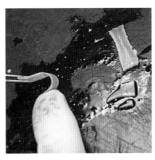
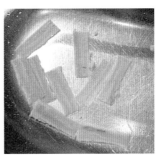

图 57-20　用毛发移植刀片将肋软骨切割成不同厚度的软骨片。其他肋软骨段可以切成碎末使用。没有钙化时,肋软骨韧性很好。将软骨片浸泡在生理盐水中,观察有无卷曲

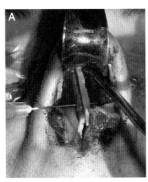
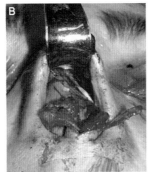
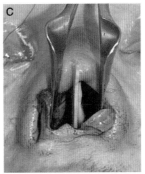
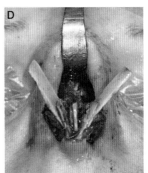
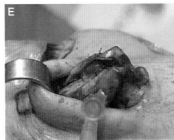
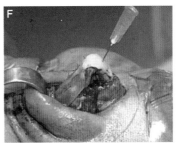

图 57-21　肋软骨片的使用。A,单侧撑开移植物。B,双侧撑开移植物结合侧壁铺板移植物。C,鼻中隔延伸移植物,固定在残留的鼻中隔远端。D,双侧外侧脚替代移植物(与残留外侧脚有部分重叠)。E,外侧脚支撑移植物,增加外侧脚宽度。F,软骨膜移植物,优化鼻尖轮廓

　　最终会卷曲的肋软骨片浸泡在生理盐水中就会出现,从而发现。我会选择直的软骨片,或者在能够利用其优势的部位使用卷曲的软骨片。如果不使用块状的肋软骨移植物,就不用遵循中心雕刻原则,而是从软骨片中挑选使用即可,我会优先选择接近肋软骨中心雕刻出的软骨片。

　　我认为没有必要事先做 CT 扫描,确定钙化程度最低的肋软骨。我会在术中评价钙化情况。钙化程度有轻有重,如果发现钙化,我会相应增加肋软骨采集量并对钙化做处理,通常是去掉小毛刺,选择最好的软骨片来使用。但是钙化会降低软骨片的可弯曲性,要求移植物架构更牢靠。

案例分析

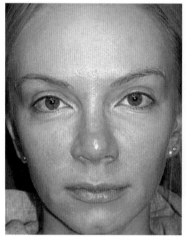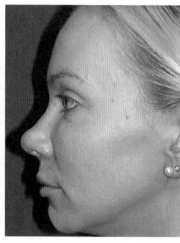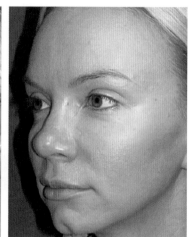

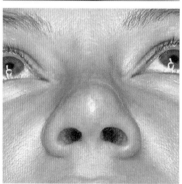

图 57-22

　　女性患者,29 岁,曾接受过 2 次鼻整形术和 1 次不明性质的软组织填充剂注射治疗。患者主诉鼻子形态不协调,鼻尖太突出而鼻梁很塌,抱怨球形的鼻尖就像"马戏团小丑的鼻子",肿胀且发红。

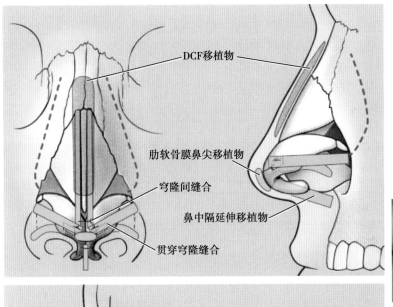

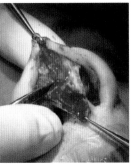

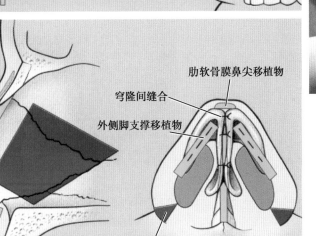

图 57-22（续）

　　各角度临床查体见鼻尖和鼻背形态不协调，鼻背因过度切除而呈现鞍鼻畸形，且可能接受过软组织填充剂注射。充分暴露后见鼻尖部位存在软组织填充剂，予以清除。见穹隆被离断且大部分外侧脚被切除。采集鼻中隔软骨做鼻小柱支撑移植物以及固定型鼻翼轮廓缘移植物，衔接鼻尖和外侧壁。采集颞筋膜，制作 DCF 移植物填充鼻背，矫正鞍鼻。手术结束前做鼻翼楔形切除。

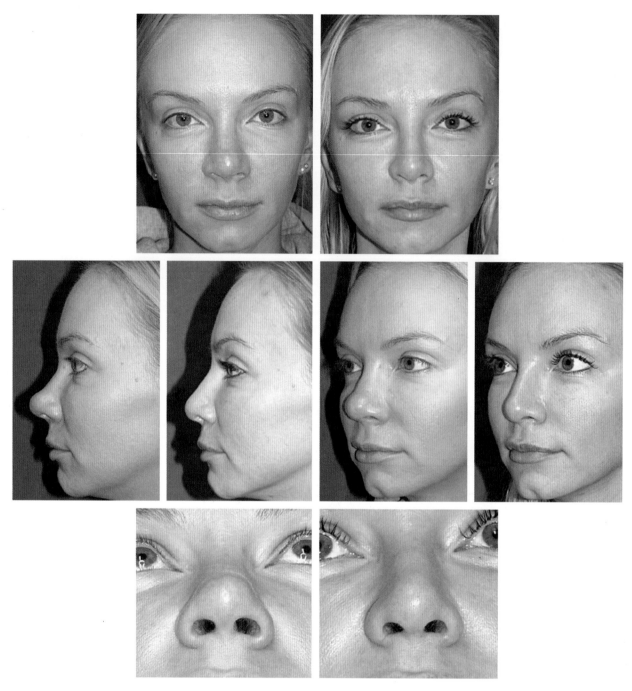

图 57-22(续)

术后一年,鞍鼻畸形得到矫正,鼻背美学线和鼻尖形态获得改善。鼻小柱切口瘢痕并不明显。

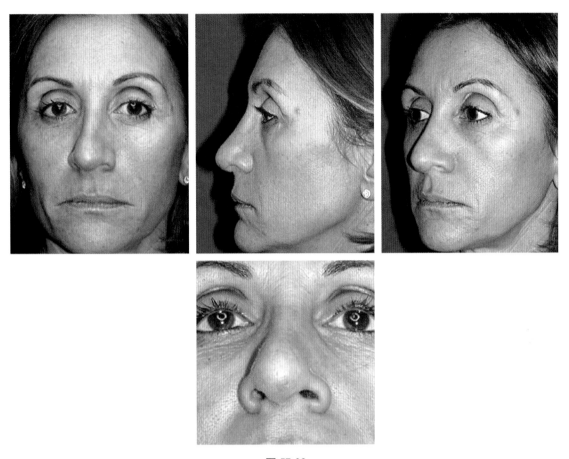

图 57-23

　　这名女性患者 41 岁,12 年前曾接受鼻中隔手术和鼻甲手术。9 年前曾行开放入路鼻中隔成形术,此后还在局麻下做过一次修复手术。主诉鼻子形态"松垮",缺乏轮廓,以及鼻子上三分之一的形态好像"少了什么"。

　　临床检查见鼻背偏斜,左侧鼻骨和上外侧软骨间可见阶梯状外观。鼻子显得"下重上轻",下部分的皮肤罩过多,和深层的支撑结构不匹配,上三分之一轻度塌陷。鼻尖显得臃肿,鼻尖与鼻翼衔接欠佳。鼻小柱可见倒 V 形瘢痕。触诊发现软骨支架被过度切除且形态不规则,皮肤罩冗余松垮。

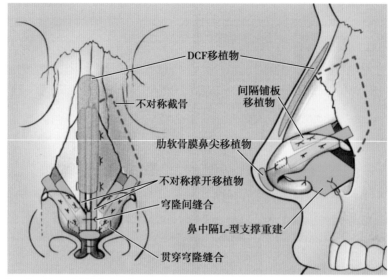

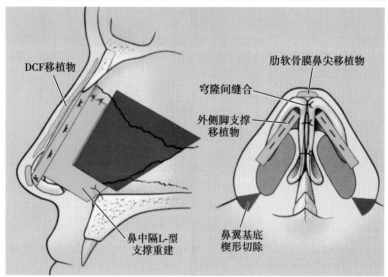

图 57-23（续）

采集肋软骨，切割成软骨片浸泡在生理盐水中备用。矫正了残留的鼻中隔偏斜，顺带采集了部分鼻中隔软骨。用动力器械做非对称截骨。充分分离后见下外侧软骨被过度切除，受损严重。用采集的鼻中隔软骨做成双侧固定型鼻翼轮廓缘移植物。用肋软骨制作非对称性撑开移植物，放置时稍高出残留鼻中隔的背侧缘，用肋软骨做了一个有力的鼻小柱支撑移植物。

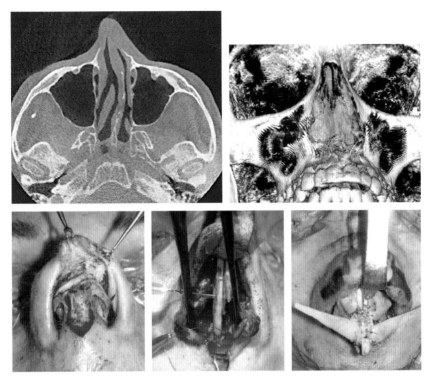

图 57-23(续)

　　构建 L 形支撑,固定在残留的上外侧软骨、鼻骨和前鼻棘上。用肋软骨制成双侧铺板移植物(放置在上外侧软骨尾侧缘和下外侧软骨头侧缘之间的间隙中)。修剪鼻尖瘢痕组织。定制 DCF 移植物,重建鼻背轮廓。修整鼻小柱瘢痕,双侧鼻翼楔形切除,缩窄双侧鼻翼间距。重建鼻中隔 L 形支撑和固定型鼻翼轮廓缘移植物,鼻侧壁铺板移植物做软骨间隔。

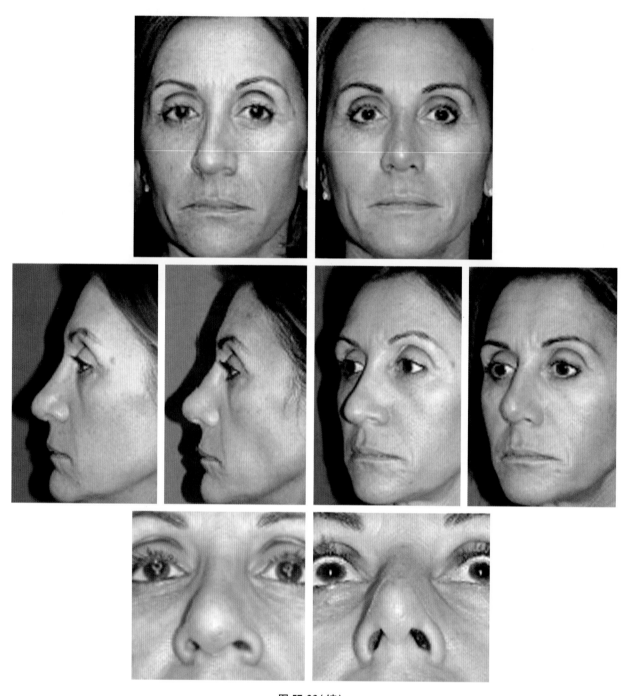

图 57-23(续)

术后 1 年,患者对效果满意。受既往手术操作不当的影响,鼻小柱瘢痕仍有一些残留。乳房下皱襞采取肋软骨切口的瘢痕隐蔽。

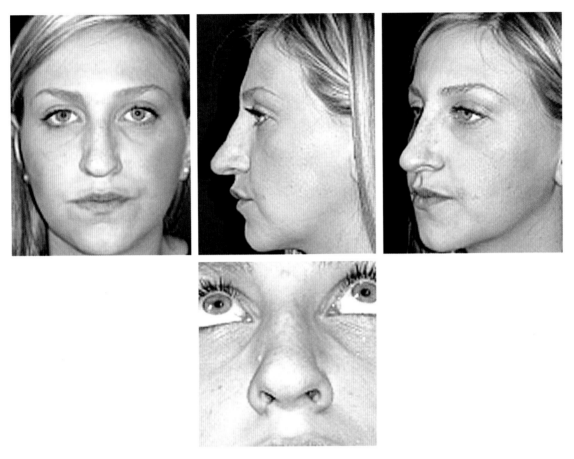

图 57-24

　　这名女性患者 20 岁。19 岁时行初次鼻整形术,1 年后接受过鼻修复手术。主诉右侧鼻腔阻塞,鼻尖太长、下垂,鼻尖宽且没有形状。体格检查鼻背美学线尚可。鼻尖呈球形、按压柔软、支撑不佳、表现点缺失。触诊鼻背轮廓有多处不规则。鼻背下三分之一段凹陷,可能与鼻中隔塌陷有关,显得鼻背有驼峰。鼻尖过长且下垂,鼻唇角窄。CT 扫描可见右侧鼻中隔骨刺,同侧鼻甲气化。

　　切开鼻小柱,充分暴露鼻尖和鼻背,从鼻中隔前角开始暴露鼻中隔。矫正鼻中隔骨刺和右侧气化鼻甲。部分体外鼻中隔重建术(与键石区相连的鼻中隔被保留)。

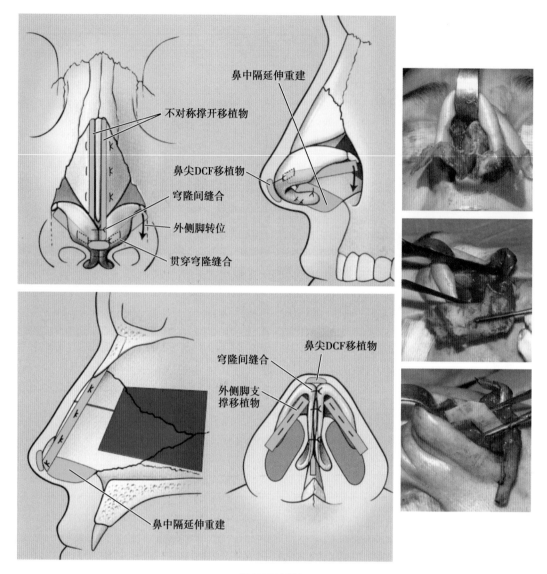

图 57-24（续）

　　建立中线支撑结构替换原有鼻中隔,固定在前鼻棘和上外侧软骨上。用榫槽缝合将内侧脚牢靠地固定于鼻中隔支撑结构上。使用外侧脚支撑移植物重建外侧脚,调直其形态,加强其强度,调整其位置并改善其对称性;进行穹隆间缝合、贯穿穹隆缝合以及穹隆平衡缝合,最终重建鼻尖复合体。使用颞筋膜掩饰鼻背的不规则轮廓。给这名患者手术时我还没有开始在鼻背使用 DCF 移植物,所以鼻背仅仅是覆盖了一层筋膜。术中分离时发现了残留的外侧脚。用一个宽的鼻中隔软骨制成 L 形支撑。用外侧脚支撑移植物调直受损的外侧脚,并加强其强度。

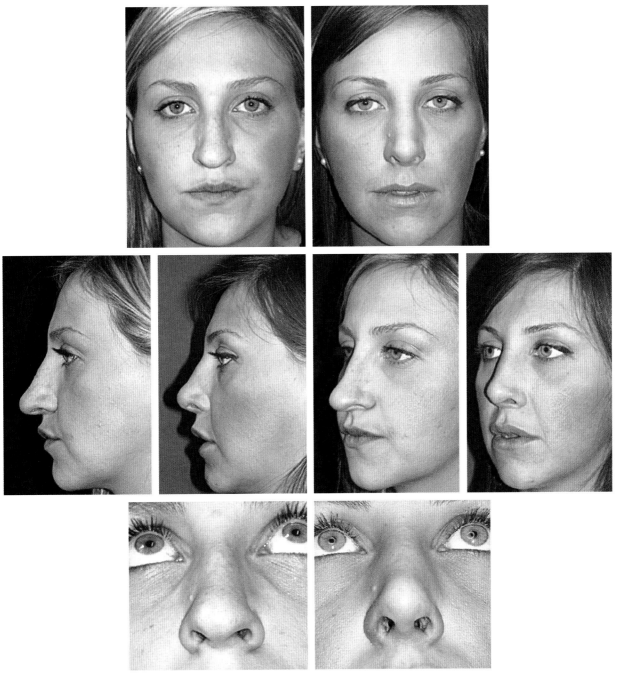

图 57-24(续)

　　术后1年,从正面、斜面以及侧面观察时,鼻尖和鼻背比例关系均获得改善。鼻尖缩短且上旋,鼻唇角适合于女性。仍有轻度的鼻背驼峰存在,有可能是鼻尖上区转折太明显所致,但这是该患者期望的效果。

要 点

- □ 术前要仔细评估解剖情况。CT 扫描很有意义。
- □ 与患者进行详细全面的术前沟通至关重要,使用计算机模拟也特别有用。
- □ 要详细地做好术前方案设计,也要对术中变化做好准备。
- □ 术者要使用头灯照明术野,要使用恰当倍率的放大镜,手术时间要充足。
- □ 鼻中隔的情况很关键,术者要对鼻中隔进行暴露、采集、复位和(或)重建。
- □ 根据外侧脚情况决定是否需要对穹隆和外侧脚进行重建。也可以使用各种缝合技术或者固定型鼻翼廓缘移植物改善外侧壁支撑。
- □ 鼻中隔软骨量不足时,肋软骨是移植材料的最佳选择,耳软骨的使用还是有限。
- □ 鼻背平台建立后,可以用 DCF 移植物解决鼻背形态问题,DCF 移植物可以做成不同的形状。
- □ 重建鼻尖支撑并重塑鼻尖形态后,还要做精细的修饰工作。
- □ 绝大多数在初次鼻整形手术中使用的缝合技术或移植物技术同样适用于鼻修复手术,这些技术灵活多变且使用广泛。

（王睿恒 译,李战强 校）

参考文献

1. Rohrich RJ, Lee MR. External approach for secondary rhinoplasty: advances over the past 25 years. Plast Reconstr Surg 131:404-416, 2013.

2. Rohrich RJ, Lee MR, Ahmad J. Achieving consistent results in secondary rhinoplasty. In Rohrich RJ, Adams WP Jr, Ahmad J, et al, eds. Dallas Rhinoplasty: Nasal Surgery by the Masters, ed 3. St Louis: CRC Press, 2014.

3. Angelos PC, Been MJ, Toriumi DM. Contemporary review of rhinoplasty. Arch Facial Plast Surg 14:238-247, 2012.

4. Aiach GC, Kelly MH. Secondary rhinoplasty. In Nahai F, ed. The Art of Aesthetic Surgery. St Louis: Quality Medical Publishing, 2005.

5. Daniel RK. Mastering Rhinoplasty, ed 2. Heidelberg: Springer, 2010.

6. Foda HM. Rhinoplasty for the multiply revised nose. Am J Otolaryngol 26:28-34, 2005.

7. Fischer H, Gubisch W. Nasal valves—importance and surgical procedures. Facial Plast Surg 22: 266-280, 2006.

8. Kim DW, Rodriguez-Bruno K. Functional rhinoplasty. Facial Plast Surg Clin North Am 17:115-131, 2009.

9. Adamson PA, Warner J, Becker D, et al. Revision rhinoplasty: panel discussion, controversies, and techniques. Facial Plast Surg Clin North Am 22:53-96, 2014.

10. Davis RE, Bublik M. Psychological considerations in the revision rhinoplasty patient. Facial Plast Surg 28:374-379, 2012.

11. Tasman AJ. The psychological aspects of rhinoplasty. Curr Opin Otolaryngol Head Neck Surg 18:290-294, 2010.

12. Adamson PA, Litner JA. Psychologic aspects of revision rhinoplasty. Facial Plast Surg Clin North Am 14:269-277, 2006.

13. Constantian MB. What motivates secondary rhinoplasty? A study of 150 consecutive patients. Plast Reconstr Surg 130:667-678, 2012.

14. Pearlman SJ, Talei BA. An anatomic basis for revision rhinoplasty. Facial Plast Surg 28:390-397, 2012.

15. Kim DW, Toriumi DM. Nasal analysis for secondary rhinoplasty. Facial Plast Surg Clin North Am 11:399-419, 2003.

16. Davis RE, Bublik M. Common technical causes of the failed rhinoplasty. Facial Plast Surg 28:380-

389, 2012.

17. Guyuron B. Dynamics of rhinoplasty. In Guyuron B, ed. Rhinoplasty. New York: Elsevier, 2012.

18. Lee M, Zwiebel S, Guyuron B. Frequency of the preoperative flaws and commonly required maneuvers to correct them: a guide to reducing the revision rhinoplasty rate. Plast Reconstr Surg 132:769-776, 2013.

19. Oneal RM, Beil RJ. Surgical anatomy of the nose. Clin Plast Surg 37:191-211, 2010.

20. Gunter JP, Landecker A, Cochran CS. Frequently used grafts in rhinoplasty: nomenclature and analysis. Plast Reconstr Surg 118:14e-29e, 2006.

21. Sajjadian A, Rubinstein R, Naghshineh N. Current status of grafts and implants in rhinoplasty: part I. Autologous grafts. Plast Reconstr Surg 125:40e-49e, 2010.

22. Toriumi DM. Structure approach in rhinoplasty. Facial Plast Surg Clin North Am 13:93-113, 2005.

23. Rohrich RJ, Muzaffar AR, Janis JE. Component dorsal hump reduction: the importance of maintaining dorsal aesthetic lines in rhinoplasty. Plast Reconstr Surg 114:1298-1308, 2004.

24. Gruber RP, Perkins SW. Humpectomy and spreader flaps. Clin Plast Surg 37:285-291, 2010.

25. Cerkes N. Concurrent elevation of the upper lateral cartilage perichondrium and nasal bone periosteum for management of dorsum: the perichondro-periosteal flap. Aesthet Surg J 33:899-914, 2013.

26. Daniel RK. Rhinoplasty: septal saddle nose deformity and composite reconstruction. Plast Reconstr Surg 119:1029-1043, 2007.

27. Daniel RK, Sajadian A. Secondary rhinoplasty: management of the overresected dorsum. Facial Plast Surg 28:417-462, 2012.

28. Gubisch W. Treatment of the scoliotic nose with extracorporeal septoplasty. Facial Plast Surg Clin North Am 23:11-22, 2015.

29. Toriumi DM. Subtotal septal reconstruction: an update. Facial Plast Surg 29:492-501, 2013.

30. Foda HM. The caudal septum replacement graft. Arch Facial Plast Surg 10:152-153, 2008.

31. Gubisch W. Twenty-five years experience with extracorporeal septoplasty. Facial Plast Surg 22:230-239, 2006.

32. Haack S, Gubisch W. Reconstruction of the septum with an autogenous double-layered conchal L-strut. Aesthetic Plast Surg 38:912-922, 2014.

33. Ha RY, Byrd HS. Septal extension grafts revisited: 6-year experience in controlling nasal tip projection and shape. Plast Reconstr Surg 112:1929-1935, 2003.

34. Davis RE. Revision of the overresected nasal tip complex. Facial Plast Surg 28:427-439, 2012.

35. Daniel RK. Rhinoplasty: dorsal grafts and the designer dorsum. Clin Plast Surg 37:293-300, 2010.

36. Daniel RK. Diced cartilage grafts in rhinoplasty surgery: current techniques and applications. Plast Reconstr Surg 122:1883-1891, 2008.

37. Codazzi D, Ortelli L, Robotti E. Diced cartilage combined with warm blood glue for nasal dorsum enhancement. Aesthetic Plast Surg 38:822-823, 2014.

38. Tasman AJ, Diener PA, Litschel R. The diced cartilage glue graft for nasal augmentation. Morphometric evidence of longevity. Facial Plast Surg 15:86-94, 2013.

39. Gubisch W, Eichhorn-Sens J. Overresection of the lower lateral cartilages: a common conceptual mistake with functional and aesthetic consequences. Aesthetic Plast Surg 33:6-13, 2009.

40. Gruber RP, Zhang AY, Mohebali K. Preventing alar retraction by preservation of the lateral crus. Plast Reconstr Surg 126:581-588, 2010.

41. Toriumi DM, Checcone MA. New concepts in tip contouring. Facial Plast Surg Clin North Am 17:55-90, 2009.

42. Daniel RK. Rhinoplasty: open tip suture techniques: a 25-year experience. Facial Plast Surg 27:213-224, 2011.

43. Gruber RP, Chang E, Buchanan E. Suture techniques in rhinoplasty. Clin Plast Surg 37:231-243, 2010.

44. Guyuron B, Behmand RA. Nasal tip sutures part II: the interplays. Plast Reconstr Surg 112:1130-1345, 2003.

45. Foda HM. Management of the droopy tip: a comparison of three alar cartilage-modifying techniques. Plast Reconstr Surg 112:1408-1417, 2003.

46. Kridel RW, Scott BA, Foda HM. The tongue-in-groove technique in septorhinoplasty. Arch Facial Plast Surg 1:246-256, 1999.

47. Gunter JP, Friedman RM. Lateral crural strut graft: technique and clinical applications in rhino-

plasty. Plast Reconstr Surg 99:943-952, 1997.

48. Rohrich RJ, Raniere J Jr, Ha RY. The alar contour graft: correction and prevention of alar rim deformities in rhinoplasty. Plast Reconstr Surg 109:2495-2505, 2002.

49. Gruber RP, Peled A, Talley J. Mattress sutures to remove unwanted convexity and concavity of the nasal tip: 12-year follow-up. Aesthet Surg J 35:20-27, 2015.

50. Guyuron B, Poggi JT, Michelow BJ. The subdomal graft. Plast Reconstr Surg 113:1037-1040, 2004.

51. Davis RE. Revision of the overresected nasal tip complex. Facial Plast Surg 28:427-439, 2012.

52. Gruber RP, Kryger G, Chang D. The intercartilaginous graft for actual and potential alar retraction. Plast Reconstr Surg 121:288e-296e, 2008.

53. Cochran CS, Gunter JP. Secondary rhinoplasty and the use of autogenous rib cartilage grafts. Clin Plast Surg 37:371-382, 2010.

54. Marin VP, Landecker A, Gunter JP. Harvesting rib cartilage grafts for secondary rhinoplasty. Plast Reconstr Surg 121:1442-1448, 2008.

鼻修复中的平衡

Julian Rowe-Jones

初次鼻整形的所有原则也都适用于鼻修复。处理要求行鼻整形的患者,就要想到方方面面的复杂性。这种复杂性和我们能达到的上限有关,也和我们对预后的判断能力有关。Atulgawande[1]认为外科学是一门不完美的科学。他认为,并发症之所以出现,要么是无知,要么是无能。无知者无畏,无法者无天。

所有的鼻整形,都涉及复杂的解剖。整形医生并不完全理解"美人在骨不在皮"这句话。还没有一个技术,能完全复制出鼻部软骨带来的改变。视野有限,操作困难。如果做缩小手术,医生不能复制出同样的轮廓,并且天衣无缝地连接成另一个小一号的版本。鼻部皮肤和衬里的厚度和弹性无法控制。对一个解剖结构进行调整时,医生不能全面评估和控制变化程度,不能将其独立出来进行调整,当然也不会知道它会不会给相邻结构带来不利的影响。虽然前途光明,但是道路曲折。失之毫厘,常差以千里。在困难的手术面前,人类的灵巧和精度显得苍白无力,人性的弱点暴露无遗,更凸显出人类的愚蠢无能。另外,因为知识差距甚至完全无知,医生也不能完全控制愈合过程,和预防相关的不良后遗症。

对于求美者的心理动机了解不深入。术前,医生不能完全清楚患者的心理预期,更不知道能否满足。医生也不能确定患者已经完全听进去,并理解了可能的副作用和并发症,而且做好了面对这种局面的准备。即使是他们自己的亲人,也不认为他们需要去承担风险。

所有这些风险因素,在鼻修复中复杂性和危险性更上一个级别。因此,取得成功的关键就在于意识到这其中的复杂性,而敢于挑战的人需要更多的知识,更丰富的经验。满足患者的期望值,给他们增加获利的机会。这样也同时增加了患者接受与期望不同的结果,或由此产生并发症的可能性。

患者评价

心理管理

医生必须完全理解:他/她做与不做这个鼻子,生活到底会有什么不同。患者必须知道她们要的是什么,并能具体地描述它们。与此相应的是,患者必须能够清楚地解释他或她不喜欢的人体特征,这些方面对他或她的日常生活的影响和程度等。外科医生一定要判断出,所描述的影响和客观畸形是否成正比。如果不成正比,手术一定无法满足患者的心理预期。医生不但要确保患者确实听到,而且还得确保他的确理解了鼻整形的局限性和风险,并且愿意为手术选择承担责任,接受所有不好的结果。

鼻修复患者所承受的痛苦,要远高于初次鼻整形的患者。这也许是因为畸形更严重。但是,哪怕畸形程度和初次鼻整形一样,修复的痛苦也会更大。患者可能会感到悔恨,术前功课做得不足,医生没选对,或是没理解这个手术原来这么复杂。如果再觉得这个钱花得冤枉,患者的失望会成倍增加。如果患者觉得做了这个手术,看上去还不如不做,这种痛苦会加剧。她们会跟自己较劲儿,跟身边人较劲儿,要不然就来跟主刀医生较劲儿。她们会觉得失望,尤其是她们的医生把她们拉黑的时候。

修复患者可能比初次鼻整形患者期望值更高,所以一定要预先考虑到修复手术的目标就比初次的更高。做鼻修复的患者找医生时会比初次鼻整形的患者花得时间更多,所以对她们选择的"专家"有更高的期待。

对于要求鼻修复的患者,必须给她们更长的冷静期以建立信任感,特别是那些明显还没从痛苦中走出的人。有必要找她们要初次鼻整形的术前照片来看。这也可以帮助判断患者是不是真的应该这么痛苦。这也有助于帮忙确认患者对初次手术的期望值是否现实。如果医生觉得初次手术都不应该做,就更不应该让她做修复了。如果初次手术效果还不错,只是没达到患者期望值,说明上次手术暴露或揭示了她以前隐藏的人格障碍或躯体变形障碍。

很多鼻修复患者,一开始的情绪沮丧就写在脸上。哭闹很常见,即使之前的手术确实做得没法看了,有些冷静的医生也会觉得这个反应太过分了。一定要找出患者为什么情绪这么激动,判断他们对初次鼻整形的期望值是否合适。只要是来闹的患者,坚决不接受现实,哪怕确实手术做得不咋地,也是可能有人格障碍或躯体变形障碍的。但是如果患者能够理解造成这种不幸的原因,对于后续处理方案表现得积极配合,畸形明显可识别,说明可以做修复。

主刀医生必须非常清楚,患者希望通过手术,在外观上和心理上达到什么目的,不能认为只要有改善就是对患者有好处。患者可能鼻子看上去很难看,医生认为还可以改善。但是,如果这种改善对患者来讲还不够,也不推荐做手术。

很多患者对初次手术的效果感到满意,因为已经解决了主要问题,哪怕仍然存在一些其他畸形,甚至还产生了新的畸形。因此,要求做鼻修复的患者可能会更挑剔,想要变得更美,还要更多的承诺。她们可能已经准备好不断地做手术。所以,医生不但要清楚患者能接受的最低改善程度,还必须确定患者愿意承受更大的风险,接受这种本身风险就更大的手术。如果修复手术再得到一个患者不能接受的效果,这就是雪上加霜了。可以局面的出现,就是术前没有做好心理评估的一个代表。但是很不幸,我们对这个复杂的部位还没有完全参透。

因此,医生必须考虑几个因素:如果你曾经在患者想做初次鼻整形时面诊了他/她,你会建议做手术吗？患者强调的东西,和客观现实一致吗？如果患者非常痛苦,是因为术前沟通不充分,或是被误导了,还只是术后护理做得不够呢？

美学评价

观察外观,分析照片,测量支撑力,这些对于理解鼻部美学畸形必不可少,还可以向患者作解释。严重的畸形会很复杂,患者也很难描述他们到底不喜欢鼻子的哪个部分,为什么不喜欢。在这种情况下,他们只是觉得它看起来不自然[2,3]。这和大多数初次鼻整形不一样,初鼻患者要是不能精确描述不喜欢的地方就是问题了。外观的检查应该,也可以,做到精确。但是,术前对深层骨骼畸形的判断做不到100%敏感和具体。

我会特别注意鼻子的整体平衡和形状,而不是整体的鼻子大小。还需要判断鼻子和整个面部的关系。患者可能会认为初次鼻整形术后,鼻子还是太大,但是可能问题是因为鼻子和眉间、中面部不协调或上颌骨的突出度不足。通常骨性鼻背已经被过度切除。但是,患者可能会喜欢那个降低了的鼻背高度,还期望鼻下端能与之匹配。这个基本无法实现。其实如果鼻背要是够高的话,患者可能根本就不会要求修复了。

做了截骨以后,鼻基底可能会过窄,侧壁过于垂直。这并不能进行可靠的矫正,必须向患者指出这一点。鼻背又平又宽,还有顶板开放畸形,这可能是截骨失败的结果,但是通常代表是去除骨时去多了。再做截骨也矫正不了。同样的,倒V畸形代表软骨缺失了,需要重建中鼻拱,而不是靠截骨来再做缩小。

医生必须解释清楚这时需要把鼻子加大,才能让轮廓,以及相关的高光和阴影得到改善。

同样也要注意鼻翼缘。像"切迹"或"退缩"这样的词其实是不严密的。必须注意它们的上下点位置,鼻翼缘顶点的位置,以及其内外走向。小叶轮廓,是多了,还是少了,也要描述出来。

评估鼻尖的位置。要记录小柱-上唇角、小柱-小叶角和小柱-鼻尖脚,评价旋转度。必须分析鼻尖表现点的突出度,以及其和鼻根以及鼻尖上区软骨鼻背之间的关系。检查从鼻下点到鼻翼沟下缘之间的垂直关系。鼻尖下垂可能是因为错误的鼻中隔尾侧端切除导致,这本来是为了增加鼻尖旋转度的。

触诊很重要。它是对眼睛观察的补充,在鼻修复中更是不可或缺。这样做的目的是为了诊断出可能会在术中被发现骨骼畸形范围,以及皮肤和软组织会如何表现,如何重新贴附。测试一下皮肤厚度、弹性,以及鼻尖的支撑力和回弹情况。触诊鼻中隔尾侧端,鼻骨长度,特别是键石区;评估鼻背上鼻骨的完整性。在鼻腔内触诊鼻中隔,看看还有没有移植材料,但是这个方法并不是很可靠。

功能评价

吸气时注意前庭外侧壁和鼻翼缘。如果鼻翼向内侧运动,基于伯努利原理,可能是由于外鼻阀解剖正常,但是鼻中隔尾侧有畸形;或是外鼻阀缺乏抗张性造成。鼻中隔尾侧端的过度切除会导致鼻长度的损失。这会带来多余的,没有充分支撑的膜性软组织,会在前庭内侧堆成一团。如果加上鼻尖支撑丧失,特别是内侧脚缺失,这个现象还会被加重。突出度降低还会导致包括鼻翼缘、鼻侧壁、下外侧软骨和鼻尖等部位的张力损失。

内镜检查在评估静态和动态情况下内鼻阀部位的大小会很有帮助。对于主要关注外观的鼻修复患者来讲,如果手术能让鼻气道通畅,这会大大地提高他的满意度,感受到这个手术的价值所在。

手术设计

我的手术设计主要根据畸形是否与结构缺陷有关,还是更表浅的轮廓问题,在合理保持鼻长度、鼻尖突出度和旋转度情况下容量是否合适(图 58-1)。其次,怎么做还要受皮肤软组织罩性质的影响。皮肤厚,结构要求就高,这样才能表现得好。但是如果皮肤薄、有粘连,可能就会破坏血供。广泛掀起皮瓣,开放式入路,重建支架结构会带来张力,可能影响愈合和皮肤灌注。使用内入路,在腔隙内放一个掩饰移植物也许更合适。

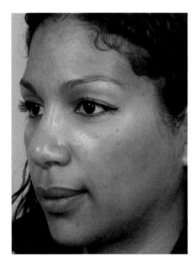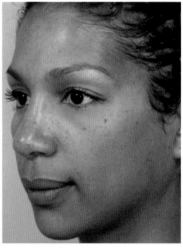

图 58-1　采用闭合式入路,把两层软骨放进穹隆上方的腔隙内

患者对风险的好恶也会影响方案。操作越复杂,也就意味着更多的不可预测性和更大的风险。

鼻修复就没有容易做的,难以预测解剖的发现和缺陷,对组织行为的预计更不准确。因此,应从大部分患者处取得关于鼻中隔、耳软骨、肋软骨和颞筋膜的知情同意书—我个人是不用异体材料的。手术室里的团队必须为这种可能性做好准备,而且时间也必须做相应的分配。需要更好的配合,更多的改进。手术的目标是为了形成漂亮的外观,这并不一定需要全部分离、显露,把所有上次手术留下的骨性部分都拿来重建一遍。术前关于解释异常外观的软骨解剖和骨性畸形的可能判断,在鼻修复中都不太准确,也不可靠。因此,医生必须清楚了解外观畸形是什么,拥有广泛的技术,以解决可能发现的不同骨骼畸形。

术前,我会详尽准确地列出我计划矫正的外观畸形,在术中,只处理那些造成外观畸形的骨性和软组织部分。企图利用现有的材料创造一个完美的鼻骨架会增加手术的复杂性,搞不好又整出一个新畸形来。

通过图像模拟可以帮助医生设计手术。通过测量数字模拟的变量,用于指导移植物大小和解剖标志的移动范围。

手术开台前,向整个手术室团队全面介绍手术方案,为术前准备做支持,以帮助和提高思想认识,提升手术效率。

手术技术

分离

我的大部分鼻修复都是开放式入路。和初次鼻整形不一样的是,我从内侧脚向外侧脚分离时,在鼻修复中需要向几个方向去分离,从能确定的解剖结构开始,向未知的部位挺进。这也适用于掀起鼻中隔瓣。可以从四边形软骨的背侧进入,这里可能之前不会像尾部掀起得那样宽。解剖应尽可能深入。局部反复浸润局麻药和血管收缩剂会有帮助。需要加倍的耐心,小心翼翼地分离,避免皮肤出现破洞或损伤软骨。没有必要把所有覆盖的纤维组织全部去掉,以显露深层的解剖,因为这些组织"床"对于轮廓移植物起着支撑作用。试图打开底层结构,或者揭示所有初次手术残留的骨骼成分,可能造成新的表面轮廓畸形。当术中有水肿时,也发现不了,或是预计得到。如果设计有鼻背的移植物,分离范围一定要局限,腔隙只需要和移植物大小匹配就可。

如果需要颞筋膜,我会在鼻部分离前采集,让血管尽可能收缩。在选择是用耳软骨还是肋软骨前,我通常会探查一下鼻子,确定还剩下多少中隔软骨和骨能用于移植。如果鼻中隔不够,我会用耳软骨做轮廓,用肋软骨做结构。

中三分之一的轮廓、结构和张力

通过解剖找到上外侧软骨的内侧缘会比较困难,软骨可能已经菲薄,如果是倒 V 畸形,会难以固定撑开移植物。上外侧软骨也可能会过短,从外到内还不足以容纳鼻中隔和撑开移植物。在这些情况下,可以用盖板移植物来改善轮廓。在更复杂的、有功能问题的病例中,需要在鼻中隔上固定外侧壁移植物。

如果鼻背被过度降低,鼻背盖板移植物,加上恢复正常的鼻长度或鼻尖突出度,或者在原有的基础上再加高时,会导致鼻衬里和外部皮肤覆盖的张力[4]。这种软组织张力的变化会矫正倒 V 畸形并改善功能。就像在皮肤过薄的患者身上所见的一样,任何侧壁上残留的凸起,通常可以用切成丁的软骨或削下的软骨片盖在残留的上外侧软骨上来矫正。

矫正鼻基底

鼻中隔的尾侧前缘必须在中线上,并向前超过前鼻棘。鼻中隔前角应该在前鼻棘前 15mm,在其上方 15mm,以一个轻柔的弧形围绕鼻中隔中角。这样可以确保鼻长度,矫正上唇形态,并为正确的鼻尖位置和小叶软组织张力提供支撑。在短鼻或朝天鼻中,这一重要的鼻中隔尾侧支撑可能需要重建或替换(图 58-2)。在鼻尖下垂的病例中,我会雕刻一个鼻中隔尾侧替代支撑移植物,这是一个非解剖的移植物,比之前描述的大小要更大,更向前向上延伸。如果鼻中隔还在,我会用一个端对端的鼻中隔尾侧延伸移植物进行加强。[5] 这两种情况下,软骨都会占据膜性鼻中隔的空间。把内侧脚和中间脚的小叶部分固定到移植物上,让其稳定在正确位置上。如果不固定,其他增加突出度的操作,比如外侧脚窃取,会导致向头侧过旋。我发现这些鼻中隔尾侧的技术要比不固定的鼻小柱支撑移植物更可靠。当穹隆和外侧脚需要换位时,稳定鼻基底也是至关重要的第一步,以防出现鼻翼缘退缩或向内。

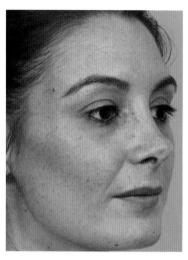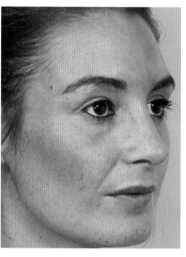

图 58-2 祛除鼻中隔后角,把内侧脚踏板向后以榫槽形式固定到鼻中隔上。在内侧脚与中间脚连接处,打弯最大的点上将内侧脚分开。切除内侧脚 3mm 部分,用榫槽方式将其端端固定到三角旗形的鼻中隔尾侧延伸移植物上。这样能降低突出度,加长鼻长度。鼻尖仍然过度突出,因此将突出的穹隆切除,把每侧脚的边缘缝合到一起,然后用穹隆盖板移植物覆盖。在中间脚的小叶表面也放置一个鼻尖细化移植物,做穹隆平衡缝合。沿着鼻背放置筋膜包裹颗粒软骨移植物,在鼻尖上放置颞筋膜

鼻尖小叶和鼻翼缘:结构与张力

好的鼻尖轮廓和鼻翼缘轮廓和位置,只能通过恢复皮肤张力来实现。[6,7]这意味着要像之前所述那样确保或重建鼻长度和鼻尖突出度。小叶处皮肤软组织罩的张力可以帮助实现鼻尖轮廓以及鼻尖表现点,鼻翼缘皮肤和纤维脂肪组织收紧可以矫正切迹和退缩。鼻尖软骨或鼻尖上区中隔软骨做进一步切除的情况非常罕见。有时外侧脚有缺损,但也用不着重建缺失的外侧脚,因为单靠收紧皮肤就能恢复表面轮廓和鼻翼缘位置。如果鼻翼缘位置还不错,但是小叶还有夹捏,有凹陷和肥大,可以用盖板样的鼻翼铺板移植物改善轮廓。

但是如果这些措施还不到位,我会把残留的外侧脚通过一个大约长 3cm 的外侧脚支撑移植物向尾侧移位,外侧端放入鼻翼缘的腔隙中。用一个盾形移植物包围中间脚小叶段,反过来也会支撑外侧脚,可以获得进一步的稳定。如果中间脚的穹隆段不足,盾形移植物也能对鼻尖下小叶进行轮廓重塑。这样的话,可以重新做一个新的外侧脚,将其固定到盾形移植物上。如果有鼻翼退缩的话,这个重建的外侧脚也可以像之前描述的外侧脚

支撑移植物一样放置。把用筋膜或压软的软骨做出的鼻尖细化移植物,放在盾形移植物周围,特别是上缘的上方,可以减少不自然的锐利边缘。有时鼻衬里还不够,缝合软骨下切口时可能会带来鼻翼缘的退缩。此时需要用全厚皮片或软骨打薄的耳廓复合组织移植物。移植物一部分要放到深层外侧脚支撑移植物的浅面。会放置在支撑移植物上的复合移植物软骨必须打薄或去除,只在此部位留下全厚皮。

最终的轮廓细化

一旦确保完成了鼻部的结构层,目标就变成尽可能实现平滑的外部轮廓。单靠结构移植物就很少能实现了。每个软骨和骨单位的复杂形状,以及难以在正常张力和所有移植物压缩之间形成平滑过渡,都不可避免地向形成不规则轮廓方向发展。对皮肤薄的患者,我会用颞筋膜盖在鼻背和鼻尖上,以隐藏凹凸不平的不规则,并充填鼻根。可以用很多层。可以把软骨颗粒包在筋膜里,用于充填较大的鼻背缺陷[8]。

用多个压软的软骨碎片或外侧脚软骨(如果有的话),缝合在穹隆和中间脚小叶部分的表面。把切成丁的软骨或薄"鱼鳞"样的软骨片,加上或不加筋膜,放进腔隙里。软骨颗粒要切得非常精细,这样可以通过 1ml 注射器的针管注射到位。在软骨下缘切口缝合前,鼻中隔褥式缝合和经鼻小柱切口缝合后,插入这些移植物。剩余的软骨片可以用 15 号刀片刮成"浆糊",可以用 Freer 剥离子来抹平小的缺陷。这对键石区特别有用。

术后护理

修复患者在经历过"出错"后会更焦虑,担心再次出现。这种心理会促使患者再次要求手术,一定要知道这一点。患者信任她们的修复医生,这也必须承认。医生要有自信,但是也要有一个愿意认真对待患者每一个小关切的态度。花时间来消除患者的恐惧,处理相关的各种奇思怪想,以及恢复期内的各种挑战,这有助于保持医患之间的信任,表现出换位思考。这也说明医生一直在努力,争取最好的结果。解决问题能获得的感激会比什么问题都没出现要多。

患者自己也必须理解,她们也要承担相应的责任,医患双方在同一条船上。一定要提醒患者,必须遵医嘱。

最后,一定要让患者知道,如果需要的话,医生和他的团队会终生保修。

调整

在我最近的 150 例鼻部美容整形中,至少随访一年后,有 8 例做了调整——返修率大约 5%。这其中六例是鼻修复。我排前三的调整适应证为初次鼻整形后鼻背小的驼峰残留或者原驼峰最头侧的丰满、修复案例中的鼻背轮廓不规则,以及鼻翼缘不对称。

很难确认鼻根部偏厚的皮肤对整体侧面观,以及鼻背表面中线的影响程度。传统的教学方法是在骨和软骨鼻背上留一点轻微的向背侧凸起，以形成一条笔直或略凹的鼻背轮廓。我发现，手术后留下足够高度，但是整个平坦的鼻背骨骼线，能降低留下一个局部的骨性鼻背突起的可能性。必须确保软骨鼻背没有被过度切除，特别是键石区。通过分段鼻背驼峰降低，去掉外覆的骨帽后，在中线上保留上外侧软骨，会很有帮助。我会特别注意鼻背骨性驼峰最头侧的部分。祛除驼峰前，在皮肤上标记出这个点。通过分段驼峰降低后，检查驼峰去除后的骨最高点，常用带齿的锉或电动磨头再打磨一下，使其和鼻根相平。能摸到的头侧的"边缘"都要去掉，直到轮廓变平。对于需要调整的案例，我常通过内入路用锉打磨。我的目标是稍微矫枉过正。

在修复病例中，鼻背两侧的凹凸不平或异常轮廓影，常为鼻外侧壁过度凹陷没被矫正，之前的整块移植物凸出的锐边，或平滑边缘的移植物没能和受床很好的匹配的结果。如果畸形不严重，我会沿着之前的鼻背移植物边缘放置软骨颗粒，或把软骨小片放在上颌骨额突凹陷的表面。我很少使用整块的鼻背移植物，除非是要充填鼻尖上区皮肤更厚的地方。我喜欢筋膜包裹的颗粒软骨移植物，常会在其外侧缘的下面再放一些软骨颗粒。如果整块的移植物不规则很明显，我会将其取出，换成筋膜包裹的颗粒软骨移植物。如果只是对骨性或软骨鼻背进行移植，很难在过渡区做出平滑轮廓。降低整个鼻背可以形成一个均匀的、平滑的突出度，然后再放上移植物。

最大限度地减少鼻翼边缘不对称或持续退缩，要首先认识到，外部的不对称可能系下外侧软骨不对称造成。手术的目标不一定是要让这些部位的位置和方向对称。在手术开始和结束时，相关的鼻尖软骨形态在分离和暴露后，也要有意识地根据医生对鼻尖小叶、鼻翼缘的表面解剖进行判断。这种判断必须从手术床的各个角度进行观察后得出结论。我发现，通过拍照比较，以及在术前标记穹隆的软骨和小叶拐弯处的软骨会很有帮助。要特别注意观察，随着鼻尖缝合线的收紧，中间脚和外侧脚尾侧缘的移动。要注意尾侧缘和头侧缘之间，以及和中线的相对位置[9]。皮肤缝合完成后，再从鼻基底、正面、手术床头侧、两边的侧面观察鼻孔对称性和鼻翼缘位置。如果看见有不对称，医生要有心理准备需要重新打开。

并发症

我最常见的并发症是前、尾侧鼻中隔的皮肤和黏膜水肿，伴缝线刺激和不适。当鼻被缩短，或鼻基底被抬高时，仔细用缝线重新分配组织，而不是用切除来解决问题。英国不准用肠线，所以我也不用。我用 4-0 和 5-0 PGA 做鼻中隔黏膜褥式缝合，膜性鼻中隔对合以及支撑缝合。打结时多打几个，但是要松，线尾留长点。术后用环丙沙星浸透的棉卷，3% 双氧水和莫匹罗星软膏换药，每日两次，用 1~2 周。

案例分析

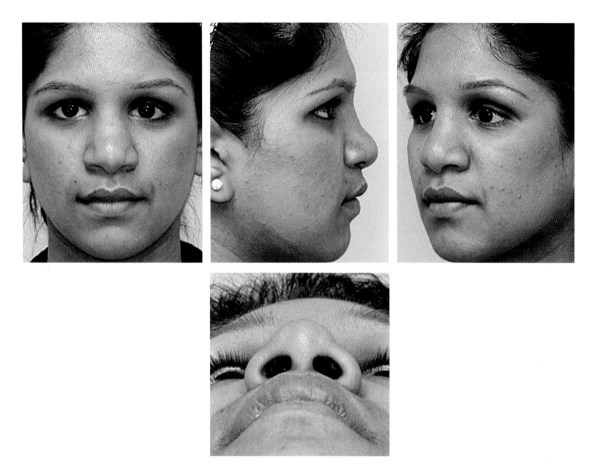

图 58-3

　　这名鼻修复患者希望解决鼻背低、鼻背美学线不良、鼻尖突出度不足和球形鼻尖。用第八和第九肋软骨做了一个鼻中隔尾侧替换支撑移植物，固定在延长型撑开移植物上，重建鼻结构。

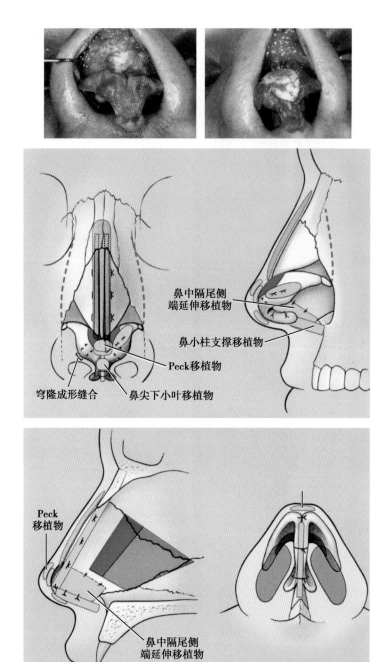

图 58-3(续)

鼻部轮廓用筋膜包裹颗粒软骨移植物放置在鼻背上进行细化,放置 Peck 移植物和鼻尖下小叶移植物以改善鼻尖。

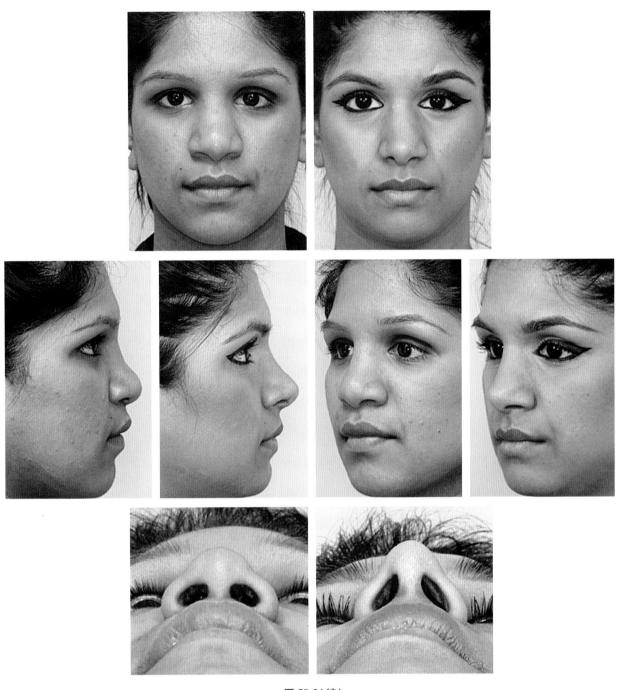

图 58-3(续)

术后侧面轮廓改善,更为女性化。她的鼻背美学线轮廓更好,鼻尖突出度充分,鼻尖表现点清晰。

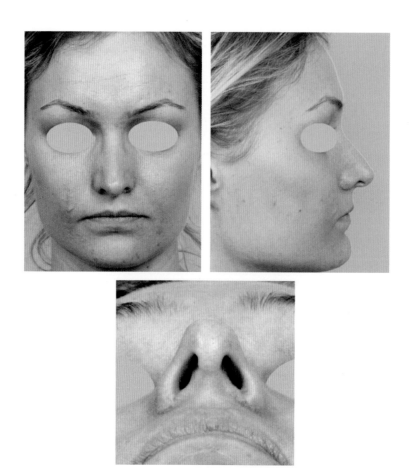

图 58-4

这名鼻修复患者中鼻拱狭窄，美学线不规则。她的鼻背丰满，鼻尖旋转度不足，鼻小柱基底退缩。

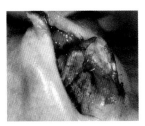

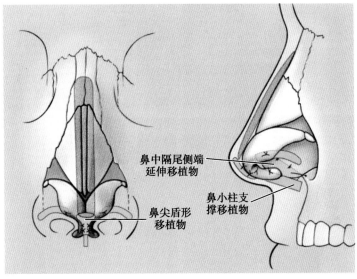

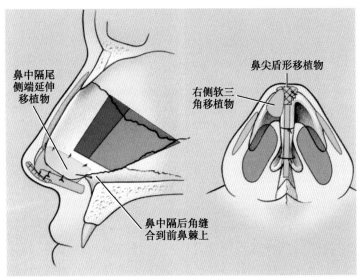

图 58-4（续）

　　用鼻中隔尾侧延伸移植物固定鼻基底,增加突出度。用盾形移植物和软组织三角移植物稳定穹隆和外侧脚。鼻翼缘增加的张力有助于改善它们的位置。插入鼻翼缘轮廓线移植物,在鼻背放置颞筋膜。

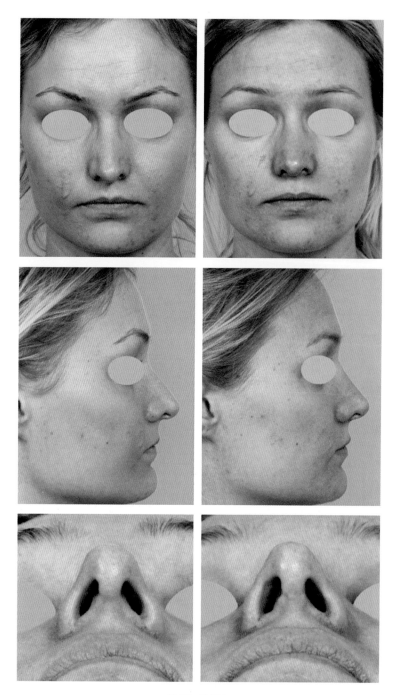

图58-4(续)

术后,她的鼻背美学线和鼻尖表现点都被改善。她的侧面轮廓更女性化,鼻尖旋转度更合适。

要　点

- 心理管理涉及的观点可能不同。
- 审美需要分析表面轮廓。
- 功能评估是一个不能错过的增加手术价值的机会。
- 手术设计应该主要根据畸形是否与结构缺陷有关,还是更表浅的轮廓问题,在合理保持鼻长度、鼻尖突出度和旋转度情况下容量是否合适。
- 医生应该随时准备应付意外情况。
- 鼻修复就没有容易做的,相比初次鼻整形而言,解剖发现和缺陷难以预测,对组织行为的预计更不准确。
- 好的鼻尖轮廓和鼻翼缘轮廓和位置只能通过恢复皮肤张力来实现。
- 确保完成了鼻部的结构层后,目标就变成尽可能实现平滑的外部轮廓。
- 医生要有自信,但是也要有一个愿意认真对待患者每一个小关切点的态度。
- 患者自己必须理解,她们也要承担相应的责任,医患双方在同一条船上。一定要提醒患者,必须遵医嘱。

（李战强　译）

参考文献

1. Gawande A. Complications: A Surgeon's Notes on an Imperfect Science. London: Profile Books, 2003.
2. Rowe-Jones J, Carl van Wyk F. Special considerations in northern European primary aesthetic rhinoplasty. Facial Plast Surg 26:75-85, 2010.
3. Rowe-Jones JM. Facial aesthetic surgical goals in patients of different cultures. Facial Plast Surg Clin North Am 22:343-348, 2014.
4. Young K, Rowe-Jones J. Current approaches to septal saddle nose reconstruction using autografts. Curr Opin Otolaryngol Head Neck Surg 19:276-282, 2011.
5. Davis RE. Revision of the overresected nasal tip complex. Facial Plast Surg 28:427-439, 2012.
6. Rowe-Jones J. Refining the nasal tip—an anatomical approach. Facial Plast Surg 30:113-122, 2014.
7. Lo S, Rowe-Jones J. Suture techniques in nasal tip sculpture: current concepts. J Laryngol Otol 121:e10, 2007.
8. Toriumi DM, Patel AB, DeRosa J. Correcting the short nose in revision rhinoplasty. Facial Plast Surg Clin North Am 14:343-355, 2006.
9. Daniel RK, Sajadian A. Secondary rhinoplasty: management of the overresected dorsum. Facial Plast Surg 28:417-426, 2012.

达拉斯鼻修复术：全球大师的杰作

Secondary Rhinoplasty *by the global masters*

开放式入路治疗复杂继发性中东人鼻畸形

Gaith Shubailat

本章探讨了我个人在困难和具有挑战性的鼻修复方面的一点经验,以及在解决复杂情况时采用的不同技术。没有一把钥匙适合所有的锁。在鼻修复中更是如此。每一个病例都不一样。需要运用多种技术。我会从五个方面来展示我是如何处理这些困难的重建问题的,包括我自己不满意之处、并发症以及处理方案。

重建鼻修复有三个主要目标:
- 重建骨软骨支架,以及坚硬直挺的鼻中隔
- 重建下外侧软骨 - 外鼻阀复合体,上外侧软骨与内鼻阀,从而恢复气道通畅性
- 保持鼻尖突出度和满意的美学外观

患者评价

在初次面诊时,采集之前手术的详细病史,包括不同的医生、创伤、过敏、吸烟、酒精、毒品和药物,如水杨酸盐、非甾体类抗炎药、鱼油和中草药等。

进行鼻内镜检查,观察有无鼻甲增大,息肉,鼻中隔的情况和所有相关的骨刺和穿孔,以及可用的中隔软骨等。在某些困难的案例中,还要考虑到一些其他因素,如以前的手术次数,换了多少次医生,皮肤的厚度和质量,之前的鼻内外瘢痕情况、纤维化、挛缩、鼻气道阻塞,以及内外鼻阀通畅性、种族背景、心理状态,教育水平等;所有这些因素会决定医生能否实现患者的期望值[1]。

拍摄相片;如果患者要求进行计算机模拟,必须先解释清楚电脑并不是展示手术效果,而只是医生了解患者需求的一种方法。

然后医生对可能的畸形做出初步的术前诊断,制定初步的手术计划,除非在术中发现解剖结构有意外的破坏,否则不再更改。一定要向患者解释清楚术中可能会根据情况采集自体肋软骨、耳软骨和筋膜等。我不使用同种异体移植物,异种移植物,假体,或充填剂

等。不用说,患者必须在手术前签署合适的同意书。

案例分析部分介绍了一些我使用的不同技术组合,解释我曾经面对过的"坑"和并发症,也探讨如何矫正它们。在过去 20 年里,我在 95 例挽救案例中(9%)使用整块肋软骨来做成支架,用双微螺钉固定,案例分析部分中描述了这些重建类型中的 4 个。在讨论部分,我通过我长期的经验,解释为何我要从之前做一个硬的鼻背,转变为近几年来鼻背的软充填。

调整

我从 1973 年就开始做鼻整形了。20 年来,我一直按照我在美国做住院医生时所受的训练去做事,也就是被称为内入路的闭合式方法。实话讲,我对效果并不满意,后来通过自我反省,参加学习班,在国际上参会,向专家们学习后,逐步改善了。我的鼻整形事业转折点出现在 1992 年,在西雅图举行的 ASPS 期间,我参加了 Jack Gunter 博士的开放式鼻整形课程[2,3]。从此我脱胎换骨,义无反顾地按这条路走了 22 年,完成了超过 3500 例的初次鼻整形和鼻修复。我很幸运,还能向其他大咖像 Rollin Daniel 和 Wolfgang Gubisch 等学习。因为我的工作主要是针对皮肤情况多样的中东患者,我和一些著名的土耳其鼻整形医生们也走得很近,经常一起分享经验[4-6]。活到老,学到老。有一位很有名的同行曾经问我,我做了这么多案例,有没有完美的效果;我的回答是绝对没有。我做的开放式鼻整形中,有 28% 是修复案例,都是那些缺乏训练的整形外科医生和耳鼻喉科医生做过至少一次,最多十次破坏性的手术。

并发症

感染

在肋骨-软骨支架移植的 95 例患者中,我有 4 例在术后一周后出现感染。鼻部肿胀变软,从螺丝口和鼻内切口处向外流脓。细菌培养均阴性。处理方法是每天用聚维酮碘和双氧水冲洗腔隙,就把感染控制住了,没有取掉异物螺钉,也就愈合了。随访 1 年,显示所有病例都是骨性愈合。

螺钉头可触及

在 10% 的病例中,螺钉的头部会被摸到。就让它们保持在原位,等骨愈合后,在门诊局麻下,三分钟就取掉了。

卷曲

有一名患者曾经做过 11 次手术,我用了两片分开的第十一肋软骨,一个做鼻小柱支撑移植物,钻孔固定到前鼻棘(ANS)上,另一个做成整块的鼻背移植物,用榫槽方式把两个移植物连接到一起。术后 32 个月,出现了严重的卷曲;处理时把鼻背卷曲的移植物取出,切成小丁,用阔筋膜包裹后(DCF)充填到鼻背上。回想起来,最好是要么用一个肋骨-软骨支架加上两个微螺钉固定,要么直接把第十一肋软骨弯成 90°,不用修啊剪啊塑形什么的。

放置筋膜包裹颗粒软骨移植物

在我两个早期案例中,没有把 DCF 做固定,只是放在鼻背上,等我 8~10 天把夹板拿下来时,发现 DCF 滑到一侧去了,只能再次打开,重新放置 DCF,用单乔做牵引线经皮穿出固定到眉间,远端固定到鼻尖上区的上外侧软骨上。

厚皮肤

在中东人的鼻子中,鼻尖皮肤偏厚偏油性是很常见的。虽然这被认为是皮下脂肪过多造成,我们的观察显示也可能会有肌肉肥大。打薄时有一种非常安全的办法,用生理盐水浸润皮下组织,这样可以把肥大的组织和皮下血管网分开,然后在放大镜下分离并去除组织,不会对皮肤造成危害。为了处理可能的皮下纤维化,我常规会在术后 1 周,去除夹板时注射 4mg 曲安奈德和利多卡因的混合剂,然后每个月随访,看是否需要补。我发现这个办法能很好地控制、减轻水肿和纤维化。

案例分析

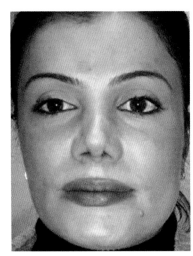
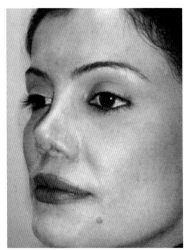
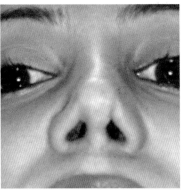

图 59-1

这名 28 岁的女性在中东其他的两位不同医生处已经做过两次鼻整形。她的外观最后彻底被破坏了,她描述为"麦克尔杰克逊的样子",加上气道阻塞。

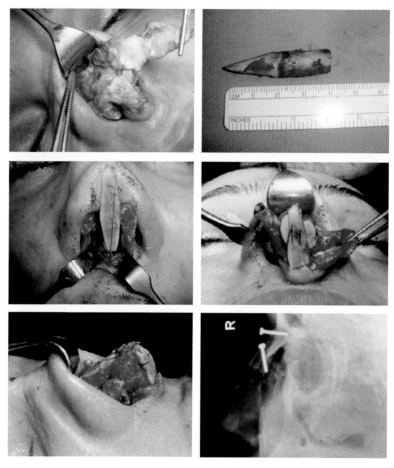

图 59-1(续)

　　术中,发现破坏的正常解剖结构被埋在严重的致密纤维中。从第 10 肋采集骨和软骨,削成 70% 骨和 30% 软骨的比例。把一个单独的 28mm 软骨片做成鼻小柱支撑移植物。在 ANS 上钻孔,固定鼻小柱支撑移植物。骨性部分作为支架,近端用两个微螺钉固定,远端用榫槽操作固定到鼻小柱支撑移植物上。

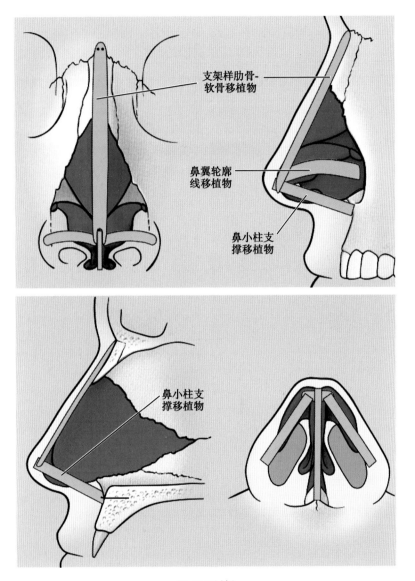

图 59-1(续)

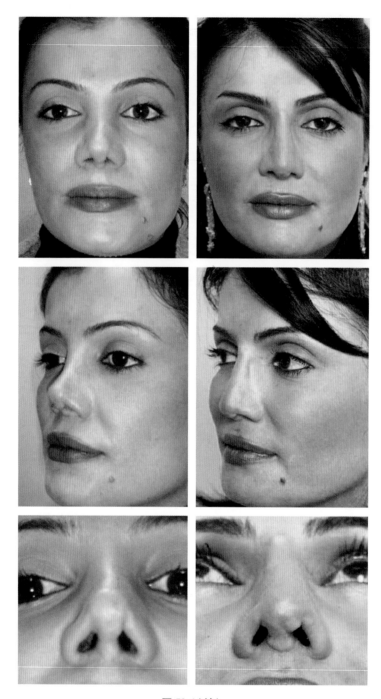

图 59-1（续）

　　术后 18 个月，骨折愈合，无卷曲。矫正了她过度降低的鼻背和朝天的鼻尖，形成了更为自然的侧面轮廓。

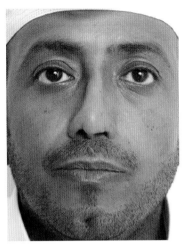

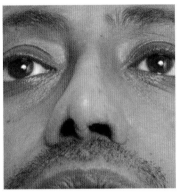

图 59-2

　　这名 45 岁男性在 5 位中东国家的医生,6 位印度医生手里做了 10 次手术,还是出现了鼻畸形。最为关注的是长满瘢痕的薄的鼻小柱皮肤。探查显示纤维化过度,解剖被破坏。

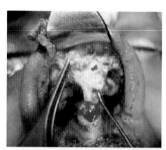

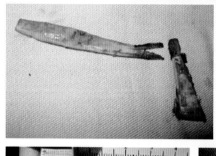 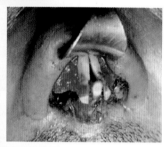

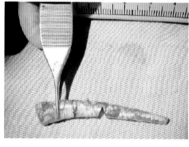 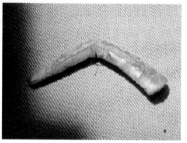

图 59-2（续）

　　进行手术清创后,我采集了右侧第 11 肋的整个软骨部分,用其中的 27mm 做了一个鼻小柱支撑移植物,在 ANS 上钻孔,用 4-0 尼龙线进行固定。剩下的 38 毫米软骨片在鼻骨钻孔,用尼龙线固定到近端,远端用榫槽形式与鼻小柱支撑移植物相接。把上下外侧软骨的残留部分悬挂在肋软骨移植物上。在瘢痕性的黏膜衬里和皮肤上缝合时很麻烦。

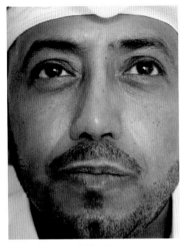
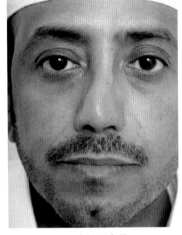

术后1年　　　　　　　　　　　术后32个月

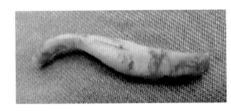
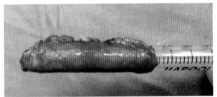

图 59-2（续）

　　患者一周后回家,1 年后又回来复查。他的情况令人满意。但是,随访到 32 个月时,他的鼻子出现了严重的畸形,推测是因为鼻背的软骨移植物出现了严重的晚期卷曲造成。在他第十二次手术中,发现鼻小柱支撑移植物还是那么直,但是鼻背移植物卷的太厉害,将其取出后切成小颗粒。采集了 35mm×25mm 的颞深筋膜片,做成一个管状,用颗粒软骨进行充填。把 DCF 放进腔隙中并固定到鼻背上,进行充填。

　　卷曲并发症是因为用了两片单独的第 11 肋软骨片,用榫槽方式形成 L 形支撑造成的。我应该用肋骨-软骨支架移植物,用微螺钉固定在鼻根的鼻骨上,要么就应该把这个第 11 肋直接弯成连续的 L 形支撑,这个办法我在其他患者身上用过。

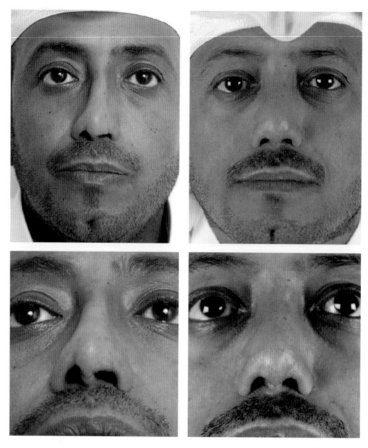

图 59-2(续)

一年的随访显示最终结果还算如其所愿,令人满意。这次调整后,鼻背又直又光滑。鼻尖和鼻孔更对称。

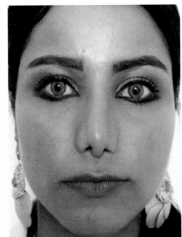 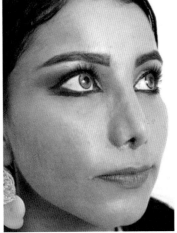

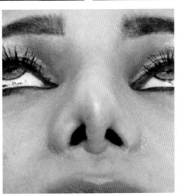

图 59-3

这名 28 岁女性,2 两年由两名所谓的专家做了两次鼻整形。除了形状不好,她甚至不能通过鼻子自由呼吸。术中发现,解剖被完全破坏,明显能看出,他们尝试用鼻中隔移植物进行重建,但是失败了。

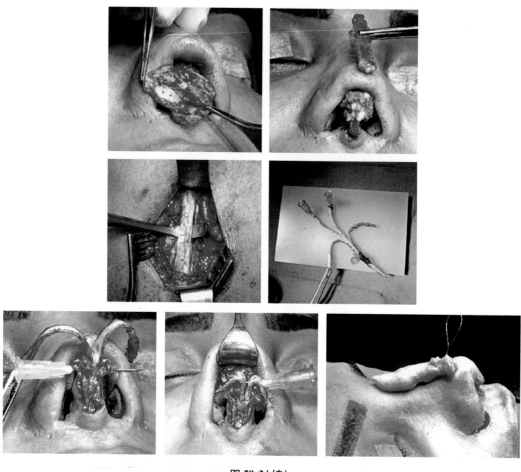

图 59-3(续)

把废墟清理完后,我发现鼻中隔尾侧端、下外侧软骨内侧脚和外侧脚完全丧失。鼻背凹陷,呈鞍鼻畸形。通过 3cm 的肋下切口,采集了 4cm×2.5cm 的腹直肌筋膜和右侧第 11 肋软骨。下端的 3cm 软骨雕刻成鼻小柱支撑移植物,通过 ANS 上钻孔固定。把上半部分纵向分割为四段。把外面细的部分用于构成整个内侧脚和外侧脚。外侧端固定到鼻翼基底的腔隙中,穹隆部用 5-0 尼龙做贯穿穹隆和穹隆间缝合。把分割开的肋软骨中间两段切成小丁。把采集到的腹直肌筋膜做成一个管子,装满软骨颗粒,形成 DCF 移植物,植入鼻背皮下,充填鞍鼻畸形,近端用 3-0 单乔贯穿缝合固定,远端用 5-0 单乔缝合在鼻尖上区。然后仔细缝合黏膜和皮肤。放置一个加长型的 Paris 石膏夹板,保持 10 天。

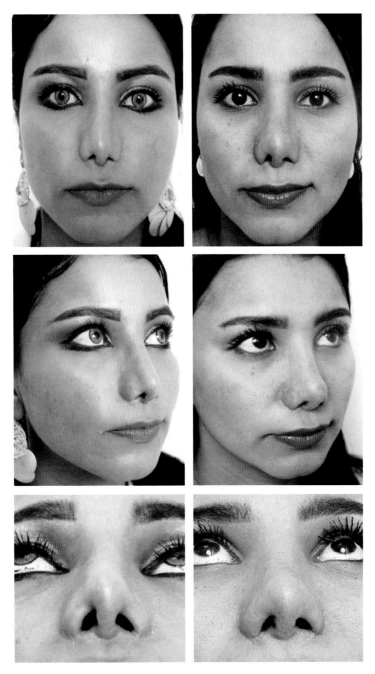

图 59-3（续）

　　她术后第二天只能带着石膏夹板和缝线回国了。6 个月随访时，效果满意，但是鼻尖的肿胀还没有完全消退。鼻背笔直平滑。鼻翼切迹和外鼻阀塌陷得到矫正。鼻尖夹捏畸形被矫正。

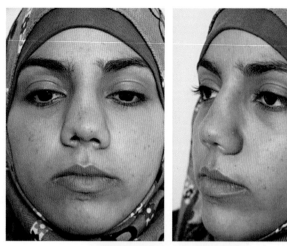

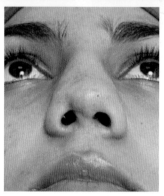

图 59-4

这名 19 岁女性遭受了一场肇事逃逸的车祸。她有严重的面部、胸壁和腹部损伤,急需脾切除术和胸腔引流。鼻部有复合骨折和嵌套。一名耳鼻喉科医生给她的鼻子做了手术。等她第二次来手术时,鼻子畸形严重,瘢痕从一个鼻孔延伸到另一个鼻孔,出现了衬里的挛缩和蹼状瘢痕。

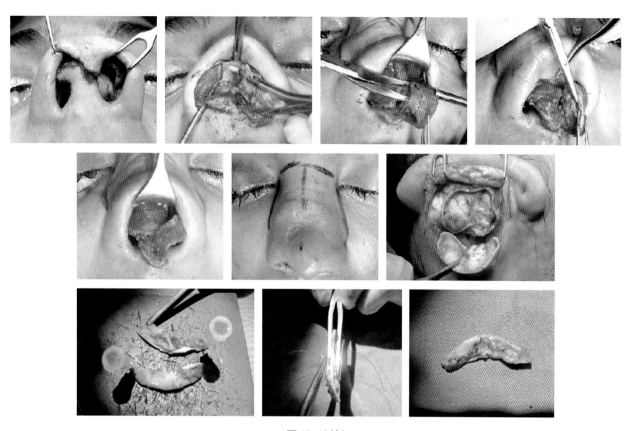

图 59-4(续)

　　我打开鼻子的方法是通过现有的瘢痕。经过繁琐的分离后,左侧外侧脚用外侧脚翻转瓣进行了加固。找到右侧的内侧脚和外侧脚,它们断开了,我们将其修补好。鼻中隔完全碎掉,出现了塌陷。做了旁正中截骨、横行截骨和外侧经皮截骨,重新排列鼻锥。采集右侧耳甲腔软骨,纵向劈开,缝到一起做成鼻中隔延伸移植物[7]。

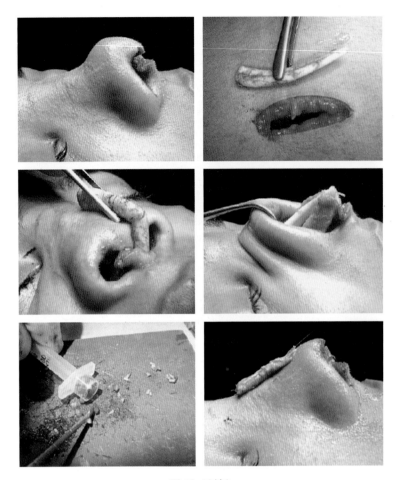

图 59-4(续)

　　需要一个更坚实的支架,所以采集整个楔形的第 11 肋软骨,将其弯成直角的支架。通过钻孔,把近端固定到鼻骨复合体上,远端固定到 ANS 上,用4-0尼龙缝合。为矫正形成的鞍鼻畸形,采集颞筋膜,做成管状,把残留的软骨切成小丁,做成 DCF。

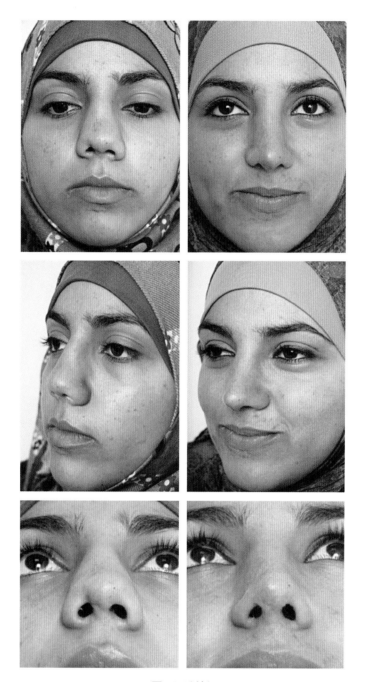

图 59-4(续)

　　显示术后 27 个月的结果。过宽的鼻背和骨拱变窄。鼻尖向下旋转,右侧鼻翼退缩得到矫正,鼻孔整体对称性得到改善。

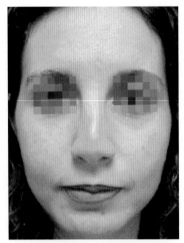

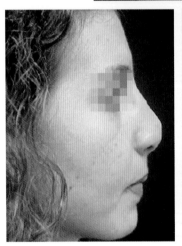 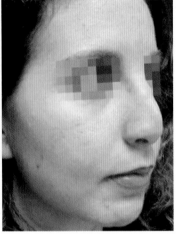

图 59-5

这名 29 岁女性一年前在当地做过美容性的鼻整形术。她很伤心,觉得鼻尖像被截掉了一块。

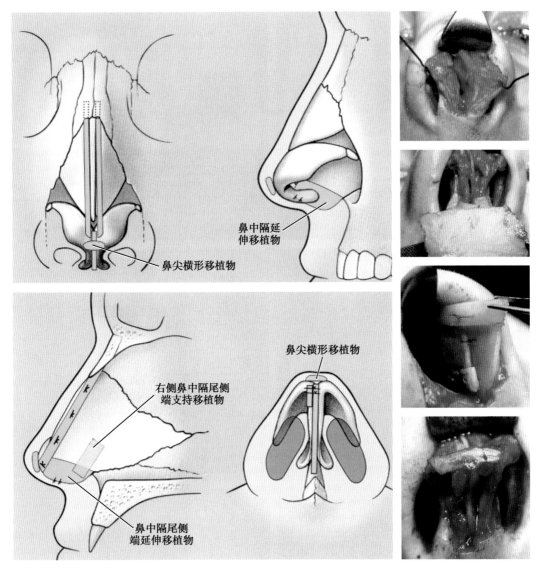

图 59-5(续)

　　通过经鼻小柱切口和开放式入路探查,发现鼻中隔尾侧端被切掉了 10mm。内侧脚和外侧脚被限制住了,很薄弱。幸运的是深部的鼻中隔还是完好的,采集到了一大片鼻中隔用于移植。将其分为了 5 片:一个是鼻中隔延伸移植物,两个延长型撑开移植物,第四个为右侧鼻中隔尾侧支持移植物,第五个为鼻尖横向移植物。

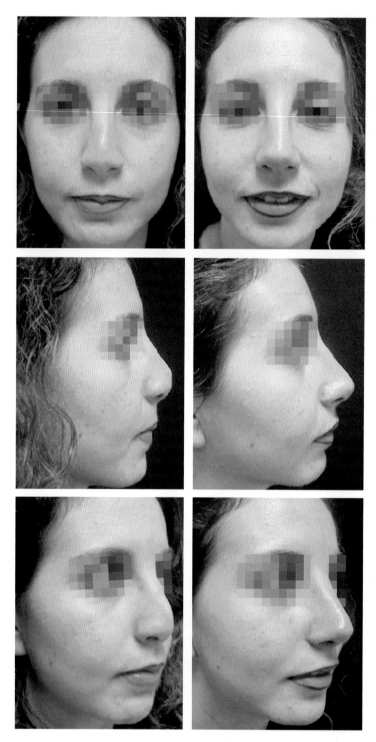

图 59-5（续）

　　显示术后 1 年效果。鼻尖突出度得到重建，鼻尖表现点更佳。鼻背美学线光滑对称。虽然她就在本地生活，但是 11 年都没有回来复查了，应该效果还是满意的。

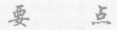

要　点

- 鼻修复的关键是理解鼻子的解剖、生理和病理。
- 医生应该至少一年做够 50 例初次鼻整形，最少做 7 年，掌握简单和中等难度技术后，再进入第三级的鼻修复[8]。
- 医生必须积累矫正鼻子最基础的骨性支撑、鼻中隔方面的经验。包括在体外对一个偏斜得非常厉害的鼻中隔进行重建，将其放回合适的解剖位置，用钻孔固定到尾部前鼻棘，头侧的骨-软骨交界的键石区部位。
- 医生要花时间去掌握采集鼻中隔软骨、耳软骨、肋软骨、颞筋膜、阔筋膜、Scarpa 筋膜和腹直肌筋膜的技术。
- 构建筋膜包裹的颗粒软骨（DCF）对鼻背的软充填会很有帮助[10]。
- 如果做整块的鼻背充填，最好是用微螺钉固定住肋骨-软骨支架移植物[11,12]。
- 医生要善于处理撑开移植物和自体撑开瓣。
- 医生应掌握如何处理和重建下外侧软骨。
- 所有的缝合技术知识都很重要[13]。
- 熟悉鼻尖综合移植物和下外侧软骨综合移植物，对于手术成功很重要。

（李战强　译）

参考文献

1. Rohrich RJ, Ahmad J. Rhinoplasty. Plast Reconstr Surg 128:49e-73e, 2011.
2. Gunter JP, Rohrich RJ. External approach for secondary rhinoplasty. Plast Reconstr Surg 80:161-174, 1987.
3. Shubailat G. Secondary rhinoplasty. Indian J Plast Surg 41(Suppl):S80-S87, 2008.
4. Rohrich RJ, Ghavami A. Rhinoplasty for Middle Eastern noses. Plast Reconstr Surg 123:1343-1354, 2009.
5. Daniel RK. Middle Eastern rhinoplasty in the United States: Part II. Secondary rhinoplasty. Plast Reconstr Surg 124:1640-1648, 2009.
6. Daniel RK. Middle Eastern rhinoplasty in the United States: Part I. Primary rhinoplasty. Plast Reconstr Surg 124:1630-1639, 2009.
7. Gruber RP, Pardun J, Wall S. Grafting the nasal dorsum with tandem ear cartilage. Plast Reconstr Surg 112:1110-1122, 2003.
8. Rollin KD. Mastering Rhinoplasty: A Comprehensive Atlas of Surgical Techniques With Integrated Video Clips, ed 2. Berlin Heidelberg: Springer-Verlag, 2010.
9. Gubisch W. Extracorporial septoplasty for the markedly deviated septum. Arch Facial Plast Surg 7:218-226, 2005.
10. Daniel RK. Diced cartilage grafts in rhinoplasty. Techniques and applications. Plast Reconstr Surg 122:1883-1891, 2008.
11. Shubailat G. Cantilever rib grafting in salvage rhinoplasty. Aesth Plast Surg 27:281-285, 2003.
12. Shubailat G. The cantilever rib graft in nasal reconstruction. In Eisenmann-Klein M, Neuhann-Lorenz C, eds. Innovations in Plastic and Aesthetic Surgery. Berlin: Springer, 2007.
13. Gunter JP, Landecker A, Cochran CS. Frequently used grafts in rhinoplasty: nomenclature and analysis. Plast Reconstr Surg 118:14e, 2006.

达拉斯鼻修复术：全球大师的杰作

Secondary Rhinoplasty *by the global masters*

鼻修复患者处理进展

Jonathan M. Sykes ■ *Lane D. Squires*

就算对高手而言,鼻修复也是一个艰巨挑战。来咨询的患者要么对功能不满,要么对效果不满,要么统统不满意。医生面对的患者经历过失败和失望,医生还需要在瘢痕上动刀,降低她们的期望值。

鼻修复要想成功,对医生有几个要求。首先,医患之间必须沟通无碍,包括平复患者因之前的手术失败导致的愤怒。医生要学会倾听患者的要求和期望,然后真诚地表达再次手术能实现的现实结果。医生需要认真地判断所有的问题,利用个人经验设定系统的修复方案。准备不充分,操作又欠佳,"鸡同鸭讲"的沟通,这些是鼻整形后纠纷的共性,同样的,在鼻修复中这些问题也都是重点。本章主要介绍鼻修复的一些要点,讨论系统分析和处理鼻术后畸形的方法。本章最后会归纳出成功鼻修复的十个要点,作为结论。

患者评价

心理问题

所有鼻整形手术的目标不外乎改善功能和(或)外观。看起来是个小手术。但是,要求修复的患者目标和期望值可不简单。鼻修复患者之前的手术常没达到她的目标,而这个失望情绪会逐步扩大到失落、怨恨、猜疑[1]。

医患之间建立良好的互动,对于发现和处理隐藏愤怒的鼻修复患者,是非常重要的。一定要让患者清楚表达对手术的期望是什么,然后让医生来陈述现实的手术目标[2,3]。同时也要解释清楚为什么实现不了理想结果。

医患沟通时常会有很多障碍。双方都会有。患者个性或人格的瑕疵可能让她们无法理解手术的局限性,以及期望的手术结果[4]。现在的患者会很熟练地掩饰她们的个性或性格缺陷,努力让医生理解她们为什么来做手术[5]。但是这些隐藏的性格在术后恢复期就会暴露出来。

医生可能也已经在筛选、处理和与患者沟通过程中改变了自己的判断。有些医生被金钱蒙蔽了双眼。另外,大部分外科医生都比较自负,觉得这个手术自己已经做了很多了,效果都不错,应该能搞定这些只是略微有些不满意的患者。很多医生都认为他们自己就是专家,遇到困难就推给别人也是很没面子的事情。

成功的医患关系中最为重要的环节就是有效沟通。术前咨询时,好的沟通能让医生理解患者的手术动机和期望。术后,医生也能换位思考,理解患者的难处。这要求医生必须是一个好的听众。

医患沟通和相处,和精确的操作同样重要。医患关系是这种沟通带来的结果,对最终患者满意度起决定性作用。

鼻修复畸形分析

对鼻修复畸形的分析,要从让患者找出希望改善的所有部位开始。最好是把切实可行的功能和美学目标列成一个表,并记录在案。等患者"讲完故事",医生再来对所有的畸形进行一次系统分析[7]。

鼻部检查先要从正面的表面标志开始。包括明显的凹陷和凸起。鼻的表面由一系列的高光和阴影组成。鼻表面明显的凹陷会形成阴影,而相应的凸起会反光,形成鼻部的高光。对鼻部的初次分析还应该包括鼻部皮肤的性质和厚度。这很重要,因为所有的修复手术都离不开健康有活力的皮肤软组织覆盖,而最终鼻部的外观形态是由深层的结构和外覆的皮肤罩之间的关系决定的。

还要评价侧面轮廓的分析。鼻部侧面轮廓,包括鼻和面部邻近结构之间的关系,如唇、上颌骨、颏等,都应进行分析。要实现理想的侧面轮廓包括降低或加高鼻背或鼻尖,以实现一个自然挺拔的鼻背鼻尖形态。颏部也应进行评价,以确定是否需要增加隆颏或者磨骨,以平衡整个面部。

检查完正侧面外观后,仔细检查和触诊表面的细节,包括触诊鼻尖,看看有无力量,支撑如何,目测鼻尖突出度和长度[8]。检查鼻尖形状、鼻尖-鼻翼关系以及和功能相关的外鼻阀等。如果之前的手术过度切除了下外侧软骨,相关的瘢痕形成会导致功能出现问题,以及鼻部下三分之一不自然的外观。

然后观察和触诊鼻上半部。包括评价鼻背是否被过度切除、或截骨欠佳导致内鼻阀问题或中鼻拱缩窄。鼻背过度切除、截骨不当、过度内推加上瘢痕形成等,都会导致倒 V 畸形。

观察和触诊鼻外层结构后,要仔细检查鼻内。检查鼻中隔、鼻甲以及内外鼻阀。最好是在内窥镜下完成,但是如果光源充足,鼻镜够长,也能完成。要记录发现的鼻中隔偏斜或明显的缺陷,因为之前的手术可能已经削弱了鼻中隔的支撑结构,可能需要移植物来重建足够的支撑。可用器械或棉签轻轻按压整个鼻中隔,看看还有没有软骨能用。因为医生不能看穿黏膜,这个操作也只能大致估计残存软骨的量和力量。

制订修复手术方案

医生和患者都应该认真掂量一下，要不要做鼻修复。从患者角度上讲，只有在因为上次手术没有满足期望，所以出现的愤怒和敌意都已经消散后，才能做出接受手术的决定。从对医生最有利的角度讲，只有医生确实相信他或她能达到患者目标，让患者满意，才能尝试做修复手术。这需要医生放弃名和利的诱惑，冷静判断患者是否会对一个合理的功能和外观改善感到满意。

医生应让患者描绘出对修复手术所期盼的外观和功能状态。然后医生再估计，要不要用软骨，用多少软骨，才能实现这些目标。对鼻修复手术来讲，能粗略分为大修复和小修复。小修复指那些整体效果还不错，但是还有一些小的凹陷、突起或表面的不规则。这些小修复手术通常用一个小的软骨移植物或注射（透明质酸类填充剂）来填补凹陷，或者通过小的切除（或打磨）来解决小的凸起（见图60-1）。在这些情况下，医患之间还有信任感，患者一般都会找原来的主刀医生去搞定。

但是在某些情况下，会出现比较严重的功能或美学问题。一般来讲，更严重更明显的继发畸形是因为鼻部基础结构过度切除，软骨支撑丧失造成。要重建与软骨过度去除有关的继发畸形，医生必须估计出完成修复手术所需的软骨类型和软骨量。获取之前的手术记录，仔细检查鼻中隔（目测加上棉签触诊），能大致估计出还有多少可用的鼻中隔软骨。如果必须用耳软骨或肋软骨，术前一定要和患者讨论和这些操作相关的切口和继发畸形问题。医生要对预期的结构心里有数，术前就要告诉患者，而不是在术中打开后被吓一跳。不能因为没有软骨，搞到术后效果达不到。如果需要用颞筋膜重建鼻背，或者垫在很薄的皮肤下，也要术前设计和讨论[10]。

手术流程

鼻中隔

鼻修复的目标是在保持功能的前提下，实现漂亮的美学外观。这需要一个坚强有力，平直顺滑，支撑牢固的鼻中隔[11]。鼻中隔尾侧端偏斜会导致鼻塞、鼻尖和鼻下三分之一的偏斜。为了矫直鼻中隔尾侧端，需要完全显露鼻中隔。这个通过内入路或外入路都能完成。如果用内入路，可以做半贯穿切口。在大多数的复杂鼻修复中，采用开放式入路，把下外侧软骨内侧脚分开，到达鼻中隔。

掀起双侧鼻中隔黏软骨膜后，从软组织来源的变形力就已经被松解释放，也能再对鼻中隔做处理了。在很多修复病例中，鼻中隔很弱，需要用支持移植物进行加固。包括鼻中隔延伸移植物（如果需要鼻延长或增加突出度），延长型撑开移植物（如果中三分之一需要支撑）[12]。如果鼻中隔前端因为之前的手术、天生缺陷、外伤等存在明显缺陷时，做一个鼻中隔替代移植物（见图60-1）。然后把前鼻中隔-鼻中隔替代复合体重新放回中线的前鼻棘上，用一个单股长效可吸收线固定。要么在鼻棘上钻个洞，要么用18G针头做牵引，把缝线穿过前鼻棘。

很多情况下，背侧鼻中隔要么偏斜，要么不足。这会使鼻中间三分之一出现偏斜或畸形。[13]鼻背支撑如果不足,常会导致功能和美学上的问题。这些畸形的共同原因就是初次鼻整形时鼻背被过度切除,鼻背支撑丧失。重建鼻中隔这个部分,需要用鼻背移植物、撑开移植物或两者同时应用,以替代软骨结构(见图60-1~图60-3)。

鼻背处理

大部分做鼻整形的患者都希望从正面看见一个直鼻,从斜面或侧面看见一个较直的鼻背轮廓。[14]鼻整形时鼻骨或软骨切除不足,会导致驼峰残留。如果这是之前手术的遗留问题,倒还好解决,把软骨去除掉或打磨一下骨性驼峰就行了。如果鼻背过度切除的程度不大,要重建一个直些的鼻背,只需要在门诊做一个玻尿酸的注射,或者做个小手术,放块儿软骨就能搞定。(请参见图60-4)要预防鼻背软骨移植物边缘显露,需要将其夹软或削成斜面。对于鼻背移植物的上缘更是如此。覆盖鼻缝点的皮肤很薄,这个部位的软骨移植物稍微有点凹凸不平就容易看得出来。

为了做出一个细长立体的鼻子,很多初次鼻整形都会对鼻基础结构做大量的过度切除,当然也就有继发的疤痕挛缩。软骨基础结构的过度切除会导致继发的外观和功能问题。包括倒V畸形和鞍鼻畸形。

一般都需要替代软骨,以重建美观的鼻背,恢复合适的鼻宽度与功能(见图60-1~图60-3)。医生必须术前估计用于重建鼻背的软骨量,采集足够。可能需要用到耳软骨或肋软骨。移植物通常在鼻整形之前采集完成,以保持无菌,降低供区感染的风险。

掀起皮肤软组织罩,显露鼻部基础结构,注意观察软骨缺陷处。如果发现鼻中三分之一有缺陷,放置撑开移植物以重建鼻宽度[13,15]。如果鼻背中间有缺陷,在这个部位放置软骨移植物会重建一个直的鼻部轮廓。鼻背盖板移植物有很多做法,也有很多种的固定方法(见图60-1~图60-3)。

可以把软骨移植物做成一整块,也能切成小颗粒。能把软骨移植物做成一整块,放在现有的鼻支架上。移植物也可以切成小丁,放在筋膜里,或者切成小丁后用生物胶或血纤蛋白黏合剂粘到一起[10,16]。不易弯的移植物(一整块)的优势在于其能扩张鼻部皮肤和软组织。但是缺点在于其偏斜的机会高,移植物边缘容易摸出来。切得很细的软骨移植物优点在于和现有的鼻部基础混合得很好,从理论上讲,表面凹凸不平的几率也低。

鼻尖调整

初次鼻整形后,继发的鼻尖凹凸不平很常见。常有过多的下外侧软骨被切除掉,以试图改善鼻尖突出度和鼻尖表现点。随着鼻尖肿胀消退,鼻部创面收缩,鼻尖位置、表现点和形状的异常情况都可能出现。因为鼻尖位于中线上,两侧一点点的不对称都容易被发现(见图60-3)。在皮肤薄的人身上,软骨边缘的不规则会导致凸起或膨隆,导致周边出现阴影[17]。鼻和鼻尖的外观是高光和阴影的组合。底层结构的凸起会反射高光,而结构上的凹陷或洼地会形成阴影。初次鼻整形常会导致鼻尖错位和形状的不规则。

　　鼻修复中,要改善鼻尖时,需要对鼻尖位置、表现点进行精确分析,以及鼻尖和其他邻近结构的相互关系[1]。要找出实现理想鼻尖形态的要害。要注意其三维立体结构,分析特定的参数—鼻尖突出度、长度、支撑、形状,以及鼻尖和鼻翼缘之间的关系。

　　最开始的操作应该确定新的鼻尖理想位置,让鼻尖长度和突出度最大化。如果需要降低突出度,可以做鼻中隔切除,鼻尖后置、内侧脚软骨切除或重叠等。如果需要增加突出度,可以通过鼻尖缝合、外侧脚窃取或软骨移植等实现(见图60-3)。鼻小柱支撑移植物或鼻尖软骨移植物可以增加突出度,改善鼻尖表现点。在鼻尖放置移植物前,必须考虑皮肤厚度。一般来讲,皮肤越厚,需要的软骨结构就越多,才能实现效果(如果患者皮肤较厚,又需要增加突出度时,可能需要一个很硬的结构移植物)。但是,如果患者皮肤较薄,在现有的深层结构上放置软骨移植物会很容易地被发现,因为其边缘会在鼻尖皮肤上形成难看的凸起或膨隆。为了防止出现明显的凹凸不平,在皮肤薄的患者中放置任何软骨,都需要进行挤压或磨碎。

　　鼻长度也受鼻尖位置影响。如果鼻尖下垂,表现得过长时,可以通过以下操作进行缩短:缩短鼻中隔和相关的前庭皮肤,进行穹隆间缝合,或用榫槽模式把鼻尖放置在鼻中隔尾侧端上。

　　榫槽操作是一个重建鼻尖力量和稳定性的强有力的手段,通过缝线把鼻尖固定到鼻中隔尾侧缘上。可以放在现有的鼻中隔上,或者做了鼻中隔延伸或鼻中隔替代移植物后把鼻尖固定在上面[12]。榫槽法可以增减鼻尖突出度或鼻长度。

　　把鼻尖位置设定好后,对鼻尖表现点和形状进行塑造。缩小穹隆间距能形成鼻尖表现点。可以通过穹隆间缝合或充填软骨移植物,增加鼻尖突出度来缩窄鼻尖。

鼻翼-鼻小柱不协调

　　鼻尖的形状是由鼻尖与鼻翼缘的相互关系决定的。初次鼻整形后鼻翼缘出现错位的情况很常见。可以通过软骨移植或缝合法来处理异位的鼻翼缘(见图60-3)。外侧脚可以通过以下几个方法进行支撑:

1. 鼻翼缘轮廓线移植物
2. 外侧脚支撑移植物
3. 下外侧软骨翻转瓣
4. 把整个下外侧软骨全部切下来,翻个个儿后重新缝合回去(所谓的下外侧软骨"反转")

　　鼻翼缘轮廓线移植物要放置在现有的软骨下方,对下外侧软骨进行辅助支撑和加强[18]。这个移植物不是放在现有的解剖位置中的。外侧脚支撑移植物放在下外侧软骨深面,将其缝合到软骨下表面。这个移植物的外侧部分要放进梨状孔的腔隙中[19]。这些移植物都能帮助提升鼻翼缘的水平,对鼻翼外侧进行重新定位。

下外侧软骨翻转瓣用到的是下外侧软骨的头侧部分[20,21]。在大多数的鼻整形术操作中,下外侧软骨的头侧都被切下来扔掉了。而翻转瓣是把预先设计好要切除的软骨带蒂翻转,并缝合到残存的下外侧软骨深面,以进行加固和支撑,并使之前已经存在的凹陷变平。反转法是把下外侧软骨的外侧脚从深层前庭皮肤上剥离,然后切下来,翻个个儿,再重新缝到前庭衬里上[22]。这会让鼻翼缘形状从凹陷变成凸出。所有这些操作都是为了加固和复位畸形的外侧脚。如果这些操作都完成后,下外侧软骨的错位仍然明显,可以把下外侧软骨缝合到上外侧软骨上,把鼻翼缘向上复位。

调整

鼻修复的主要并发症包括整体软骨的过度切除,下外侧和上外侧软骨的明显异位,以及气道功能未改善等。在我(J. M. S.)30 年的鼻修复经验中,这些严重并发症已经很难遇到了。只要按照本章开始时提出的那些原则,基本不会出现太差的结果。

当患者术后出现不满意时,医生的本能就会想到自我保护,急着去修复这些问题。这些反应都会给患者的不满火上浇油。自我保护的状态会在医患之间形成无法有效沟通的鸿沟。当医生试图马上解决患者术后关注点时,也会妨碍有效的倾听。这个"发现问题/解决问题"的解决模式,并没有真正地实现换位思考,站在患者角度看待问题。这样会让患者感觉被忽视,没人理解她,而在这种情况下这是她们最需要的。

能让患者感觉被重视,被理解的一个方法就是:认真倾听。倾听还包括重复一些患者说过的只言片语。这样才能让患者知道医生真的在听她讲,理解她的倾述[5]。

反复强调,必须警告医生不要做"发现问题/解决问题"这么幼稚的事情;但是,严重的并发症必须进行干预,直到完全矫正。倾听和换位思考是这些沟通方式中的最高境界。医生只要掌握了这一技巧,会发现即使是最具挑战性的案例,也能有极高的满意度。

并发症

整形手术后患者出现不满意的最常见原因就是未达到期望值。[6]患者都是希望通过美容手术能改善形象,找回自信。虽然对大多数自我调节能力较好的患者来讲,美容手术能带来正面的效果,但是手术后的压力也会让一些患者感觉很没面子。这些患者常觉得是手术失败了。

从技术上讲,鼻修复的常见并发症包括小的软骨切除过多,或局部饱满度增加。这些通过门诊注射玻尿酸填充凹陷部位,或者对侧注射重建对称性后都能很容易地解决(见图60-4)。只要有有效的沟通,这些小的不对称很少会让患者把整个的手术效果都否定掉。在术后早期密切关注患者,很多担忧都会逐步消退,不需要进一步干预。

案例分析

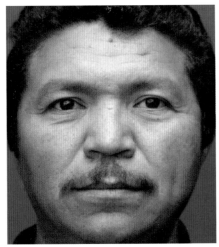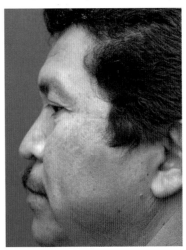

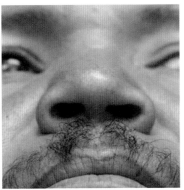

图 60-1

　　这名43岁男性小时候被牛踢到中面部,然后出现了外鼻畸形,还有慢性鼻塞。之前做过鼻骨闭合式复位,后来又做了内入路的鼻中隔成形。

　　这名患者存在以下情况:
- 鼻尖突出度不足
- 鼻尖下垂
- 鼻唇角变窄
- 鼻尖支撑不足
- 鼻中隔前部偏斜,部分缺失
- 内、外鼻阀塌陷

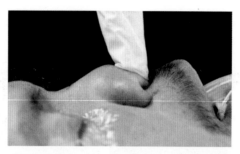

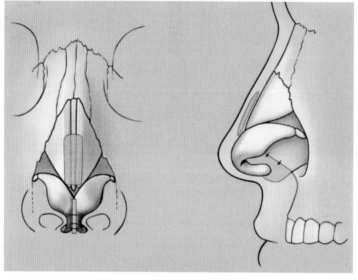

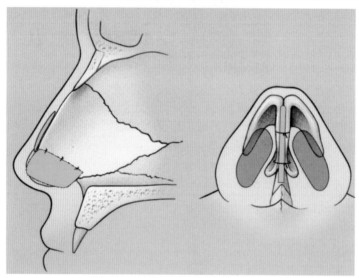

图 60-1(续)

　　术中注意到患者鼻中隔前部残存量不多,导致鼻尖支撑不足。采集犁骨,做成了鼻中隔延伸移植物。把该移植物钻孔后,用端-侧对合的方式进行了固定。采集耳甲腔软骨,切成小丁后用生物胶粘在一起,做成了一个大约 2.5cm 的鼻背盖板移植物。

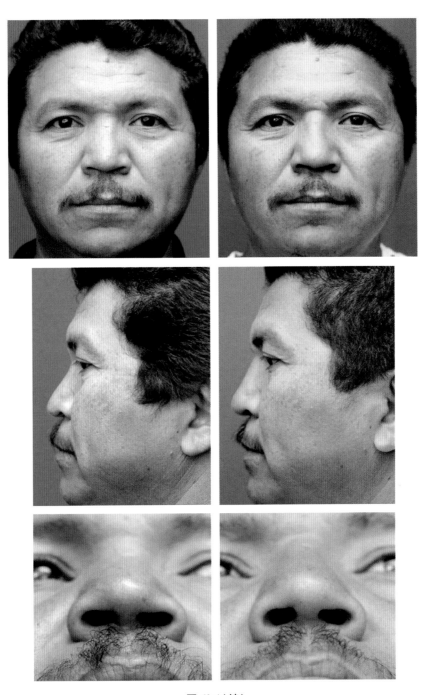

图 60-1(续)

　　术后患者自己说鼻通气改善了,查体发现鼻中隔变直,鼻尖支撑合适,鼻尖突出度增加,鼻尖下垂情况改善。他鼻背上的颗粒软骨移植物融合得也不错。显示术后 9 个月。

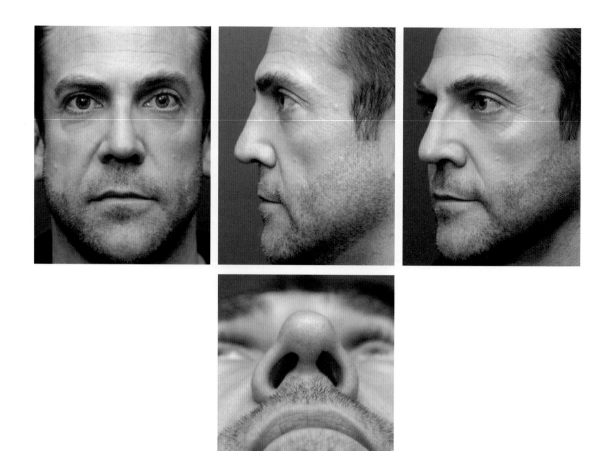

图 60-2

这名 39 岁男性,在其他机构做过两次鼻子手术后,出现持续的鼻塞,以及鼻背的美学畸形。第一次手术用的是内入路,第二次用的是开放式入路和肋软骨,做了撑开移植物和鼻尖移植物,鼻背上放了硅胶假体。

这名患者存在以下畸形:

- 鼻中隔偏斜
- 双侧内鼻阀塌陷
- 双侧外鼻阀塌陷
- 鼻小柱退缩
- 双侧鼻前庭狭窄(右侧比左侧重)
- 鼻背假体轮廓明显,还会晃动
- 双侧鼻侧壁过窄

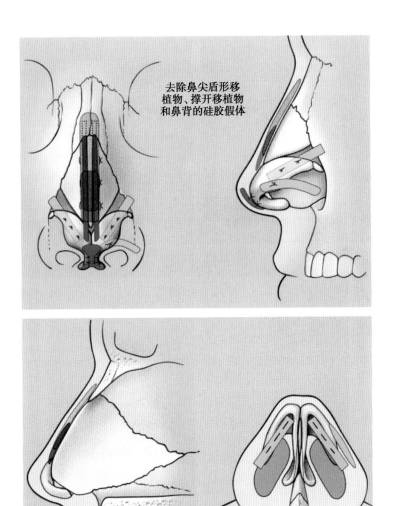

去除鼻尖盾形移植物、撑开移植物和鼻背的硅胶假体

图 60-2（续）

　　去除了之前的盾形移植物、撑开移植物以及鼻背的硅胶假体。采集肋软骨，做了一个用生物胶粘起来的鼻背移植物。用剩下的肋软骨做了两条外侧脚支撑移植物，用于支撑外侧脚。在左侧加了一个鼻翼缘轮廓线移植物。

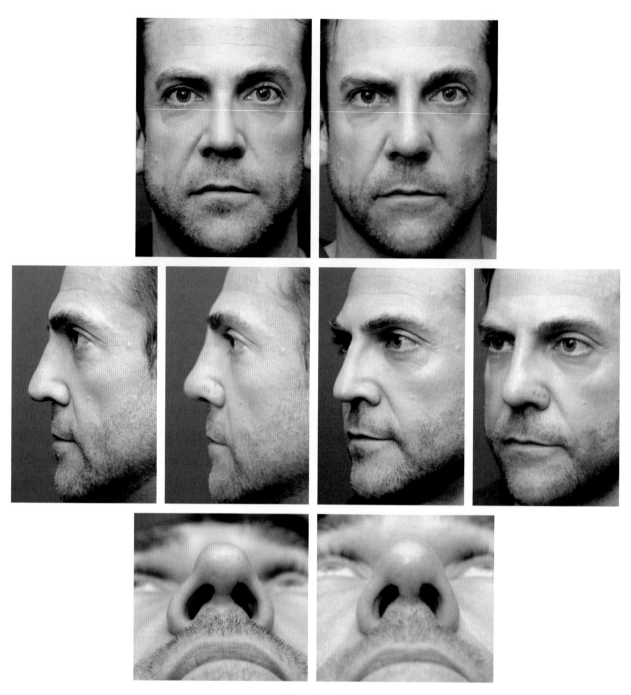

图 60-2(续)

　　术后查体显示其内外鼻阀塌陷问题解决,鼻尖突出度增加,鼻尖形态改善,鼻背软骨颗粒融合良好。患者也觉得外观满意,鼻塞问题解决。显示术后 9 个月。

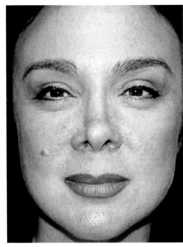
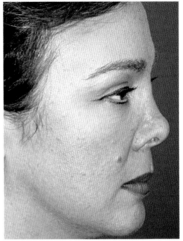
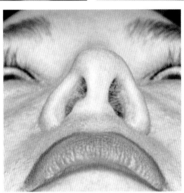

图 60-3

这名 43 岁的女性,17 岁时受过外伤,之后一直有慢性鼻塞。她做过鼻骨降低,术后 1 年半时做了一个开放式鼻整形,用右侧耳软骨做了鼻尖。

这名患者存在以下情况:
■ 鼻中隔偏斜
■ 双侧内鼻阀塌陷(右侧比左侧重)
■ 鼻背切除过多
■ 鞍鼻畸形
■ 右侧鼻翼退缩和外鼻阀阻塞
■ 右侧鼻背美学线中断
■ 鼻尖不对称
■ 朝天鼻
■ 短鼻
■ 中鼻拱塌陷

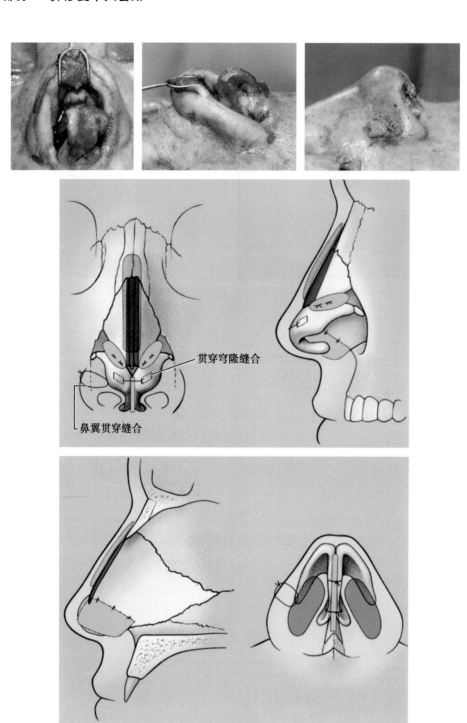

图 60-3 (续)

　　术中,注意到这名患者的上外侧软骨和下外侧软骨都很薄弱。放置了非解剖的鼻翼铺板移植物。用鼻中隔延伸移植物增加了鼻长度,以及鼻尖支撑。之前已经做过鼻背盖板移植物,对其进行修剪后放回原位,采集肋软骨做成新的鼻背盖板移植物,并固定到鼻中隔延伸移植物上。放了一个小的鼻尖盾形移植物。做了松松的穹隆缝合,以增加鼻尖表现点,做了一个枕垫缝合让右侧鼻翼向外移。

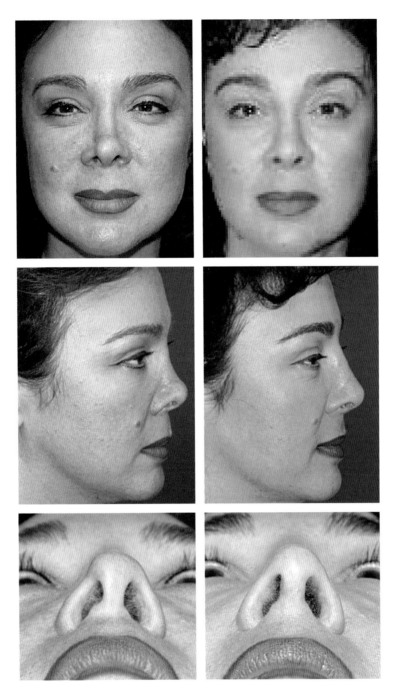

图 60-3(续)

　　患者对外观满意,鼻塞问题也解决了。术后一年检查显示双侧鼻阀通畅,鞍鼻畸形被矫正,鼻背美学线改善,右侧鼻翼退缩解决,鼻尖向下旋转。

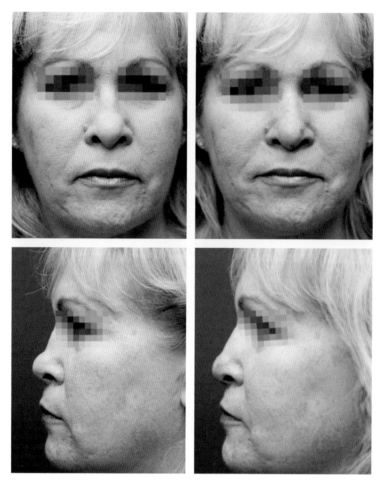

图 60-4

这名 54 岁女性年轻时吸过可卡因,鼻骨骨折过三次,导致鼻中隔穿孔和鞍鼻畸形。之前没做过鼻整形。

该患者存在三个主要问题:
- 鞍鼻畸形
- 鼻尖支撑不足
- 鼻中隔大穿孔

因为有很明显的中隔穿孔,可能需要做一个游离皮瓣来重建缺损的衬里,这样重建手术会比较大,患者选择了一个保守的方案,只要改善鼻外观即可。患者在两个不同的地方做过两次玻尿酸的注射(Restylane),间隔 3 周(每次 0.5ml),分布在鼻背、鼻根和鼻尖上区等。

患者这样处理后就满意了。患者的外观和鼻功能均得到改善。显示注射后 2 个月。

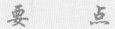

要　点

> □ 要小心筛选患者。
> □ 医生与患者之间一定要建立良性的沟通。
> □ 医生一定要根据患者整体情况，做出个性化的诊断。
> □ 必须采集足量的软骨来重建鼻部。
> □ 鼻中隔必须重建；这是整个鼻子的承重墙和大梁。
> □ 医生一定要努力提高技术；鼻整形这个手术需要活到老学到老。
> □ 根据个性化的诊断，做出系统的手术方案。
> □ 要准备好在术中有对方案进行调整的可能。
> □ 术后对患者一定要换位思考。面对不满意的患者时，医生要学着做一个好的听众。
> □ 患者的继发鼻畸形一般都来自于之前手术切除过多，以及后续的不良瘢痕形成。

（李战强 译）

参考文献

1. Bagal AA, Adamson PA. Revision rhinoplasty. Facial Plast Surg 18:233-244, 2002.
2. Sykes JM. Managing the psychological aspects of plastic surgery patients. Curr Opin Otolaryngol Head Neck Surg 17:321-325, 2009.
3. Sykes JM. Patient selection in facial plastic surgery. Facial Plast Surg Clin North Am 16:173-176, 2008.
4. Picavet VA, Prokopakis EP, Gabriëls L, et al. High prevalence of body dysmorphic disorder symptoms in patients seeking rhinoplasty. Plast Reconstr Surg 128:509-517, 2011.
5. Correa AJ, Sykes JM, Ries WR. Considerations before rhinoplasty. Otolaryngol Clin North Am 32:7-14, 1999.
6. Hellings PW, Nolst Trenité GJ. Long-term patient satisfaction after revision rhinoplasty. Laryngoscope 117:985-989, 2007.
7. Yu K, Kim A, Pearlman SJ. Functional and aesthetic concerns of patients seeking revision rhinoplasty. Arch Facial Plast Surg 12:291-297, 2010.
8. Friedman O, Akcam T, Cook T. Reconstructive rhinoplasty: the 3-dimensional nasal tip. Arch Facial Plast Surg 8:195-201, 2006.
9. Ballert JA, Park SS. Functional considerations in revision rhinoplasty. Facial Plast Surg 24:348-357, 2008.
10. Jang YJ, Song HM, Yoon YJ, et al. Combined use of crushed cartilage and processed fascia lata for dorsal augmentation in rhinoplasty for Asians. Laryngoscope 119:1088-1892, 2009.
11. Sykes JM, Kim JE, Shaye D, et al. The importance of the nasal septum in the deviated nose. Facial Plast Surg 27:413-421, 2011.
12. Choi JY, et al. Complications of septal extension grafts in Asian patients. JAMA Facial Plast Surg 16:169-175, 2014.
13. Sykes JM. Management of the middle nasal third in revision rhinoplasty. Facial Plast Surg 24:339-347, 2008.
14. Sykes JM, Tapias V, Kim JE. Management of the nasal dorsum. Facial Plast Surg 27:192-202, 2011.
15. Gunter JP, Rohrich RJ. Correction of the pinched nasal tip with alar spreader grafts. Plast Reconstr Surg 90:821-829, 1992.
16. Tasman AJ, Diener PA, Litschel R. The diced cartilage glue graft for nasal augmentation. Morphometric evidence of longevity. JAMA Facial Plast Surg 15:86-94, 2013.
17. Rohrich RJ, Hollier LH Jr, Janis JE, et al. Rhinoplasty with advancing age. Plast Reconstr Surg 114:1936-1944, 2004.

18. Toriumi DM. New concepts in nasal tip contouring. Arch Facial Plast Surg 8:156-185, 2006.

19. Cervelli V, Spallone D, Bottini JD, et al. Alar batten cartilage graft: treatment of internal and external nasal valve collapse. Aesthetic Plast Surg 33:625-634, 2009.

20. Tellioglu AT, Cimen K. Turn-in folding of the cephalic portion of the lateral crus to support the alar rim in rhinoplasty. Aesthetic Plast Surg 31:306-310, 2007.

21. Murakami CS, Barrera JE, Most SP. Preserving structural integrity of the alar cartilage in aesthetic rhinoplasty using a cephalic turn-in flap. Arch Facial Plast Surg 11:126-128, 2009.

22. Lee J, White WM, Constantinides M. Surgical and nonsurgical treatments of the nasal valves. Otolaryngol Clin North Am 42:495-511, 2009.

在鼻修复中如何平衡开放式和闭合式入路

Nicolas G. Tabbal ■ *Georges N. Tabbal*

鼻修复的艺术在于筛选出情绪稳定、期望值现实的患者,并找出和纠正畸形。对吹毛求疵、负能量满满的患者,应拒绝手术[1]。

患者评价

病史

一定要从患者处得到完整的病史[3]。有很多患者已经做过不止一次手术,而他们会选择性忽略掉那些在门诊所做的小调整。在理想状态下,她们应该叙述整个过程,之前手术的时间,以及她们的感受。按顺序回顾以前的鼻部照片和手术记录会很有帮助。以前的照片可以显示哪些畸形是她术前就有的,而哪些是由于手术造成的。遗憾的是手术记录价值有限,因为它们只会描述那些比较顺利的过程,而与现在的手术结果关系不大。有意思的一点是,让患者叙述她们之前的经历时,可以让医生有机会了解她们的动机和期望值,并判断如果再做一次手术,她们是否会满意?

查体

鼻修复要想成功,最重要的一点是需要对畸形的深层原因作出准确的诊断。如果能准确判断病因,不但可以进行精确的矫正,而且可以避免其他鼻部解剖干扰。所以必须对鼻部进行系统的检查。

对鼻解剖的评价应包括鼻背、鼻尖、鼻软组织和鼻内结构。对这些部位分别进行评价,然后要将其放在整个面部五官结构当中进行评价,特别是与下颏之间的关系。

从正面、侧面和斜面评价鼻背。在正面观上,从眉内侧到鼻尖表现点的鼻背美学线应对称。如果这两条线出现了不对称,可能会有骨锥的偏斜,或中鼻拱的偏斜,或者整个面部本来就不对称,这些都需要向患者指出。男性和女性的鼻背美学线形状和曲率应有不同。女性的曲线会更柔和,而男性的鼻梁较宽,使曲线更直。

在斜面观上,也是大多数患者描述的侧面轮廓(一只手拿着镜子),鼻背美学线的断裂一般显示中鼻拱的塌陷。如果患者主动提出从两个侧面看上去不太一样时,精明的医生应该集中注意中鼻拱。一边都是一侧比另外一侧看上去更好,这边就是畸形侧的对侧。侧面观可以评判鼻背的高度,有可能是欠矫,也有可能是过度去除。

对做过手术的鼻尖进行评价,会很有挑战性,也无法预测。虽然通过评价鼻尖支撑和突出度可以判断鼻尖和鼻其他部位的相对位置关系,但鼻尖形状以及内在解剖的关系是没法看出来的。鼻尖突出度是一个静态的实体,反映了上唇和鼻尖表现点之间的距离。但鼻尖支撑更偏动态,最好是通过用指尖触摸鼻尖来判断。事实上,鼻子触诊是身体检查中最有价值的工具之一,应该与视觉观察和摄影分析结合到一起使用。

虽然鼻尖的偏斜,有时是因为下外侧软骨的不对称或鼻尖移植物的移位导致,但也常反映出鼻中隔尾侧端的偏斜,把鼻小柱和鼻尖推到了对侧。

从其自身来讲,鼻尖可能会有不对称、臃肿、挛缩或夹捏。它的形状是外覆的软组织和深层解剖结构的整体表现。因此,各种各样的鼻尖畸形,都可以通过重新排列、降低、或使用鼻尖移植物增加下外侧软骨来加以解决。但是,软组织的质量往往才是鼻尖手术的限制因素。过厚的、瘢痕性的、皮脂腺丰富的皮肤,常会抗拒改变,不能恰当反映出深层鼻尖框架的改善。因此,尽管鼻尖手术技术已经出现了很大的变革,但鼻尖小叶软组织的质量,才是限制达到手术目标的瓶颈。

最后,应该在适当的照明下,对鼻内进行常规检查。要注意下鼻甲的状态,有无鼻中隔偏曲,鼻中隔穿孔或粘连等。

此外,因为在修复手术中一般都需要做软骨移植,所以也要检查一下之前是否做过鼻中隔手术。在确定鼻中隔软骨还能不能用时,之前的手术记录是不能信任的,因为有时候,它们描述了一个并不存在的鼻中隔手术,以确保保险能够报销。可以对鼻中隔进行透光试验,或用棉签寻找有无中隔软骨缺失的证据,判断还有没有剩下的软骨可以用于移植。

经过细致的检查后,医生应该能够找出鼻解剖的缺点和不足之处。这个能力对于新手来讲可能并不是那么容易获得,特别是有多个畸形共存时,而这种情况往往是常态。我们发现了一个非常有帮助的方法,就是在脑海中把鼻部的结构,构想成为一个 A 形的房子,而这个房屋结构的不同部分,则对应了鼻部解剖的不同位置。比如说,这个房子入口处的柱子代表了鼻尖突出度,而房顶倾斜的部分,则等同于上外侧软骨。反过来讲,天花板的高度就代表了鼻梁,而门厅的墙壁则和鼻翼缘以及外鼻阀对应。这种脑海中的联想,对直观识别手上的问题会非常有效。

定义和分析

大多数鼻整形手术导致的畸形在术后早期并不明显。但是,时间会放大问题和提升好的结果。在准确找出问题,并进行下一步手术之前,应留出充分的时间让创面愈合。虽然普遍接受的时间窗口是一年左右,但是如果等的时间更久会更好,特别是那些软组织仍然有肿胀的患者。这对于那些之前做过多次手术的患者更是如此,因为她们肿胀的消退花的时间更长。

开放式入路与闭合式入路

闭合式入路的风险是做得不到位,而开放式入路的风险是做得过头。后者是因为开放式入路有时会引诱经验不足的医生进行没有指征的,有潜在破坏性的技术操作。理想状态下,进行鼻修复手术的医生,对这两种入路都应该熟练掌握。关于常规使用哪种技术的争论是多余的,因为决定只取决于手上问题的性质,而不是非得使用某种技术。事实上,如果只使用闭合式入路,也就拒绝了让他们的患者通过开放式入路使用鼻尖原有的软骨,减少了进行鼻尖移植的好处。另一方面,普遍使用开放式入路,对某些患者来讲又有点小题大做了。

所有的事情都是公平的,如果手术结果都一样的时候,闭合式入路是首选,因为术后的肿胀轻,在鼻小柱上也没有瘢痕。通过对鼻尖的脱套,也可以观察到鼻背、穹隆和外侧脚,而不会丧失支撑力。鼻背的降低和充填,以及放置盖板移植物,都是通过闭合式入路很容易完成的操作。使用闭合式入路,可以放置单层的撑开移植物,并固定到位。

当鼻子需要延长、矫直、或鼻尖需要突出时,开放式入路的优势就很明显了。如果没有完全开放和显露,就没有办法可控地放置必要的结构移植物,如鼻小柱支撑移植物、鼻尖盾形移植物、多层撑开移植物,也没有办法在他们和原生组织之间建立必要的张力。此外,开放式入路在鼻修复中处理鼻尖畸形也优势明显。它可以通过缝合技术对原有的软骨进行重新排列,减少软骨移植的必要性,并能固定移植物,降低移位的风险。

最后在某些情况下,如果医生认为没有合适的显露,就不可能对解剖进行控制时,应毫不犹豫地把闭合式入路转变为开放式入路。

供区

因为大多数的修复案例都需要做软骨移植,在初次检查时就应常规评价供区。因为鼻中隔离术野最近,所以它提供了最容易获得的软骨来源。中隔软骨通常都较直,柔韧,坚固性足以用作结构材料。当用做盖板移植物时,也可以将其压碎而不会裂开。不幸的是,有一些曾经做过鼻中隔手术的患者,从鼻中隔的中央部分被切掉了一小块软骨。这种"保险性鼻中隔采集"没有任何功能目的,就是为了让手术能通过保险报销。但是这样就不能采集到长度合适的鼻中隔移植物了。

从已经做过手术的鼻中隔上采集软骨,技术上会非常困难,一定要极为小心,因为在分离时一旦撕破了黏膜,可能会导致鼻中隔的穿孔。因此,应选择另外的部位,让医生采集到残留的软骨。比如说,医生可以把上外侧软骨从背侧鼻中隔上分离下来,然后采集背侧支撑的下缘,这样就不会影响到之前做鼻中隔切除的部位。

当鼻中隔软骨不能用,或量不够时,可以考虑把耳廓作为软骨的第二来源。耳软骨由于其固有曲率,一般不适合于鼻背充填。如果要把耳软骨用在鼻背上,应该切成颗粒,包裹在颞筋膜里[4]。

但是,其形状独特,有利于替代缺失的外侧脚。它也可以被用作撑开移植物,因为埋在鼻背里,不会显形。用作鼻小柱支撑移植物时,可以将耳廓移植物折叠缝合成一个三明治样,对抗其卷曲和在张力下打折的倾向[5]。

在之前已经用过双侧耳和鼻中隔,软骨耗尽的患者,肋软骨是最后一个可用的供区。虽然肋软骨量很丰富,但采集时的创伤和随着时间的推移出现卷曲倾向,限制了其使用,除非是非常有经验的医生。

常见问题和原因

矫正不足

初次鼻整形失败不会给患者带来好处,但矫正不足这种情况发生时,很容易解决,因为鼻腔解剖结构相对完整。这些情况可能包括鼻背过高、骨锥过宽和鼻尖表现点不清等。与初次手术一样逐步降低鼻背。上外侧软骨也要降低,以匹配新的鼻背高度。然后做鼻骨截骨。但是在进一步做缩小手术之前,必须检查鼻中隔的完整性。如果有之前做过鼻中隔手术的证据,要仔细画出软骨缺失的范围,因为鼻中隔缺失范围过高的话,可能会限制医生进一步降低鼻背的能力,一旦去多了,就会导致鼻背的支撑不稳定。

鼻背:顶板开放畸形

顶板开放畸形是因为截骨后鼻骨松动和向内推进的幅度不足导致。这是由于鼻骨在鼻额交界处不完全骨折的结果。当一侧鼻骨受到影响时,骨性穹隆会向一侧倾斜。当两侧都受到影响时,鼻子的上1/3会过宽,在鼻骨的尾侧边缘会显示出倒V畸形。在术中挑剔地触诊鼻背,找到鼻骨和鼻中隔之间的间隙,从鼻根往下检查骨锥的对称性,这个畸形是能被预防的。

有时顶板开放是因为所需的截骨被故意忽略了。当医生选择跳过这一关键步骤来安抚那些不希望"打断他们的鼻子"的患者时,就会发生这种情况。这不是向患者提供良好的服务,而是使她们毁容和畸形。

鼻背:鼻背过低

鼻背过低,是因为初次手术中过度降低的结果。鼻背过低一般和使用带保护套的骨凿来降低鼻背有关,因为用骨锉不太会导致这样的畸形。

背侧鼻中隔过低,可能是因为过度切除导致,或鼻中隔手术做得过度,导致背侧支撑沉降。鼻背高度的缺陷,通过鼻背盖板移植物进行处理,其长度一定要足够跨过被过度切除的间隙。理想的情况下,最好是用一个单独的移植物来跨过这个缺损,因为要是一前一后地放置多个移植物,可能会导致可触摸到或被看见的鼻背中断。鼻背移植物应该在键石区最宽,向近端和远端逐渐变细。鼻中隔软骨是鼻背移植的理想材料[6]。如果处理的好,可以从鼻中隔采集到长约3.5cm的移植物。这个一般是从鼻根到鼻尖上区的长度,也代表了鼻背充填所需移植物最长的长度。

如果需要的话鼻背移植物可以分层叠放。把软骨固定在一起,放在一个狭窄的腔隙中,防止向侧面移动。放置在皮肤罩下的移植物必须呈锥形,边缘轻微压碎。

当鼻中隔软骨不足或不可用时,可使用耳软骨。经耳后切口采集。最好采集比较突出的一侧耳朵,因为有时候耳朵会在采集后向后倒。可以把成块的耳软骨放在鼻中隔移植物的后面,用于充填鼻背。但是如果单独使用时,则不适用于鼻背的充填,因为它会有严重的卷曲倾向,会导致鼻背偏斜和凹凸不平。如果将其压碎,用颞筋膜包裹成香肠样后也可以使用[7]。

中鼻拱问题

鼻整形手术后,中鼻拱是一个常出现问题的部位。鼻骨过短、组织过薄的患者,在做了鼻背的调整和截骨后,有上外侧软骨塌陷的风险。在初次手术中,明智地预防性使用撑开移植物,能够防止患者出现这样的问题。但是中鼻拱塌陷一个更常见的表现,是由于鼻背有未被发现的偏斜,导致单侧中鼻拱出现塌陷。患者常常将这种畸形描述为鼻骨尾侧的骨性突起。如果被错误引导,锉掉了这个能够感受得到的骨性突出,只会放大这个畸形,并进一步缩短鼻骨的长度。

撑开移植物的使用,革命性地改变了中鼻拱塌陷矫正的方法。这种巧妙和简单的技术,避免了有可能显形的,本来用于掩饰畸形的盖板移植物的使用。使用撑开移植物还能带来一个好处,就是通过它们对内鼻阀的影响,可以改善鼻气道的功能。手术矫正时,沿着背侧鼻中隔的两侧放置撑开移植物[8]。如果主要是为了加宽中鼻拱,可以把移植物以"嵌入"的方式放到鼻背下方。如果想要增加一些鼻背的高度,也可以略超出鼻背。如果中鼻拱不对称,这些移植物可以多层放置,让鼻背美学线保持对称。

歪鼻是一个非常难处理的畸形。这和面部不对称不一样,而患者经常会很少注意到这一点,最好是在面部成像软件的帮助下向她们指出。如果初次手术时,有一侧的鼻骨没能往内侧移动时,鼻偏斜会仅限于骨锥部分。如果有顶板开放也可能会是这个原因。这种畸形可以通过二次截骨矫正。

背侧鼻中隔偏斜的问题较多[9]。一般和鼻中隔从上颌骨鼻嵴上的底座脱位有关,矫正一般靠把鼻中隔和犁骨从上颌骨上松解下来,同时保持至少10mm宽的L形支撑。这个松解会改善鼻中隔的居中情况,但很少能完全矫正。尾侧支撑基底和前鼻棘接触的部分也需要松解,因为常会因为垂直方向上软骨过多,导致支撑向一侧弯。可以把尾侧支撑缩短,使其游离回中线上。如果其有偏离中线的倾向时,也可以将其固定到前鼻棘上。值得注意的是,如果鼻子歪了,前鼻棘也可能不在中线上。等这些操作都完成后,背侧鼻中隔剩下的偏斜可以通过凹面放置撑开移植物进行掩饰。

鼻尖问题

鼻尖继发畸形可分为两大类:①鼻尖自身的问题;②鼻尖与鼻其他部分相对空间位置关系的问题。

鼻尖自身问题

鼻尖自身的问题包括其大小、形状和轮廓等[10]。下外侧软骨过度打薄后,鼻翼缘的完整性不足以抵挡术后瘢痕形成,从而导致"打弯"。下外侧软骨的调整不对称,或缝合得不对称,最终都会导致鼻尖扭曲。在盲视下,通过闭合式入路的方法放置的鼻尖移植物,会容易移位,也会导致鼻尖的扭曲。所以,这些鼻尖畸形最好是通过开放式入路进行矫正,在分析畸形的原因方面,术野显露的价值是无可比拟的。鼻尖缝合,能重新排布鼻尖的解剖,从而充分利用天生的软骨,并降低使用鼻尖移植物的需要。

但是,当使用软骨移植物时,应将其固定到位,并轻柔压碎边缘,以尽量降低术后显形的可能性。这对于皮肤薄的患者来说尤为重要。可以用压碎的盖板移植物重建鼻尖容量和轮廓,因为天生的软骨有残缺时,结构性移植物可能就不再适用。如果下外侧软骨在多个位置都有断裂,医生一定要抵挡住诱惑,不要把它们分开,因为这样做的话,单靠移植物就再也不能重建出一个均质的鼻尖结构了。相反,现有的瘢痕组织会把这些碎片连到一起,应保持其原状。然后将畸形的鼻尖结构看作是一个支架,在上面放置盖板移植物。

如果初次手术中对外侧脚进行了打薄,甚至切除时,则必须进行加强。用鼻中隔软骨做成的外侧脚支撑移植物可以加强或替代变弱的外侧脚。非解剖型鼻翼缘轮廓线移植物对支撑分段的鼻翼缘特别有效。[11]当没有足够的软骨材料用于移植时,它们也是外侧脚支撑移植物很好的替代品。

鼻尖和鼻其他部分的相对空间位置关系

另一种鼻尖问题涉及鼻尖和鼻部其他部位之间的相对空间位置关系;这往往会表现为鼻尖突出度不足。导致这种畸形的原因是因为初次手术中鼻尖支撑被减少。当鼻背过高时,鼻尖突出度不足,就会导致这个畸形。在初次手术中,过于积极的把鼻尖与其他的鼻部支架附着部分分开,而没有考虑到可能的鼻尖支撑丧失时,鼻尖支撑也会损失。

重建鼻尖突出度是获得均衡的鼻部解剖的关键。一般来说,需要靠鼻小柱支撑移植物、鼻中隔延伸移植物,或者在某些情况下,嵌套技术的使用来实现。后者不需要软骨移植物,但是要求有超长的鼻中隔尾侧端作为固定鼻尖的支架。虽然这个技术会牺牲掉膜性鼻中隔的移动性,但是对于鼻子很长的,皮肤罩很大的情况,在控制鼻尖旋转度方面会非常有效。鼻小柱支撑移植物相当强大,其结果是可控的[12,13]。但是它们在过短的鼻子上,也会导致鼻尖向头侧过度旋转。在这种情况下,应该选择鼻中隔延伸移植物,加上延长型撑开移植物,因为它们两者都可以延长短鼻,并控制鼻尖突出度。

调整

鼻部手术后继发畸形很常见。初次鼻整形术后的返修率在不同的人手里差别很大。这取决于外科医生的技能和经验,病例复杂程度,医生和患者的期望值差别等。

并发症

畸形严重程度差别很大。虽然有一些并发症很小,也不可避免,因为它们和个体伤口愈合方面的特异体质有关,但是也有一些会非常严重,会导致毁灭性的灾难。幸好,严重畸形的发生率一直在下降,主要是因为在住院医师培训方面得到了加强,而且在鼻部手术中普遍强调保守。

案例分析

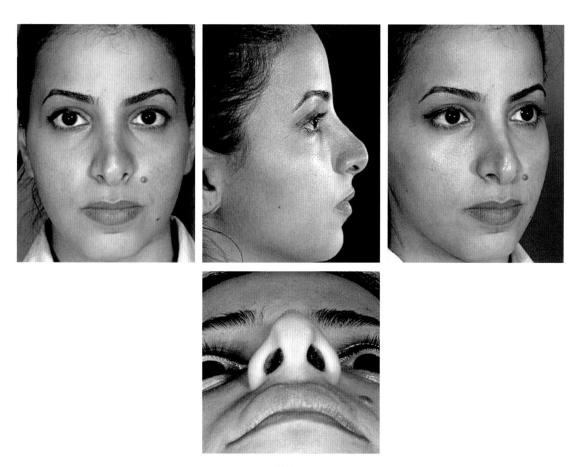

图 61-1

这名 29 岁的中东患者之前由另外一位医生做过手术。她有几个畸形并存,包括顶板开放、鼻背过高、右侧中鼻拱塌陷、鼻子过短、鼻尖缺乏支撑等。体检证实她的鼻中隔完好无损。

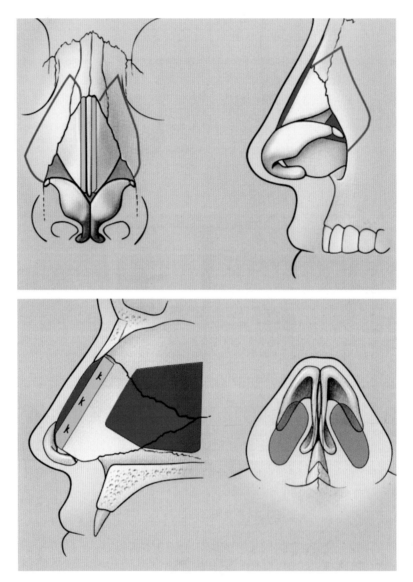

图 61-1(续)

她的手术矫正包括降低鼻背、黏膜下切除以采集鼻中隔移植物、截骨关闭开放的顶板、右侧放置撑开移植物,以及延长型撑开移植物,以延长鼻子,重建鼻尖支撑。

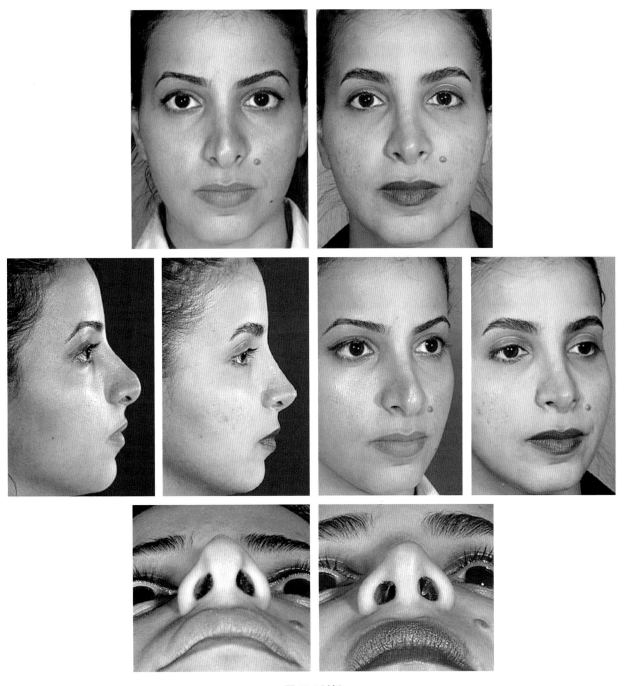

图 61-1(续)

　　术后 7 年的效果。她的鼻背平滑,鼻尖精致。鹦鹉嘴畸形被矫正,形成了鼻尖上区转折。鼻尖到鼻翼缘的夹捏外观和粗糙过渡得到矫正。

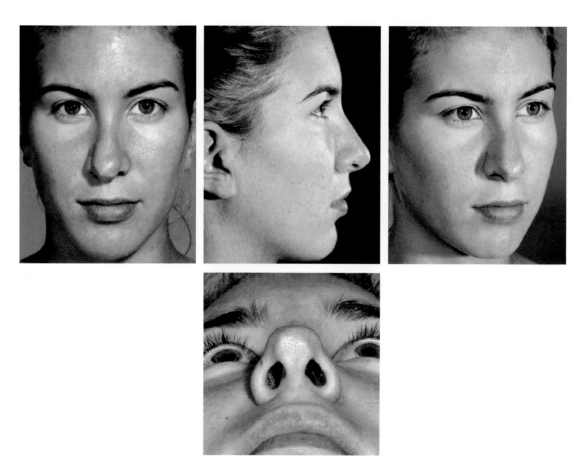

图 61-2

　　这名患者在 15 岁那年,由别的医生做过闭合式初次鼻整形。7 年后,穹隆出现了明显的不对称,左侧穹隆比右侧更高,左侧外侧脚突起。另外,她在右侧穹隆还有一个软骨点。

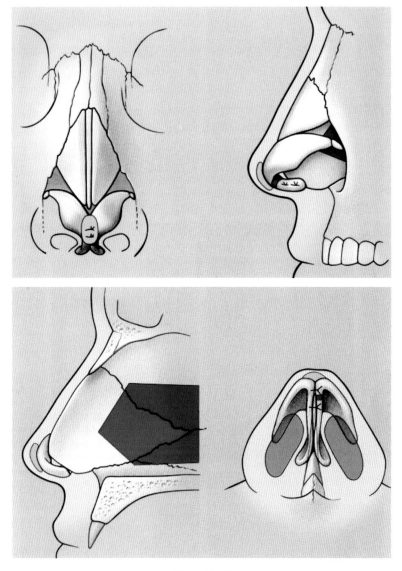

图 61-2（续）

　　她的矫正手术包括开放式入路,发现下外侧软骨与正常人完全不同,有多个弯曲弧度和成角部位。在穹隆下部位分离左侧内侧脚,降低左侧穹隆的突出度,成功地重建了对称性。然后通过穹隆间缝合,将穹隆连为一体。最后,用一个压碎的软骨做成帽子形状,对鼻尖进行塑形。

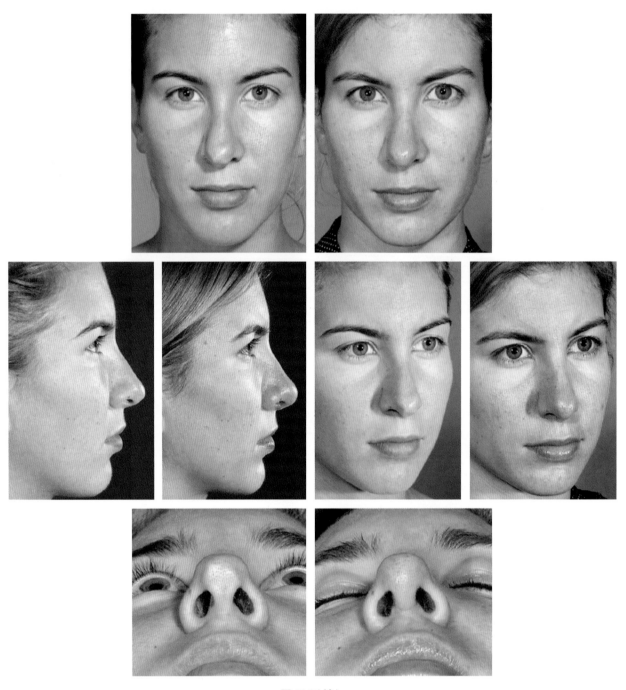

图 61-2(续)

术后 3 年随访,鼻尖表现得更为对称和精致。

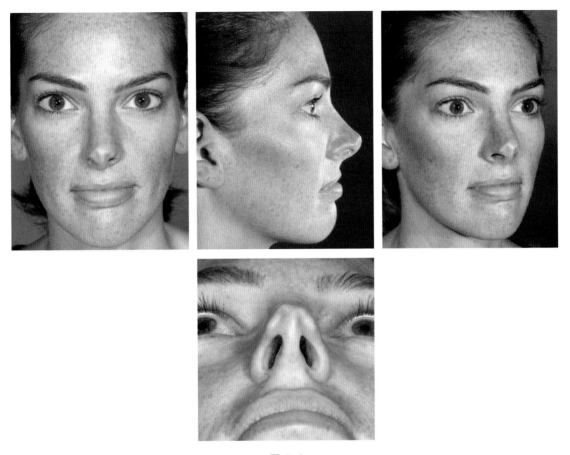

图 61-3

这名 30 岁的患者之前由别的医生做过两次鼻部手术,第一次是开放式入路。她有鼻尖畸形问题,包括软组织三角严重的变形,在很薄的软组织下,放大了锐利的穹隆结构。她的鼻中隔完好。

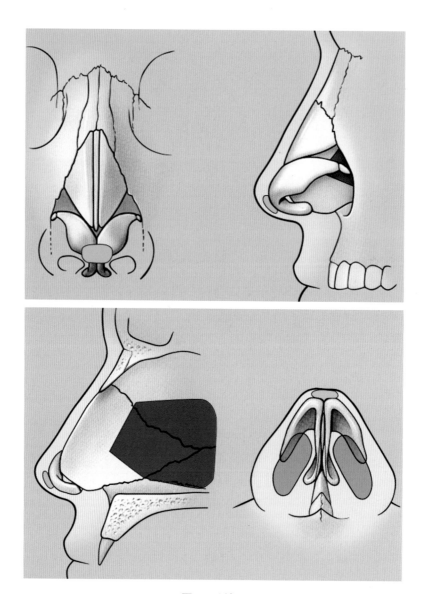

图 61-3（续）

　　她的矫正手术包括开放式入路,采集鼻中隔移植物,做成了一个长的横形鼻尖下小叶移植物,延伸跨越鼻尖下小叶。作为变形的下外侧软骨和外覆的薄皮肤之间的缓冲,这个掩饰技术有效地遮盖住了软骨的损伤,其在初次手术中,被过度地缝合到一起,已经出现了严重的扭曲,不能进行充分的修复。值得注意的是,因为同时还做了耳成形术,耳廓软骨也不能用于进行重建,因为已经被打薄,可操作性很差。

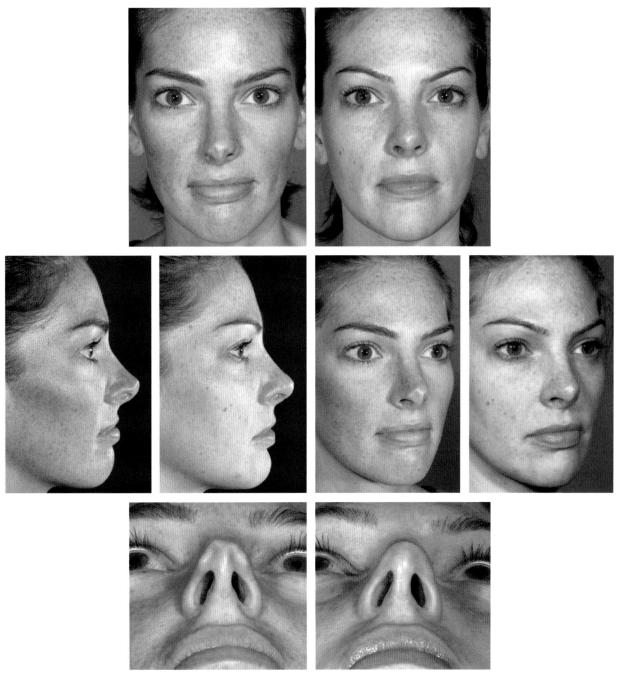

图 61-3(续)

　　这些术后 14 个月的照片显示了她的手术效果。鼻尖下小叶和软组织三角畸形已被矫正。

要　点

- 一定要从患者处获得完整的病史。
- 鼻修复要想成功,最重要的一点是需要对畸形的深层原因作出准确的诊断。
- 在准确找出目前存在问题,并进行下一步调整之前,应留出充分的时间让创面愈合。
- 理想状态下,做鼻修复手术的医生,对内外入路都应该熟练掌握。
- 内入路是首选。
- 初次检查时就应常规评价供区情况。
- 鼻整形手术后,中鼻拱是一个常出现问题的部位。
- 鼻尖继发畸形可分为两大类:鼻尖自身的问题;鼻尖与鼻其他部分相对空间位置关系的问题。
- 重建鼻尖突出度是获得均衡的鼻部解剖的关键。
- 初次手术后的返修率取决于医生的技术和经验,病例的复杂程度以及期望值等。

（李战强 译）

参考文献

1. Goin MK, Rees TD. A prospective study of patients' psychological reactions to rhinoplasty. Ann Plast Surg 27:210-215, 1991.
2. Hern J, Hamann J, Tostevin P, et al. Assessing psychological morbidity in patients with nasal deformity using the CORE questionnaire. Clin Otolaryngol Allied Sci 27:359-364, 2002.
3. Sheen JH. Aesthetic Rhinoplasty. St Louis: Quality Medical Publishing, 1978.
4. Daniel R. Diced cartilage grafts in rhinoplasty surgery: current techniques and applications. Plast Reconstr Surg 122:1883-1891, 2008.
5. Gruber RP, Pardun J, Wall S. Grafting the nasal dorsum with tandem ear cartilage. Plast Reconstr Surg 112:1110-1122; discussion 1123-1124, 2003.
6. Gunter JP, Rohrich RJ. Augmentation rhinoplasty: dorsal onlay grafting using shaped autogenous septal cartilage. Plast Reconstr Surg 86:39-45, 1990.
7. Tabbal N, Tepper OM. Diced cartilage versus solid grafts in rhinoplasty. Aesthetic Plast Surg 35:580-581, 2011.
8. Sheen JH. Spreader graft: a method of reconstructing the roof of the middle nasal vault following rhinoplasty. Plast Reconstr Surg 73:230-239, 1984.
9. Guyuron B, Behmand RA. Caudal nasal deviation. Plast Reconstr Surg 111:2449-2457, 2003.
10. Fox JW IV, Daniel RK, Perkins SW, Tabbal N. Nasal tip grafting. Aesthet Surg J 22:169-176, 2002.
11. Guyuron B, Rohrich RJ. Correction of the pinched nasal tip with alar spreader grafts. Plast Reconstr Surg 90:821-829, 1992.
12. Dibbell DG. A cartilaginous columellar strut in cleft lip rhinoplasties. Br J Plast Surg 29:247-250, 1976.
13. Toriumi DM. New concepts in nasal tip contouring. Arch Facial Plast Surg 8:156-185, 2006.

开放式入路支架法行鼻修复术

Dean M. Toriumi

鼻修复是很复杂的手术,需要足够的材料用于支架结构移植。要实现远期的美学和功能矫正,需要足够的结构支撑,以承受瘢痕挛缩的力量,这个力量会使较弱的重建变形。

患者评价

鼻重建没有定式,因为不同患者之间的解剖结构差距很大,而且每个患者的期望值也不同。有一些患者更注重鼻功能,而大多数都关注鼻子的外观。这需要进行深入的咨询,明确讨论手术的目标和提出美学建议。我使用 3dMDVultus 软件获得具备标准视图的术前数码照片和面部的三维立体照片。术前计算机成像非常有助于确定患者目标,他们的期望是否现实等。我会当着患者的面进行计算机成像,以评估患者对正面和侧面视图改变的反应。我还会让患者填写一个患者偏好问卷,通过查看鼻子的几个参数和展示计算机生成的效果来获取非常具体的患者需求信息。

个人特色

一般来说,我使用"支架法"进行鼻修复时,其重点是加强鼻部的薄弱区域,以预防术后远期的意外变化。如果过度降低的鼻子注定会随着时间的推移而塌陷和收缩的话,矫正手术的目的就是纠正现有的问题并预防未来出现问题。这个方法要从确定现有的中隔软骨是否足以进行重建开始。为了确定这一点,我通常会通过开放式入路显露鼻中隔和鼻解剖结构,以评估损害的程度。鼻修复的问题就是医生不到手术时打开,永远不会知道他或她最终会发现什么。

如果中隔软骨不可用(因为以前做过鼻中隔手术),我通常采集肋软骨。我通过一个 10 ~ 11mm 的切口,使用"钥匙孔"技术采集肋软骨。只要移植材料可用,就开始按计划重建。大多数情况下,我会按从上到下的顺序进行,首先矫正骨性鼻拱的所有问题,然后到中鼻拱。接下来我会用鼻中隔尾侧延伸移植物稳定鼻基底,打牢鼻尖重建的基础。如果鼻基底不稳定,患者就会存在术后鼻尖突出度丧失、过度旋转、侧壁塌陷、功能损害和其他问题的风险。最后的步骤包括对鼻尖轮廓进行塑形。这通常包括使用外侧脚支撑移植物稳定残存的外侧脚,或把外侧脚替代移植物缝到鼻中隔延伸移植物尾侧端以重建新的穹隆[1]。新的鼻尖结构可能包括残留的外侧脚,瘢痕化的软骨或有外侧脚支撑软骨支撑的瘢痕组织。

在手术快结束时,严格评估鼻轮廓,所有的不规则都要用小的盖板移植物、瘢痕组织和软骨膜进行处理。在薄皮肤患者,这种微调可能会非常繁琐。内部衬里的缺损,从外耳采集皮肤软骨复合组织进行移植处理。最后,检查鼻基底面,以确定是否需要做鼻翼基底切除或者进一步改善鼻翼缘轮廓。

开放式鼻整形入路

在大多数鼻修复术中我都会采用开放入路。这种方法提供了最大的显露,能尽可能保证实现对称稳定的结构。在分离时最好是尽可能靠近底层的软骨,预防皮肤软组织罩变薄或损伤,不然可能会留下永久的瘢痕或损伤皮瓣血运。分离时我会用 Converse 剪刀,在切开的同时向下压在软骨上,确保我感觉就处在软骨的上方,而不是在打薄皮瓣。我不会用撑开的动作,因为这会撕开组织,造成损伤和破坏血管。锐性剥离能减少术中水肿,让医生在手术过程中更好地观察鼻轮廓。如果之前的医生放置了一个假体,或者一个碎软骨移植物时,掀起鼻背皮肤时会非常困难。在这些情况下,必须对鼻背皮肤进行水分离,这样来创建一个安全的解剖层次。不能让软骨和背部皮肤有粘连,这样会导致鼻背的凹凸不平。

如果鼻小柱瘢痕不明显,我会在原鼻小柱瘢痕正上方切开;如果操作完成后有多余的皮肤,我会切除瘢痕,分两层缝合。我在皮下用 6-0 Monocryl 缝合一针,然后用 7 针 7-0 线做垂直褥式缝合对齐皮肤,中间穿插几针 6-0 快吸收肠线。我发现这是改善鼻小柱瘢痕最有效的手段。

移植材料

在许多鼻修复患者中,鼻中隔软骨已经被取掉或者损伤了。之前经历过修复手术的患者可能连一侧或双侧的耳软骨都没了。自 2008 年以来,我在鼻修复术中已经转向主要使用肋软骨为移植材料。有很多年,我用双侧耳软骨做鼻修复,结果发现随着时间的推移,效果越来越靠不住,外侧壁向内移动,阻断气道,延长的鼻子随着时间的推移会变短,矫正过的鼻翼过几年又会向头侧退缩。注意到这个趋势后,我转而考虑肋软骨,除非鼻中隔软骨量很充足,或者患者只是要求很小的变化,或胸壁钙化,在大多数情况下我都会用肋软骨。大多数短鼻、朝天鼻、鼻翼退缩、鞍鼻畸形、严重歪鼻、严重的侧壁塌陷、缺乏支撑的鼻尖突出度不足或严重的鼻小柱退缩等情况下,我都会选择肋软骨[2]。

我现在已经能从 1.0~1.1cm 的切口、减少分离范围、不切断肌肉来采集肋软骨,把损伤降到最低。我也尽量不从肋骨游离缘采集肋软骨,以保持胸壁的稳定性。我通常会从右胸采集 3~4cm 长的软骨段。最大难点是怎么通过这么小的切口把软骨拿出来。在女性患者我一般把切口选在右侧乳房下方,通常位于第 6 肋。这一般提供的移植软骨就够用了。有些患者在第六肋会有一个突起的转折。在这种情况下,我会采集转折部外侧,朝向骨软骨连接的 3~4cm。如果需要更直更长的移植物时,我会选择第 7 肋。如果鼻背必须进行大量的充填,或者需要更长的撑开移植物时,就会需要挺长的软骨段。

肋软骨可以实现用相对较薄的移植物提供最大的强度和稳定性。这使得医生能控制鼻子的大小,并有助于预防出现过硬的鼻子。为了预防鼻尖过硬,我放弃了把鼻中隔尾侧延伸移植物固定到前鼻棘上的做法,转而对女性患者采用更薄、更短的外侧脚支撑移植物(25~28mm)。如果有鼻中隔软骨,我要么选择用它来做鼻中隔尾侧延伸移植物,要么用来做外侧脚支撑移植物,这取决于我想在哪儿取得一个更柔和的感觉(鼻小柱还是侧壁)。

鼻背和背侧轮廓线

首先,我会找出鼻子上三分之一的缺陷或不对称。术前,我会讨论鼻背的高度,来确定是否需要做鼻背的充填。这是需要评估的一个重要参数,因为鼻骨上要做的项目通常取决于是否需要做充填。如果需要做鼻背充填时,我通常会让骨拱保持更宽更平,以容纳鼻背的移植物。从前方相对较窄鼻梁向相对较宽的鼻基底(上颌骨升支)的自然过渡必须保持,以形成自然的鼻背外观。如果鼻骨被过度变窄,再在上面放一个鼻背移植物的话,这会形成一个不自然的"棍样"外观,缺少正常的外侧壁阴影。在某些情况下,在制备鼻背移植物时,过度缩窄的鼻骨实际上可能需要向外推,以加宽骨拱。如果做外推时,我通常会把撑开移植物一直向上推到鼻骨下面,使之保持在向外的位置上。在一些患者中,单侧或双侧鼻骨已经被过度切除。为了解决这个问题,我会把撑开移植物一直向上延伸到鼻骨残余部分,以重建鼻骨高度和宽度。在这些情况下,必须对撑开移植物的上缘或头侧缘进行细致的雕刻和塑形,因为它们会形成上方鼻背的轮廓。在其中一些情况下,需要在重建的鼻骨顶部放置一个薄的移植物,以重新形成正常的鼻背轮廓和宽度。我经常会在鼻背上放一小条肋软骨膜,以重建平滑的轮廓和轻度收窄的效果。

当放置较大的肋软骨鼻背移植物时,我首先要确保我要在鼻背中线上分离出一个非常紧的骨膜下隧道。如果肋软骨用于鼻背移植时,我会找出轻度卷曲的方向,并让移植物的凹面和鼻背的凹面相对。这对预防潜在的畸形如鼻背移植物卷曲来讲是非常重要的。我把鼻背移植物固定在骨性鼻背上的方法包括:把软骨膜缝到鼻背移植物的上部底面(凹面)。再用一个较窄的锉把移植物下方的鼻骨(鼻背上部)打成糙面,或者用 2mm 直骨凿在鼻骨上打多个眼。鼻背移植物底面上连接的软骨膜会迅速和下方的鼻骨融合为一体,从而将移植物固定住[4,5]。

在大多数患者中,在鼻背移植物和骨性鼻拱之间实际上会形成一个真正的骨性连接。这种固定有助于预防鼻背移植物的卷曲。如果鼻背移植物不固定,还在鼻骨背侧自由活动的话,会更容易出现卷曲。预防鼻背移植物卷曲的关键是要把它放到一个很紧的骨膜下隧道中,把移植物雕刻出弧度后,与骨面凹面相对,通过软骨膜的界面实现鼻背移植物的固定。使用这种技术,我们已经成功降低了一些小问题如卷曲或移位等[4]。

在某些情况下,需要一个鼻根移植物来充填较深的鼻根,保持较高的鼻背轮廓。通过把一个深的鼻根抬高到鼻背驼峰水平,鼻背就不用做过多的降低。这对于皮肤较厚,需要保持较高的鼻背和最大的鼻尖突出度的患者特别有帮助。增加突出度可以牵拉较厚的皮肤,从正面观时可以得到一个较窄的鼻外观。我一般都会把鼻根移植物放进鼻根上方一个较窄的骨膜下腔隙中,并用 6-0 Monocryl 经皮缝合固定,等到去除夹板时再拆掉。我绝大多数鼻根移植物都用较软的软骨构成,并用 Brown-Adson 镊轻轻压碎,以降低术后显形的风险。

中鼻拱

鼻整形术后最常见的一个后果就是中鼻拱的夹捏畸形[6]。那些鼻整体突出、鼻骨短、上外侧软骨长的患者出现上外侧软骨塌陷的风险较高[7]。对这些患者,做了鼻背驼峰降低后,上外侧软骨会倾向于向下内侧塌陷,出现中鼻拱变窄,有时逐渐发展成倒 V 畸形。这种塌陷会损害鼻功能,在鼻骨短、皮肤薄的患者中更常见。放置撑开移植物可以重建中鼻拱,帮助预防塌陷[7,8]。我在做了鼻背驼峰祛除后会常规放置撑开移植物以重建中鼻拱。对那些出现了中鼻拱塌陷或薄弱的患者,用撑开移植物重建中鼻拱特别重要。对于皮肤薄、鼻骨短的患者,我会用偏厚的撑开移植物,略微过矫中鼻拱,以对抗可能出现在这个区域的远期瘢痕挛缩和变窄。对皮肤较厚的患者,我会选择较窄的撑开移植物,是因为这些皮肤较厚的人远期不太容易出现塌陷。我会用卡尺测量所有要放置撑开移植物患者的中鼻拱宽度,以免术后过宽。在皮肤薄的患者我一般把中鼻拱控制在 8 ~ 9mm。对皮肤较厚的患者我会把中鼻拱控制在约 7 ~ 8mm。根据这些患者的鼻骨长度以及期望值不同,这个宽度也会不一样。

在鼻修复的病例中,我通常会选择用肋软骨做撑开移植物。在大多数情况下,撑开移植物只是塞在鼻骨下方,并不会撑开鼻骨。撑开移植物的尾侧端一般都会超过鼻中隔尾侧,可以用于固定端对端的鼻中隔延伸移植物。要仔细检查内鼻阀,确保撑开移植物没有放得过深,或堵塞了内鼻阀。如果出现了这样的情况,要修剪撑开移植物的下缘。

在某些情况下,我们不会把上外侧软骨从背侧鼻中隔游离。只是把撑开移植物放入背侧鼻中隔和上外侧软骨之间连接下方分离出的黏膜下隧道内即可。随着撑开移植物进入隧道内,上外侧软骨会向外抬高,从而提供改善的支撑(图 62-1)。这种保持中鼻拱完整(Midvault intact MVI)的撑开移植物放置方法可以让上外侧软骨向外并加固之。这种操作要比那种把上外侧软骨从鼻中隔上游离下来的中鼻拱开放(Midvault open MVO)技术对于气道的改善更大。[9]这种撑开移植物的放置方法可以用于没有做鼻背驼峰祛除,上外侧软骨没有从鼻中隔游离,中鼻拱没有开放的时候。

稳定鼻基底

大多数的鼻修复都缺乏鼻下三分之一的支撑。为了增加鼻尖支撑,预防术后的鼻尖突出度损失,我常会应用一个端对端的鼻中隔尾侧延伸移植物。早先我描述用鼻中隔尾侧延伸移植物矫正鼻小柱退缩时,我是把延伸移植物和鼻中隔尾侧端重叠到一起的[10]。但在某些患者,因为这种重叠造成了多余的突起,甚至阻塞了气道。现在,我几乎都是把鼻中隔尾侧端和鼻中隔延伸移植物进行端端对合。通常我会把撑开移植物延长超过鼻中隔尾侧端以固定这个端端对合的移植物。把撑开移植物向尾侧逐渐打薄,这样可以避免出现堵塞气道或增加鼻尖宽度。如果撑开移植物不能延伸超过鼻中隔尾侧端,我会用软骨薄片像夹板一样把延伸移植物夹在中线上。在很多情况下我会在上面用撑开移植物,而在下面用软骨薄片来稳定延伸移植物的下缘(图 62-2)。这个鼻中隔尾侧延伸移植物设置了一个稳定的支点,从而使得外侧脚能前推、重新定位、或重新连接。这种坚强固定非常重要,这样才能控制突出度、长度、旋转度以及鼻翼边缘和鼻孔缘形状。因为这种控制也

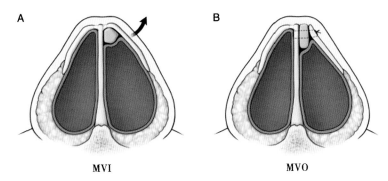

图 62-1　A,中鼻拱完整(MVI)。把撑开移植物插入上外侧软骨和背侧鼻中隔之间完整连接下的紧密隧道,会产生上外侧软骨的提升效果,从而扩大气道,开放内鼻阀。把撑开移植物放入软骨连接下的紧密隧道中会产生这样的效果。B,中鼻拱开放(MVO)。放入撑开移植物,将上外侧软骨缝合到鼻中隔背侧以稳定重建效果

会带来鼻尖硬度增加,以及出现鼻畸形的可能性,所以放置了移植物后监控突出度、长度和旋转度就很重要了。

最后用 5-0P DS 把下外侧软骨和内侧脚缝合到鼻中隔延伸移植物的尾侧端(见图 62-2)。小心设置合适的突出度,长度和旋转度。避免产生过度旋转和过度的突出。整个手术过程中都必须小心地不断评估鼻尖突出度、旋转度和鼻长度。在大多数患者鼻中隔尾

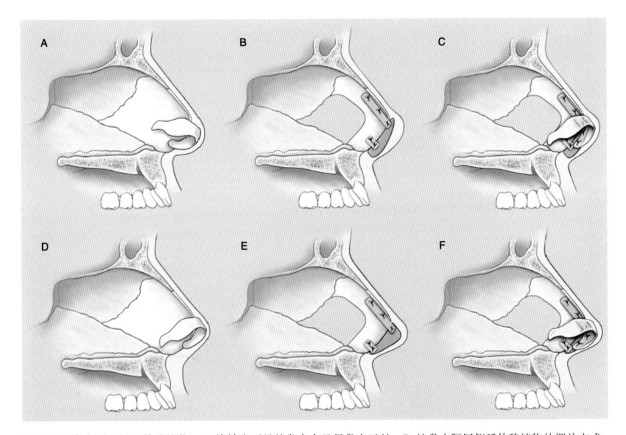

图 62-2　鼻中隔尾侧延伸移植物。A,旋转度不足的鼻尖会显得鼻尖过长。B,该鼻中隔尾侧延伸移植物的摆放方式,下面较长的边缘把小柱上唇角向外推,增加了鼻尖旋转度。C,鼻唇角被改变,鼻尖旋转度增加 D,朝天鼻会显得鼻子很短。E,鼻中隔尾侧延伸移植物摆放得长边缘在上面,这样会把鼻尖向外推,降低鼻尖旋转度。F,鼻唇角被改变,鼻尖旋转度降低

侧延伸移植物被设计为一个等腰三角形。最窄的部分朝下,最长的部分向上(见图62-2)。这种摆放会下推鼻尖,从而控制鼻长度和旋转度。这对于短鼻和朝天鼻的矫正特别重要。如果鼻尖是下垂的,可以把三角形的方向倒过来,最宽的部分放在下面,最窄的部分放在上面(见图62-2)。这会把小柱上唇角向外推,让鼻尖向上旋。如果采用这种做法,要提前告诉患者,他或她的上唇可能会发硬,笑起来的时候可能会在上唇形成折痕。

　　我极少使用鼻小柱支撑移植物,因为它们是悬浮的移植物,如果做鼻尖轮廓包括了对外侧脚的重置,或重新连接新的外侧脚以及构建新的穹隆时,中线固定点是必需的。如果这个固定点就不稳定,那么鼻尖软骨就会旋转扭曲,从而使新的穹隆异位或重新形成新的穹隆。

鼻基底操作

　　可以移动鼻基底以实现小柱上唇角和上唇位置的改变。如果患者小柱上唇角为钝角,上唇偏短时,可以把内侧脚向后移动到前鼻棘,并固定到原鼻中隔尾侧端上。移动内侧脚之前,应把内侧脚踏板之间的软组织去除,以防止出现鼻小柱下端变宽。这个操作将得到一个更加锐性的小柱上唇角,并延长上唇(图62-3)。如果要使用这个操作,两侧的黏软骨膜瓣必须做广泛游离,而且前鼻棘周围的组织也需要松解。这样可以让黏膜向后移动,在不切除黏膜的情况下让其重新贴合。如果要把内侧脚向后移动,经鼻小柱切口就要做得比正常设计略微偏高一点,免得最后这个切口太低了,靠近上唇。

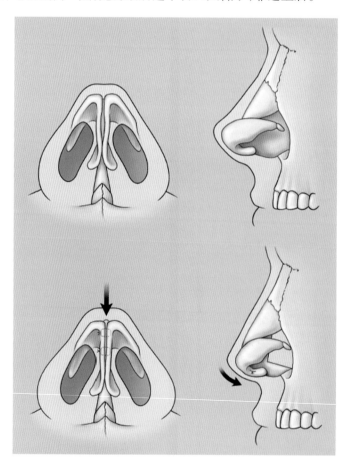

图62-3　把内侧脚向后移。可以把内侧脚完全游离向后移动
到前鼻棘,从而得到更锐性的小柱上唇角

　　如果患者的小柱上唇角为锐角,鼻尖突出度不足,内侧脚可以在尾侧鼻中隔上向前推。如果鼻中隔尾侧端太短,可以先放一个鼻中隔尾侧延伸移植物,然后把内侧脚沿着移植物向前推,并缝合到延伸移植物上。必须做广泛的鼻基底分离,才能使内侧脚向前推,并打开小柱上唇角。这个操作将增加鼻尖突出度,打开小柱上唇角(图62-4)。这个操作对于鼻尖突出度不足,小柱上唇角为锐角的患者会非常有帮助。

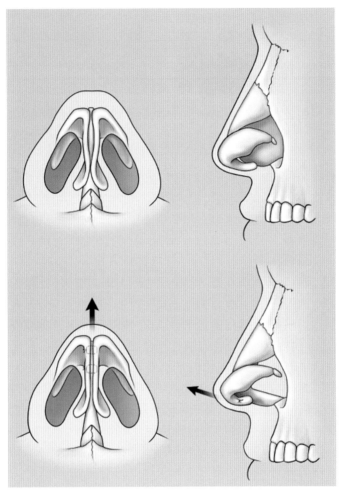

图62-4　向前移动鼻基底。游离内侧脚后,可以沿着鼻中隔尾侧或鼻中隔尾侧端延伸移植物把内侧脚向前推进,以实现一个偏钝的小柱上唇角

鼻尖软骨的处理

　　如果下外侧软骨还有残留,可以把内侧脚缝合到鼻中隔尾侧端延伸移植物上,以设定起始鼻尖位置。值得注意的是,随着下外侧软骨复合体朝着不同方向的移动,外侧脚的朝向也将随之改变。这时外侧脚定位的概念就变得非常重要。如果外侧脚从中线分开的角度可以测量时,可以靠这个角度来确定(图62-5)。如果外侧脚从中线分开的角度大于35°时,这是一个不错的角度[12,13]。如果角度小于30°,就算是头侧异位了。因为外侧脚向头侧异位,它们会和中鼻拱平行,形成一个球形的鼻尖和阴影,被称为括号畸形[14-16]。这些患者缺乏外侧壁的支撑,当呼吸时常会出现塌陷,这是因为外侧脚向上朝着内眦,而不是向外朝着外眦的方向。如果用鼻中隔尾侧延伸移植物加长了鼻,鼻尖会向尾侧移动;因为外侧脚的外侧被固定,一个位置正常的外侧脚也会变成向头侧异位了。反过来讲,如果把内侧

脚缝合到鼻中隔尾侧端,缩短鼻时,外侧脚从中线上的分开角度会增加,如果外侧还是固定的话,这个角度会变得更好。

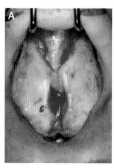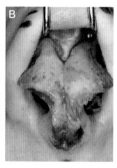

图62-5 外侧脚从中线的分开角。这个角是中线与外侧脚轴线之间的角度。A,如果这个角度小于30°,会不太美观,外侧脚会表现为头侧异位。B,如果分开角大于35°时是比较美观的

外侧脚头侧异位的患者更常会出现畸形和功能问题[15]。在鼻修复中认识和矫正这种解剖变异是非常重要的。我一般会通过把这些外侧脚重新放入更靠尾侧的位置来矫正外侧脚的头侧异位[12,13]。把外侧脚重新放入一个更靠尾侧的方向能改善鼻尖轮廓,稳定鼻外侧壁,并改善鼻功能[13]。

要重置外侧脚,医生需要将其从下方的前庭皮肤上剥离下来(外侧脚释放),将其用外侧脚支撑移植物进行加固,并将其放入偏尾侧的腔隙中[12,13](图62-6)。在分离外侧脚之前需要在前庭皮肤下注射局麻药,这样能便于分离,也能降低分离时黏膜撕破的风险。外侧脚游离后,用5-0 PDS线把外侧脚支撑移植物缝合到外侧脚的底面,然后放入靠尾侧的腔隙中。在大多数患者外侧脚支撑移植物测量长度为25~32mm。对于大多数女性患者而言,这个上限应该为28mm,除非有鼻翼退缩或外侧壁塌陷等必需用长移植物的情况存在。做完重置后,外侧脚支撑移植物越长,鼻孔就会越外张。把外侧脚放到位后,用5-0 PDS线在双侧穹隆做穹隆缝合。穹隆缝合的方向要让缝合的轴线尾侧向内,这样才能让外侧脚的头侧向外张开[13]。这个方向可以把外侧脚的尾侧缘抬高,并把头侧缘向下方移动。对于外侧脚来讲更是合适的方向,可以对鼻翼缘提供最大的支撑,并降低鼻尖上区和鼻翼上区的容量[12,13]。

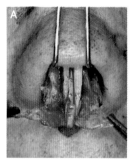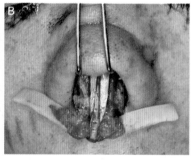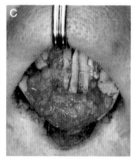

图62-6 A,从深层的前庭皮肤上游离下来的残存外侧脚。分离下来的部分由软骨和瘢痕组织构成。B,把肋软骨做成的外侧脚支撑移植物缝合到残留的外侧脚底面。C,把外侧脚支撑移植物放入靠尾侧的腔隙中。把柔软的软骨缝合在穹隆表面做为鼻尖盖板移植物

在一些鼻修复患者中,外侧脚要么被严重损伤,要么就彻底找不着了。对这些病例,可以重新来做外侧脚和穹隆。可以把残留的外侧脚、瘢痕组织或纤维组织(软骨膜)以相

对的拱形对称地缝合到鼻中隔尾侧端延伸移植物上[13,17,18]（图62-7）。通过新穹隆和外侧脚的正确朝向，可以构造一个新的鼻尖结构。最好是重新构建一个新的外侧脚方向，这样它们就能与中线形成一个正常的分开角度[12,13,17,18]（图62-8）。

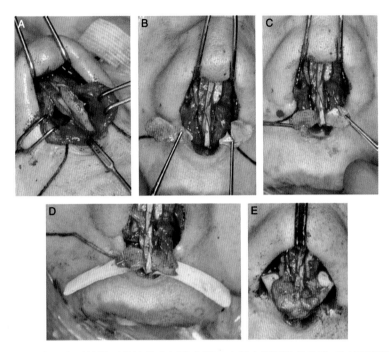

图62-7　A，在两个延伸撑开移植物之间缝合了一个鼻中隔延伸移植物，构建了坚强固定点。B，找出外侧脚残留部分，大小可以作为可能的外侧脚替代。C，把残留部分缝合到鼻中隔尾侧延伸移植物上，外侧脚的尾侧缘最好是和头侧缘保持在同一水平或略高的位置上。D，把外侧脚支撑移植物缝合到残留的外侧脚上。E，把外侧脚支撑移植物置入尾侧腔隙中。把一个柔软的软骨做成的鼻尖盖板移植物缝合到穹隆上方

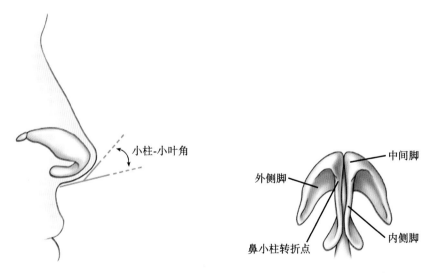

图62-8　新穹隆应该让中间脚与中线间保持正常的分开角度。另外，外侧脚的尾侧缘应该与新的外侧脚头侧缘保持同一水平或更高的位置（更靠前）

　　这种分开角度会形成美观的小柱-小叶角轮廓。要尽可能地把外侧脚的尾侧缘设置在与头侧缘相同的平或更高的水平（更靠前）。把新的外侧脚缝合到延伸移植物后，可以折叠软骨以形成新的穹隆，然后用5-0 PDS把外侧脚支撑移植物缝合到新的外侧脚底面以对其外侧进行加固。然后做双侧的5-0 PDS穹隆缝合对鼻尖进行塑形。穹隆缝合的方式需

要让穹隆尾侧向内靠拢,而穹隆的头侧缘向外分开[13]。(图62-9)如果需要的话,也可以同时做一针穹隆间缝合。这种做法构成了新的穹隆和外侧脚结构。前庭皮肤必须向上推进,并缝合到中间脚上,保证鼻孔的大小和形状合适。

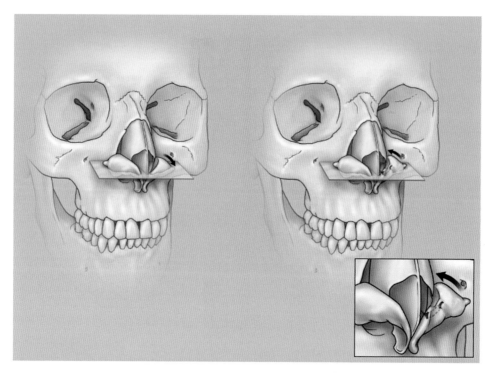

图 62-9　缝合残留外侧脚时其方向要保持让中间脚从中线的分开角度处于正常范围。新的外侧脚应该让外侧脚的尾侧缘和头侧缘保持在同一或更高的水平上

然后把带外侧脚支撑移植物的新外侧脚向尾侧放入新的腔隙中,以形成合适的鼻尖形态。腔隙的分离对保证鼻孔的对称性至关重要。分离腔隙之前,我会检查术前正面照,特别是鼻翼和颊部的融合部位(鼻翼基底)(图62-10)。如果融合点在相同水平,那么在同一水平分离侧壁腔隙。在大多数患者,这个腔隙就做在鼻翼沟的尾侧,朝向梨状孔。如果一侧鼻翼的融合点偏高(垂直方向上更靠头侧),那么这一侧的腔隙就需要更偏向尾侧分离,并更朝向上唇,这样把鼻翼向下压。如果一侧的鼻翼退缩更为明显时,可以放置外侧脚支撑移植物时让外侧脚更偏尾侧一些,这样可以把鼻翼缘向下推得更多些。还可以在外侧脚的尾侧缘上缝合较薄的外侧脚延伸移植物,使鼻孔缘再突出些。在腔隙的分离位置时,有很多的细节会影响鼻孔缘和鼻翼缘的位置。

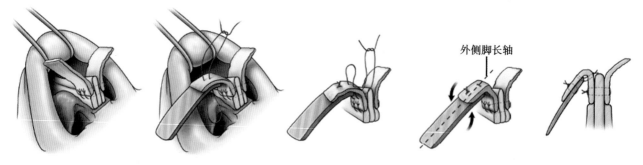

外侧脚长轴

图 62-10　做穹隆缝合时最好是外侧的进针走在头侧缘,内侧的进针走在尾侧缘。PDS缝线的这种走向会把头侧缘向下,而把尾侧缘向上或向前移动

额外的鼻尖突出度和鼻尖细化可以通过在穹隆表面用6-0 Monocryl缝合一个水平走行的鼻尖盖板移植物来实现。我通常会把一些柔软的软骨连上软组织一起盖在穹隆表面。这会增加额外的鼻尖突出度和进一步的鼻尖表现。对于皮肤较厚的患者,可以在穹隆表面缝合一整块鼻中隔软骨来实现鼻尖表现。

对大多数患者而言,应该在上外侧软骨的尾侧缘,重置的外侧脚头侧缘放置一个薄的鼻翼铺板移植物。这个薄的侧壁移植物应该是一个薄的肋软骨,以免形成外侧壁厚度或移植物的膨隆。把这个移植物用6-0 Monocryl缝到靠近内鼻阀的外侧壁黏膜上(图62-11)。如果不放置这个移植物,在鼻阀区域可能会出现薄弱环节。因为外侧脚重置到靠尾侧的方向上后就把这个重要的功能区给暴露了[13]。

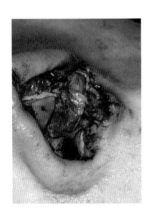

图62-11 一个薄的肋软骨铺板移植物被缝合到内鼻阀附近的黏膜上方,以支撑上外侧软骨和内鼻阀,补偿其因为重置而带来的支撑力损失

在某些病例中,鼻翼缘不对称或有切迹,从而导致鼻尖出现变形。鼻翼小叶和鼻尖连接处的切迹会把鼻尖孤立出来,从而形成"夹捏畸形"[12]。可以放置鼻翼缘轮廓线移植物来矫正这个问题[13,19]。这些移植物是相对窄且薄的移植物,沿着软骨下缘切口的尾侧缘分离出狭窄的隧道后置入。这个移植物的内侧端要用6-0 Monocryl环形缝合固定,防止其移位。但是如果反过来讲,如果重置的外侧脚放置的位置合适,方向正确,尾侧缘和头侧缘处于同一水平或略高的话,也很少需要再放置鼻翼轮廓线移植物。

缝合

缝合时,如果皮肤量够的话,可以把整个鼻小柱上的瘢痕都切掉。如果要留下一点的话,这个经鼻小柱瘢痕就很难改善了。鼻小柱上的切口缝好后,就把注意力转向软骨下缘切口。先在两侧各缝两针5-0镀铬肠线。如果前庭皮肤不足,鼻翼缘会被牵拉向头侧,如果强行缝合,会出现鼻翼的退缩或鼻翼切迹。为了预防这种情况,前庭皮肤的不足必须通过皮肤软骨复合组织填补[17-20]。可以从耳甲艇采集这些移植物(图62-12)。如果需要的话,可以采集整个耳甲艇。耳甲艇上的皮肤缺损可以从耳后采集全厚皮覆盖。将这些移植物雕刻成合适大小,植入软骨下缘切口的缺损处。用5-0镀铬肠线缝合到位。缝合时要非常小心,不要让复合移植物的边缘内卷。

要提升比较大的皮肤软骨复合移植物(大于8mm)的存活率,可以把复合移植物的皮肤部分做得比软骨部分更小,同时保留软骨膜(图62-13)。采用这种复合移植物的设计方法,可以把受区边缘和皮瓣边缘缝合到一起后,会有黏膜和前庭皮肤覆盖在深面带软骨膜的软骨基底上。这种覆盖可以通过软骨膜快速血管化。如果是端端对合,没有覆盖,因为血管接触面积有限,再血管化就会更困难。

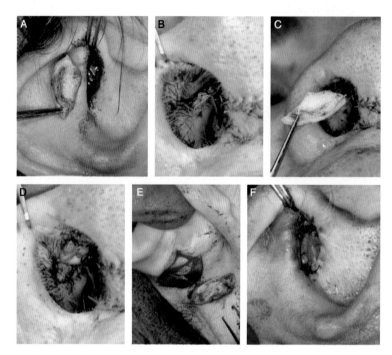

图 62-12 A,从右侧耳甲艇采集了一个皮肤软骨复合组织。B,做了外侧脚支撑移植物和重置矫正鼻翼退缩后,在前庭皮肤出现了一个缺损。C,准备植入的复合组织移植。D,把复合移植物缝合到黏膜缺损处。E,从耳后区采集的全厚皮片。F,把全厚皮缝合到耳廓缺损处

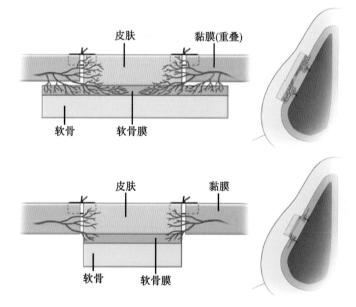

图 62-13 移植物偏大时,可以把皮片部分做得比软骨部分更小些,以促进再血管化。超出皮片范围的软骨和软骨膜会被受区的黏膜覆盖,通过软骨膜-黏膜间的粘连实现快速的血管长入

　　在侧壁两侧放置夹板进行压迫,以防鼻侧壁过厚。用3-0黑色尼龙线把夹板缝合固定到位后,要松解一下,以免影响皮肤血运。术后7天去除夹板。

　　术后要密切随访患者,注意持久的瘢痕,不对称的水肿或偏斜。如果需要时,可在鼻尖区域进行曲安奈德(曲安缩松,10mg/ml)的注射。一定不要注射得过浅,因为这样会导

致皮肤萎缩。如果发现有鼻尖上区有膨隆,可以在真皮深层注射 0.2ml 曲安缩松(10mg/ml)。对有些病例而言,在鼻尖上区贴胶布也会有帮助。

鼻修复的理念

鼻整形术后,绝大多数鼻子都要经历很多年的恢复过程。恢复的第一阶段是术后即刻,持续 6~8 周。然后进入第二个恢复阶段,特点包括局部的水肿会随着皮肤厚度、盐摄入量、温度和全身炎症情况等出现波动。这个阶段可以持续 6~24 个月。恢复的最后阶段是瘢痕挛缩期。在这个阶段,在鼻部结构上的瘢痕会随着时间出现挛缩,导致鼻部形态和鼻功能出现较为剧烈的变化。挛缩的程度根据皮肤厚度的不同,在不同患者间会有较大差异。患者较厚的患者出现的皮肤挛缩较少,除非非常细致地随访或定期注射曲安奈德。皮肤较厚的情况下,挛缩对鼻子有好处,因为它有助于让鼻尖表现更清晰,这和皮肤薄的情况不一样,那种情况下会是一个问题。皮肤中等厚度的患者皮肤挛缩各不相同,取决于他们的恢复特征。皮肤薄的患者出现长时间瘢痕挛缩的风险最高。对这些患者来讲,瘢痕挛缩能伴随终生,并在某些时间段还可能加速。这个过程不是线性的,但如果医生能长期随访患者时就很明显。这种瘢痕挛缩类似于"收紧包装"的效果,会让鼻支架结构显现,导致狭窄和夹捏出现。有些皮肤薄的患者会显现出中鼻拱变窄、鼻尖夹捏、鼻翼退缩等[15]。这些都是典型的鼻整形术后畸形,常见于鼻缩小术后。

鼻整形术后的随访都只是在一个连续恢复过程中的抽样检测。可能在这个连续过程中所有的点上有些畸形都不会出现,但是如果没有介入时,就会随着时间过去而出现。比如说,一个患者可能只是有中鼻拱塌陷,鼻背凹凸不平,以及轻微的鼻翼退缩。如果选择内入路放置撑开移植物,在侧壁上没有放置支撑的话,患者可能在数年后出现鼻翼上区夹捏和鼻翼退缩。如果选择的是开放式入路,也可能会出现类似情况,但是瘢痕组织会重新排布,愈合过程会从头重来一次。一个医生必须要能预见到可能随时间导致畸形的部位。比如说,如果过度的头侧修剪,又没有放置支撑移植物来实现鼻缩小的话,可能会出现某种程度的外侧壁塌陷和鼻翼退缩。皮肤薄的患者出现这种远期畸形的风险最高。

为了实现最佳的远期效果,我通常会解构整个鼻部,然后用结构移植物来对鼻的各个部分进行支撑。放置撑开移植物来重建中鼻拱,用鼻中隔尾侧延伸移植物、外侧脚支撑移植物和鼻翼铺板移植物来重建鼻下方三分之一。用复合移植物重建内鼻阀衬里并提供额外的外侧壁支撑。这种方法可能会做出一个很硬的鼻子,很多患者可能觉得不自然,但是这个肋软骨鼻重建的后果在术前是需要和患者进行广泛详尽讨论的。这种鼻重建方法的好处是可以对鼻部所有的薄弱部位进行矫正和加固。这种方法也有很多缺点:手术操作复杂,移植材料需求大(大多数情况下都是肋软骨),手术时间长,术后鼻子硬。

我选择这种方法的主要理由是,大部分来找我做修复的患者之前都已经做过多次手术,术后早期都能有短暂的改善,但是随着时间过去,无法预见的恢复过程又会重新导致畸形和鼻阻塞。上一个医生一般都会做一个时间偏短、并发症少的手术,针对性地解决患者的问题,但是不会做广泛的重建。如果需要软骨时,通常选择耳软骨。如果穷尽患者一生,这些手术不会有很高的返修率的话,就没有必要去调整技术。但是,我在我自己用耳软骨重建的患者身上已经看到了功能和美学的损失。这是我转而使用肋软骨,从结构上加强鼻部以对抗远期恢复过程的主要原因。

调整

这种方法通常不需要分期手术,但是偶尔可能也需要做一些小的调整。我自己鼻修复术的术后返修率约为8%。最常见的返修原因是鼻背和中鼻拱小的凹凸不平或不对称,鼻孔不对称,或小的功能问题。返修的时机取决于是什么问题。在大多数情况下,鼻背的凹凸不平可以早点修,术后3个月就可以。对这些情况我会在门诊做一个"小针刀"。这个方法包括标记畸形,打上局麻药,然后用16G的针头穿破皮肤,用针尖的锐面把软骨突起磨平。我们的目的是把软骨打成很多非常细小的颗粒,可以分散开来但是不会导致畸形。这需要一定的经验,只把缺陷搞掉,而不会形成一个新的畸形。鼻尖表现点的问题要1年后再处理,因为随着时间过去鼻轮廓还会有变化。功能性问题也可以尽早解决,通常只是做一点小手术就行了。

并发症

并发症非常罕见,通常不用解决。我自己还没有遇到过张力性气胸,软骨的卷曲也很少见。患者可能在肋软骨采集部位会有一些疼痛,但是通常很快就过去了。瘢痕几乎不算是问题,我采集肋软骨的胸部切口也就 10~11mm,所以瘢痕也很小。因为术中一直在用抗生素冲洗,术后也会应用抗生素,所以感染也很少见。

有时使用肋软骨可能出现鼻部不自然、硬和厚重的外观。这会随着时间而得到改善,但是大多数这些硬和厚的情况都可以通过术中的测量进行预防。我做一台鼻修复的过程中会测量超过 100 次。一些相对比较重要的测量值包括鼻尖突出度,鼻长度,鼻尖旋转度,中鼻拱宽度和鼻基底宽度。了解女性和男性对鼻子的期望范围,可以更容易地预防这种畸形出现。此外,通过和术前比较,我能够确定我对一些特定的参数改变了多少,比如说鼻尖突出度、鼻长度和中鼻拱宽度等。

案例分析

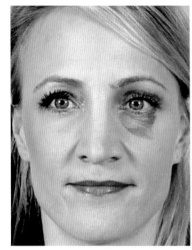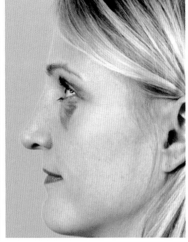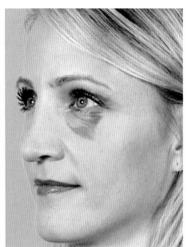

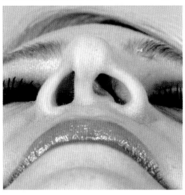

图 62-14

  这名患者之前做过两次鼻整形,最近鼻子还被撞过。她有鼻塞和鼻畸形。她有严重的鼻中隔偏曲,鼻气道阻塞。上次手术后,还留下了一个很大的鼻中隔穿孔。穿孔大于3cm,不太可能关闭了。鼻尖不对称,向右偏,鼻尖夹捏,向右偏斜,鼻孔严重不对称,外侧脚明显向内凸。她因为外侧壁的塌陷,出现了明显的气道阻塞。

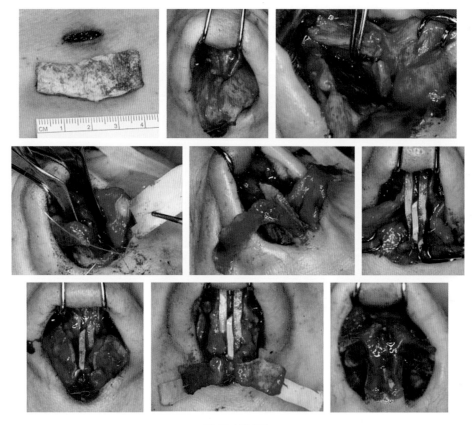

图 62-14（续）

畸形的重建需要移植材料。通过 11mm 的切口采集了第六肋的软骨。下侧软骨不对称，朝向头侧。鼻中隔瘢痕化严重，出现了断裂。切除了瘢痕化的尾侧鼻中隔，用肋软骨替换了鼻中隔尾侧段，将其固定在前鼻棘上做出的槽中。从前庭皮肤上把变形的外侧脚剥离下来。放置了延伸撑开移植物，用于固定中隔尾侧替代移植物。用 5-0 PDS 把外侧脚支撑移植物缝合到外侧脚底面。然后把外侧脚支撑移植物放入靠尾侧的腔隙中。手术还包括保守的鼻翼基底切除，在鼻部上放了一条薄的肋软骨膜用于掩饰。

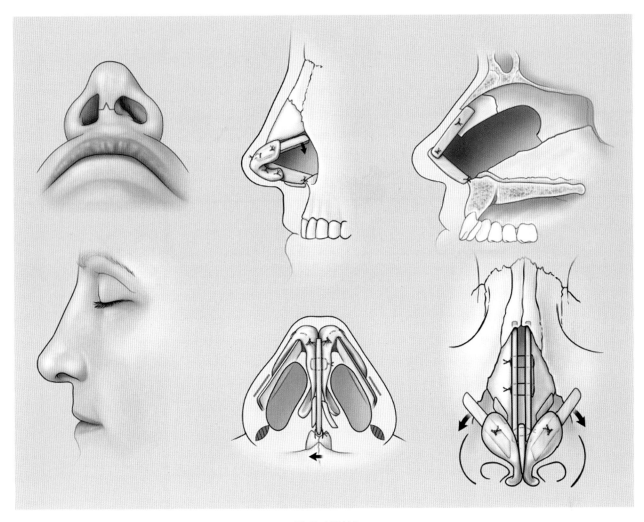

图 62-14(续)

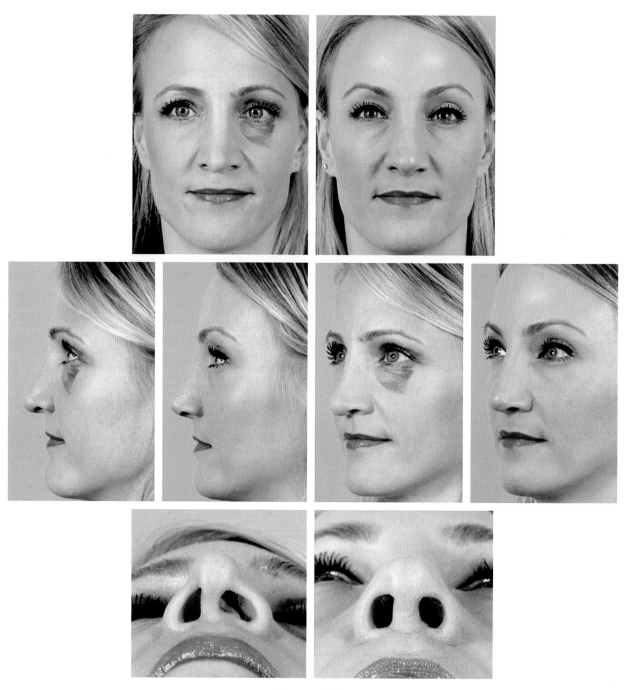

图 62-14(续)

术后 3 年,她的鼻尖轮廓得到改善,鼻尖旋转度增加,鼻基底对称。

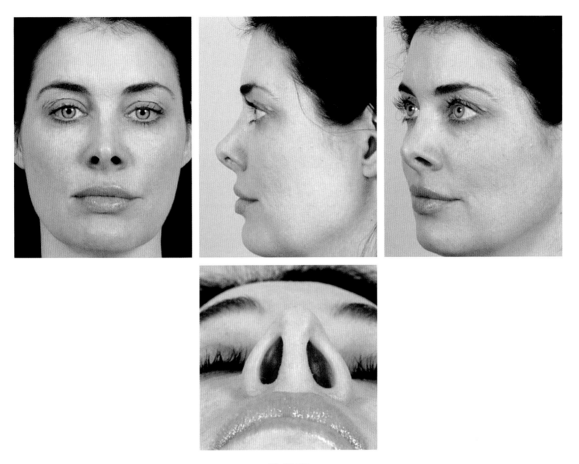

图 62-15

患者做过三次鼻整形手术,现在鼻尖朝天,鼻翼退缩,鼻背畸形。她也有鼻气道阻塞。她的鼻背皮肤萎缩菲薄,甚至可以透过皮肤看见鼻背的畸形。

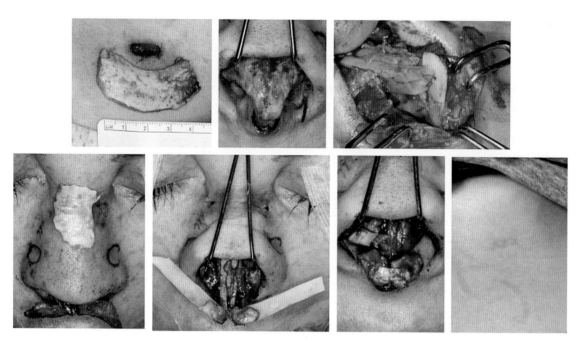

图 62-15（续）

　　她已经没有鼻中隔软骨，从她第六肋通过 10mm 切口采集了一段 4.5cm 长的肋软骨。鼻子打开后，背部皮肤已经薄得透亮。外侧脚朝向头侧，已经变形。放置了一个三角形的中隔延伸移植物，端端对合，上方用延伸型撑开移植物，下方用薄片进行了固定。对多个鼻背凹凸不平处进行了打磨，把左侧塌陷的鼻骨进行了向外骨折，用一个非常长的撑开移植物一直推到鼻骨下方保持其位置。在萎缩的鼻背皮肤深层放置了一个大张的矩形肋软骨膜进行加厚，并用于掩饰背侧的凹凸不平。很长的外侧脚支撑移植物缝合到残存的外侧脚底面。把外侧脚支撑移植物放入靠尾侧分离的腔隙中。

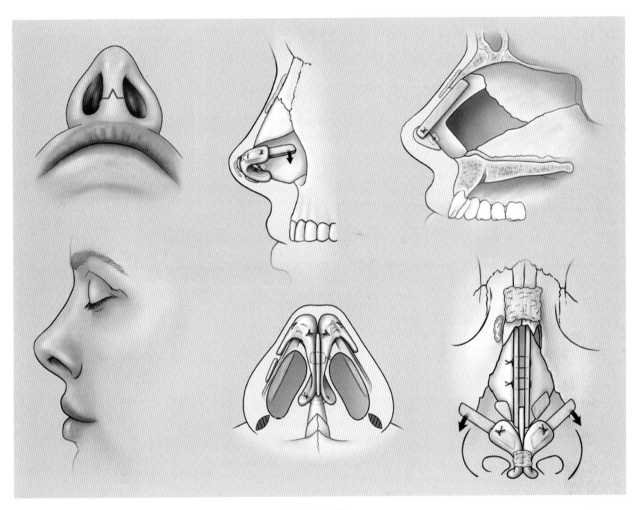

图 62-15(续)

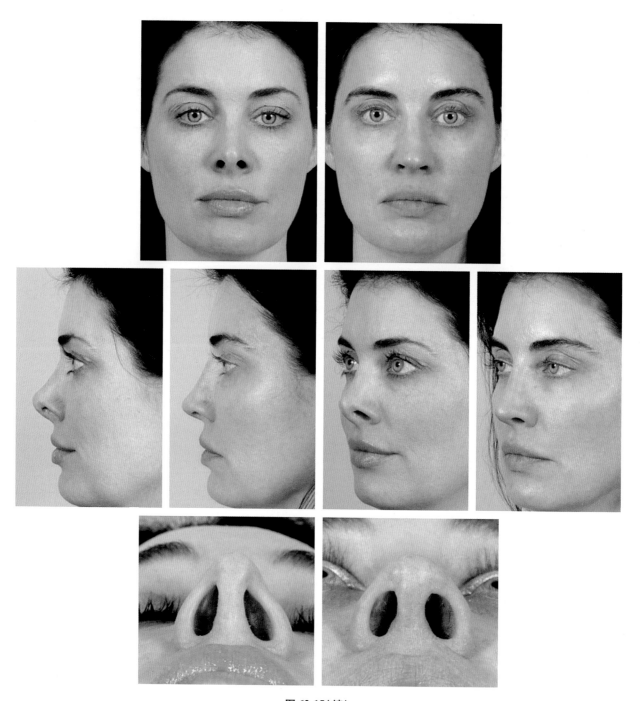

图 62-15（续）

　　术后两年,她的鼻尖向尾侧旋转,从正面观时鼻孔显露减少,鼻背对称性得到改善。她胸口的切口愈合得很好。

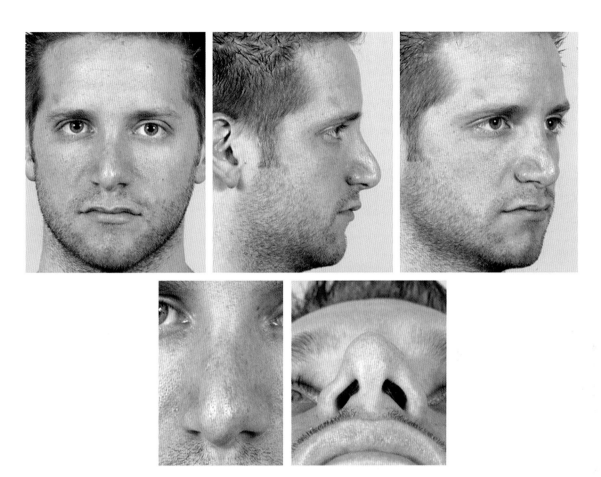

图 62-16

　　这名患者之前做过三次鼻整形。他主要是有严重的鼻气道阻塞（右侧）和鼻畸形。他的皮肤较厚，右侧塌陷。在侧面轮廓上，他有严重的鹦鹉嘴畸形。严重的右侧塌陷是由于跨越右侧鼻阀区的严重瘢痕引起，这里之前是做软骨间切口的位置。

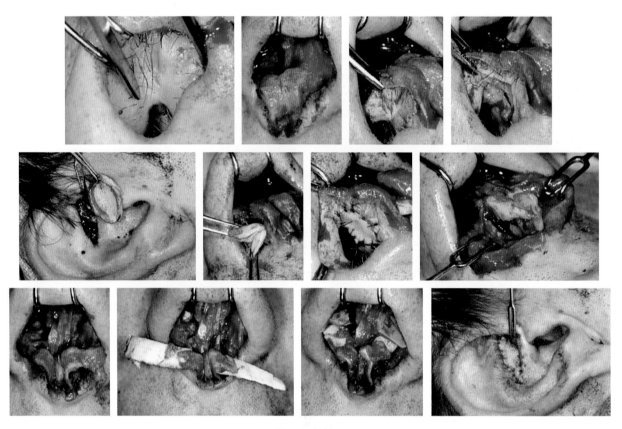

图 62-16（续）

术中视图显示下外侧软骨有严重退缩，右侧外侧脚凹陷。瘢痕化的前庭黏膜把右侧外侧脚拉到了一个向下偏浅的位置上。前庭瘢痕被切掉，释放了右侧外侧脚，留下了一个跨越右侧鼻阀的大的鼻内畸形。

这个缺损用右侧耳甲艇采集的复合组织进行了矫正。把这个移植物的软骨部分切开，但是皮肤保持原状，这样就能让其"打折"（折叠）。然后把这个打折的复合移植物放置到黏膜缺损处，关闭鼻腔内的黏膜缺损。放置了尾侧鼻中隔延伸移植物，上方用延伸型撑开移植物，下方用软骨薄片固定。从前庭皮肤上分离出外侧脚残存部分，把外侧脚支撑移植物缝合到软骨的下表面。把外侧脚支撑移植物放入靠尾侧分离的腔隙中。从右耳后方采集全厚皮，用于覆盖耳甲艇处的缺损。

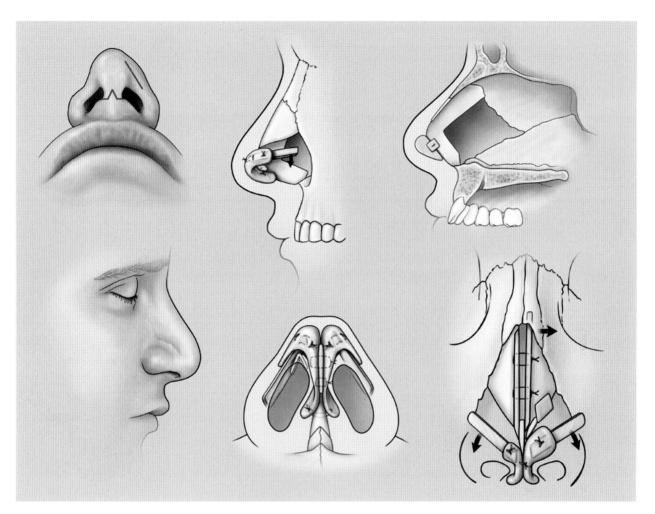

图 62-16（续）

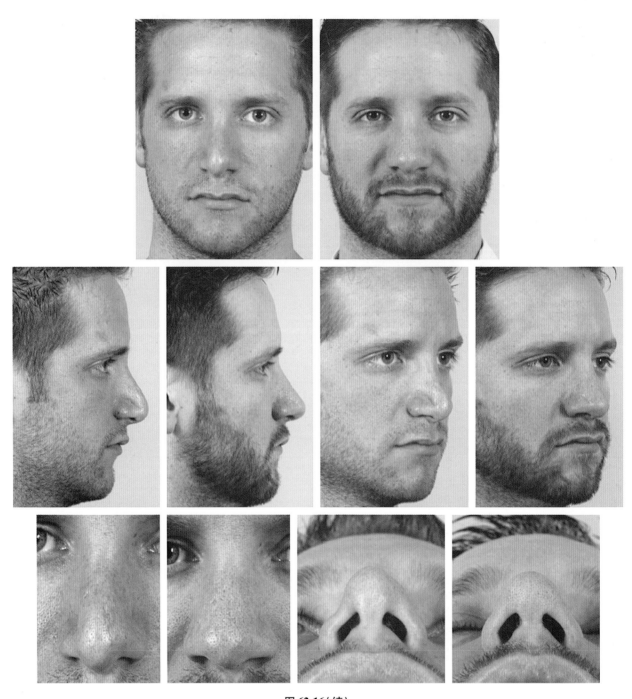

图 62-16(续)

术后两年半,鼻右侧得到很好的矫正,气道通气得到改善,鹦鹉嘴畸形被消除。

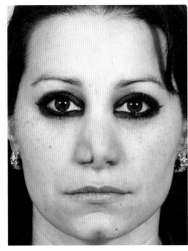
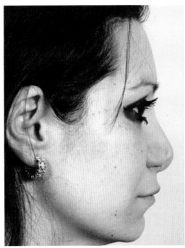
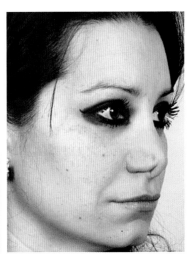
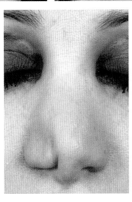
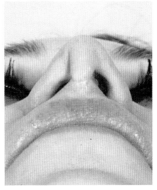

图 62-17

　　这名患者做过三次鼻整形。上次手术中，她鼻子里放了一个 Gore-tex 膨体材料，后来感染了，出现右侧鼻翼的严重畸形和阻塞。她右侧软组织三角也出现严重畸形，还有右侧的鼻前庭狭窄。

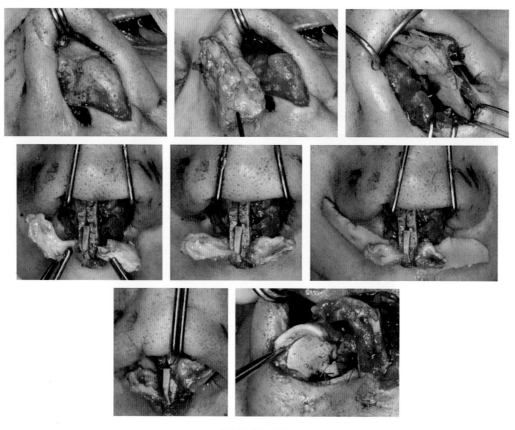

图 62-17（续）

　　鼻子打开后,在鼻背上延伸到鼻尖上区的范围发现了一条 Gore-tex 膨体。将其取出。去除了一个大的盾形移植物,下外侧软骨剩下的不多。她的尾侧鼻中隔已经找不到,所以在前鼻棘的切迹上缝合了一个鼻中隔尾侧替代移植物,上方和延伸型撑开移植物进行了固定。用肋软骨膜条来做新的外侧脚,缝到了鼻中隔尾侧替代移植物上。把肋软骨做的外侧脚支撑移植物缝合到外侧脚替代移植物上。把外侧脚支撑移植物放入靠尾侧分离的腔隙中。切除了一个大范围的鼻前庭皮肤挛缩瘢痕,缺损用右侧耳甲艇采集的皮肤软骨复合组织进行了覆盖。皮肤部分做得小点,这样黏膜和软骨的重叠部分就能促进血管化。

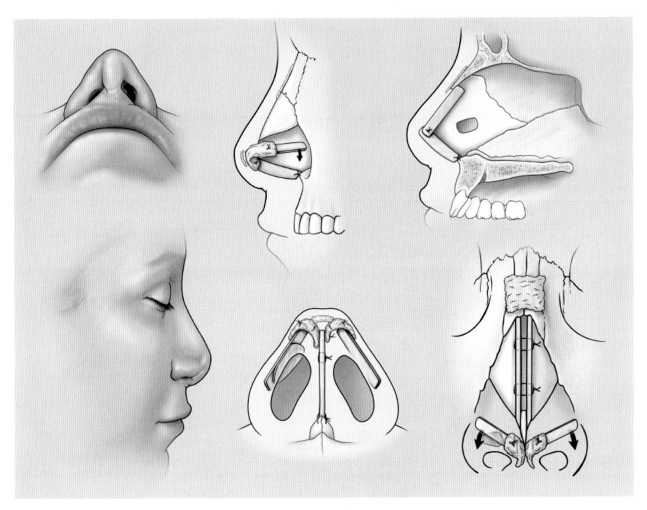

图 62-17（续）

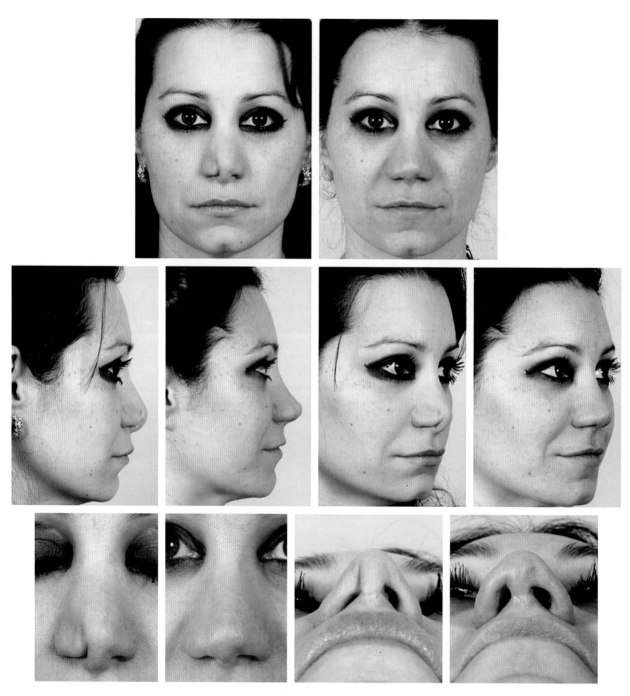

图 62-17（续）

术后 2 年,她的鼻尖轮廓和软组织三角畸形均得到改善。

要　　点

- □ 术前必须进行全面分析，识别出所有的畸形和轮廓的不规则。
- □ 医生和患者应进行讨论，确定哪些畸形是最困惑患者的，让患者自己根据重要性排序。
- □ 应该用鼻窥镜和内窥镜进行鼻腔内的彻底检查，以确定所有黏膜畸形（鼻中隔穿孔）、鼻中隔偏曲、粘连、以前的鼻中隔成形术、鼻甲病变和鼻阀损伤的迹象。通过观察患者通过鼻子呼吸和将鼻侧壁向外拉时的通气情况来评估内鼻阀的通气能力。
- □ 与患者进行术前讨论时应包括术前电脑设计，以确保患者的期望值和设计的美学效果达成一致。患者必须明白，电脑成像只是一种"可能的结果"，而不是一个保证。潜在的并发症和预期的修复也必须被讨论。
- □ 必须采集充足的移植材料（鼻中隔，耳，肋软骨）以进行结构移植。需要矫正衬里缺损时需要采集复合组织移植。
- □ 必须充分显露，以实现有效的鼻结构重建；大多数情况下，都需要做外入路。
- □ 医生应该按需重建鼻背和侧面高度，和鼻尖突出度保持一致。
- □ 应使用撑开移植物和（或）鼻翼铺板移植物重建中鼻拱，保证鼻背美学线对称，并对鼻阀提供结构上的稳定性。
- □ 使用鼻中隔尾侧延伸移植物或类似的移植物稳定鼻基底，为鼻下三分之一提供稳定的支点。
- □ 鼻尖的重建应使用外侧脚支撑移植物（重置或不重置），外侧脚替代移植物和（或）鼻翼轮廓线移植物以形成阴影分布适当的正常鼻尖轮廓。

（李战强　译）

参考文献

1. Gunter JP, Friedman RM. Lateral crural strut graft: technique and clinical application in rhinoplasty. Plast Reconstr Surg 99:943-952, 1997.
2. Toriumi DM, DeRosa J, Watson D. Structural grafting in secondary rhinoplasty. In Dallas Rhinoplasty: Nasal Surgery by the Masters, ed 3. Rohrich RJ, Adams WP Jr, Ahmad J, et al, eds. St Louis: CRC Press, 2014.
3. Adamson PA, Warner J, Becker D, et al. Revision rhinoplasty panel discussion, controversies, and techniques. Facial Plast Surg Clin North Am 22:57-96, 2014.
4. Toriumi DM, Pero CD. Asian rhinoplasty. Clin Plast Surg 37:335-352, 2010.
5. Toriumi DM. Discussion: use of autologous costal cartilage in Asian rhinoplasty. Plast Reconstr Surg 130:1349-1350, 2012.
6. Constantian MB. What motivates secondary rhinoplasty? A study of 150 consecutive patients. Plast Reconstr Surg 130:667-678, 2012.
7. Toriumi DM. Management of the middle nasal vault in rhinoplasty. Op Tech Plast Reconstr Surg 2:16-30, 1995.
8. Sheen JH. Spreader graft: a method of reconstructing the roof of the middle nasal vault following rhinoplasty. Plast Reconstr Surg 73:230-237, 1984.
9. Walker TJ, Toriumi DM. Revision rhinoplasty. In Cheney ML, Hadlock TA, eds. Facial Surgery: Plastic and Reconstructive. St Louis: CRC Press, 2014.
10. Toriumi DM. Caudal septal extension graft for correction of the retracted columella. Op Tech Otol Head Neck Surg 6:311-318, 1995.
11. Toriumi DM, DeRosa J. The Asian nose. In Dallas Rhinoplasty: Nasal Surgery by the Masters, ed

3. Rohrich RJ, Adams WP Jr, Ahmad J, et al, eds. St Louis: CRC Press, 2014.

12. Toriumi DM. New concepts in nasal tip contouring. Arch Facial Plast Surg 8:156-185, 2006.

13. Toriumi DM, Asher SA. Lateral crural repositioning for treatment of cephalic malposition. Facial Plast Surg Clin North Am 23:55-71, 2015.

14. Sheen J. Aesthetic Rhinoplasty, ed 2. St Louis: CV Mosby, 1987.

15. Constantian MB. The boxy nasal tip, the ball tip, and alar cartilage malposition: variations on a theme—a study in 200 consecutive primary and secondary rhinoplasty patients. Plast Reconstr Surg 116:268-281, 2005.

16. Bared A, Rashan A, Caughlin BP, Toriumi DM. Lower lateral cartilage repositioning objective analysis using 3-dimensional imaging. JAMA Fac Plast Surg 16:261-267, 2014.

17. Losquadro WD, Bared A, Toriumi DM. Correction of the retracted alar base. Facial Plast Surg 28:218-224, 2012.

18. Toriumi DM, Bared A. Revision of the surgically overshortened nose. Facial Plast Surg 28:407-416, 2012.

19. Rohrich RJ, Raniere J Jr, Ha RY. The alar contour graft: correction and prevention of alar rim deformities in rhinoplasty. Plast Reconstr Surg 109:2495-2505, 2002.

20. Toriumi DM, Patel AB, DeRosa J. Correcting the short nose in revision rhinoplasty. Facial Plast Surg Clin North Am 14:343-355, 2006.

理解鼻修复的选项

Myriam Loyo Li ▪ *Tom D. Wang*

鼻修复是面部手术中最为复杂的一个手术,因为鼻的三维解剖结构、鼻在面部和谐美学中的重要性,以及对心理的影响等都很复杂。软骨、骨和软组织之间的错综复杂的平衡和界面被之前的手术改变,而瘢痕的存在使得鼻修复更具挑战性。此外,充分沟通期望值和恢复过程也是鼻修复手术中最为困难的部分。尽管困难重重,但是如果病例选择合适,还是可以达到医患双方均满意的结果的。本章会阐述鼻修复准备过程中的要点以及我们的常用方法。重点展示我们在鼻背和鼻尖处最常使用的技术。

鼻修复的手术入路

医生要有心理准备,修复手术都比初次手术花的时间长。修复手术都会更复杂,因为瘢痕组织的存在,还有鼻子的正常解剖结构都已经被破坏。鼻骨和软骨经常会塌陷、薄弱、扭曲,甚至完全缺失。需要很熟练和精确的操作,才能重建这些结构,并保持自然的外观。鼻修复看似简单。但医生要做好精心准备来恢复和改善鼻部的复杂解剖结构。

下面介绍一下我们在鼻修复中常用的套路。这些操作被分为鼻背和鼻尖的技术。

鼻背操作

鼻背的操作可以分为充填、降低、歪鼻矫正等[1-4]。如果鼻背降低过度,出现了"塌鼻,鞍鼻"等情况时必须要做充填。要做鼻背充填前,医生需要和患者讨论一下选择什么材料的问题。可用于充填的材料包括雕刻的盖板移植物、碎软骨或异体材料等。我们喜欢用一个长条肋软骨做鼻背盖板移植物,与其他技术比起来这种方法的结果更可预测。盖板移植物的平均长度为 3.5cm。如果鼻中隔软骨量够,也可以用来做盖板移植物,只是一般来讲初次手术基本都会把鼻中隔用掉。细心雕刻,以预防术后出现不对称,必须实现移植物和骨性锥体的充分过渡。肋软骨的来源包括自体的和异体的。我们建议 45 岁或以下的患者采用自体肋软骨,45 岁以上的如果自己提出要求也可以用。对年龄偏大的患者,自体肋软骨可能已经钙化了,这样雕刻和恢复都会更困难。

异体肋软骨,经过放射线处理后,也是一种量大易用的材料。肋软骨供体的年龄都不超过 30 岁。肋软骨作为移植物的风险包括卷曲、吸收、移位、胸部瘢痕增生等,气胸的风险较低。肋软骨要居中雕刻,以降低卷曲风险。肋软骨的雕刻是一门艺术,有一个较长的学习曲线,但是有志者事竟成。在传统观念上,异体肋软骨会受到批评,和自体肋软骨比起来有较高的吸收率,但是我们的经验与之不同。在文献中没有过自体和异体肋软骨的直接比较。Kridel 医生[5]提供了大量使用异体肋软骨的病例资料。这篇文章突出了异体肋软骨的稳定性。推荐用筋膜包裹碎软骨的支持者认为这样可以利用那些碎软骨(常为削下来的碎末),这些小碎片易于塑形,也不用担心卷曲的问题。而对碎软骨的批评包括不能保持精确的塑形、术后碎片显形等。

鼻背充填还能用膨化聚四氟乙烯(ePTFE,Gore-tex)、多孔高密度聚乙烯(Medpor)和硅橡胶[2]。过去,与自体材料比起来,异体材料的名声不是太好,因为其植入多年后都存在感染、移位和外漏等可能。供应充足、可精确塑形、无供区损伤等优点让异体材料成为很诱人的选择。我(T. D. W)有时会用 Gore-tex 补片来充填鼻背。[3]

鼻背降低不足时可以用骨凿、骨锉或软骨切除等类似的初次驼峰祛除技术再次解决。鼻背降低不足常会出现在软组织罩还肿胀时,使之很难准确评估鼻背形态。

歪鼻持续存在是患者寻求修复的一个常见原因,所以常需要用到歪鼻矫正的操作[1]。要矫正歪鼻,常需要重做鼻中隔成形和截骨。但是如果鼻背的偏斜很轻微,掩饰移植物也可以实现。

如果重做鼻中隔成形,这是一个解决高位鼻中隔偏斜的机会,这常会引起鼻阻塞,而之前又没有做处理。如果患者需要重做鼻中隔,可能必须做鼻中隔的体外成形。做这种体外成形时,我们会留下一个鼻背支撑移植物,把鼻中隔的尾侧端和下面的部分切取下来。我们把这种切除叫做鼻中隔前段移植。保留鼻背的支撑移植物可以让我们留下鼻背软骨部分和骨性部分在键石区的附着。这样可以预防术后鼻背的不对称和中鼻拱的塌陷。如果鼻背支撑移植物出现严重偏斜时,则需要做一个完整的鼻中隔替换。

如果两次手术之间的间隔时间合适,可以安全地进行再次截骨,使骨性鼻背变直。双侧外侧截骨加上中线截骨,或内侧截骨就能实现这个目的。和内侧斜行截骨比起来,我们更愿意选择中线截骨。我们认为中线截骨有助于保持鼻背形态和宽度的均衡,因为键石区没有被改变,中线截骨可以保留鼻背的支撑,并防止这个皮肤特别薄的区域出现不对称。对于严重的偏斜,需要做一个横向截骨,把筛骨垂直板从颅骨底面分离下来。截骨不全常是鼻锥体未能充分移动的原因。不对称的撑开移植物可以把软骨鼻背矫直,支撑中鼻拱,处理内鼻阀狭窄,矫正倒 V 畸形(图 63-1)。

鼻尖操作

鼻尖操作的目标是改善鼻尖形态,同时保持自然外观[6]。处理鼻尖时,第一步是建立鼻尖的支撑。接下来处理鼻尖形态。改进下外侧软骨(LLC)的朝向,长短轴的配比,以及软骨宽度等是鼻尖重塑的关键点。在某些情况下,特别是皮肤较厚的病人中,最后还需要一个单独的移植物来增加鼻尖突出度。图 63-2 是一个鼻尖修改的例子。

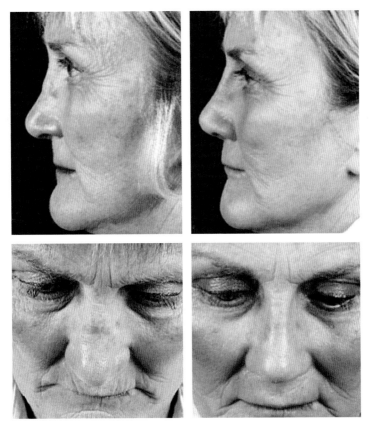

图 63-1　这个患者用撑开移植物矫正了倒 V 畸形

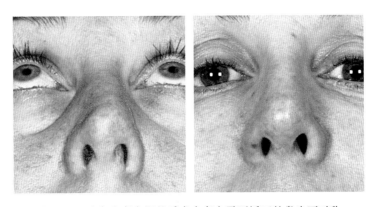

图 63-2　这名患者在调整手术中存在需要矫正的鼻尖不对称

　　我们做鼻尖支撑的技术包括鼻小柱支撑移植物,榫槽结构或鼻中隔延伸移植物。通过这些技术,我们可以为鼻尖中间的复杂结构提供一个牢固的基础。在鼻中隔尾侧端切除的病例中,一个鼻小柱支撑移植物和延伸型撑开移植物结合到一起,可以替代尾侧鼻中隔。此时设置鼻尖旋转度。

　　过度切除的短鼻需要做延长和尾侧旋转。反过来说,鼻尖下垂,鼻小柱悬吊以及长鼻此时需要靠抬高鼻尖来缩短。要获得一个稳定的鼻尖,我们常规会把内侧脚固定到中线上以稳定移植物。

　　处理完鼻尖支撑后,我们开始专门处理 LLC 的朝向和对称性问题。鼻尖不对称常因为单侧 LLC 的塌陷导致。如果 LLC 有合适的扁平形状的话,鼻尖形态会得到改善。凸起的 LLC 会导致球形鼻尖,而 LLC 的凹陷会导致鼻阻塞和鼻尖夹捏。从鼻尖穹隆到鼻翼基底的平滑过渡反映了 LLC 的形态。我们喜欢的改善 LLC 的技术包括头侧翻转版,外侧脚支撑移植物以及蝴蝶移植物等。头侧翻转瓣能保留软骨,同时保持支撑力,还能防止出现鼻阻塞。如果之前的软骨被切除了,可以用外侧脚支撑移植物和蝴蝶移植物来增加支撑。蝴蝶移植物是用耳软骨做成的移植物,放置在鼻尖上区,LLC 的头侧缘下方[7]。因为其放置的位置,蝴蝶移植物可以打开内鼻阀,从底面支撑 LLC,防止 LLC 出现塌陷。我们倾向于不使用 LLC 缝合技术,比如外侧脚褥式缝合或鼻翼跨越缝合,而是代之以结构移植物。我们很少会做外侧脚的重置。图 63-3 示一位矫正鹦鹉嘴畸形的患者,同时矫正了过度突出的鼻尖上区的鼻背,LLC 的朝向进行了重新排布,凸起的形态变平,最终鼻尖形态得到改善。

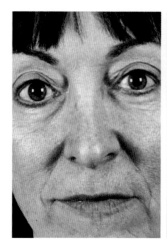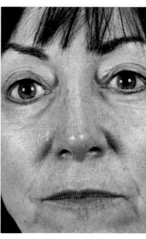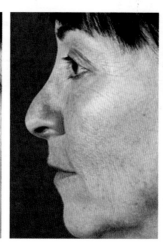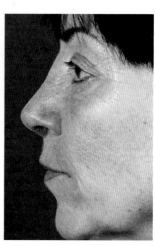

图 63-3 这名患者接受修复手术调整其鹦鹉嘴畸形。同时做了鼻尖细化

处理好 LLC 后,判断鼻尖和穹隆的突出度。如果鼻尖突出度过大,可以做穹隆离断以降低突出度。我们喜欢做穹隆离断,外侧脚做重叠,因为这样可以改变鼻尖形态和容积。我们常规做后方的贯穿穹隆绑定以保证穹隆的对称性。如果鼻尖突出度不足,必须额外增加突出度;一个鼻尖移植物如掩饰得很好的帽子或盾形移植物会比较理想。鼻尖移植物一定要细心雕刻,预防术后显露,特别是皮肤薄的患者。软骨过强而皮肤又薄的患者出现术后鼻尖臃肿的风险会较大。

处理完 LLC 和鼻尖后,再次检查鼻翼的位置。评价一个鼻翼退缩的患者时,先要确认鼻子是否过短或朝天。因为在处理鼻翼退缩前必须先要处理鼻延长的问题。鼻翼退缩和鼻小柱过度显露也要进行区分。鼻整形术后鼻翼退缩在术后很容易被医患双方所关注,是一个很难矫正的手术痕迹。鼻整形术中预防鼻翼退缩也是一个重要的步骤。头侧过度切除会导致瘢痕挛缩和鼻翼退缩。LLC 朝向偏头侧也会让患者出现鼻尖夹捏和鼻翼退缩的问题。LLC 的朝向对于预防鼻翼退缩非常重要。维持 LLC 的强壮有力,形态扁平有助于保持充分的鼻翼位置。鼻翼轮廓线移植物也可以预防和处理鼻翼退缩。鼻翼轮廓线移植物会支撑鼻翼,保持从穹隆到鼻翼尾侧缘的平滑过渡。如果前庭衬里有缺失,鼻内瘢痕挛缩导致的鼻翼退缩,可以在鼻前庭内使用耳廓复合组织移植。

另外一种鼻修复常见问题是影响到软组织和皮肤的畸形。鼻翼基底、鼻翼缘或软组织三角上的切口位置放置不当都是很难矫正的。如果之前的手术从软组织三角进入,造成了瘢痕,可以用耳廓复合组织充填修复。鼻小柱和软骨下缘切口之间的过渡永远不要延伸进入软组织三角。在某些情况下,比如唇裂鼻畸形,切口可以放在鼻翼缘上,但是不能放在软组织三角。对于皮肤畸形可以做瘢痕改形或者磨削,但是很难彻底解决。

鼻修复流程

表 63-1 是在鼻修复中用于实现特定目标最常用的技术指导。以上描述的操作都不是单独进行的,主要目标仍然是评估鼻各部分的三维形态,让其保持和面部整体对称协调。这个流程对鼻修复所能应用的技术来讲也只是挂一漏万。

表 63-1　鼻修复流程

鼻背	充填	鼻背盖板
		碎软骨
		假体
	降低	驼峰祛除
		假性驼峰(需要充填)
	歪鼻	不对称截骨
		掩饰移植物
鼻尖	支撑	鼻小柱支撑移植物
		榫槽结构
		鼻中隔尾侧延伸移植物
	下外侧软骨(LLC)朝向	头侧内翻瓣
		后方贯穿穹隆缝合
		外侧脚盖板移植物
		外侧脚支撑移植物
		蝴蝶移植物,用于支撑 LLC
	增加鼻尖突出度	帽状或盾形移植物
	处理和预防鼻翼退缩	LLC 朝向

序贯治疗

鼻修复理念

鼻修复的目标是重建鼻部解剖,以实现和谐愉悦的形状,同时改进或保持通气。形态和功能是密不可分的。外鼻的所有变化对鼻内也会有影响。成功的鼻整形需要仔细考虑鼻部的三维解剖以及患者的目标,最大限度地保持功能。

鼻修复时机

以往都会建议最好等待一年的时间再进行鼻修复。我们遵守这个要求,但也有一些例外。如果异常随着时间过去和肿胀消退没有得到改善,我们不到一年也会进行修复。

患者评估

医生必须仔细倾听患者要求,了解其期望值和目标。在鼻修复中花上必要的时间和患者进行沟通,以确定患者的关注点和需求,这是最为重要的一个环节。就某种程度上来讲,要求进行鼻修复手术的患者都会对之前的手术失望。要实现成功的鼻修复手术,医生必须了解到底是什么会促成一个沮丧的患者下决心来做这次手术。要讨论鼻部具体需要调整的部位,或是对鼻阻塞和鼻通气的关注。准确的沟通和手术目标的确定对于达到医患双方都满意的结果是很关键的。患者通常会描述一些上次手术带来的新问题或改变,上次手术没有矫正的问题,或某些鼻部或种族特征的丢失等。[4]取得患者的信任就取决于医生是否能理解患者的关注点和期望值。术前模拟可能能对交流质量有改进。

医生应该查看之前的手术记录,以准备接下来的手术。这些为修改手术设置了一个解剖用的导航图。对上次手术了解得越多,对修复来讲准备越充分。即使手术记录比较简短或缺乏细节,其中的信息也能澄清之前做了什么。我们一般都要去调取上次的手术记录,如果有可能,最好有上次的术前照片。

医生必须确定手术的目标是否现实。特定的鼻面解剖可能会对特定结果带来限制。每位患者的鼻子都是独一无二的,包括大小、形状、厚度以及皮肤质量等。每个特点都会有利有弊。了解手术目标以及特别关注的点,可以帮助确定这些是否现实。如果要求把鼻子做完美,往往风险极高获益极小,在进行手术前最好要把这个问题解释清楚。最后,找出有抑郁症或躯体变形障碍的患者,有助于预防患者出现术后不满意。精神有障碍的患者可能无法客观评价他们的需求和术后效果。最好是直接拒绝,要么就转给别人。

设定鼻修复目标

医生在脑海里要为鼻修复设定一个方案。和患者讨论完方案,看完以前的照片后,医生应该花时间来分析照片,并制订方案。手术方案从患者踏入门诊那一刻就开始了,但是随着了解到的信息越来越多,这个方案也需要进行调整。需要找到一个解决之道来实现手术目标。虽然手术中还是需要灵活性,但是把困难想得多些,术中阻力就会小些。外科有一句格言说得好:一个好的外科医生会把一个手术做三次:第一次,在脑子里设计;第二次,在手术台上完成;第三次,手术完成后再在心里回顾一次,以求下次改进。

医生应向患者强调功能和外观一样重要。这两者如影随形。经常外观上有问题的鼻子都会有相应的功能问题。鼻气道阻塞可以由内鼻或外鼻的解剖结构改变引起。鼻整形可以重新塑造鼻部解剖,实现更为愉悦和谐的鼻形态,同时改进或保持鼻通气。外鼻的所有变化对鼻内也会有影响。把鼻缩小时同时也需要对鼻进行支撑,以防止出现塌陷和鼻气道阻塞。鼻整形的某些限制来自于鼻部的三维解剖,以及保持功能的需要。

选择创伤最小的操作以实现目标。处理方式根据手术目标进行设计,尽量减少破坏性操作。要遵循"修复之梯"原则。鼻修复涵盖的技术从非手术的充填剂解决小的轮廓凹陷,到大范围的肋软骨移植重建。不是每个病例都需要医生把鼻子拆了重做。

沟通是关键!患者选择信任医生。他们的自我认识、容貌外观以及他们的安全都在医生手里操控着。鼓励患者开诚布公地分享他们的期望和关注点,这非常重要。手术前,手术结束后即刻,以及术后远期,医生都应建立和保持与患者自己的沟通顺畅。即使患者恐惧的东西看上去非常不理性,和他们坦诚沟通后也还是能找到一个能接受的处理方案的。对于一个良性的恢复来讲,医生的支持非常重要。

预测远期效果

　　要预估远期效果,而不仅是看手术台上即时效果。鼻子应该随着时间过去,经历恢复期后,仍然保持形态和功能。防止塌陷的稳定性对于保持气道通畅是非常重要的。很脆的移植物在瘢痕挛缩的强力作用下会塌陷和扭曲,出现鼻部意外的外观,并影响呼吸。预防移位和移植物显露的操作也很重要。鼻背和鼻尖移植物都需要固定,以防移位。术中软组织的肿胀也要考虑到。另外,鼻部皮下脂肪随着年龄老化会变薄,在成年时植入的移植物到老了可能就显露出来了。

调整

　　我们的返修率很低,在文献中报道过不超过10% ,但是也很难量化。但是面部整形手术的返修率都是通过病例回顾获得,随访有限,这很容易出现偏差。

　　我们要求鼻修复指征排前三位的为:
1. 鼻阻塞
2. 鼻背不对称
3. 鼻尖不对称

　　鼻阻塞通常由鼻中隔持续或临时偏斜引起,通常在尾侧部分,以及内鼻阀塌陷。鼻背不对称常见于做过鼻背驼峰祛除的患者。鼻尖不对称的原因就多了。

　　对鼻修复而言,预防是关键。这需要持续和挑剔地反复评价效果。如果能预见到哪些情况可能会返修,医生就能做必要的操作来防止。

　　要处理鼻阻塞,我们常会做再次鼻中隔成形术,可能是鼻中隔前段移植,或是体外鼻中隔成形。常使用撑开移植物来处理内鼻阀。我们喜欢用蝴蝶移植物加强和支撑 LLC,预防内鼻阀塌陷。

　　鼻背的不对称通过打磨不对称处来解决。根据需要来对鼻背进行充填或降低。鼻背盖板移植物对于掩饰遮盖不对称也是有效的。

　　鼻尖的手术处理基于建立支撑和稳定的基础,然后调整 LLC 和穹隆的朝向和对称性。在鼻修复术中鼻尖的调整是最具挑战性的部分。

并发症

　　在文献报道中,鼻整形术后最常见的并发症是出血。在我们的经验中,术后的鼻出血很罕见。鼻阻塞、鼻背或鼻尖不对称的情况也都不多见。

　　缝线脓肿是我们最常见的并发症[7]。小脓肿最常出现在鼻小柱的外侧部分,由固定鼻小柱支撑移植物或鼻中隔尾侧延伸移植物到内侧脚的线结引起。这个问题甚至会在术后3 个月才出现。

我们一开始试着通过处理耐药金葡(MRSA)来预防针眼的脓肿[8]。

已知的携带者,之前出现过 MRSA 感染者,在高风险环境中,如医院或诊所工作者,在围手术期进行处理。我们从术前 3 天到术后 3 天都使用 Bactroban 鼻软膏(mupirocin calcium 2%)一天两次。之前出现过鼻部感染和移植物损失的,我们会在术中使用庆大霉素作为预防。

如果出现了缝线的脓肿,我们会在炎症区拆除缝线。也不是都需要用抗生素。

案例分析

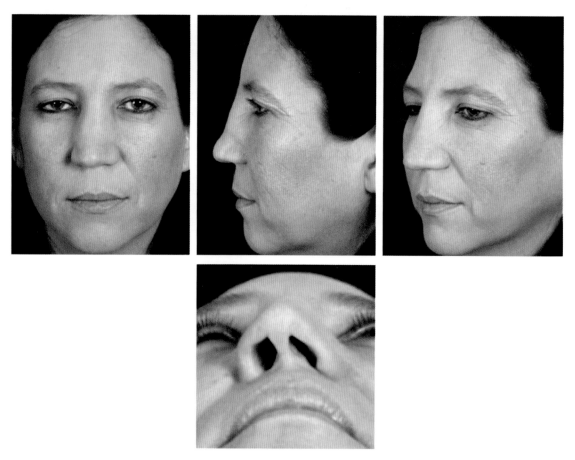

图 63-4

这名 40 岁女性做了鼻修复。她还是个婴儿时,因为鼻部感染,出现了鼻塌陷,用耳软骨加鼻中隔做了鼻重建,一开始有轻度改善,后来出现了塌陷,不对称和鼻阻塞。

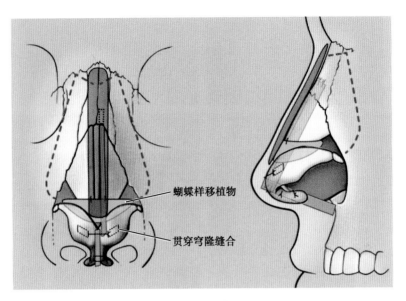

蝴蝶样移植物

贯穿穹隆缝合

图 63-4（续）

　　鼻修复包括开放式入路,鼻中隔替代,异体肋软骨鼻背充填,左侧耳软骨蝴蝶移植物,以及双侧外侧截骨。

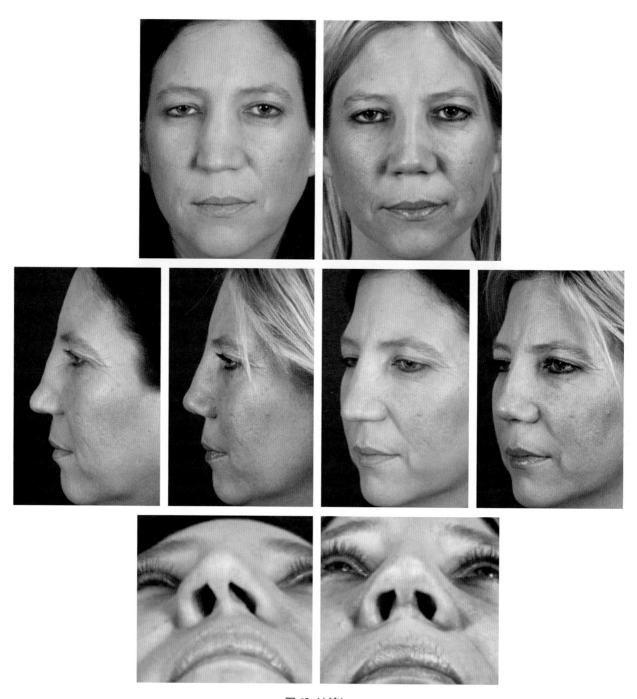

图 63-4(续)

术后照为术后 1 年。鼻背和鼻基底都更直,鼻背和鼻尖得到细化。

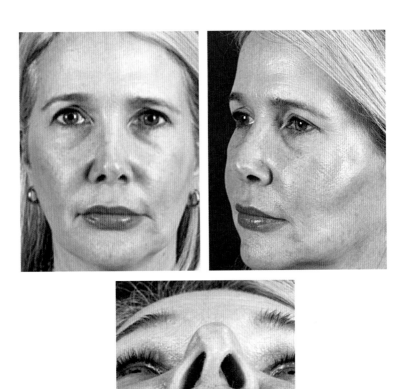

图 63-5

这名 52 岁患者 10 年前做过一次驼峰鼻，之后出现了鼻尖过度旋转和鼻小柱的扭曲。

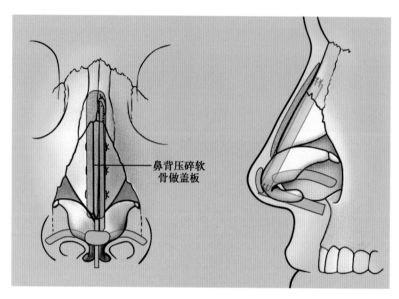

图 63-5（续）

　　她的鼻修复包括开放式入路，3cm 长鼻中隔软骨做的左侧延伸型撑开移植物，锚定到鼻中隔软骨做的鼻小柱支撑移植物上，双侧鼻翼轮廓线移植物，鼻尖帽状移植物，以及一个压碎的软骨移植物以平滑鼻背的凹凸不平。同时松解了鼻内的粘连。

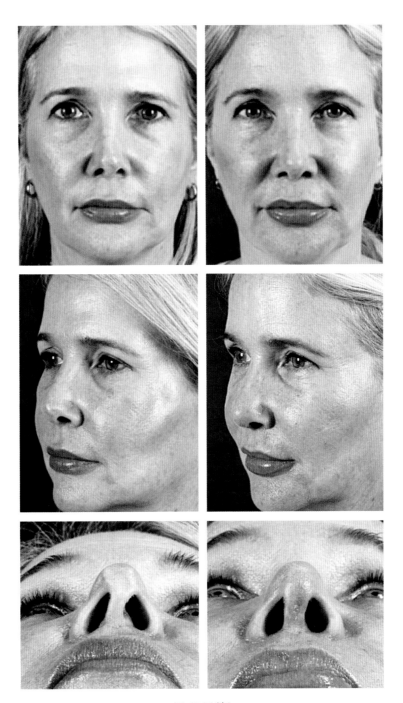

图 63-5(续)

　　显示患者术后 1 年半随访。鼻尖位置得到改善,手术前呈夹捏畸形,过度旋转。鼻小柱变直,外鼻阀得到支撑并开放,特别是右侧。鼻背的凹凸不平得到改善。

要　点

- 医生必须仔细倾听患者要求，了解其期望值和目标。在鼻修复中花上必要的时间和患者进行沟通，以确定患者的关注点和需求，这是最为重要的一个环节。

- 医生应该查看之前的手术记录，以准备接下来的手术。之前的手术记录为修改手术设置了一个解剖用的导航图。对上次手术了解得越多，对修复来讲准备越充分。知己知彼百战不殆。

- 医生必须确定手术的目标是否现实。特定的鼻面解剖可能会对特定结果带来限制。每位患者的鼻子都是独一无二的，包括大小、形状、厚度以及皮肤质量等。每个特点都会有利有弊。了解手术目标以及特别关注的点，可以帮助确定这些是否现实。

- 医生应向患者强调功能和外观一样重要。这两者如影随形。经常外观上有问题的鼻子都会有相应的问题。鼻整形的某些限制来自于鼻部的三维解剖，以及保持功能的需要。

- 医生在脑海里要为鼻修复设定一个方案。外科有一句格言说得好：一个好的外科医生会把一个手术做三次：第一次，在脑子里设计；第二次，在手术台上完成；第三次，手术完成后再在心里回顾一次，以求下次改进。

- 医生要有心理准备，修复手术都比初次手术花的时间长。修复手术会更复杂，因为瘢痕组织的存在，还有鼻子的正常解剖结构都已经被破坏。

- 选择创伤最小的操作以实现目标。处理方式根据手术目标进行设计，尽量减少破坏性操作。

- 医生要力争在手术的各个方面都做到最好，以求成为优秀的鼻整形医生。这是给患者提供最佳效果的唯一道路。手术这东西，熟能生巧。医生都不是天才，但是勤能补拙。让优秀融入你的血液中。

- 要预估远期效果，而不仅是看手术台上即时效果。鼻子应该随着时间过去，经历恢复期后，仍然保持形态和功能。防止塌陷的稳定性对于保持气道通畅是非常重要的。

- 沟通是关键！患者选择信任医生。他们的自我认识、容貌外观以及他们的安全都在医生手里操控着。鼓励患者开诚布公地分享他们的期望和关注点，这非常重要。

（李战强　译）

参考文献

1. Loyo M, Wang TD. Management of the deviated nasal dorsum. Facial Plast Surg 31:216-227, 2015.
2. Winkler AA, Soler ZM, Leong PL, et al. Complications associated with alloplastic implants in rhinoplasty. Arch Facial Plast Surg 14:437-441, 2012.
3. Wang TD. Gore-Tex nasal augmentation: a 26-year perspective. Arch Facial Plast Surg 13:129-130, 2011.
4. Wang TD. Non-Caucasian rhinoplasty. Facial Plast Surg 19:247-256, 2003.

5. Kridel RW, Ashoori F, Liu ES, et al. Long-term use and follow-up of irradiated homologous costal cartilage grafts in the nose. Arch Facial Plast Surg 11:378-394, 2009.
6. Stephan S, Wang TD. Asymmetric nasal tip. Facial Plast Surg 28:177-186, 2012.
7. Clark JM, Cook TA. The "butterfly" graft in functional secondary rhinoplasty. Laryngoscope 112:1917-1925, 2002.
8. Angelos PC, Wang TD. Methicillin-resistant Staphylococcus aureus infection in septorhinoplasty. Laryngoscope 120:1309-1311, 2010.

达拉斯鼻修复术：全球大师的杰作

Secondary Rhinoplasty *by the global masters*

在亚洲人鼻修复中实现面部平衡性

Li Zhanqiang

患者评价

面诊

现代社会信息获取方便,患者在接受手术前面诊几个医生已经不是什么奇怪的事情了,特别是那些考虑做鼻修复的人。医患关系真正始于患者第一次听说医生的大名时。绝大多数的患者在第一次面诊前已经通过网络或其他的患者口口相传了解了这名医生。在我的工作中,我在手术前至少要面诊患者两次。第一次的面诊主要是为了建立信任;而第二次的面诊则是为了确保我们已经沟通顺畅,并详细讨论整个方案。

经历过至少一次糟糕的鼻整形体验后,鼻修复患者总是会带着某种怀疑而来。她们期望对下次手术得到确定肯定和一定的保证,因为他们都不希望再做更多的手术。但是,我还是会告诉这些患者,因为之前的手术已经破坏了正常解剖,所以相反出现并发症和不满意效果的可能性还会更大些。这种坦率和客观的讨论会保护医患双方;这种真诚也会帮助和患者建立信任(图 64-1)。

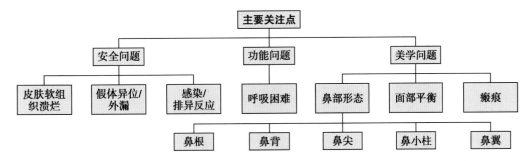

图 64-1 面诊从与患者讨论其首要关注的问题开始。如果患者有好几个关注点,医生要问清楚哪一个是排首位的。然后从患者那里收集必要的信息,仔细体检,发现所有的异常,以患者能够理解的方式去解释这些异常可能的产生原因,仔细分析,但是不要把责任推到之前的医生身上。如果有不清楚的发现,建议患者联系之前的医生拿到手术记录

美容手术的最终目标是通过外科手段来改善情绪和自我形象。如果患者做完手术后还是对这个容貌不满意，哪怕医生认为效果有多好，这个手术也算是失败。医生不应仅仅是治疗疾病，而是要治疗那名生病的患者。这对那些已经在别的医生手里做过一次手术的患者更为重要。发现患者的不合理要求，委婉拒绝之。比如说，做了硅胶假体而鼻尖突出度不足的患者认为这是因为"材料大小不合适"。但是，如果换一个大些的假体，鼻尖的血供可能受到损害。这种情况下，医生应该向其解释清楚异体材料和自体材料之间的区别，以及医生自己的偏好和理由。在鼻修复术中，患者教育更为重要。除了医生要花时间来教育和告知患者以外，患者还可以从医生助理或网站上了解正确的知识。

如果患者有并发症，如感染或假体外漏时，医生应先处理并发症，计划后期再重建。对于那些没有明显体征的患者，我一般会建议她去做一个三维 CT 扫描，这可以清晰显示假体，并提供了可指导手术设计的信息（图 64-2）对于主诉呼吸困难的病人，我会建议她做一个鼻腔气道阻力测试，用于术前术后对比。我鼓励那些关心美学效果的患者带一些她们喜欢的鼻子照片，和她们讨论实现的可能性以及实现的程度。

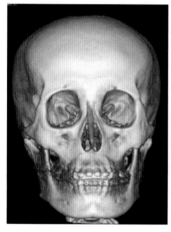 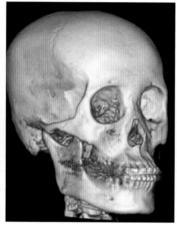 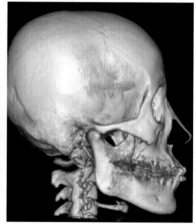

图 64-2 三维 CT 可以清晰地显示假体

鼻修复患者的主要关注点可能会和医生的评估一致。总体的鼻面平衡性也需要做出判断。绝大多数接受鼻整形的患者，都是希望自己整个人变得更漂亮。如果她们做了一次手术后发现自己并没有变漂亮，她们可能就会想去修复。因此，在我手术的设计环节中，判断鼻面平衡性是我优先考虑的问题。如果鼻部形态的改变打破了鼻面平衡，我会在下一次手术中重新建立这种平衡性。只有他或她面对镜中自己，发现自己确实变漂亮了，而且自然和谐时，才会对这个鼻整形感到满意。

面部失衡

对于面部失衡患者，我喜欢通过一个五步法来观察外观及制定手术方案[1]。

第 1 步：鼻尖

在查体时（图 64-3 和图 64-4），患者与医生面对面坐着，两眼处于同一水平。用双手或器械（如球形双头拉钩）辅助，医生首先调整小柱上唇角。用拇指和中指捏住小柱的上部，拉或推鼻小柱，调整人中到自然垂直平面。示指可以推动鼻尖表现点的头侧区域进行协助。要想看到鼻尖突出度增加的正面观，医生可以使用球形双头拉钩。然后根据理

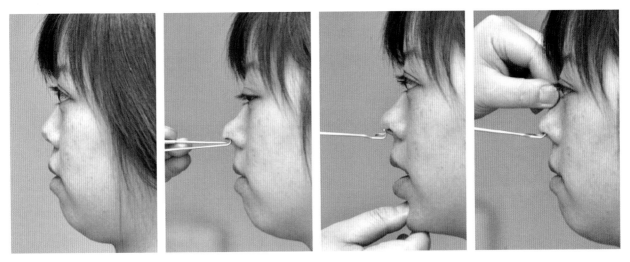

图 64-3 查体

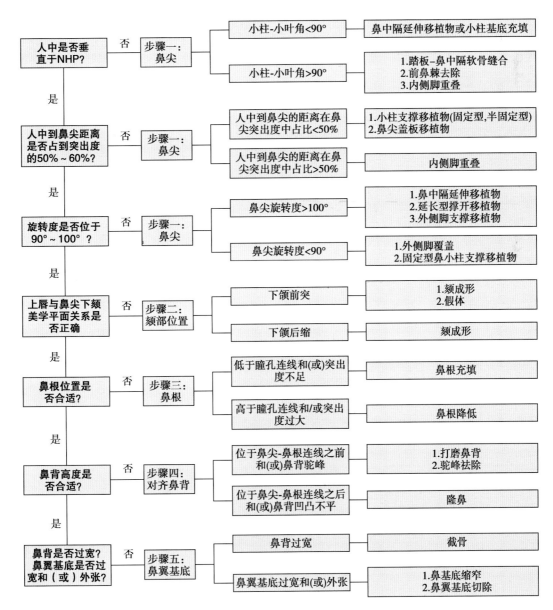

图 64-4 获得或保持面部平衡的系统流程

想美学参数设置鼻尖突出度和旋转度。医生可以转动患者头部或让患者在圆凳上旋转,从正面和侧面观察鼻部形态。

第2步:颏部位置

保持鼻尖位置,医生用另一只手捏起下巴。将颏部调整到"鼻尖-上唇-颏"平面。

第3步:鼻根位置

然后松开下巴,转向鼻根处。如果鼻根低于两眼平视前方时的瞳孔连线,或鼻根突出度不足时,用拇指和示指捏起鼻根的软组织到理想位置。

第4步:鼻背对齐

如果鼻背低于捏起的鼻根和新的鼻尖连线,医生可以用鼻背一侧的剩下三根手指轻推鼻背皮肤,直到侧面新的"鼻背"突出到合适的高度。

第5步:鼻翼基底

然后医生松开鼻根,保持拇指和示指等于内眦间距的宽度,从鼻根慢慢向下滑动到鼻翼基底。这有助于确定从正面观鼻翼基底是否过宽或是否有鼻翼外张,鼻背畸形如鼻骨过宽和偏歪鼻等。

研究和讨论之后,我会设定手术目标,并分步向患者解释手术方案。我一般都会准备一个第二方案。比如说,我会告诉一个鼻背放了假体,鼻尖突出度不足的患者我的首选是鼻中隔软骨,但是因为我并不能确定软骨的质和量是否足够,我得和患者讨论第二套取肋软骨的方案。然后我会讨论和肋软骨相关的可能问题,如胸部瘢痕、鼻尖硬以及卷曲的可能性等。如果患者不同意我的方案,我会向其解释如果不采取这套方案,鼻尖可能就不能达到理想高度。这也是医患之间换位思考,互相理解的一种方式,对增加患者满意度会很有帮助。医生可以评价患者的期望值,设定治疗方案,以最大限度地提高患者满意度。这种讨论方式有助于让患者了解,每个技术都会有优点和缺点。

第二次面诊

无论我和患者之间第一次面诊时达成怎样的共识,我都会为鼻修复患者安排第二次面诊。这些患者需要更多的时间来考虑进一步的手术,并与他们的家人或朋友讨论这个问题。我会再次强调风险,确保患者准备接受。然后,我再解释一下我的手术方案和备份计划。我会重新评估患者的期望值。我也鼓励患者把问题列成一个表,我会逐条回答。只有等到患者再也没有问题可以提,我才会安排鼻修复的手术时间。

在鼻修复术中我会遵循以下四条原则:
1. 所有的病例都会采用开放式入路。
2. 在软骨和骨表面分离,把瘢痕和异体材料保留在皮肤软组织罩上。
3. 在皮肤软组织罩上保留尽可能多的软组织。
4. 采用自体移植物,而不采用异体植入物(首选肋软骨)。

手术技术

鼻修复时我喜欢采用全麻插管的方式。虽然局麻加镇静的麻醉方式已经普遍开展,但是瘢痕组织难以浸润,分离范围较大,以及原设计方案可能在术中会做调整等情况使得这个麻醉方式不太适合。因为之前的手术已经破坏了解剖结构,可能会引起意外的出血,所以在整个手术期间都要注意保护气道。

选择正确的手术切口是一个重要的决定,切口选好了可以便于分离,对于严密的切口对合也很重要。在早期的亚洲隆鼻术中,V-Y 瘢痕和鼻小柱畸形很常见。一般来讲,我会切除瘢痕,设计折线切口。在前庭,我用圆形刀柄的 15 号刀片做软骨下缘切口,用 11 号刀片垂直于皮肤做经鼻小柱切口。如果凹陷瘢痕小于 2mm,我会将其切除,两侧的切口线应放在正常组织内。切口进入穹隆区域后,用 8 或 10mm 宽的双齿拉钩插入穹隆的内表面,手指把穹隆向外推。如果有不明原因的突起或瘢痕挛缩,做切口时要避开。

鼻修复患者之前都会做过不止一次手术,所以瘢痕都会比较明显,找到合适的分离平面会比较困难。我喜欢从经鼻小柱切口和软骨下缘切口交界点处掀起皮瓣,用三点牵拉法显露皮下组织。确定内侧脚的尾侧缘后,我把剪刀尖插入其浅面,然后轻轻撑开剪刀尖。同时,把 2mm 宽的双齿拉钩放在切口边缘向外拉动。这个操作对于建立合适的分离平面非常重要。必须非常小心地分离,因为亚洲人的内侧脚一般都比较纤细(2～3mm)。如果剪刀尖方向错误,或者锐性剥离时,可能会被切断。一旦分离平面建立好后,开始扩大分离范围。如果之前做过 L 形硅胶,此时在内侧脚间可以看到包膜囊的存在。打开包膜,取出假体,这样可以便于分离。如果是一个膨体聚四氟乙烯(ePTFE)或软骨移植物,没有清晰的包膜囊时,我会将其保留在原位[2]。

有时,因为鼻小柱瘢痕严重,很难确定分离平面。在这种情况下,我会从软骨下缘切口进入去选择合适的分离平面。

分离时最具挑战性的部分在穹隆区。在早期的亚洲隆鼻术中,大部分的切口会穿过穹隆区,并在盲视下进行分离[3-7]。所以这个区域的瘢痕都会比较重。这也是假体漏出,或因为假体压迫导致软骨打卷的一个常见部位。因此这个区域的一个凸起可能是增生性瘢痕、假体、或软骨。一个更安全的选择是继续沿着鼻小柱和(或)外侧脚分离,皮下剥离完成后,再在穹隆区将两切口连起来。

向外侧扩大分离,直到外侧脚完全显露,然后在中线上分离以解决鼻背问题。这里可能会有假体或填充剂。分离鼻背时,医生应在软骨表面分开剪刀,找到分离平面,然后沿着软骨膜向外侧把整个梨状孔显露出来。如果有假体或填充物,可以和皮肤软组织罩一起被掀起来。充分暴露键石区后,用 Joseph 剥离子在骨膜下剥离直到鼻根,然后向两侧扩大分离范围。然后用镊子夹住假体或填充剂的尾侧端,用皮钩拉住皮瓣,在假体和皮肤软组织罩之间剥离,直到这个分离平面和之前的平面汇合(图 64-5)。找出假体或移植物的外侧缘,在直视下切断(图 64-6)。

分离中最具挑战性的部分在鼻中隔和从软骨上把黏膜掀起来。水分离会非常有帮助。我喜欢从鼻中隔尾侧端进入。如果患者之前做过鼻中隔延伸移植物,在这个区域就会碰到(图 64-7)。我会沿着移植物表面分离,将其完整取出。移植物下方的腔隙会帮助找到合适的平面。从鼻中隔尾侧端开始,用一个锐利的 Cottle 剥离子沿着上外侧软骨的内表面把软骨膜掀起来,把黏膜向鼻腔内推,并把双侧上外侧软骨从鼻中隔上分离。如果沿着软骨表面剥离时遇到有粘连情况时,我会在那儿停下来,另找一个方向进行剥离,这样

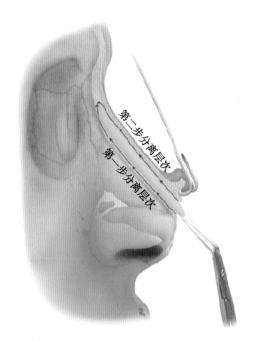

图64-5 用镊子夹住假体或填充剂的尾侧端，用皮钩拉住皮瓣

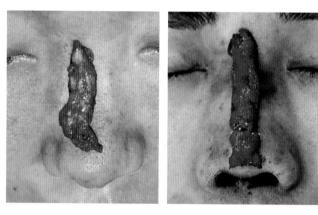

图64-6 找到假体或填充剂的边缘，将其从皮肤软组织罩上离断开

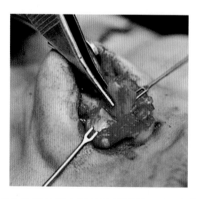

图64-7 如果患者之前做过鼻中隔延伸移植物，可以在鼻中隔尾侧端找到

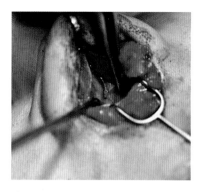

图 64-8　如果沿着 L 形支撑做分离时遇到了粘连,需要调整分离方向
以免破坏 L 形支撑表面的黏膜

可以避免损伤 L 形支撑表面的黏膜(图 64-8)。如果在分离 L 形支撑时破坏了黏膜,可能
出现灾难性的并发症鼻中隔穿孔。

　　初次鼻整形和鼻修复之间的主要差别就是在深层的骨软骨支架的解剖改变上;
在手术前基本不太可能准确预测术中会发现什么。在我的临床经验中,在亚洲人鼻
整形中遵循结构性入路的方式来重建支撑是一个非常有用的方法(图 64-9)。这种方
法在亚洲人初次鼻整形和鼻修复中都能得到安全稳定的效果。结构性支撑通过移植
物来稳定鼻基底和鼻中隔 L 形支撑,加强鼻三脚架的三条腿,并充填凹陷的鼻背来实
现。鼻尖受软骨支架和从骨性基底而来的支撑移植物支持,而且其必须足够强大以
对抗术后的瘢痕挛缩。我所使用的技术在前面各章节中已经由各位专家阐述得很清
楚,不再赘述。

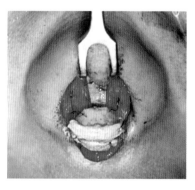

图 64-9　采用结构性支撑的方法,使用多个移植物以加强鼻三脚架

术后护理

　　我一般术后第一天会换药,拿下敷料让患者从镜子里看到自己的外观。尽管会有水
肿或瘀斑,患者还能看到和手术结束时接近的外观。这样能安慰患者,让她们在度过恢复
期时的焦虑会少一些。1~2 个月后,无序的纤维组织或瘢痕组织会扭曲这些外观。在这
个时候,沿着鼻表面凸起保守地局部注射 10mg/ml 曲安奈德,每个点打 0.05~0.1ml,会有
助于缓解这些问题。这些注射可以重复 2~3 次,每 1~2 个月一次。

调整

对于所有的鼻整形医生来讲,没有修复案例是不可能的。有些是我们自己的病例,其他都是别人的。亚洲人的鼻修复会更具挑战性,因为问题千奇百怪,大量使用假体和移植物,以及反复手术造成的瘢痕等。术前,我会花大量的时间与患者讨论问题所在,可有的选项和可能的结果。了解他/她的动机和首要关注点对于术前设计帮助很大。我会准备几套方案以备不时之需。我会考虑所有的可能性,以及解剖结构可能发生什么样的改变,需要如何处理。准确的分离会为成功奠定基石。当重建深层支架时,选择结构性入路方法,可以可靠地形成结构稳定性,这样可以强有力地支撑突出度,并对抗手术后的瘢痕挛缩。术后,小剂量的曲安奈德在瘢痕组织内的局部注射是一个可以帮助更好恢复的有效补充手段。

并发症

亚洲人的鼻修复和白种人还是有一些不一样的。在历史上,由于经济水平和理念的差异,大多数亚洲患者都会有低鼻特性,如鼻背低平,下外侧软骨薄弱,鼻小柱退缩以及皮肤厚偏油性等,她们会更倾向于接受简单和廉价的 L 形硅胶或膨体假体做单纯隆鼻。一些充填剂,合法的和非法的,成分已知的未知的,都为了同一目的被注射进入鼻背皮下。随着时间的推移,这些技术会出现越来越多的并发症,如感染、假体异位或卷曲,以及外漏等。一些有经验的医生在鼻尖上降低张力以避免并发症,同时也意味着鼻尖的突出度和旋转度变化不大。鼻尖突出度或旋转度不足也是一些不满意患者寻求修复的原因。有些患者做了自体移植物,用自体肋软骨抬高了鼻背和鼻尖,这会显著增加鼻尖突出度和鼻背高度。因为这个原因,又会出现鼻面平衡的问题,特别是鼻-颏关系。当处理这些亚洲病患时,鼻整形医生要了解所有可能的材料的特点,使用结果稳定可靠的技术,并预见可能的鼻面失衡,并制定相应的方案。

在我的临床实践中,我始终牢记这些话,这些经验会提醒我避开陷阱:
1. 一个充分知情的患者会是一个快乐的患者。
2. 医生不要去治疗疾病本身,而是要治疗那个得病的人。
3. 所有人都不是想来体会手术过程的,她们要的就是效果。

案例分析

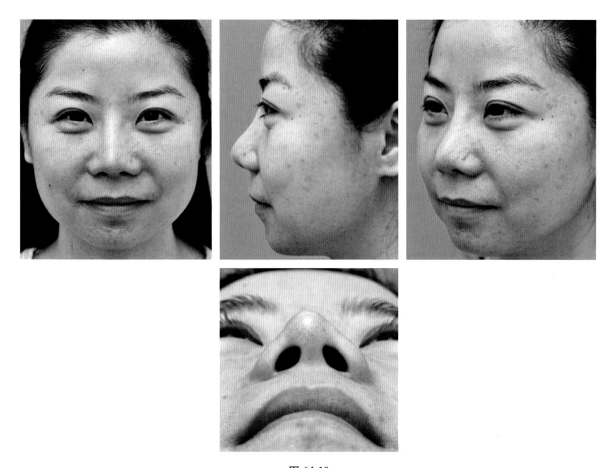

图 64-10

这名 34 岁的女性之前用硅胶做过一次隆鼻手术。她觉得鼻背偏，鼻尖呈球形。

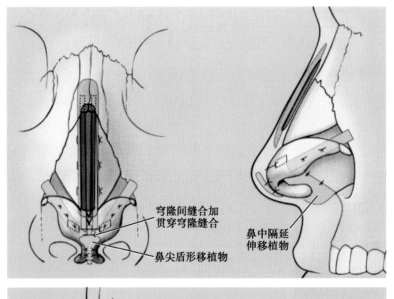

穹隆间缝合加
贯穿穹隆缝合

鼻尖盾形移植物

鼻中隔延
伸移植物

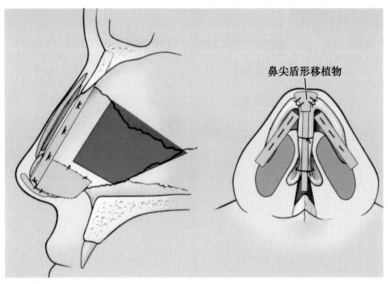

鼻尖盾形移植物

图 64-10（续）

手术过程中，去除了假体，采集了一根 6cm 长肋软骨作为移植材料。鼻基底采用鼻中隔延伸移植物加固。偏斜的鼻中隔被调直。因为鼻中隔已经很薄弱，采用一对延伸型的撑开移植物进行加固，同时控制鼻尖旋转度。使用外侧脚支撑移植物支持盾形移植物，对抗术后瘢痕挛缩。同时做了一个下颌假体充填，以平衡她增加的鼻尖突出度。

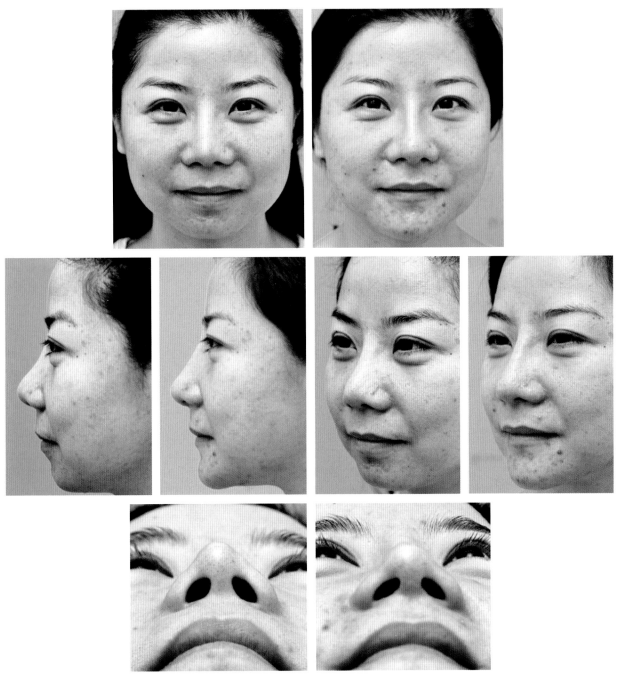

图 64-10（续）

术后 1 年，鼻背盖板移植物没有出现卷曲。鼻背更直，侧面轮廓更为漂亮。

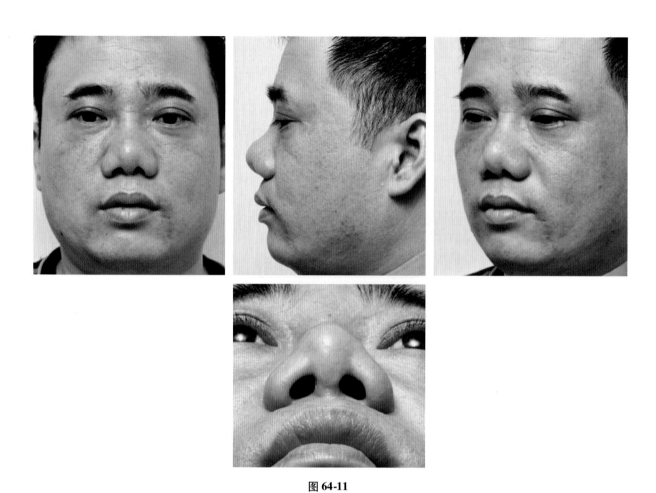

图 64-11

这名 37 岁的男性患者接受了一次手术,试图用硅胶假体延长他的鼻子,但未能如愿。

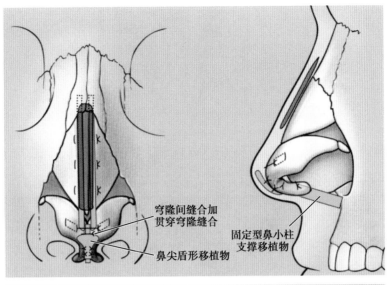

穹隆间缝合加
贯穿穹隆缝合

固定型鼻小柱
支撑移植物

鼻尖盾形移植物

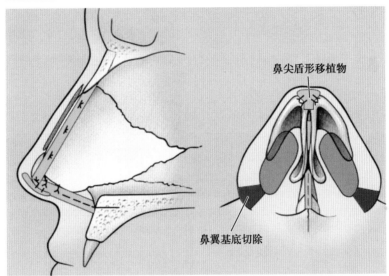

鼻尖盾形移植物

鼻翼基底切除

图 64-11(续)

　　L 形硅胶植入物的不适当的短臂长度造成了鼻尖过度旋转。假体被取掉,用肋软骨移植物进行了鼻延长。用固定型支撑移植物和一对延伸型撑开移植物做了一个牢固的支架。

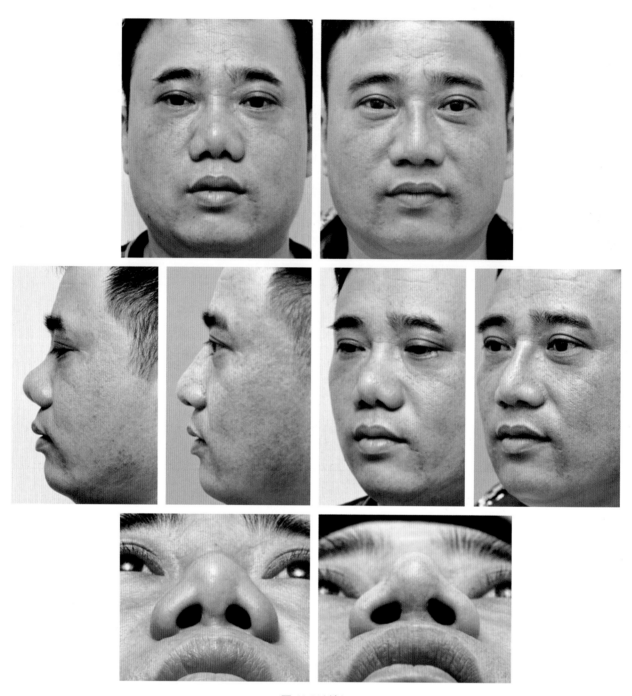

图 64-11(续)

术后 4 年,支架仍然稳定。鼻背形态更直了。

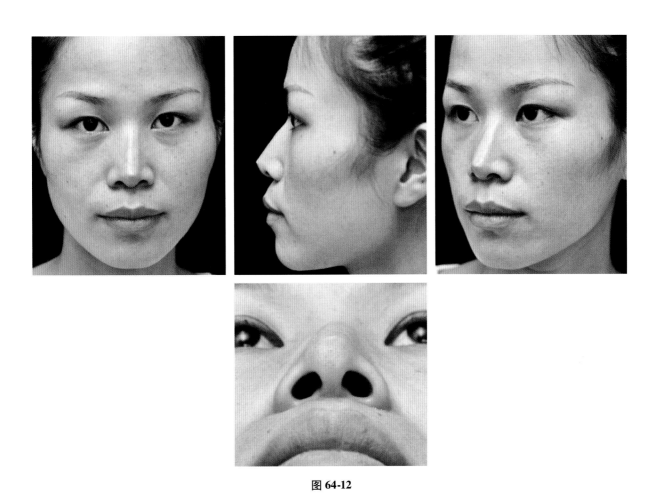

图 64-12

这名 30 岁女性在来做鼻修复前一年做了一个硅胶隆鼻术。

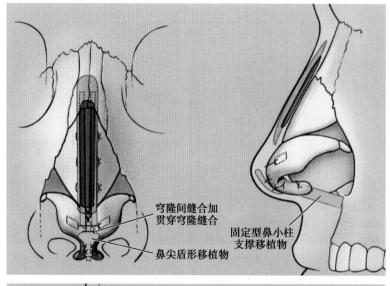

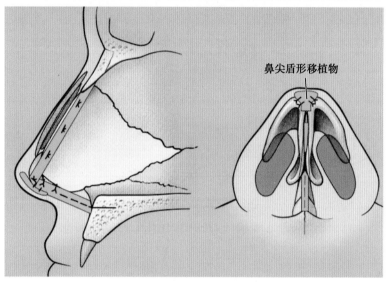

图 64-12（续）

因为深层假体张力造成了鼻尖突起。通过系统的术前评估,很明显人中和鼻尖都需要重置。术前评估显示还需要同时做一个颏部手术。手术方案包括假体取出,肋软骨做的固定型鼻小柱支撑移植物,双侧延伸型撑开移植物,鼻背盖板移植物,以及硅胶假体隆下颌。

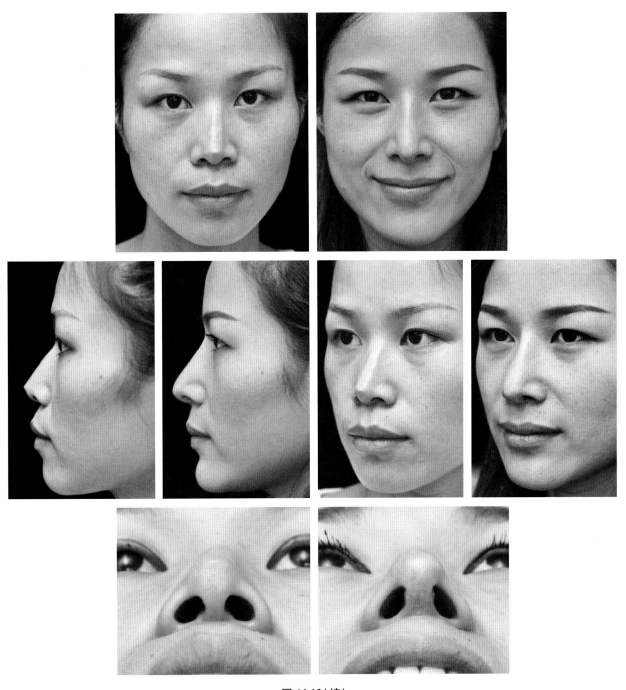

图 64-12(续)

术后 12 个月显示她的鼻背更直,矫正了鼻尖下小叶的突起。

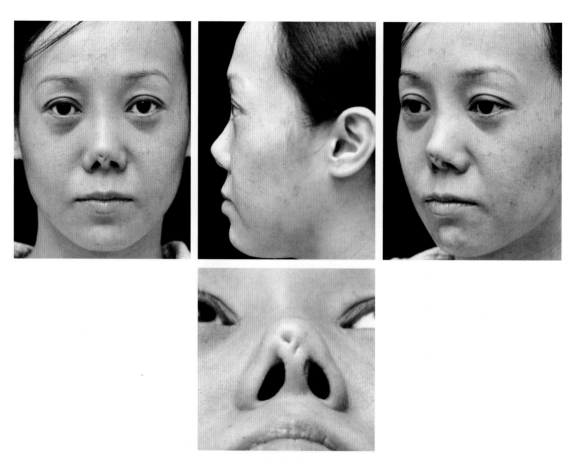

图 64-13

　　这名女性 32 岁,在此次鼻修复前做过 4 次鼻整形术。先是在她的鼻子里注射了未知的软组织填充剂,后来又换成硅胶假体。植入物侵蚀她的鼻尖皮肤,她不得不再次手术,在鼻背放了膨体,鼻尖放了耳软骨。但是很不幸,出现了感染、假体穿出。

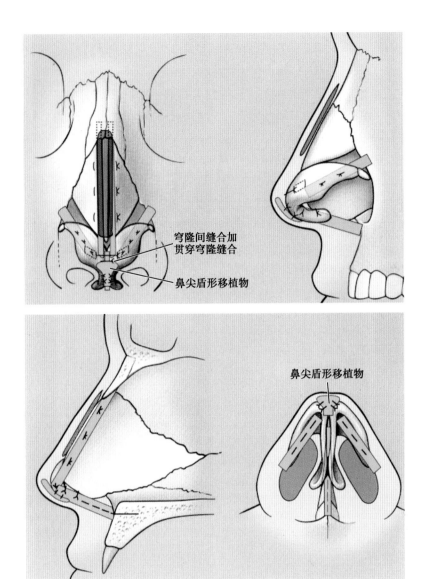

穿隆间缝合加
贯穿穿隆缝合

鼻尖盾形移植物

鼻尖盾形移植物

图 64-13（续）

　　我进行了两次手术来矫正她的鼻畸形。第一次手术中,用肋软骨做成双侧延伸型撑开移植物和固定型鼻小柱支撑移植物,延长她的鼻子。在恢复期间,指导她尽可能去牵拉鼻尖皮肤,这有助于组织伸展和软化。6 个月后,我切除了她的瘢痕,并用另一侧的耳软骨在下方做了充填。尽管这两个手术后已经有明显改善,但是可能将来还需要做必要的调整。

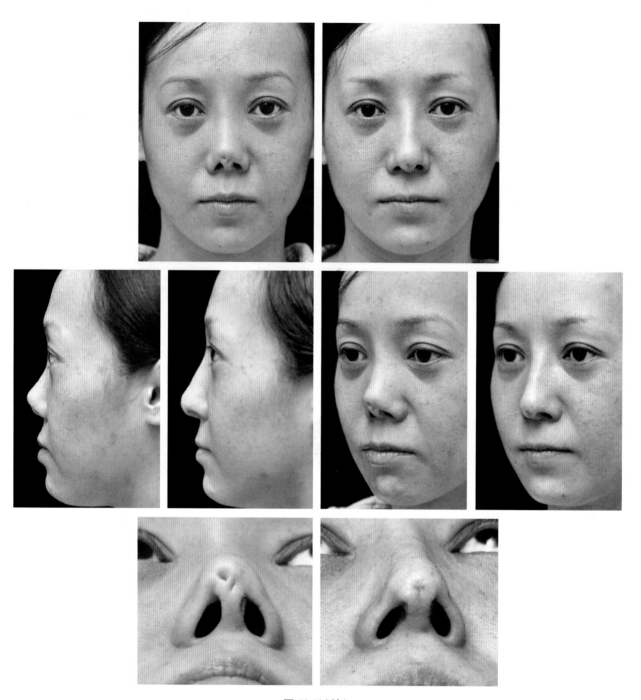

图 64-13（续）

　　显示这两次手术后获得的显著改善，包括鼻尖突出度和旋转度。将来可能还需要做进一步调整。

要　点

- □ 第一次面诊中最重要的目标是建立信任感。
- □ 对鼻修复患者进行教育也是很重要的。
- □ 首选要评估鼻面平衡性,如果鼻部形态的改变打破了鼻面平衡,可能需要做其他手术来重建这种平衡。
- □ 医生要准备不止一个方案以备鼻修复中出现意外的发现。
- □ 在鼻修复前应该安排第二次面诊,保证医患之间沟通顺畅,详细讨论治疗方案。
- □ 首选全麻插管,这样必要的时候能够调整手术方案。
- □ 在硬组织表面剥离,有助于预防对皮肤软组织罩的损伤。
- □ 鼻修复中建议用自体材料替换掉异体材料。
- □ 重建结构支撑至关重要,以防进一步的畸形出现,确保远期效果。
- □ 在恢复期对瘢痕组织局部注射曲安奈德,可以预防破坏效果的过度瘢痕增生出现。

（李战强　译）

参考文献

1. Li Z, Unger JG, Roostaeian J, et al. Individualized Asian rhinoplasty: a systematic approach to facial balance. Plast Reconstr Surg 134:24e-32e, 2014.
2. Jeong JY, Oh SH, Suh MK, et al. Effective use of a silicone-induced capsular flap in secondary Asian rhinoplasty. Plast Reconstr Surg Glob Open 2:e172, 2014.
3. Kim EK, Daniel RK. Operative techniques in Asian rhinoplasty. Aesthet Surg J 32:1018-1030, 2012.
4. Ishii CH. Current update in Asian rhinoplasty. Plast Reconstr Surg Glob Open 2:e133, 2014.
5. Toriumi DM, Pero CD. Asian rhinoplasty. Clin Plast Surg 37:335-352, 2010.
6. Park JH, Mangoba DC, Mun SJ, et al. Lengthening the short nose in Asians: key maneuvers and surgical results. JAMA Facial Plast Surg 15:439-447, 2013.
7. Park CH, Kim IW, Hong SM, et al. Revision rhinoplasty of Asian noses: analysis and treatment. Arch Otolaryngol Head Neck Surg 135:146-155, 2009.

达拉斯鼻修复术：全球大师的杰作

Secondary Rhinoplasty *by the global masters*